HANDBUCH DER EXPERIMENTELLEN PHARMAKOLOGIE

BEGRÜNDET VON A. HEFFTER

ERGÄNZUNGSWERK

HERAUSGEGEBEN VON

W. HEUBNER UND **J. SCHÜLLER**
PROFESSOR DER PHARMAKOLOGIE · PROFESSOR DER PHARMAKOLOGIE
AN DER UNIVERSITÄT BERLIN · AN DER UNIVERSITÄT KÖLN

FÜNFTER BAND

ENTHALTEND BEITRÄGE VON

H. SCHLOSSBERGER-BERLIN · **F. HILDEBRANDT**-GIESSEN
J. A. GUNN-OXFORD · **E. M. K. GEILING**-CHICAGO · **H. JENSEN**-BALTIMORE · **G. E. FARRAR JR.**-PHILADELPHIA

MIT 24 ABBILDUNGEN

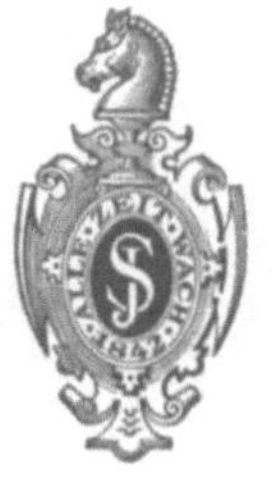

BERLIN
VERLAG VON JULIUS SPRINGER
1937

ISBN-13: 978-3-642-47286-2   e-ISBN-13: 978-3-642-47714-0
DOI: 10.1007/ 978-3-642-47714-0

Inhaltsverzeichnis.

Inhaltsverzeichnis. V

Berichtigungen.

Erg.-Werk, Bd. III, S. 83, Abb. 6: Beschriftungen zu c) und d) sind zu vertauschen,
lies: c) 2 E Vasop. d) 2 E Oxyt.

Erg.-Werk, Bd. III, S. 258, Spalte 2, unter HOLTZ,
lies: HOLTZ, Fr. 151, 153, 157, 160.
HOLTZ, P. 76, 80, 81, 82, 83, 85, 94.

Chaulmoograöl und Verwandtes.

Von

H. SCHLOSSBERGER - Berlin.

Mit 1 Abbildung.

Von den unzähligen Substanzen, denen im Laufe der Jahrhunderte eine Heilwirkung bei der Lepra nachgesagt wurde, haben bei kritischer Nachprüfung nur ganz wenige eine tatsächliche therapeutische Wirksamkeit bei der genannten Erkrankung erkennen lassen. Die vielen Irrungen in dieser Hinsicht sind in erster Linie darauf zurückzuführen, daß die Lepra auch ohne alle medikamentöse oder sonstige Maßnahmen in ihrem Verlauf häufig spontane Remissionen von kürzerer oder längerer Dauer aufweist, die bei zufällig vorausgegangener Anwendung irgendwelcher Arzneien naturgemäß nur allzu leicht als therapeutischer Erfolg gebucht werden. Zum Teil wird es sich bei den angeblichen Heilungen in Wirklichkeit überhaupt nicht um Lepra gehandelt haben. Unter den wenigen chemischen Präparaten, denen aber auf Grund unseres heutigen Wissens auch bei kritischer Beurteilung eine tatsächliche Heilwirkung auf den leprösen Krankheitsprozeß nicht aberkannt werden kann, stehen weitaus an erster Stelle die aus den Samen verschiedener Angehöriger der Pflanzenfamilie der Flacourtiaceen gewonnenen Öle, vor allem das Chaulmoograöl und gewisse aus diesen Fetten hergestellte Zubereitungen, deren wirksame Bestandteile allem Anschein nach in charakteristischen ungesättigten Fettsäuren zu erblicken sind, wie sie in der Natur sonst nirgends gefunden werden. Bei der Bedeutung, welche den genannten vegetabilischen Fetten und ihren aktiven Komponenten heutzutage bei den in allen mit Lepra verseuchten Ländern großenteils auf breitester Basis durchgeführten Bekämpfungsmaßnahmen zukommt, ist es berechtigt und notwendig, daß das Chaulmoograöl und die ihm hinsichtlich ihrer Zusammensetzung nahestehenden Öle anderer Flacourtiaceenarten in einem besonderen Abschnitt des Handbuchs der experimentellen Pharmakologie zusammenfassend behandelt werden[1].

I. Geschichte.

Ähnlich wie es sich bei der Chinarinde wahrscheinlich um ein den Ureinwohnern von Peru, den Inkas, schon seit urdenklichen Zeiten bekanntes Volksmittel gegen Malaria handelt, ist die Kenntnis von der Heilkraft gewisser tropischer Pflanzen und besonders der aus ihren Samen gewonnenen Öle beim Aussatz sicherlich schon jahrhundertelang bei zahlreichen Völkerschaften verbreitet. Ebenso wie über die Auffindung der Heilwirkung der peruanischen Rinde beim Wechselfieber, existiert

---

[1] Bei der Auffindung der chinesischen und japanischen Literatur waren mir die Herren Prof. Dr. BAU KIEN-TSING von der Universität in Peiping und Priv.-Doz. Dr. YOSHIO AOKI von der Medizinischen Fakultät in Nagasaki, bei der Bearbeitung des botanischen Teils Herr Dr. phil. nat. habil. H. SLEUMER am Botanischen Museum in Berlin in liebenswürdiger Weise behilflich. Ich möchte nicht versäumen, den genannten Herren auch an dieser Stelle für ihre Unterstützung meinen verbindlichsten Dank auszusprechen.

auch über die Entdeckung der therapeutischen Eigenschaften dieser bei der Behandlung der Lepra in neuester Zeit in größtem Umfange verwendeten vegetabilischen Fette eine Reihe alter Volkserzählungen, deren Richtigkeit sich heutzutage naturgemäß nur noch schwer nachprüfen lassen wird. Vor allem gilt dies von dem Öl des sagenumwobenen Kalawbaumes (Taraktogenos kurzii King), dem Chaulmoograöl und den aus den Samen einiger anderer in Indien vorkommender Flacourtiaceen (Hydnocarpusarten) gewonnenen Ölen, die in der Hindumedizin wohl schon seit mehr als 1000 Jahren gegen Lepra und auch andere mit Hauterscheinungen einhergehende Erkrankungen innerlich und äußerlich angewandt werden (Waring[1], Flückiger und Hanbury[2], Dymock[3], Watt[4], Desprez[5], H. Jumelle[6], Sarraga[7], Fischl und Schlossberger[8], Chopra[9], Wayson[10], W. C. Joseph[11] u. a.).

Die älteste Nachricht von der heilenden Wirkung der Früchte des Kalawbaums beim Aussatz findet sich, worauf Rémusat[12], Rock[13], Hehir[14], Perrot[15] u. a. hinweisen, in der als „Mahā-win-vatthu" bezeichneten Geschichte der Buddhas und ihrer Rahandas, einem in birmanischer Sprache geschriebenen Werk, das eine Paraphrase des etwa zu Beginn des 6. Jahrhunderts n. Chr. von Mahānāma in der Palisprache abgefaßten „Mahāvamsa" darstellt (vgl. Geiger[16]). Nach einer in diesem Buche mitgeteilten Hindulegende, die vor Buddhas Lebzeiten spielt, zog sich der an Lepra erkrankte König Rama von Benares ins Dschungel zurück und nährte sich von Kräutern und Wurzeln, besonders aber von den Blättern und Früchten des Kalawbaumes, der wohl mit Taraktogenos kurzii King (s. S. 4) identisch ist; er fand dort die ebenfalls lepröse, von ihrer Familie verstoßene Prinzessin Piya, die Tochter des im nördlichen Indien regierenden Königs Ok-saga-rit, die er mit derselben Frucht heilte und sodann heiratete. An der Stelle, an welcher die Kalawbäume standen, gründete er eine Stadt, die den Namen „Kalanagara" erhielt.

---

[1] Waring, E. I.: Pharmacopoeia of India. London 1868 — Remarks on the uses of some of the bazar medicines and common medical plants of India. 5th ed. London 1897. — [2] Flückiger, F. A., u. D. Hanbury: Pharmacographia. A history of the principal drugs of vegetable origin met with in Great Britain and British India. London: Macmillan and Co. 1874. — [3] Dymock, W.: The vegetable Materia medica of Western India. Bombay: Education Society's Press Byculla, o. J. (1883); s. auch Dymock, Warden u. Hooper, Pharmacographia indica. 1891. — [4] Watt, G.: A dictionary of the economic products of India. 6 Bände. Calcutta: Printed by the Superintendent of Government Printing, 1889 bis 1893. Vgl. 4, 192 (1890). — [5] Desprez, G.: Étude sur le Chaulmoogra. Thèse (Pharm.) Paris 1900. — [6] Jumelle, H.: Les huiles végétales. Paris: J. B. Baillière 1921. — [7] Sarraga: Bull. Porto Rico med. Assoc. 17, 65 (1923). — [8] Fischl, V., u. H. Schlossberger: Handbuch der Chemotherapie. Leipzig: Fischers med. Buchhdlg. 1934 — Handbook of Chemotherapy. Vol. 1. Baltimore Md.: H. G. Roebuck and Son 1933. — S. auch H. Schlossberger: Chemotherapie der Infektionskrankheiten. Spezielle Pathologie u. Therapie innerer Krankheiten. Herausgeg. von F. Kraus u. T. Brugsch, Erg.-Bd., S. 743. Berlin u. Wien 1927 — Chemotherapie der Infektionskrankheiten. Handbuch der pathogenen Mikroorganismen, herausgeg. von W. Kolle, R. Kraus u. P. Uhlenhuth, 3, 551. Jena, Berlin u. Wien 1930 — Jb. Tbk.forsch. 1921, 115; 1922, 159; 1924, 224; 1926, 314; 1928, 255 — Umschau 28, 176 (1924) — Z. angew. Chem. 37, 4 (1924) — Zbl. Tbk.forsch. 42, 545 (1935). — [9] Chopra, R. N.: Indigenous drugs of India. Calcutta: Art Press 1933 — A handbook of tropical therapeutics. Calcutta: Art Press 1936. — [10] Wayson, N. E.: Publ. Health Rep. 44, 3095 (1929). — [11] Joseph, W. C.: Leprosy Rev. 3, 22 (1932). — [12] Rémusat, A.: Nouveaux mélanges asiatiques. 1829 [zit. nach R. L. Jumelle: Les huiles de Chaulmoogra. Thèse (Méd.) Paris 1926]. — [13] Rock, I. F.: The chaulmoogra tree and some related species. U. S. Department of Agriculture, Bull. 1057, Washington D. C. 1922. — [14] Hehir, P.: Lancet 1923 I, 110 u. 472. — [15] Perrot, Em.: Chaulmoogra et autres graines utilisées contre la lèpre. Travaux de l'Office national des matières premières végétales pour la droguerie, la pharmacie, la distillerie et la parfumerie. Notice No 24, Paris 1926. — [16] Geiger, W.: Pāli, Literatur u. Sprache. Grundriß der indoarischen Philologie u. Altertumskunde 1, H. 7. Straßburg: K. J. Trübner 1916.

Ob das Chaulmoograöl, wie SEN[1], GHOSH[2] sowie ROGERS[3] annehmen, schon in der alten indischen Heiligen Schrift „Bhâgavata-Purâna"[4] und in den zwischen den Jahren 100 und 400 n. Chr. entstandenen Schriften („Suśruta-Samhitá") des alten indischen Arztes SUŚRUTA[5] unter der Bezeichnung „Tuvaraka" erwähnt ist, erscheint fraglich. An einer Stelle (1. Buch, Sútra-sthána, Kap. 45, im Abschnitt über die Öle, „Taila-varga") gibt SUŚRUTA zwar an, daß das Tuvarakaöl verschiedene Krankheiten, unter anderem auch den Aussatz heile. Soweit sich jedoch aus der ziemlich mangelhaften botanischen Beschreibung, welche in den altindischen medizinischen Werken von dem als Tuvaraka bezeichneten Baum gegeben wird, ersehen läßt, handelt es sich hierbei nicht um eine der verschiedenen Flacourtiaceenarten, aus deren Samen die heutzutage bei der Leprabehandlung verwendeten Öle gewonnen werden.

Das Chaulmoograöl ist außerdem, wie DYMOCK[6] sowie CHOPRA[7] mitteilen, auch im „Makhzan-al-Adwiya", einem von dem persischen Arzt MUHAMMED HUSEIN ungefähr im Jahre 1771 geschriebenen, im Orient viel verbreiteten medizinischen Lexikon, unter dem hindostanischen Namen „Chawul mungri" (oder „Chaulmugri") aufgeführt. Die Frage, inwieweit das heute zur Leprabehandlung hauptsächlich benutzte, aus dem Samen des als Taraktogenos kurzii King bezeichneten Kalawbaumes gewonnene echte Chaulmoograöl von den früheren indischen und persischen Ärzten angewandt wurde, läßt sich indessen nur noch schwer entscheiden, da früher unter der Bezeichnung „Chaulmoograöl" offenbar Pflanzenöle verschiedener Herkunft in den Handel gebracht wurden. Selbst heute noch wird das Chaulmoograöl nach den Angaben von DYMOCK[6], DESPREZ[8], SÉE[9], ALFONSO[10], READ[11], LABERNADIE und LAFFITTE[12], ŽDAN-PUŠKIN und KUZNECOV[13], FRANÇOIS[14] u. a. vielfach durch Zusatz von pflanzlichen (Erdnuß-, Cocosnuß-, Ricinus-, Sesam-, Sojabohnen-, Leinöl u. dgl.) oder tierischen Fetten verfälscht; nicht selten sind toxisch wirkende vegetabilische Öle (Öl von Jatropha curcas L., Veppamaramöl von Azadirachta indica A. Juss. u. a.) in dem Chaulmoograöl des Handels enthalten (LABERNADIE und LAFFITTE[12]).

Eine erhebliche Verwirrung entstand aber vor allem dadurch, daß man vor etwa 100 Jahren die zur Herstellung des echten Chaulmoograöls dienenden Samen des Kalawbaumes (sog. „Kalawthee") irrtümlicherweise als Samen des von WILLIAM ROXBURGH[15] in seinem Hortus Bengalensis (1814) angeführten Baumes Chaulmoogra odorata, der einige Jahre danach (1819) von ROBERT BROWN[16] als

<hr>

[1] SEN, H. C.: Calcutta Practitioner **1904**, April [s. auch J. trop. Med. **7**, 345 (1904) — Lepra (Lpz.) **5**, 134 (1905)]. — [2] GHOSH, J. C.: Lancet **1923 I**, 630. — [3] ROGERS, L.: Croonian lectures on leprosy researches. Ann. trop. Med. **18**, 267 (1924) — Lancet **206**, 1297 u. 1321 (1924). — [4] Bhâgavata-Purâna. Le „Bhâgavata-Purâna" ou histoire poétique des Krĭchna. Bd. 1—3, traduit et publié par M. E. BURNOUF. Paris: Imprimérie Royale 1840—1847; Bd. 4, publié par M. HAUVETTE-BESNAULT; Bd. 5, publié par M. HAUVETTE-BESNAULT u. R. P. ROUSSEL. Paris: Imprimérie Natinale 1884 u. 1898. — [5] SUŚRUTA-SAMHITÁ, The Hindu system of medicine according to Suśruta, translated from the original Sanscrit by Udoy Chand Dutt. Bibliotheka Indica, published by the Asiatic Society of Bengal, New series No 490. Calcutta: Printed by I. W. Thomas 1883. — [6] DYMOCK, W.: Pharm. J. [3] **6**, 761 (1876); s. auch S. 2. — [7] CHOPRA, R. N.: Zit. S. 2. — [8] DESPREZ, G.: Étude sur le Chaulmoogra. Thèse (Pharm.) Paris 1900 — J. Pharm. Chim. [6] **11**, 315 (1900). — [9] SÉE, M.: Gaz. Hôp. **75**, 599 (1902) — Lepra (Lpz.) **3**, 245 (1903). — [10] ALFONSO, M. F.: Rev. méd. Cubana **1903**, Juli, S. 18 — Lepra (Lpz.) **4**, 141 (1904). — [11] READ, B. E.: China med. J. **38**, 25 (1924). — [12] LABERNADIE, V., u. N. LAFFITTE: Bull. Soc. Path. exot. Paris **20**, 710 (1927). — [13] ŽDAN-PUŠKIN, M., u. V. KUZNECOV: Sovet. Vestn. Dermat. **9**, 696 (1931). — [14] FRANÇOIS, M. TH.: Bull. Sci. pharmacol. **42**, 24 (1935). — [15] ROXBURGH, W.: Hortus bengalensis; or a catalogue of the plants growing in the Honourable East India Company's Botanic Garden at Calcutta. Serampore (Indien) 1814 — Flora indica **3**, 837 (Serampore 1832). — [16] BROWN, R., in W. ROXBURGH: Plants of the coast of Coromandel selected from drawings and descriptions presented to the East India Company. **3**, 95. London: Shakespeare Printing Office 1819.

Gynocardia odorata näher beschrieben wurde, ansah. Diese Verwechslung führte dazu, daß das Chaulmoograöl als Oleum gynocardiae bezeichnet wurde (z. B. Moss[1]). Erst im Jahre 1899 machte Desprez die Feststellung, daß die zur Gewinnung des Chaulmoograöls dienenden Samen entgegen der bisherigen Auffassung (vgl. Virchow[2], Smith[3], Baillon[4], Soubeiran und Dabry de Thiersant[5], Lepage[6], Chatel[7], L. Roux[8], Holmes[9] u. a.) nicht mit den Samen von Gynocardia odorata R. Br. (Chaulmoogra odorata Roxb.; Chilmoria dodecandra Ham.; Hydnocarpus odorata Lindl.[10]) identisch sind, und im Jahre 1901 konnte Sir David Prain[11] nachweisen, daß es die Samen des von Sir George King[12] im Jahre 1890 beschriebenen, in Burma, in Assam und im östlichen Bengalen heimischen Baumes *Taraktogenos kurzii* sind, welche das echte Chaulmoograöl liefern. Dieses hat daher mit dem bei Lepra therapeutisch unwirksamen Gynocardiaöl, das nach den neueren chemischen Untersuchungen keine der charakteristischen Cyclosäuren (s. S. 30) enthält, sich außerdem auch in physikalischer Beziehung vollkommen andersartig verhält (s. S. 23 und Tabelle 3), nichts zu tun. Bedauerlich ist nur, daß sich die falschen Bezeichnungen Oleum gynocardiae und Acidum gynocardicum als Synonyma für Chaulmoograöl und Chaulmoograsäure selbst heute noch in wissenschaftlichen Werken gelegentlich finden.

Weiterhin kann es als feststehend gelten, daß derartige Öle in der chinesischen Medizin schon zur Zeit der Yuan-Dynastie (1270—1367 n. Chr.) bei der Lepra therapeutisch benützt worden sind. So geben Wong[13] sowie Wong und Wu[14] an, daß der im 14. Jahrhundert lebende chinesische Arzt Chu Tan-chi Chaulmoograöl (bzw. Hydnocarpusöl) zur Behandlung des Aussatzes angewandt haben soll. Die spezifische Wirksamkeit des Öls bei der Lepra wurde nach einer Mitteilung von Kitamura[15] allerdings erst später durch den chinesischen Arzt Nü Tian-men um das Jahr 1515 erkannt. In dem in den Jahren 1552—1578 entstandenen, aus 52 Bänden bestehenden Werke „*Pên-ts'ao-kang-mu*" des Li Shih-chên[16] wird in Band 35 (Abschnitt über Bäume) indessen auf die Angaben in dem „Pên-ts'ao-pu-i" des im 13. Jahrhundert lebenden berühmten Arztes Chu Ch'in-hun hingewiesen, nach denen die aus Siam, Indochina und den benachbarten Ländern auch heute noch in großen Mengen nach China importierten[17] und hier als „*Ta-fung-chi*" oder „*Ta-fung-tse*" (Ta-fung = Lepra; tse = Samen) im Handel befindlichen Samen von *Hydnocarpus anthelmintica* (s. S. 15) die Lepra

---

[1] Moss, J.: Yearbook of Pharmacy **1879**, 523 — Pharmaceut. J. [3] **10**, 251 (1879). — [2] Virchow, R.: Virchows Arch. **22**, 574 (1861). — [3] Smith, F. P.: Contribution towards the materia medica of China. Shanghai 1871 (s. S. 140). — [4] Baillon, H.: Histoire des plantes **4**, 282 u. 317. Paris: Librairie Hachette et Cie. 1873. — [5] Soubeiran, J. L., u. Dabry de Thiersant: La matière médicale chez les Chinois. Paris 1874 (s. S. 221). — [6] Lepage, R. C.: Papers of the plant Gynocardia odorata from which the Chaulmoogra oil is obtained. London: Corbyn, Stacey and Co. 1878. — [7] Chatel, R.: De la famille des Bixacées. Thèse (Pharm.) Paris 1880. — [8] Roux, L.: Huile de Chaulmoogra et acide gynocardique. Thèse (Med.) Paris 1891 — J. Méd. Paris **62**, 353 (1891). — [9] Holmes, E. M.: Pharmaceut. J. **64**, 522 (1900). — [10] Lindley, J.: Hort. suburb. Calcutta **1845**, 84 — The vegetable kingdom. 3d edition, p. 327 (Order 110: „Flacourtiaceae"). London: Bradbury and Evans 1853. — [11] Prain, D.: Pharmaceut. J. **66**, 596 (1901). — [12] King, G.: J. Asiat. Soc. Bengal **103**, 113 (1890). — [13] Wong, K. Ch.: China med. J. **44**, 737 (1930). — [14] Wong, K. Ch., u. L. T. Wu: History of Chinese medicine. Tientsin: Tientsin Press 1932. — [15] Kitamura, S.: Taisei **19**, Nr 5 (1931); vgl. auch die entsprechende Angabe von Fusikawa in dem Lehrbuch Hifuka gakku von K. Dohi. — [16] Nach einer Sage sollen die Grundlagen dieses Werkes schon von dem ums Jahr 3000 v. Chr. lebenden Kaiser Shên-Nung, der sich mit dem Sammeln der Nutzpflanzen beschäftigt hat, geschaffen worden sein. Das Buch „Pên-ts'ao-kang-mu" wurde 1595 nach dem Tode des Verfassers von dessen Sohn dem Kaiser Wuan-Li (Ming-Dynastie) übergeben. — [17] So wurden nach einer Angabe von A. Marcan [J. Siam Soc. Nat. Hist. Suppl. **7**, 107 (1927)] im Jahre 1916 von Bangkok aus über 500 t „Krabaosamen" nach China exportiert.

zu heilen vermögen (vgl. auch Hobson[1], Hanbury[2], Smith[3], Soubeiran und Dabry de Thiersant[4], Ebert[5], Stuart[6], Read[7], Hübotter[8]). Allerdings ist das aus diesen Samen gewonnene Öl, das dem Chaulmoograöl nahesteht und als „*Lukraboöl*" bezeichnet wird (vgl. auch Marcan[9]), nach Mitteilung der alten chinesischen Autoren „heiß" und wirkt häufig ungünstig auf den Blutkreislauf; auch soll es gelegentlich zu Erblindungen führen. In dem pharmakologischen Grundriß „Pên-ts'ao-kang-mu", der eine von Chu übernommene Beschreibung und sogar schon eine Abbildung der als „Ta-fung-tse" bezeichneten Früchte enthält (s. Abb. 1), führt Li Shih-chên weiter aus, daß das aus den Kernen dieser Früchte bereitete Öl (hinsichtlich der damaligen Gewinnung des Öls vgl. S. 29) alle Hautkrankheiten heilen, Eingeweidewürmer beseitigen und auch bei Vergiftungen therapeutisch wirksam sein soll; da das Fett bei innerlicher Darreichung häufig nicht gut vertragen werde, soll es bei Hautkrankheiten besser äußerlich angewandt werden (vgl. auch S. 64). Li Shih-chên teilt dann noch einige Anwendungsarten der Hydnocarpuskerne und des daraus hergestellten Öls mit, die er aus älteren chinesischen Rezeptsammlungen, nämlich dem „Po-tsifang" und dem „Lin-nan-hoe-sen-fang" („Hygienische Rezepte von Kanton") übernommen hat (vgl. S. 29 u. 47).

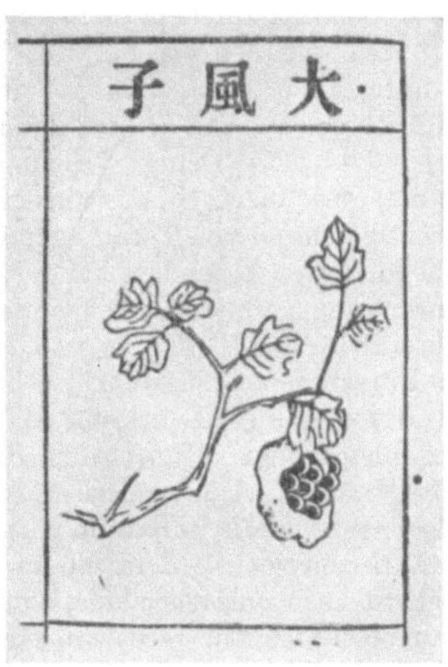

Abb. 1. „Ta-fung-tse" (Frucht von Hydnocarpus anthelmintica) aus dem „Pên-ts'ao-kang-mu".

Von China aus kamen die Hydnocarpussamen auch nach Japan. Das aus den Samen gewonnene und in Japan als „*Taifushi*" (vgl. Friedel[10], Wernich[11], Keimatsu[12], Read[13], Shiga[14]) bezeichnete Öl wird nach Mitteilung von Mitsuda und Chin[15] schon in der von Ryôan Terashima im Jahre 1713 veröffentlichten, 80 Bände umfassenden japanisch-chinesischen Enzyklopädie „*Wakan Sansai Zuye*" als Heilmittel gegen Aussatz erwähnt. Nach einer Angabe von Kawazome[16] werden in Japan auch heutzutage zahlreiche Volksmittel gegen Lepra im freien Handel verkauft; Kawazome hat 83 derartige Mittel feststellen können, von denen die Mehrzahl Oleum oder Semen Hydnocarpi enthielt.

Weiterhin wäre noch zu erwähnen, daß nach Jumelle[17] die Eingeborenen in Siam und in Cochinchina das Lukraboöl auch bei Pocken therapeutisch ver-

[1] Hobson, B.: Med. Times a. Gaz., N. s. **20**, 558 (1860). — [2] Hanbury, D.: Notes on Chinese Materia medica. London: John E. Taylor 1862 — Science papers, chiefly pharmacological and botanical. London: Macmillan and Co. 1876. — [3] Smith, F. P.: Zit. S. 4. — [4] Soubeiran, J. L., u. Dabry de Thiersant: Zit. S. 4. — [5] Ebert, F.: Beiträge zur Kenntnis des chinesischen Arzneischatzes. Inaug.-Diss. Zürich 1907. — [6] Stuart, G. A.: Chinese Materia medica. Shanghai 1911. — [7] Read, B. E.: China med. J. **36**, 303 (1922); **39**, 619 (1925). — [8] Hübotter, F.: Die chinesische Medizin zu Beginn des XX. Jahrhunderts und ihr historischer Entwicklungsgang. Leipzig: Verlag der Asia Major 1929 (s. S. 297). — [9] Marcan: Zit. S. 4. — [10] Friedel, C.: Virchows Arch. **22**, 321 (1861). — [11] Wernich, A.: Virchows Arch. **67**, 146 (1876). — [12] Keimatsu, S.: Yakugaku Zasshi Nr **458** (1920). — [13] Read, B. E.: Pharmaceut. J. **57**, 412 (1923). — [14] Shiga, K.: Far eastern Assoc. trop. Med., 6th Congr. Tokyo 1925, Trans. **2**, 691 (1926) — Chûgai Iji Shimpô Nr **6097** (1926). — [15] Mitsuda, K., u. W. Chin: Hifuka Hinyôka Zasshi **12**, Nr 12 (1912). — [16] Kawazome, Y.: La Lepro (Osaka) **6**, 341 (1935). — [17] Jumelle, H.: Les huiles végétales. Paris: J. B. Baillière 1921.

wenden. Ebenso wird in einer neueren siamesischen Heilkunde „*Pet Sat Song Kraw*" (erschienen 1923/24[1]) der Gebrauch der Krabao- (von Hydnocarpus anthelmintica) und Krabienkerne (von Hydnocarpus ilicifolia) nicht nur zur Behandlung der Lepra, sondern auch für andere Hautkrankheiten, besonders für bösartige Geschwüre, empfohlen. Ferner finden in den genannten Ländern Teile des Krabaobaumes (Hydnocarpus anthelmintica) anscheinend auch als Mittel gegen Eingeweidewürmer Verwendung (DE LANESSAN[2]). Nach den Angaben von GUILLERM, BANOS und NGUYEN-VAN-LIEN[3] werden die Krabaokerne von den Eingeborenen Cambodschas nach leichtem Rösten therapeutisch verwendet. Die in Cambodscha zur Leprabehandlung gebräuchliche Arznei von Kruv Pen enthält nach den Angaben von MENAUT[4] (s. auch ALEXIS und MENAUT[5]) 16 Bestandteile, darunter auch „Krap-Krabao" (Samen von Hydnocarpus anthelmintica).

Auch das aus den Kernen des an der Malabarküste heimischen Baumes *Hydnocarpus laurifolia* (Dennst.) Sleumer (comb. nova) (früher *Hydnocarpus wightiana* Blume) gewonnene Öl, das hinsichtlich seiner Zusammensetzung und seiner Heilwirkung dem Öl von Taraktogenos kurzii King nahesteht, hat offenbar schon seit Jahrhunderten besonders bei der Behandlung geschwüriger Prozesse umfassende Anwendung gefunden. Die erste Beschreibung des Baumes stammt aus dem Jahre 1678 von HENRICUS VAN RHEEDE TOT DRAAKENSTEIN[6], der für den von den Eingeborenen „Marotti", in brahmanischer Sprache „Caitû" genannten Baum die Bezeichnung „Laurifolia Malabarica, fructu osseo, nucleos continente" in Vorschlag bringt. Hinsichtlich der medizinischen Verwendung des Öls schreibt er folgendes: „Oleum, quod ex seminibus fructuum educitur, proficuum est pro doloribus sedandis, sanatque corpus scabiosum ac partis affectae pruritum tollit facta perunctione. Idem oleum quoque oculis falsis humoribus infestatis, uti saepe fit in profusis lacrymis, conferunt; insuper idem oleum cum cinere mixtum commode apponitur vaccarum caeterumque iumentorum apostematis; cum fructu dicto a Malabaribus Palega mixtum, vermes in ulceribus pedum hominum seu brutorum ortos enecat facta perunctione." Erwähnt wird das Öl von Hydnocarpus laurifolia (H. wightiana) später u. a. auch von WARING[7]. Hinzuweisen wäre hier ferner auf das von dem indischen Arzte BHAU DAJI († 1874 in Bombay) zur Behandlung der Lepra mit Erfolg angewandte Geheimverfahren[8], das erst längere Zeit nach dem Tode des Entdeckers durch BOYD[9] (vgl. auch KUSUMBEKER[10]) bekanntgegeben wurde; nach den Angaben von BOYD bestand es in innerlicher (in Milch) und äußerlicher Anwendung (Einreibungen) von Öl von Hydnocarpus inebrians Wall. (identisch mit Hydnocarpus laurifolia bzw. H. wightiana; vgl. Tab. 1), das in Indien als Kautiöl bezeichnet und seit langem als Volksmittel gegen Lepra verwendet wird (vgl. SEN[11]).

[1] Zit. nach A. KERR: The genera Hydnocarpus and Taraktogenos in Siam. Introduction and review of species. Technical and scientific Supplement to the Record No 7. Ministry of Commerce and Communications of Siam, Bangkok 1930. — [2] DE LANESSAN, J. L.: Les plantes utiles des colonies françaises. Paris: Ministère de la Marine et des Colonies 1886. — [3] GUILLERM, J., A. BANOS u. NGUYEN-VAN-LIEN: Arch. Inst. Pasteur d'Indochine 18, 171 (1933). — [4] MENAUT: Bull. Soc. méd.-chir. Indochine 8, 799 (1930). — [5] ALEXIS, M. L., u. B. MENAUT: Ann. Med. Pharm. colon. 23, 201 (1925). — [6] VAN RHEEDE TOT DRAAKENSTEIN, HENRICUS: Hortus Indicus Malabaricus I, 65 u. Tab. 36. Amstelodami, sumptibus Joannis van Someren et Joannis van Dyck 1678. — [7] WARING, E. J.: Pharmacopoeia of India. London 1868 — Remarks on the uses of some of the bazar medicines and common medical plants of India. 5th edition. London 1897 (S. 44). — [8] Vgl. die Korrespondenzen im Lancet 1868 II, 238 u. 656, nach denen BHAU DAJI schon damals mehr als 70 Lepröse mit seinem Mittel geheilt haben soll. Ferner wird hier mitgeteilt, daß die indischen Zeitungen „Dnyanodaya" und „Indian Prakash" ausführliche Berichte über solche Heilungen, zum Teil aus der Feder der Geheilten selbst, gebracht haben. — [9] BOYD, S.: Brit. J. Dermat. 5, 203 (1893). Vgl. auch Lancet 1893 I, 381, sowie Les nouveaux remèdes (Paris) 9, 367 (1893). — [10] KUSUMBEKER, G. A.: Lancet 1923 I, 264. — [11] SEN, H. C.: Zit. S. 3.

Der von den Einwohnern Ceylons „Makulu" oder auch „Makulu-ghaha" genannte, später als *Hydnocarpus venenata* Gaertner bezeichnete Baum wird erstmals im Jahre 1717 von PAUL HERMANN[1] erwähnt. Die giftigen Eigenschaften der Früchte dieses Baumes wurden von JOH. BURMAN[2] sowie von JOSEPHUS GAERTNER[3], der die Gattung „Hydnocarpus" aufgestellt hat, beschrieben (vgl. S. 79). Das Öl von Hydnocarpus venenata Gaertn. wird im Jahre 1813 von AINSLIE[4] unter dem tamulischen Namen „Niradimuttu", später (1868) auch von WARING[5] angeführt.

Schließlich wäre dann noch darauf hinzuweisen, daß auch die aus den Samen verschiedener anderer auf den Sundainseln, den Philippinen usw. vorkommender Hydnocarpusarten, ferner die aus den Kernen bestimmter, in Westafrika (Sierra Leone, Elfenbeinküste usw.) und in Brasilien heimischer Flacourtiaceen (Oncobeen) hergestellten Öle, die nach den Befunden zahlreicher Autoren (MUIR[6], PERKINS und CRUZ[7], PERROT[8], PERROT und FRANÇOIS[9], JOUATTE[10], MATHIVAT[11] u. a.) gerade bei der Lepra eine ähnliche Heilwirkung wie das echte Chaulmoograöl besitzen, offenbar ebenfalls seit langem von den Eingeborenen als Mittel gegen Hautkrankheiten, vor allem gegen Aussatz, benutzt werden. So gibt CHEVALIER[12] an, daß in Guinea und an der Elfenbeinküste das aus den Samen des westafrikanischen Strauches *Oncoba echinata* (s. S. 20) bereitete Gorlifett den Bambaras und Fulbe zur Behandlung von Hautaffektionen dient, während die Eingeborenen Brasiliens nach den Mitteilungen von HOEHNE[13] sowie SEABRA[14] die Samen von *Carpotroche brasiliensis* und das aus diesen gewonnene Sapucainhaöl bei derartigen Erkrankungen, unter anderem auch bei Lepra, verwenden. Durch die neueren Untersuchungen hat sich gezeigt, daß alle diese beim Aussatz therapeutisch wirksamen Flacourtiaceenöle hinsichtlich ihrer chemischen Zusammensetzung und ihrer physikalischen Eigenschaften dem indischen Chaulmoograöl von Taraktogenos kurzii King sehr nahestehen, und daß die Heilwirkung dieser vegetabilischen Fette offenbar auf ihren Gehalt an charakteristischen, cyclisch gebauten ungesättigten Fettsäuren zurückzuführen ist.

In Europa wurde das Chaulmoograöl und seine therapeutische Wirksamkeit bei Lepra erstmals im Jahre 1854 durch eine wissenschaftliche Veröffentlichung des bengalischen Arztes MOUAT[15] bekannt. Das Öl wurde daraufhin auch von zahlreichen europäischen Ärzten bei leprösen Patienten zur Anwendung gebracht. Die dabei beobachteten Wirkungen waren großenteils anscheinend recht

---

[1] HERMANN, PAUL: Musaeum zeylanicum. Lugduni Batavorum 1717 (S. 50). — [2] BURMAN, JOH.: Thesaurus zeylanicus. Amstelodami 1737 (S. 30). — [3] GAERTNER, JOSEPHUS: De fructibus et seminibus plantarum accedunt seminum centuriae quinque priores cum tabulis aeneis LXXIX. Stutgardiae, Typis Academiae Carolinae 1788. — [4] AINSLIE, W.: Materia medica of Hindostan. Madras 1813 (S. 93). — [5] WARING, E. J.: Zit. S. 6. — [6] MUIR, E.: Handbook on leprosy, its diagnosis, treatment and prevention. Cuttack: R. J. Grundy 1921. — ROGERS, L., u. E. MUIR: Leprosy. Bristol: J. Wright and Sons Ltd. 1925. — [7] PERKINS, G. A., u. A. O. CRUZ: Philippine J. Sci. **23**, 543 (1923). S. auch G. A. PERKINS: J. Philippine Isl. med. Assoc. **1**, 62 (1921); **5**, 369 (1925). — [8] PERROT, E.: Chaulmoogra et autres graines utilisées contre la lèpre. Travaux de l'Office national des matières premières végétales pour la droguerie, la pharmacie, la distillerie et la parfumerie. Notice No 24. Paris: Ministère du Commerce et de l'Industrie 1926 — Bull. Sci. pharmacol. **33**, 353 (1926); **41**, 641 (1934) — Bull. Acad. Méd. **112**, 602 (1934). — [9] PERROT, E., u. M. TH. FRANÇOIS: Bull. Sci. pharmacol. **36**, 551 (1929). — [10] JOUATTE, D.: L'huile de Gorli (Oncoba echinata Oliver), succédané de l'huile de Chaulmoogra. Thèse (Pharm.) Paris 1927. — [11] MATHIVAT, R.: Le Chaulmoogra de Cameroun, suivi d'une étude sur les graines et les tourteaux des espèces du groupe chaulmoogrique. Thèse (Pharm.) Paris 1929 — J. Pharm. Chim. [8] **13**, 183 (1931). — [12] CHEVALIER, A.: Exploration botanique de l'Afrique occidentale française. Paris: J. Lechevalier édit. 1920. — [13] HOEHNE, F. C.: Servicio Sanitario de Sao Paulo, Publ. **14**, 122 (1920). — [14] SEABRA, P.: Brazil-Medico **40 I**, 268 (1926) — J. Pharm. Chim. [8] **5**, 100 (1927). — [15] MOUAT, F. J.: Indian Ann. med. Sci. **1**, 646 (1854) — Amer. J. med. Sci. **30**, 493 (1854).

befriedigend (Stewart[1], Hobson[2], Macnamara[3], Lawrie[4], Vinson[5], Young[6], Yeo[7], Cottle[8], Hillis[9], Startin[10], Lepage[11], Liveing[12], Marçon[13], Rake[14], Besnier[15], Hallopeau[16], Brousse und Vires[17], Fox[18] u. a.); zum Teil wurden nach den Angaben der Autoren vollkommene klinische Heilungen erzielt. Nur einige wenige Autoren, wie Armauer Hansen[19], Talwick[20], Danielssen[21], Impey[22] u. a., geben an, daß sie mit dem Öl bei der damals fast ausschließlich üblichen innerlichen Anwendung keine deutlichen Heileffekte erzielen konnten; wie hernach noch auszuführen sein wird, sind diese Mißerfolge vermutlich, wenigstens zum Teil, durch die Verwendung minderwertiger Öle und durch eine zu kurz durchgeführte Behandlung bedingt.

Außer bei der Lepra wurde das Chaulmoograöl schon in den achtziger Jahren des vergangenen Jahrhunderts zur Behandlung tuberkulöser Affektionen (vgl. z. B. Murrell[23] sowie G. Lion[24]), ferner bei verschiedenartigen Hautkrankheiten (Psoriasis, Ekzeme, Pruritus, Elephantiasis usw.) und auch bei Syphilis innerlich und äußerlich angeblich mit gutem Erfolge angewandt (vgl. Startin[10], Cottle[25], Liveing[12], Lepage[11], Dymock[26], Marçon[13], Desprez[27], Perrot[28], sowie Editorial im Brit. med. J.[29]). Während sich diese Angaben hinsichtlich der Lues anscheinend nicht bewahrheiteten, ist dem Chaulmoograöl nach neueren Befunden von Lomholt[30] offenbar bei gewissen Dermatosen doch eine gewisse therapeutische Wirksamkeit zuzuerkennen (s. S. 119). Auch das bereits erwähnte Sapucainhaöl („Oleo de Carpotroche") wird von den brasilianischen Ärzten außer bei Lepra noch zur Behandlung verschiedener Hautkrankheiten, wie Lichen, Pityriasis, Psoriasis, Impetigo, Erysipel u. a., gebraucht. Eine ausgedehntere Anwendung hat das Chaulmoograöl ferner bei tuberkulösen Erkrankungen (s. S. 117), sowie neuerdings bei Trachom (vgl. Mackenzie[31], s. S. 120) gefunden; bei der letztgenannten Krankheit sind indessen die therapeutischen Resultate offenbar wenig befriedigend.

Eine umfassende Anwendung bei der Therapie der Lepra haben das Chaulmoograöl und die ihm nahestehenden Pflanzenöle erst während der letzten beiden Jahrzehnte gefunden. Maßgebend war hierfür hauptsächlich der Umstand, daß es im Laufe der Jahre gelungen ist, Zubereitungen dieser vegetabilischen Öle

---

[1] Stewart, R.: Med. Times a. Gaz. **32** (N. s. **11**), 203 (1855). — [2] Hobson, B.: Zit. S. 5; s. auch C. Friedel: Virchows Arch. **22**, 321 (1861). — [3] Macnamara, N. C.: Virchows Arch. **22**, 312 (1861). — [4] Lawrie, E. (1877), zit. nach P. Hehir: Zit. S. 2. — [5] Vinson, A.: Arch. Méd. nav. **30**, 39 (1878). — [6] Young, D.: Practitioner **76**, 321 (1878). — [7] Yeo, J. B.: Practitioner **77**, 241 (1879). — [8] Cottle, W.: Brit. med. J. **1879 I**, 968; **1881 I**, 999; **1889 II**, 12. — [9] Hillis, J. D.: Brit. med. J. **1881 I**, 559. — [10] Startin, J.: Brit. med. J. **1881 I**, 559. — [11] Lepage, R. C.: Brit. med. J. **1881 I**, 582. — [12] Liveing, R.: Therapeutic. J. **4** (1882); vgl. auch Brit. med. J. **1881 I**, 475. — [13] Marçon, E.: De l'huile de Chaulmoogra. Thèse (Méd.) Montpellier 1886. — [14] Rake, B.: Report on leprosy and the Trinidad Leper Asylum for the year 1889. Port-of-Spain: Government Printing Office 1890. — [15] Besnier: Verh. internat. Lepra-Konferenz, Berlin 1897, **2**, 147. Berlin: A. Hirschwald 1897. — [16] Hallopeau: Verh. internat. Lepra-Konferenz, Berlin 1897, **3**, 599. Berlin: A. Hirschwald 1898 — Bull. Soc. franç. Dermat. **14**, 1 (1903). — [17] Brousse, A., u. Vires: Lepra (Lpz.) **1**, 155 (1900). — [18] Fox, G. H.: Med. Record **1900**, 212. — [19] Hansen, G. A.: Lepra (Lpz.) **3**, 260 (1903); s. auch G. A. Hansen u. C. Looft: Leprosy in its clinical and pathological aspects. Bristol: Publ. John Wright and Co. 1895. — [20] Talwik, S.: St. Petersburger med. Wschr. **28**, 463 u. 478 (1903). — [21] Danielssen, D. C., s. bei H. P. Lie: Internat. J. Leprosy **3**, 1 (1935). — [22] Impey, S. P.: A handbook on leprosy. London: J. and A. Churchill 1896. — [23] Murrell, W.: Brit. med. J. **1880 II**, 844. — [24] Lion, G.: Bull. Soc. méd. Hôp. Paris **49**, 36 (1925). — [25] Cottle, W.: Brit. med. J. **1881 I**, 999. — [26] Dymock, W.: Zit. S. 3. — [27] Desprez, G.: Zit. S. 3. — [28] Perrot, Em.: Zit. S. 7. — [29] Brit. med. J. **1881 I**, 475. — [30] Lomholt, S.: Zbl. Hautkrkh. **52**, 133, 482 (1936). — [31] Mackenzie, M. D.: Étude des recherches faites au cours des dernières années sur la répartition, l'étiologie, le traitement et la prophylaxie du trachome. Soc. des Nations, Rapport épidémiologique de la Section d'Hygiène du Secrétariat **14**, Nr 4—6, 41 (1935).

bzw. ihrer therapeutisch wirksamen Bestandteile herzustellen, mit denen sich die zur wirksamen Beeinflussung der Erkrankung notwendige langdauernde Behandlung durchführen läßt. Bei der ursprünglichen innerlichen Darreichung des Chaulmoograöls scheiterte nämlich die zur völligen Ausheilung der Lepra erforderliche, während eines längeren Zeitraums durchzuführende intensive Behandlung der Patienten vielfach an seiner schlechten Verträglichkeit. Um die irritierende Wirkung des Chaulmoograöls auf die Magenschleimhaut möglichst auszuschalten, hat man das Öl teils nach dem Vorgang des Apothekers Bories (1886; vgl. Bories und Desprez[1]) auf der Insel Réunion in Kapseln, teils, worauf weiter unten (s. S. 46) ausführlicher zurückzukommen sein wird, mit verschiedenartigen Zusätzen in flüssiger oder in Pillenform innerlich gegeben. Weiter wurde aber auch, nach den Angaben von Shiga[2] erstmals von dem japanischen Arzt Goto in Hawaii (etwa 1880), später von Tourtoulis-Bey[3] in Ägypten (1889), die *subcutane Injektion* des zuvor durch Erhitzen oder Filtrieren (durch Chamberlandkerzen) sterilisierten Öls empfohlen. Es zeigte sich jedoch, daß derartige Einspritzungen wegen der gewebsschädigenden und entzündungserregenden Eigenschaften, der dadurch bedingten großen Schmerzhaftigkeit, ferner wegen der langsamen Resorption, der häufigen Bildung von Abscessen an der Injektionsstelle und der Emboliegefahr auf die Dauer nicht durchführbar sind (Du Castel[4], Miquel[5], Hallopeau[6], Rille[7], Sée[8], Danlos[9], Lie[10], Hopkins[11], Unna[12], do Amaral und Paranhos[13], Kupffer[14], Jeanselme[15] u. a.). Eine Vermeidung dieser Unannehmlichkeiten hat man auch hier durch geeignete Zusätze, ferner durch Emulgierung der Pflanzenöle und schließlich durch Abtrennung der therapeutisch wertlosen, gewebsreizend wirkenden Bestandteile zu erreichen und dadurch möglichst wirksame Zubereitungen des Chaulmoograöls und der ihm nahestehenden vegetabilischen Fette, die nach parenteraler Applikation möglichst geringgradige Nebenwirkungen entfalten sollten, darzustellen versucht. Neben der Wirksamkeit, der guten Verträglichkeit und Haltbarkeit spielten bei der Bereitung derartiger Präparate, die hernach noch eingehender besprochen werden (s. S. 47ff.), und bei ihrer Auswahl für die therapeutische Verwendung in größerem Umfange naturgemäß die Herstellungskosten eine bedeutsame Rolle.

In dem Bestreben, den therapeutisch wirksamen Bestandteil des Chaulmoograöls dem Organismus in gereinigter und konzentrierter Form, d. h. ohne die darin sonst enthaltenen, irritierend wirkenden Substanzen, zuführen zu können, haben besonders in neuerer Zeit verschiedene Autoren die einzelnen darin enthaltenen *Fettsäuren* (s. S. 30) durch fraktionierte Krystallisation zu trennen versucht. So benutzten schon im Jahre 1881 W. Cottle[16] in London, im Jahre 1889 Z. Falcao[17] in Lissabon und im Jahre 1891 L. Roux[18] in Paris

[1] Bories, A., u. G. Desprez: Contribution à l'étude thérapeutique de l'huile de chaulmoogra gynocardée. 1re édit. Paris 1897; 3e édit. Paris 1898. — [2] Shiga, K.: Zit. S. 5. — [3] Tourtoulis-Bey: Ann. de Dermat. [3] **10**, 721 (1899) — Bull. Acad. Méd. Paris [3] **41**, 701 (1899); **45**, 260 (1901) — Bull. Soc. franç. Dermat. **10**, 392 (1899). — [4] du Castel: Bull. Acad. Méd. Paris [3] **45**, 265 (1901) — Lepra (Lpz.) **2**, 107 (1902). — [5] Miquel: 13. Congr. de Méd., Sect. de Méd. et de Chir. milit. 1901. — [6] Hallopeau: Lepra (Lpz.) **2**, 103 (1902). — [7] Rille, J. H.: Lepra (Lpz.) **2**, 7 u. 88 (1902). — [8] Sée, M.: Gaz. Hôp. **75**, 599 (1902) — Lepra (Lpz.) **3**, 245 (1903). — [9] Danlos, H.: Bull. génér. Thérap. **145**, 69 (1903). — [10] Lie, H. P.: Dtsch. med. Wschr. **30**, 1381 (1904). — [11] Hopkins, R.: Lepra (Lpz.) **5**, 187 (1905). — [12] Unna, P. G.: Lepra (Lpz.) **6**, 141 (1906). — [13] do Amaral, E., u. U. Paranhos: Bull. génér. Thérap. **155**, 415 (1908). — [14] Kupffer, A.: Lepra (Lpz.) **8**, 144 (1909). — [15] Jeanselme, E.: Presse méd. **19**, 989 (1911) — Gaz. méd. Paris **82**, 989 (1911) — Lepra (Lpz.) **12**, 237 (1912). — [16] Cottle, W.: Brit. med. J. **1881 I**, 999. — [17] Falcao, Z.: Internat. Kongreß f. Dermat. u. Syphiligr. 1889; zit. nach G. Desprez (s. S. 3). — [18] Roux, L.: Huile de chaulmoogra. Thèse Paris 1891 — J. Méd. Paris **62**, 353 (1891).

die erstmals von John Moss[1] isolierte und fälschlicherweise als „Gynocardiasäure" (s. S. 4) bezeichnete *Chaulmoograsäure* mit Erfolg zur innerlichen Behandlung von Lepra, Psoriasis, Lupus, Ekzemen und anderen Hautkrankheiten. Auch in der Folgezeit wurde von der Mehrzahl der Autoren (vgl. z. B. Sée[2], Black[3]) der Standpunkt vertreten, daß die Heilwirkung des Chaulmoograöls speziell bei der Lepra auf ihrem Gehalt an dieser „Gynocardiasäure" beruhe, während andere (z. B. Brocq[4], Tôyama[5], de Azua[6]) es allerdings für zweifelhaft hielten, daß die Säure ebenso wirksam ist wie das Öl; do Amaral und Paranhos[7] geben sogar an, daß die „Gynocardiasäure" (als Natriumsalz) bei innerlicher Anwendung vollkommen wirkungslos sei.

Die Auffindung der optisch aktiven ungesättigten Fettsäuren des Chaulmoograöls, von denen die Chaulmoograsäure („Gynocardiasäure"), wie oben erwähnt, durch Moss[1] (1879) erstmals nachgewiesen und von Heckel und Schlagdenhauffen[8], Roux[9], Petit[10], Ishizu[11], vor allem aber von Power und seinen Mitarbeitern[12] studiert und die Hydnocarpussäure durch Power und Barrowcliff isoliert wurde, hat dann weiter zur Darstellung der *Äthylester* dieser Säuren durch Power und Gornall geführt. Auf Anregung von F. Engel-Bey[13] in Kairo wurden im Jahre 1907 derartige Äthylester der ungesättigten Fettsäuren des Chaulmoograöls auch in den Laboratorien der Farbenfabriken vorm. Friedr. Bayer u. Co. in Elberfeld (jetzt I.G.-Farbenindustrie AG.) durch Hofmann und Taub (vgl. auch Taub[14]) bereitet und als „Antileprol" in den Verkehr gebracht. Seit dieser Zeit finden derartige Ester, die hauptsächlich für subcutane oder intramuskuläre Behandlung in Betracht kommen und unter den verschiedensten Namen im Handel sind (s. S. 57), eine zunehmende und anscheinend wirkungsvolle therapeutische Verwendung bei der Lepra. Da die Herstellung der Ester indessen verhältnismäßig teuer ist, werden in den Leproserien heutzutage vielfach auch andere Zubereitungen des Chaulmoograöls, nämlich Chaulmoograölemulsionen und Gemische des Öls mit Äther, Alkohol, Phenol, Resorcin, Campheröl, Anästhesin, Jod und andern Zusätzen, von denen später (s. S. 47ff.) ausführlicher die Rede sein wird, zur Behandlung der Leprakranken benützt.

Zu erwähnen wäre dann noch, daß von Sudhamoy Ghosh[15] im Jahre 1916 aus dem Chaulmoograöl 7 Fraktionen von Fettsäuren isoliert wurden, die Sir Leonard Rogers[16] bei Leprösen intravenös auf ihre Heilwirkung erprobt hat.

[1] Moss, J.: Yearbook of Pharmacy 1879, 523 — Pharmaceut. J. 10, 251 (1879). — [2] Sée, M.: Zit. S. 3. — [3] Black, R. S.: South African med. Rec. 1903, 15. Juni — J. trop. Med. 6, 296 (1903) — Lepra (Lpz.) 4, 140 (1904). — [4] Brocq, L.: Traitement des maladies de la peau. 2me édit. Paris 1892. — [5] Tôyama, J.: Iji Shimbun 1909, No 773. — [6] de Azua, J.: Lepra (Lpz.) 9, 144 (1910). — [7] do Amaral, E., u. U. Paranhos: Zit. S. 9. — [8] Heckel, E., u. F. Schlagdenhauffen: J. Pharmacie [5] 11, 359 (1885). — [9] Roux, L.: Zit. S. 4. — [10] Petit, A.: J. Pharmacie [5] 26, 445 (1892) — Bull. Soc. Chim. biol. Paris 9, 207 (1893). — [11] Ishizu, R.: Nippon Yakugakukwai Hôkoku, Sitzung Dezember 1904. — [12] Power, F. B., u. F. H. Gornall: J. chem. Soc. Lond. 85, 838, 851 (1904). — Power, F. B., u. M. Barrowcliff: J. chem. Soc. Lond. 87, 884, 896 (1905). — Barrowcliff, M., u. F. B. Power: J. chem. Soc. Lond. 91, 557 (1907). — Power, F. B.: U.S.A. Dept. of Agriculture, Bull. 1057, S. 7. Washington D. C. 1922. — [13] Engel-Bey, F.: Lepra (Lpz.) 7, 195 (1908); 11, 274 (1910) — Mh. Dermat. 49, 290 (1909) — Policlinique pour lépreux au Caire. Traitement de la lèpre. München: Meisenbach, Riffarth u. Co. 1910 — Ther. Med. New Vork 25, 37 (1911) — Arch. f. Dermat. 110, 147 (1911) — Arch. Schiffs- u. Tropenhyg. 26, 161 (1922); 30, Beiheft 2 (1926). — [14] Taub, L.: Medizin u. Chemie, Abh. a. d. med.-chem. Forschungsstätten der I.G. Farbenindustrie AG. 2, 295 (1934) — DRP. 216092 vom 12. 3. 1908. — [15] Ghosh, S.: Indian J. med. Res. 4, 691 (1917); 8, 211 (1920). — [16] Rogers, L.: Lancet 190, 288 (1916); 193, 682 (1917); 200, 1178 (1921); 206, 1207, 1297, 1321 (1924) — Indian med. Gaz. 51, 195, 437 (1916); 54, 218 (1919); 55, 125 (1920); 57, 70 (1922) — Brit. med. J. 1916 II, 550; 1919 I, 147; 1919 II, 426; 1921 I, 640; 1922 I, 987; 1923 II, 11, 1253; 1929 I, 961 — Indian J. med. Res. 5, 277 (1917); 7, 236 (1919) —

Wegen ihrer schädigenden Wirkung auf die Gefäßwände und der damit verbundenen Gefahr der obliterierenden Phlebitis, zum Teil auch wegen ihrer geringeren Wirksamkeit im Vergleich mit anderen aus dem Chaulmoograöl gewonnenen Präparaten, werden diese Natriumsalze der ungesättigten Chaulmoografettsäuren heute indessen nur noch verhältnismäßig selten verwendet.

In ähnlicher Weise wie GHOSH haben sodann Miss ALICE BALL (vgl. HOLLMANN[1]) sowie DEAN und WRENSHALL[2] in Honolulu (Hawai) (vgl. auch McDONALD[3], HENRY[4], BINFORD[5]) vier verschiedene Äthylester der Fettsäuren des Chaulmoograöls, welche intramuskulär und auch intravenös Verwendung fanden, dargestellt. Dadurch wurde die schon von JOHN MOSS (1879; s. oben) ausgesprochene Vermutung, daß die erhebliche therapeutische Wirkung des Öls bei der Lepra in erster Linie auf seinen Gehalt an bestimmten ungesättigten Fettsäuren (s. S. 120) zurückzuführen ist, bestätigt.

Um die chemische Erforschung des Chaulmoograöls und der ihm nahestehenden vegetabilischen Fette hat sich dann noch eine Reihe weiterer Autoren, von denen außer den bereits genannten hier nur H. C. BRILL, G. A. PERKINS, ROGER ADAMS, E. ANDRÉ, A. P. WEST, P. P. HERRERA-BATTEKE, H. I. COLE, A. MARCAN, A. MACHADO, R. A. DIAS DA SILVA sowie O. ROTHE und D. SORERUS aufgeführt seien, erhebliche Verdienste erworben. PERKINS sowie ADAMS haben sich mit ihren Mitarbeitern zudem mit Erfolg bemüht, die charakteristischen ungesättigten Chaulmoografettsäuren synthetisch darzustellen (s. S. 31).

Das von Taraktogenos kurzii King stammende echte Chaulmoograöl wurde 1868 in die Pharmacopoeia of India (vgl. WARING[6]) und 1901 in das Indian and Colonial Addendum to the British Pharmacopoeia aufgenommen und für die Behandlung der Lepra, Skrofulose und anderer Hautkrankheiten sowie des Rheumatismus empfohlen. Heute ist es in den Vereinigten Staaten von Nordamerika (Pharmacopoeia of the United States of America, 10th decennial revision 1926), in England (British Pharmacopoeia 1914) und in Schweden (Svenska Farmakopén, Ed. 10, 1925) als Oleum chaulmoograe, in den Niederlanden (Nederlandsche Pharmacopee, vijfde Uitgave, 1926) als Oleum chaulmogra, in Spanien (Farmacopea Oficial Española, 8. Edición, 1930) als Oleum chaulmoogra offizinell. Nach Angaben von VALENTI[7] und DE SOUZA-ARAUJO[8] ist das Öl außerdem auch in den Pharmakopöen von Mexiko, von Venezuela und von Brasilien aufgeführt. Außerdem sind in dem Arzneibuch der Vereinigten Staaten von Nordamerika die Äthylester der Fettsäuren des Chaulmoograöls als Aethylis chaulmoogras enthalten. Das von Hydnocarpus anthelmintica Pierre gewonnene Öl ist als Oleum hydnocarpae in das japanische Arzneibuch (Pharmacopoeia of

Practitioner **107**, 77 (1921); **1928**, April — Brit. J. Tbc. **16**, 110 (1922); **19**, 69 (1925) — 3. Conf. internat. de la lèpre, Straßburg **1923**, 281 — Bristol med.-chir. J. **41**, 19 (1924) — Glasgow med. J. **101**, 109 (1924) — Ann. trop. Med. **18**, 267 (1924) — Proc. internat. Conf. on health problems in trop. America, Kingston B.W.J. **1924**, 772 — Kenya med. J. (Nairobi) **1**, 322 (1925) — Proc. roy. Soc. Med. **20**, 1021 (1927) — Edinburgh med. J. **37**, 1 (1930) — Med. J. Australia **1930**, 18. Okt. — China med. J. **45**, 815 (1931.) — ROGERS, L., S. L. CUMMINS u. C. WEATHERALL: Brit. med. J. **1933 I**, 47. — ROGERS, L., u. E. MUIR: Leprosy. Bristol: J. Wright and Sons Ltd. 1925. — ROGERS, L., u. J. CH. MUKERJEE: Indian med. Gaz. **54**, 165 (1919). — S. auch Editorial, Brit. med. J. **1921 II**, 851.

[1] HOLLMANN, H. T.: J. cut. Dis. **37**, 367 (1919) — Arch. of Dermat. **5**, 4 (1922). — [2] DEAN, A. L., u. R. WRENSHALL: J. amer. chem. Soc. **42**, 2626 (1920) — Publ. Health Rep. **36**, 641 (1921); **37**, 1395 (1922). S. auch R. A. WOOD: China med. J. **36**, 265 (1922). — [3] McDONALD, J. T.: J. amer. med. Assoc. **75**, 1483 (1920); **76**, 1121 (1921). — McDONALD, J. T., u. A. L. DEAN: Publ. Health Rep. **35**, 1959 (1920) — J. amer. med. Assoc. **76**, 1470 (1921). — [4] HENRY, T. A.: J. trop. Med. **23**, 249 (1920). — [5] BINFORD, C. H.: Publ. Health Rep. **51**, 415 (1936). — [6] WARING, E. J.: Pharmacopoeia of India. London 1868 (s. S. 26 u. 440). — [7] VALENTI, A.: Riforma med. **35**, No 46 (1919). — [8] DE SOUZA-ARAUJO, H. C.: Internat. J. Leprosy **3**, 49 (1935).

Japan, 4th edition, Tokyo 1921—1922) aufgenommen. Auch in die British Pharmacopoeia, die in ihrer Ausgabe von 1914 das Öl von Taraktogenos kurzii King enthielt, wurde an dessen Stelle neuerdings (Ausgabe von 1932) Hydnocarpusöl aufgenommen.

Besonders umfangreiche und darum für die Beurteilung des Heilwertes der verschiedenen Pflanzenöle und ihrer Zubereitungen außerordentlich wertvolle vergleichende therapeutische Versuche wurden während der beiden letzten Dezennien im Carmichael Hospital in Calcutta durch E. Muir[1] und seine Mitarbeiter, im Kahili-Hospital und in der Leprösensiedlung Molokai bei Honolulu (Hawai)[2] unter Leitung von I. T. McDonald, H. E. Hasseltine und H. T. Hollmann, und vor allem auf den Philippinen, und zwar einerseits im San Lazaro-Hospital in Manila durch I. P. Bantug und S. Tietze, andererseits in der Culion Leper Colony durch Mercado y Donato[3], C. B. Lara, B. de Vera, I. G. Samson, H. W. Wade[4], C. Nicolas und andere angestellt. Das große Krankenmaterial dieser letztgenannten Leprösenkolonie, in der etwa 4500 Patienten gleichzeitig behandelt werden, erwies sich für die Durchführung solcher vergleichender Untersuchungen größten Stils als besonders geeignet. Auf Grund des bis jetzt vorliegenden umfangreichen Erfahrungsmaterials kann an der therapeutischen Wirksamkeit der Chaulmoograölpräparate bei Lepra wohl nicht mehr gezweifelt werden, und es besteht aller Anlaß zu der Annahme, daß die sachgemäß und genügend lange durchgeführte Behandlung besonders im Frühstadium tatsächlich nicht nur zu einer klinischen, sondern zu einer bakteriologischen Heilung der früher als unheilbar angesehenen Erkrankung führen kann.

II. Vorkommen des Chaulmoograöls und der ihm nahestehenden vegetabilischen Fette.

Schon oben wurde darauf hingewiesen, daß sich die bei der Lepra wirksamen Öle in den Samen zahlreicher in Asien vorkommender *Hydnocarpus*arten und verschiedener in Westafrika und im tropischen Südamerika heimischer *Oncobeen* finden. Die für die Ölgewinnung in Betracht kommenden Bäume sind in den beiden nachfolgenden Tabellen 1 und 2 übersichtlich zusammengestellt; außer den wissenschaftlichen und Eingeborenennamen, sowie der Heimat der einzelnen Arten und der aus ihren Samen gewonnenen Öle ist dort auch die wichtigste botanische und chemische Literatur angeführt. Was die Zusammensetzung der einzelnen Öle anlangt, so finden sich nähere Angaben darüber in der Tabelle 3. Außer den in den Tabellen 1 und 2 angegebenen Bäumen sind noch zahlreiche weitere Hydnocarpeen und Oncobeen bekannt (z. B. Taraktogenos kunstleri King, T. polypetala v. Sl., T. gracilis, Hydnocarpus quadrasii, H. unonifolia, H. nana, H. scortechinii, H. cucurbitina, H. wrayi); über die Öle dieser Arten ist bisher aber noch gar nichts bekanntgeworden.

Wie bereits erwähnt, gehören die Hydnocarpeae und die Oncobeae der Familie der *Flacourtiaceae* an. Außer den bereits oben (S. 2) und in den Tabellen 1 und 2 zitierten Veröffentlichungen seien hier noch die zusammenfassenden Dar-

---

[1] Muir, E.: Handbook on leprosy. Cuttack: R. J. Grundy. — Leprosy, diagnosis, treatment and prevention. 5th edit. Calcutta: Indian Council of the British Empire Leprosy Relief Assoc. 1930. — S. auch L. Rogers u. E. Muir: Leprosy. Bristol: J. Wright and Sons Ltd. 1925. — [2] Vgl. C. H. Binford: The history and study of leprosy in Hawaii. Publ. Health Rep. **51**, 415 (1936). — [3] Mercado y Donato, E.: Leprosy in the Philippines and its treatment. Manila: Tip. Linotype del Col. de Sto. Tomás 1915. — [4] Wade, H. W.: The development of the modern antileprosy campaign. A resumé of the history of leprosy and of the dawn of hope for the leper. Culion Leper Colony o. J. — S. auch H. W. Wade u. J. N. Rodriguez: A description of leprosy. Its etiology, pathology, diagnosis and treatment. Manila: Bureau of Printing 1927.

stellungen von Clos[1], Flückiger und Hanbury[2], Dutt[3], Bentley und Trimmen[4], Moeller[5], Watt[6], Warburg[7], Goris und Wallart[8], Pobeguin[9], Pabisch[10], Francis[11], Kirtikar und Mitarbeitern[12], Kusumbeker[13], Leclerc[14], Kopp[15], Henry[16], R. L. Jumelle[17], Ruebenbauer[18], v. Wiesner[19], Schulz[20], Freise[21], Wehmer[22], Kariyone[23], Chopra[24], Sleumer[25], Gandini[26] sowie Sust[27] erwähnt, in denen sich weitere Angaben über diese in tropischen und subtropischen Gebieten verbreitete Pfanzenfamilie und die Unterscheidung der einzelnen Arten, vor allem ihrer Samen, finden.

Da das Chaulmoograöl und die ihm nahestehenden Pflanzenfette, sowie die aus den Ölen dargestellten Präparate heutzutage in allen Ländern mit endemischer Lepra eine umfangreiche systematische Anwendung finden, wurden in verschiedenen tropischen Ländern [Philippinen, Siam, Britisch-Indien, Pondichéry (Koromandelküste), Ceylon, Malakka, Indochina, Hawai (Waiahole Forest Reserve, District of Koolaupoko, Oahu), Brasilien, Dominica (Brit. Westindien), Paramaribo (Suriname), Cuba, Kanalzone, Martinique, Soubré (Elfenbeinküste), Entebbe und Serere (Uganda), Eala (Belg. Kongo), Nigeria u. a.] ausgedehnte *Pflanzungen* der für die Ölgewinnung besonders in Betracht kommenden Flacourtiaceenarten angelegt (vgl. Rock[28], Marqués[29], Muir, De, Landeman, Roy und Santra[30], Perrot[31], Henry[32], Sant[33], François[34], Judd[35], Shirley[36], P. H. und C. Rolfs[37], Bouillat[38], de Souza-Araujo[39], Kennedy[40], Sleumer[25], Imperial Institute[41]; vgl. auch Editorial im J. amer. med. Assoc.[42], sowie

[1] Clos, D.: Ann. Sci. natur., Botanique (Paris) [4] **4**, 362 (1855); **8**, 209 (1857). — [2] Flückiger, F. A., u. D. Hanbury: Zit. S. 2. — [3] Dutt, U. Ch.: The Hindu materia medica with a glossary of Indian plants, compiled from Sanscrit medical works. Calcutta 1877. — [4] Bentley, R., u. H. Trimmen: Medicinal plants. Vol. I, S. 28. London 1880. — [5] Moeller, J.: Pharmaceut. J. [3] **15**, 321 (1884). — [6] Watt, G.: Zit. S. 2. — [7] Warburg, O.: Flacourtiaceae. In A. Engler u. K. Prantl: Die natürlichen Pflanzenfamilien. 1. Aufl., **6**, 309. Leipzig: W. Engelmann 1894—1897. — [8] Goris, A., u. J. Wallart: Bull. Sci. pharmacol. **14**, 203 (1907). — [9] Pobeguin, H.: Les plantes médicinales de la Guinée. Paris: Challamel 1912. — [10] Pabisch, H.: Pharm. Post (Wien) **46**, 889 (1913). — [11] Francis, E.: J. Pharmacie [7] **9**, 388 (1914) — Lancet **1914 I**, 718 — Brit. med. J. **1914 I**, 800. — [12] Kirtikar, K. R., B. D. Basu u. J. C. S.: Indian medical plants. Allahabad: Sudhindra Nath Basu, Panini Office 1918. — [13] Kusumbeker, G. C.: Lancet **204**, 264 (1923). — [14] Leclerc, H.: Presse méd. **31**, 1088 (1923). — [15] Kopp, A.: Rev. Bot. appl. **4**, 322 (1924). — [16] Henry, T. A.: J. trop. Med. **23**, 249 (1920) — Kew Bull. **1926**, 17. — [17] Jumelle, R. L.: Les huiles de chaulmoogra. Leurs origines, leurs caractères et leur mode d'action. Thèse (Méd.) Paris 1926. — [18] Ruebenbauer, H.: Polska Gaz. lek **5**, 510 (1926). — [19] Wiesner, J. v.: Die Rohstoffe des Pflanzenreichs. 4. Aufl., herausgeg. von P. Krais u. W. v. Brehmer. 2 Bände. Leipzig: W. Engelmann 1928. — [20] Schulz, G.: Pharmazeut. Berichte (I. G.-Farbenind. AG.) **6**, 12 (1931). — [21] Freise, F. W.: Prescriber **25**, 369 (1931). — [22] Wehmer, C.: Die Pflanzenstorfe. 2. Aufl., 2 Bände. Jena: G. Fischer 1931. — [23] Kariyone, T.: Nihon-Koshu-Hoken-Kyokai Zasshi **9**, 452 (1933). — [24] Chopra, R. N.: Zit. S. 2. — [25] Sleumer, H.: Monographie der Gattung Hydnocarpus Gaertn. nebst Beschreibung und Anatomie der Samen ihrer pharmakognostisch wichtigen Arten (Chaulmugra). Habil.-Schrift Berlin (mathem. naturw. Fakultät) 1937. — [26] Gandini, A., Sci. Farmaco [2] **2**, 193, 241; **3**, 1, 64, 97, 169 (1937). — [27] Sust, F.: Afinidad (Barcelona) **15**, 231 (1935). — [28] Rock, J. F.: Zit. S. 2. — [29] Marquès, A.: Bull. écon. Indo-Chine **1922**, 185 — L'Agronomie colon. **9**, No 68, 33 (1923). — [30] Muir, E., N. K. De, E. Landeman, T. N. Roy u. J. Santra: Indian J. med. Res. **12**, 221 (1924). — [31] Perrot, E.: Zit. S. 7. — [32] Henry, T. A.: Kew Bull. **1926**, 17. — [33] Sant, G.: Pharm. Weekbl. **71**, 900 (1934). — [34] François, M. Th.: Bull. Sci. pharmacol. **36**, 339 (1929); **42**, 24 (1935). — [35] Judd, C. S.: Zit. S. 18. — [36] Shirley, G. S.: Burma Forest Bull. **21**, 13 (1930). — [37] Rolfs, P. H., u. C. Rolfs: A cultura de sapucainha (Carpotroche spp.). Serie Agricola No 6, Secretaria de Agricultura, Minas Geraes (Brasilien) 1931. — [38] Bouillat: Zit. S. 19. — [39] de Souza-Araujo, H. C.: Internat. J. Leprosy **3**, 49 (1935). — [40] Kennedy, J. D.: Zit. S. 19. — [41] Imperial Institute (London): Bull. Imper. Inst. **26**, 79 (1928); **27**, 107, 206, 364, 492 (1929); **28**, 6 (1930); **29**, 334 (1931); **30**, 340 (1932); **31**, 573 (1933); **33**, 224 (1935); **34**, 146 (1936) — s. auch Malayan Agricult. J. **1929**, Nr 6. — [42] Editorial: J. amer. med. Assoc. **82**, 803 (1924).

Tabelle 1. Übersicht über die für die Gewinnung des Chaulmoograöls und der ihm nahestehenden vegetabilischen Fette in Betracht kommenden Flacourtiaceenarten. Indische Arten (Hydnocarpeae).

| Flacourtiaceenarten | | Heimat | Botanische Literatur | Namen der aus den Samen gewonnenen Öle | Literatur über die Zusammensetzung der Öle (vgl. Tab. 3) |
Wissenschaftliche Namen	Eingeborenennamen				
Taraktogenos kurzii King (syn. Hydnocarpus kurzii Warb.)	Kalaw, Kalawso, Kalawbin (Burm.) Lemtam (Assam) Chaulmoogra(Hind., Beng.) Kadu-kvatha (Mar.) Niradimutu (Tam.) Toung-pung (Arkanes.) Thibong-thar (Mikir.) Ser-buli-baphang (Katschin) Seeri-asing (Miri) Krabao dong (Siam)	Ostbengalen, Burma, Assam [künstlich angepflanzt auf Ceylon, auf Hawai, auf Dominica, in Viçosa(Minas Geraes, Brasil.), sowie in Paramaribo (Suriname)]	KING[1], D. HOOPER[2], BRANDIS[3], VOIGT[4], GRIMME[5], CHEVALIER[6], ROCK[7], KOPP[8], SCHNEIDER[9], PERROT[10], STOCKDALE[11], PARKINSON[12], JUDD[13], KERR[14], HEYNE[15], CRAIB[16], Imperial Institute[17],	Chaulmoograöl (Chaulmoogra oil, Huile de chaulmoogra, Huile de chaulmougré, Olio de chaulmoogra)	HECKEL u. SCHLAGDENHAUFFEN[18], HIRSCHSOHN[19], POWER u. GORNALL[20], SCHINDELMEISER[21], LEWKOWITSCH[22], REINSCH[23], LENDRICH, KOCH u. SCHWARZ[24], CHATTOPADHYAY[25], SHELLEY[26], GHOSH[27], RAKUSIN u. FLIER[28], BRILL u. WILLIAMS[29], KEIMATSU[30], PERKINS u. CRUZ[31], READ[32], NORD u. SCHWEITZER[33], ANDRÉ[34], SHRINER u. ADAMS[35], HASHIMOTO[36], BÖMER u. ENGEL[37], PEACOCK u. AIYAR[38], T. AOKI u. Y. AOKI[39], SANT[40], BERTOLINI[41]
Desgl., Abart: *Hydnocarpus kurzii var. conica Craib* (syn. Taraktogenos kurzii var. conica); nach SLEUMER[42] vielleicht neue Art		Siam (Provinz Nan)	CRAIB[16], HENRY[43], KERR[14],		
Taraktogenos serrata Pierre (syn. Hydnocarpus serrata Warb.); nach SLEUMER[42] identisch mit Taraktogenos ilicifolia.		Östliches Cochinchina, Siam (Provinzen Pre u. Prachuap)	GAGNEPAIN[44], CHEVALIER[6], KERR[14], CRAIB[16], Imperial Institute[45]		
Taraktogenos calvipetala (Craib) Kerr (comb. nov.) (syn. Hydnocarpus calvipetala Craib)		Siam (Provinz. Langsuan u. Ranawng)	CRAIB[16], KERR[14], Imperial Institute[45]		

Taraktogenos microcarpa (*Pierre*) *Gilg*; nach SLEUMER[42] identisch mit Taraktogenos ilicifolia		Kambodja	GAGNEPAIN[44]		
Taraktogenos ilicifolia (*King*) *Kerr* (syn. Taraktogenos subintegra Pierre*, Hydnocarpus subintegra Gilg*, Hydnocarpus ilicifol. King)	Krabao klak (Siam)	Malaiische Halbinsel (insbesond. in Dong Paya Yen in Siam), Cochinchina	KING[46], GAGNEPAIN[44], RIDLEY[47], KERR[14], CRAIB[16]		MARCAN[48]
Hydnocarpus heterophylla Blume (syn. Taraktogenos blumei Hassk.)	Bětjampioh (Palemb.) Kandar loetoeng (Sund.) Loetěng (Jav.)	Java, Sumatra, Celebes, Philippinen	MERRILL[49], VAN SLOOTEN[50], HEYNE[15]		KOOLHAAS[51]
Hydnocarpus anthelmintica Pierre	Luk krabao (Siam) Krabao (Kambodja) Chong-Bao (Annam) Chum-bao-nho (Cochinchina) Hot-gian-gio (Tonking)	Siam, Kambodja, Cochinchina, Laos [künstl. angepflanzt auf Ceylon, in Malakka, auf Hawai, in Entebbe (Uganda), sowie in Eala (Belgischer Kongo)]	DE LANESSAN[52], HOLMES[53], GAGNEPAIN[44], GRIMME[5], CHEVALIER[6], ROCK[7], PERROT[10], STOCKDALE[11], PARKINSON[12], JUDD[13], KERR[14], CREVOST u. PETELOT[54], CRAIB[16]	Lukraböl. Die Samen heißen in China Ta-fung-tse, in Japan Tai-fushi, in Kambodja Krabao-phle-tom	POWER[55], LENDRICH, KOCH u. SCHWARZ[24], BRILL u. WILLIAMS[29], KEIMATSU[56], PERKINS u. CRUZ[31], READ[32], ANDRÉ[34], MARCAN[48], ALEXIS u. MENAUT[57], PERROT[10], T. AOKI u. Y. AOKI[39], BOËZ, GUILLERM u. MARNEFFE[58], GUILLERM, BANOS u. NGUYEN-VAN-LIEN[59], FRANÇOIS[60], ADRIENS[61], Imperial Institute[62], Government Laboratory Bangkok[63]
Hydnocarpus laurifolia (*Dennstedt*) *Sleumer* (*comb. nova*) (syn. Hydnocarpus wightiana Blume, Munnicksia wightiana Dennst.)	Kopti (Distrikt von Ratanigiri) Kosto (Goa) Kowti, Kava (Bomb.) Kowti, Kadukavata, Kastel, Kantel (Mar.) Toratti (Kan.) Yetti, Maravetti (Tam.) Niradi-vittulu (Tel.) Jangli-badam (Deccan)	Malabarküste [künstlich angepflanzt auf Ceylon, in Pondichéry (Koromandelküste), in Malakka, in Entebbe (Uganda) und in Nigeria]	VAN RHEEDE VAN DRAAKENSTEIN[64], HOOKER u. THOMSON[65], HOLMES[53], BRANDIS[3], GRIMME[5], KIRTIKAR u. BASU[66], BOUILLAT[67], KENNEDY[68], Imperial Institute[69]	Kawatelöl	POWER u. BARROWCLIFF[70], LENDRICH, KOCH u. SCHWARZ[24], COLLIN[71], DEAN u. WRENSHALL[72], GHOSH[27], PERKINS u. CRUZ[31], READ[32], JOSEPH u. SUDBOROUGH[73], ANDRÉ[34], COLE[74], LABERNADIE u. LAFFITTE[75], T. AOKI u. Y. AOKI[39], W. C. JOSEPH[76], BOUILLAT[77], PAGET, TREVAN u. ATTWOOD[78], FRANÇOIS[6].

Tabelle 1 (Fortsetzung).

| Flacourtiaceenarten | | Heimat | Botanische Literatur | Namen der aus den Samen gewonnenen Öle | Literatur über die Zusammensetzung der Öle (vgl. Tab. 3) |
Wissenschaftliche Namen	Eingeborenennamen				
Hydnocarpus inebrians Wall. (syn. Chilmoria pentandra Hamilton, Munnicksia laurifolia Dennst.); nach dem Kew-Index (s. auch BRANDIS[3]) identisch mit H. wightiana (H. laurifolia)	Kauti	Malabarküste		Kantiöl	LENDRICH, KOCH u. SCHWARZ[24]
Hydnocarpus subfalcata Merrill (vgl. auch Hydnocarp. ovoidea)		Philippinen (Luzon, Sibuyan, Samar, Mindanao)	MERRILL[49]		PERKINS u. CRUZ[31]
Hydnocarpus woodii Merrill		Britisch Nordborneo	MERRILL[49]		PERKINS u. CRUZ[31], Imperial Institute[79]
Hydnocarpus hutchinsonii Merrill		Philippinen (Zamboanga, Mindanao und Basilan), Hawai	MERRILL[49], VAN SLOOTEN[50], JUDD[13]		PERKINS u. CRUZ[31], PADILLA u. SOLIVEN[80]
Hydnocarpus venenata Gaertner	Makulu, Makulughaha Niradimuttu (Tam.) Jungi bâdâm (Duk.) Adivie vadum vittilu (Tel.)	Ceylon	HERMANN[81], BURMAN[82], GAERTNER[83], HOOKER u. THOMSON[64], BRANDIS[3], VOIGT[4], GRIMME[5], STOCKDALE[11]	Makuluöl, Marattifett, Marotti- oder Morattiöl (fälschlich auch als Cardamomfett**)	HERTKORN[84], LITTERSCHEID[85], REINSCH[23], PLÜCKER[86], DUNBAR[87], COLLIN[71], THOMS u. MÜLLER[88], LENDRICH, KOCH u. SCHWARZ[24], GHOSH[27], BRILL[89], PERKINS u. CRUZ[31], PERROT[10], Imp. Institute[90]
Hydnocarpus alcalae C. de Candolle	Dudóa oder Dudududu	Philippinen (Luzon, Prov. Albay)	DE CANDOLLE[91], TOLENTINO-VALLARTA[92]		BRILL[93], GHOSH[27], PERKINS u. CRUZ[31], DE SANTOS u. WEST[94], PADILLA u. SOLIVEN[80], Imperial Institute[95]
Hydnocarpus castanea Hook f. u. Thoms	Infolge Verwechslung mit Taraktogenos kurzii in Burma vielfach als Kalaw bezeichnet	Burma (Martaban Hills), Malakka, Perak, Siam (Provinzen Yala, Satul, Surat)	HOOKER u. THOMSON[64], RIDLEY[47], ROCK[7], KERR[14], CRAIB[16]		

Hydnocarpus curtisii King		Penang	KING[46], ROCK[7], RIDLEY[47], MERRILL[49], CRAIB[16]		
Hydnocarpus cauliflora Merrill		Philippinen (Bezirk von Cotabato, Insel Mindanao)	MERRILL[49]		PERKINS, CRUZ u. REYES[96]
Hydnocarpus saigonensis Pierre	Chum-bao-nho	Cochinchina	GAGNEPAIN[44], MATHIVAT[97]		STÉVENEL[98]
Hydnocarpus ovoidea Elm. (nach MERRILL[49] identisch mit Hydnocarpus subfalcata)		Philippinen (Insel Samar)			PERKINS, CRUZ u. REYES[96]
Hydnocarpus alpina Wight		Nilgherries	HOOKER u. THOMSON[64], GRIMME[5], STOCKDALE[11], MATHIVAT[97]		LENDRICH, KOCH u. SCHWARZ[24], DE WOLFF u. KOLDEVIJN[99], GHOSH[27], Imperial Institute[100]
Hydnocarpus octandra Thwaites		Ceylon	HOOKER u. THOMSON[64], STOCKDALE[11]		Imperial Institute[100]
Hydnocarpus dawnensis Parkinson u. Fischer	Kalaw-byu (Burm.) Kalaw-wa (Burm.)	Burma (Amherstdistrikt)	PARKINSON u. FISCHER[101], PARKINSON[12]		PEACOCK u. AIYAR[38]
Hydnocarpus verrucosa Parkinson u. Fischer	Woh-panh (Karen.) Kalaw-ni (Thatôn)	Burma (Amherstdistrikt)	PARKINSON u. FISCHER[101], PARKINSON[12]		PEACOCK u. AIYAR[38]
Asteriastigma macrocarpa Beddome [syn.Hydnocarpus macrocarpa (Bedd.) Warb.]	Kalaw-ni u. On-kalaw (Myitkyina Division) Kawlum (Kachin) Kalaw-ma (Upper Chindwin)	Travankore, Madras, Hindustan, Burma	BEDDOME[102], BRANDIS[3], ROCK[7], PERROT[10], MATHIVAT[97], PARKINSON[12]		GHOSH[27], ANDRÉ[34], PERKINS, CRUZ u. REYES[96], PEACOCK u. AIYAR[38], PEACOCK u. THOUNG[103]

18   H. Schlossberger: Chaulmoograöl und Verwandtes.

Fußnoten zu vorstehender Tabelle 1.

[1] King, C.: J. Asiat. Soc. Beng. **103**, 113 (1890). — [2] Hooper, D.: The Agricultural Ledger **5**, 269 (1905). Calcutta: Office of the Superintendent, Government Printing India 1906. — [3] Brandis, D.: Indian trees. London: Constable and Co. 1907 (4. Abdruck 1921); s. S. 41, 42, 700 u. 721 (Flacourtiaceae). — [4] Voigt, A.: Jber. Vereinig. angew. Botanik **8**, 171 (1910). — [5] Grimme, C.: Chem. Revue Fett- u. Harzind. **18**, 102, 131 u. 160 (1911). — [6] Chevalier, A.: Rev. Bot. appl. **2**, 140 (1922). — [7] Rock, J. F.: The Chaulmoogra tree and some related species. U. S. Dept. of Agriculture, Bull. No 1057. Washington D.C. 1922 — National Geographic Magazine **41**, 243 (1922). — [8] Kopp, A.: Rev. Bot. appl. **4**, 322 (1924). — [9] Schneider, J.: Věstník Kral. Čes. Společ. Nauk. Tř. II. Roč. 1924. — [10] Perrot, E.: Bull. Sci. pharmacol. **33**, 353 (1926); **41**, 641 (1934) — Chaulmoogra et autres graines utilisées contre la lèpre. Travaux de l'Office national des matières premières végétales pour la droguerie, la pharmacie, la distillerie et la parfumerie. Notice No 24. Paris 1926 — Bull. Acad. Méd. Paris **112**, 602 (1934). — [11] Stockdale, F. A.: Bull. Imper. Inst. Lond. **26**, 78 (1928). — [12] Parkinson, C. E.: Burma Forest Bull. No **21**, 1 (1930). — [13] Judd, C. S.: Hawaiian Forestier a. Agriculturist **27**, 105 (1930). — [14] Kerr, A.: Technical and scientific Supplement to the Record No **7**, 1. Ministry of Commerce and communications of Siam, Bangkok 1930. — [15] Heyne, K.: De nuttige planten van Nederlandsch Indië. 2. Aufl., 3 Bände. Buitenzorg: Dept. van Landbouw, Nijverheid en Handel 1927. — [16] Craib, W. G.: Florae Siamensis Enumeratio **1**. Bangkok: Siam Society 1931. — [17] Bull. Imper. Inst. **27**, 107 u. 364 (1929); **29**, 334 (1931); **31**, 573 (1933); **33**, 224 (1935) — Tropical Agriculturist **71**, 199 (1928). — [18] Heckel, E., u. F. Schlagdenhauffen: J. Pharm. Chim. [5] **11**, 359 (1885). — [19] Hirschsohn, E.: Pharmaz. Zentralh. **44**, 627 (1903). — [20] Power, F. B., u. F. H. Gornall: J. chem. Soc. Lond., Transact. **85 I**, 838 u. 851 (1904) — s. auch F. B. Power: U. S. Dept. of Agriculture, Bull. No **1057**, 7. Washington D.C. 1922. — [21] Schindelmeiser, J.: Ber. dtsch. pharmaz. Ges. **14**, 164 (1904). — [22] Lewkowitsch, J.: J. chem. Soc. Lond. **87**, 896 (1905) — Chemische Technologie u. Analyse der Öle. Bd. **2**, 271 u. 753. Braunschweig: Vieweg 1905 — s. auch J. Lewkowitsch u. G. H. Warburton: Chemical technology and analysis of oils, fats and waxes. 6th edit. London 1921—1923 (s. Bd. 2, S. 501). — [23] Reinsch, A.: Chemiker-Ztg **35**, 77 (1911). — [24] Lendrich, K., E. Koch u. L. Schwarz: Z. Unters. Nahrgsmitt. usw. **22**, 441 (1911). — [25] Chattopadhyay, P. C.: Amer. J. Pharmacy **87**, 473 (1915). — [26] Shelley, F. F.: Pharmaceut. J. [4] **49**, 195 (1919). — [27] Ghosh, S.: Indian J. med. Res. **4**, 691 (1917); **8**, 211 (1920). — [28] Rakusin, M., u. G. Flier: J. russ. phys.-chem. Ges. **47**, 1848 (1915). — [29] Brill, H. C., u. R. R. Williams: Philippine J. Sci., Ser. A **12**, 207 (1917). — [30] Keimatsu, S.: Yakugaku Zasshi No **458** (1920). — [31] Perkins, G. A., u. A. O. Cruz: Philippine J. Sci. **23**, 543 (1923) — vgl. auch G. A. Perkins: J. Philippine Isl. med. Assoc. **5**, 369 (1925). — [32] Read, B. E.: Pharmaceut. J. **57**, 412 (1923). — [33] Nord, F. F., u. G. G. Schweitzer: Biochem. Z. **156**, 269 (1925). — [34] André, E.: C. r. Acad. Sci. Paris **181**, 1089 (1925). — [35] Shriner, R. L., u. R. Adams: J. amer. chem. Soc. **47**, 2727 (1925). — [36] Hashimoto, T.: J. amer. chem. Soc. **47**, 2325 (1925); **49**, 1119 (1927). — [37] Bömer, A., u. H. Engel: Z. Unters. Nahrgsmitt. usw. **57**, 113 (1929). — [38] Peacock, D. H., u. G. K. Aiyar: Burma Forest Bull. No **21**, 11 (1930). — [39] Aoki, T., u. Y. Aoki: Untersuchungen über die Frühdiagnose und Therapie der Lepra. Erg.-Heft zur Japan. Z. Dermat. u. Urol., Tokyo 1930. — [40] Sant, G.: Pharm. Weekblad **71**, 900 (1934). — [41] Bertolini, F.: Chim. ind. agr. biol. **9**, 15 (1933). — [42] Sleumer, H.: Zit. S. 13. — [43] Henry, T. A.: Kew Bull. **1926**, 17. — [44] Gagnepain, F.: Bixacées et Pittosporacées asiatiques. Bull. Soc. bot. France **55**, 521 (1908) — in H. Lecomte: Flore générale de l'Indochine. Bd. **1**, 218. Paris: Masson et Cie 1907—1912 — J. de Bot. **21**, 137 (1908). — [45] Bull. Imper. Inst. Lond. **29**, 68 (1931) — s. auch Kew Bull. **1928**, 234. — [46] King, G.: Ann. Roy. Bot. Garden Calcutta **5**, 130 (1896). — [47] Ridley, H. N.: Flora of the Malay Peninsula. London: L. Reeve and Co. Ltd. 1922. — [48] Marcan, A.: J. Soc. chem. Ind. **45**, 305 (1926) — Technical and scientific Supplement to the Record No **7**, 14. Ministry of Commerce and Communications of Siam, Bangkok 1930. — [49] Merrill, E. D.: An enumeration of Philippine flowering plants. Manila: Bureau of Printing 1923 — Philippine J. Sci., Sect. C, **4**, 247 (1909); **17**, 239 (1920); **29**, 341 (1926). — [50] van Slooten, D. F.: Bull. Jardin bot. Buitenzorg, 3e sér. **7**, 291 (1925). — [51] Koolhaas, D. R.: Rec. Trav. chim. Pays-Bas et Belg. (Amsterd.) **49**, 109 (1930). — [52] de Lanessan, J. L.: Les plantes utiles des colonies françaises. Paris: Ministère de la Marine et des Colonies 1886. — [53] Holmes, E. M.: Pharmaceut. J. Lond. **64**, 522 (1900). — [54] Crevost, Ch., u. A. Petelot: Bull. économ. Indochine **1929**, 134. — [55] Power, F. B.: U. S. Dept. of Agriculture, Bull. No **1057**, 7. Washington D.C. 1922 — s. auch F. B. Power u. M. Barrowcliff: J. chem. Soc. Lond., Transact. **87**, 884 (1905). — [56] Keimatsu, S.: Yakugaku Zasshi No **458** (1920). — [57] Alexis, M. L., u. B. Menaut: Ann. Méd. Pharm. colon. **23**, 201 (1925). — [58] Boëz, L., J. Guillerm u. H. Marneffe: Arch. Inst. Pasteur Indochine **11**, 27 (1930). — [59] Guillerm, J., M. Banos u. Nguyen-van-Lien: Arch. Inst. Pasteur Indochine **18**, 171 (1933). — [60] François, M. Th.: Bull. Sci. pharmacol. **42**, 24 (1935).

Tabellen 1 und 2). Abgesehen davon, daß es auf diese Art möglich ist, den andauernd steigenden Bedarf an diesen therapeutisch wertvollen vegetabilischen Ölen zu decken, bietet dieses Vorgehen auch noch die Gewähr dafür, daß nur reine unverfälschte Produkte für die Behandlungszwecke Verwendung finden[1].

Anhangsweise wären hier dann noch einige weitere Flacourtiaceenarten zu erwähnen, deren Öle auch schon bei der Behandlung der Lepra verwendet und

---

[1] Nach den Angaben von J. F. ROCK (Zit. S. 2) können einwandfreie Öle der indischen Flacourtiaceenarten von den Firmen Smith, Stanistreet and Co. sowie Glen and Cie in Calcutta und von Prasana Kumar Sen in Chittagong (Niederbengalen) bezogen werden. Nach A. BÖMER u. H. ENGEL [Z. Unters. Nahrgsmitt. usw. **57**, 113 (1929)] kommt hierfür ferner die Firma J. F. Madan in Calcutta in Betracht.

Fortsetzung von Seite 18.
— [61] ADRIENS, L.: Mat. grasses **25**, 9798 (1933) — Congo **2**, 524 (1933). — [62] Bull. Imper. Inst. **26**, 78 (1928); **27**, 107, 206, 364, 492 (1929); **28**, 6 (1930); **29**, 68 (1931); **33**, 224 (1935) — vgl. auch Malayan Agricult. J. **15**, 123 (1927); **17**, Nr 6 (1929). — [63] Government Laboratory, Bangkok (Siam), 1., 2., 3., 4., 5., 6. u. 7. Report, 1923, 1926, 1926, 1929, 1932, 1934 u. 1936. — [64] VAN RHEEDE VAN DRAAKENSTEIN, HENRICUS: Hortus Indicus Malabaricus. **1**, 65. Amstelodami: Sumptibus Joannis van Someren et Joannis van Dyck 1678. — [65] HOOKER, J. D., u. T. THOMSON: Bixineae. In: J. D. HOOKER: The flora of British India **1 I**, 189 u. 196. London: L. Reeve and Co. 1872. — [66] KIRTIKAR, K. R., B. D. BASU u. J. C. S.: Indian Medical Plants. Allahabad: Sudhindra Nath Basu, Panini Office 1918. — [67] BOUILLAT: Ann. Méd. Pharm. colon. **32**, 17 (1934). — [68] KENNEDY, J. D.: Kew Bull. **1936**, 341. — [69] Bull. Imper. Inst. **26**, 78 (1928); **27**, 107, 206, 364 (1929); **29**, 334 (1931); **30**, 340 (1932); **33**, 224 (1935); **34**, 146 (1936). — [70] POWER, F. B., u. M. BARROWCLIFF: J. chem. Soc. Lond., Transact. **87**, 884 (1905). — BARROWCLIFF, M., u. F. B. POWER: J. chem. Soc. Lond., Transact. **91 I**, 557 (1907). — [71] COLLIN, E.: Ann. des Falsifications **4**, 67 (1911). — [72] DEAN, A. L., u. R. WRENSHALL: J. amer. med. Assoc. **42**, 2626 (1920) — Publ. Health Rep. **36**, 641 (1921); **37**, 1395 (1922). — [73] JOSEPH, J., u. J. J. SUDBOROUGH: J. Indian Inst. Sci. **5**, 133 (1923). — [74] COLE, H. J.: Philippine J. Sci. **40**, 499 (1929) — s. auch H. J. COLE: Internat. J. Leprosy **1**, 159 (1933). — [75] LABERNADIE, V., u. N. LAFFITTE: Bull. Soc. Path. exot. Paris **20**, 710 (1927). — [76] JOSEPH, W. C.: Leprosy Rev. **3**, 22 (1932). — [77] BOUILLAT: Ann. Méd. Pharm. colon. **32**, 17 (1934). — [78] PAGET, H., J. W. TREVAN u. A. M. P. ATTWOOD: Internat. J. Leprosy **2**, 149 (1934). — [79] Bull. Imper. Inst. **27**, 12 u. 364 (1929). — [80] PADILLA, S. P., u. F. A. SOLIVEN: Philippine Agr. **22**, 408 (1933). — [81] HERMANN, PAUL: Musaeum zeylanicum (s. S. 50). 1717. — [82] BURMAN, JOH.: Thesaurus zeylanicus (s. S. 30). 1737. — [83] GAERTNER, JOSEPHUS: De fructibus et seminibus plantarum accedunt seminum centuriae quinque priores cum tabulis aeneis LXXIX. Stutgardiae: Typis Academiae Carolinae 1788 (s. S. 288: Hydnocarpus venenata). — [84] HERTKORN, J.: Chemiker-Ztg **34**, 1381 (1910). — [85] LITTERSCHEID, F.: Chemiker-Ztg **35**, 9 (1911) — s. auch F. LITTERSCHEID u. L. ASCHER: Chemiker-Ztg **35**, 10 (1911). — [86] PLÜCKER, W.: Z. Unters. Nahrgsmitt. usw. **21**, 257 (1911). — [87] DUNBAR, W. P.: Dtsch. med. Wschr. **37**, 53 (1911). — [88] THOMS, H., u. F. MÜLLER: Z. Unters. Nahrgsmitt. usw. **22**, 226 (1911). — [89] BRILL, H. C.: Philippine J. Sci., Sect. A, **11**, 75 (1916). — [90] Bull. Imper. Inst. **9**, 63 u. 406 (1911); **26**, 78 (1928); **27**, 107 u. 364 (1929). — [91] DE CANDOLLE, C.: Philippine J. Sci., Sect. C, **11**, 37 (1916). — [92] TOLLENTINO-VALLARTA, M.: Natural a. appl. Sci. Bull. (Manila) **5**, 27 (1936). — [93] BRILL, H. C.: Philippine J. Sci., Sect. A, **12**, 37 (1917). — [94] DE SANTOS, J., u. A. P. WEST: Philippine J. Sci. **40**, 485 (1929). — [95] Tropical Agriculturist **71**, 208 (1928). — [96] PERKINS, G. A., A. O. CRUZ u. M. O. REYES: J. Ind. Eng. Chem. **19**, 939 (1927). — [97] MATHIVAT, R.: Le chaulmoogra du Cameroun, suivi d'une étude sur les graines et les tourteaux des espèces du groupe chaulmoogrique. Thèse (Pharm.) Paris 1929 — J. Pharmacie [8] **13**, 183 (1931). — [98] STÉVENEL, L.: Bull. Soc. Path. exot. Paris **17**, 108 (1924); **22**, 338 (1929); **28**, 14 (1935). — [99] DE WOLFF, H. H., u. H. B. KOLDEVIJN: Pharm. Weekblad **49**, 1049 (1912). — [100] Bull. Imper. Inst. **26**, 78 (1928); **27**, 107 (1929) — Tropical Agriculturist **71**, 208 (1928). — [101] PARKINSON, C. E., u. FISCHER: Kew Bull. **1928**, 42. — [102] BEDDOME, R. H.: Forester's manual of botany for Southern India. Appendix to his Flora sylvatica. Madras (India) 1873. — [103] PEACOCK, D. H., u. CH. THOUNG: J. Soc. chem. Ind., Transact. **50**, 7 (1931).
* Auch nach SLEUMER[42] stellt Taraktogenos subintegra Pierre [= Hydnocarpus subintegra (Pierre) Gilg] keine besondere Art dar. — ** Das echte Cardamomfett, das bei Lepra wirkungslos ist, stammt von den an der Malabarküste und in Ceylon heimischen Zingiberaceen Cardamum minus und Elettaria cardamum.

Tabelle 2. Übersicht über die für die Gewinnung des Chaulmoograöls und der ihm nahestehenden vegetabilischen Fette in Betracht kommenden Flacourtiaceenarten. Afrikanische und südamerikanische Arten (Oncobeae).

Flacourtiaceenarten		Heimat	Botanische Literatur	Namen der aus den Samen gewonnenen Öle	Literatur über die Zusammensetzung der Öle (vgl. Tab. 3).
Wissenschaftliche Namen	Eingeborenennamen				
Caloncoba echinata Gilg (syn. Oncoba echinata Oliver)	Gorli oder Katupo (Krusprache)	Sierra Leone, Guinea Elfenbeinküste (kultiviert auf Cuba und in Sao Paulo)	OLIVER[1], CHEVALIER[2], GILG[3], PERROT[4], PERROT u. FRANÇOIS[5], MATHIVAT[6], Imperial Institute[7]	Gorlifett oder Gorliöl (Gorley oder Gorli seed oil, Huile d'oncoba, Huile de Gorli)	GOULDING u. AKERS[8] (s. auch Imperial Institute[7]), PERROT[4], PERROT u. FRANÇOIS[5], FRANÇOIS[9], ANDRÉ[10], HENRY[11], ANDRÉ u. JOUATTE[12], JOUATTE[13]
Caloncoba glauca Gilg (syn. Ventenatia glauca P. Beauv., Oncoba glauca Oliver, Oncoba klainii Pierre)		Kamerun, Elfenbeinküste	OLIVER[1], CHEVALIER[2], GILG[3], PERROT[4], PASCALET[14], MATHIVAT[6]		PEIRIER[15], PERROT[16], FERRÉ[17]
Caloncoba welwitschii Gilg (syn. Oncoba welwitschii Oliver, Oncoba laurentii De Wild. et Dur)	Miami n'gomo (Yaunda u. Bulu) Kwan-kwan (Duala)	Gabun, Kamerun, Kongo	OLIVER[1], GILG[3], MATHIVAT[6]		PERROT u. FRANÇOIS[5], MATHIVAT[6], PEIRIER[13]
Oncoba brachyanthera Oliver	Sarabara	Oberguinea, Haute-Volta, Dahomey	OLIVER[1], GILG[3], PERROT[4]		
Carpotroche brasiliensis Endl. (syn. Mayna brasiliensis Raddi)	Pau de caximbo Fructa de cotia Fructa de macaco Fructa de lepra Pau da lepra Fructa de sapucainho Mata-piolho	Brasilien (Staaten Rio de Janeiro, Minas Geraes, Espirito Santo, Bahia, Piauhy, Sao Paulo; auch künstl. angepflanzt)	PECKOLT[18], v. MARTIUS[19], PIO-CORRÊA[2]-, HOEHNE[21], EDWALL[22], MACHADO[23], DIAS DA SILVA[24], SEABRA[25], KUHLMANN[26], RAYBAUD[27], FREISE[28], DE SOUZA-ARAUJO[29]	Sapucainhaöl (portug.: Oleo da sapucainha)	PECKOLT[18], NIEDERSTADT[3]-, VALVERDE[31], LINDENBERG u. RANGEL PESTANA[32], ANDRÉ[10], MACHADO[33], DE AGUIAR PUPO[34], DIAS DA SILVA[24], SEABRA[25], ROTHE u. SURERUS[35], JAMIESON[36], KARIYONE u. HASAGAWA[37], PAGET, TREVAN u. ATTWOOD[38], EMMERICH (nach DE SOUZA-ARAUJO[29]), GONSALVES (nach DE SOUZA-ARAUJO[29])
Carpotroche amazonica Martius		Brasilien (Staat Amazonas, Gebiet der Flüsse Solimôes, Uapés u. Amazonas)	v. MARTIUS[19], KUHLMANN[26], DE SOUZA-ARAUJO[29]		
Carpotroche grandiflora Spruce		Brasilien (Staat Amazonas, Gebiet des Rio Negro)	KUHLMANN[26], DE SOUZA-ARAUJO[29]		
Carpotroche longifolia (Poeppig et Endlicher) Bentham		Brasilien (Staaten Pará u. Amazonas, Gebiete der Flüsse Tapajoz, Teffé u. Solimôes), Peru	KUHLMANN[26], DE SOUZA-ARAUJO[29], vgl. auch ARCOS[39] *		FELIPE (s. bei KUHLMANN[26], sowie bei SOUZA-ARAUJO[29])

Carpotroche integrifolia Kuhlmann		Brasilien (Wälder bei Puerto Cordoba, am Rio Coquetá), Columbien (an der columbianisch-brasilianischen Grenze)	KUHLMANN[26], DE SOUZA-ARAUJO[29]		FELIPE (s. bei KUHLMANN[26], sowie bei DE SOUZA-ARAUJO[29])
Carpotroche glaucescens Pittier		Costa Rica	PITTIER[29], KUHLMANN[26], DE SOUZA-ARAUJO[29]		
Carpotroche platyptera Pittier		Costa Rica	PITTIER[40], KUHLMANN[26], DE SOUZA-ARAUJO[29]		
Carpotroche crassiramea Pittier		Costa Rica	PITTIER[40], KUHLMANN[26], DE SOUZA-ARAUJO[29]		
Lindackeria paraensis Kuhlmann (syn. Oncoba paraensis Hub.)		Brasilien [StaatPará, Wälder von Benjamin Constant (Bragança), Sierra Almeirim, Belém u.Wälder von Piquiatuba (Santarém)]	KUHLMANN[26], DE SOUZA-ARAUJO[29]		FELIPE (s. bei KUHLMANN[26], sowie bei DE SOUZA-ARAUJO[29])
Lindackeria latifolia Benth.		Brasilien (StaatPará, Gebiet des Rio Tapajóz)	KUHLMANN[26], DE SOUZA-ARAUJO[29]		FELIPE (s. bei KUHLMANN[26], sowie bei DE SOUZA-ARAUJO[29])
Lindackeria maynensis Poep. et Endl.		Brasilien (Staaten Pará, Matto Grosso, Amazonas), Peru (Yumiraguas u. Iquitos), Brit. Guyana, Bolivien	KUHLMANN[26], DE SOUZA-ARAUJO[29]		FELIPE (s. bei KUHLMANN[26], sowie bei DE SOUZA-ARAUJO[29])
Lindackeria ovata Benth.		Brasilien (Staat Ceará)	KUHLMANN[26], DE SOUZA-ARAUJO[29]		
Lindackeria pauciflora Benth.		Brasilien (Staat Pará)	KUHLMANN[26], DE SOUZA-ARAUJO[29]		FELIPE (s. bei KUHLMANN[26], sowie bei DE SOUZA-ARAUJO[29])
Mayna odorata Aubl. (syn. Mayna denticulata Benth.)		Brasilien (Staaten Pará u. Amazonas), Peru (Yurimaguas), Franz. Guyana	KUHLMANN[26], DE SOUZA-ARAUJO[29]		
Desgl., Abart: *Mayna echinata Spruce*; nach mündl. Mitteilung von Dr. SLEUMER (Botan. Museum, Berlin-Dahlem) identisch mit Mayna odorata		desgl.	GILG[41], KUHLMANN[26]		FELIPE (s. bei KUHLMANN[26], sowie bei DE SOUZA-ARAUJO[29])

mit dem Chaulmoograöl und den anderen therapeutisch wirksamen Pflanzenölen verwechselt wurden, aber keinen Heilwert besitzen.

Pangium edule Reinw. (syn. Hydnocarpus edulis Warb.), heimisch auf dem Malaiischen Archipel, den Sundainseln und den Philippinen [Pangibaum, Samaunbaum; Eingeborenennamen: Pangi (Dairi), Hapèsong (Toba), Kĕpajang (Mal.),

---

Fußnoten zu vorstehender Tabelle 2.

[1] Oliver, D.: Flora of tropical Africa **1**, 114 (Oncobeae). London: L. Reeve and Co. 1868. — [2] Chevalier, A.: Exploration botanique de l'Afrique occidentale française. Paris: J. Lechevalier édit. 1920 — Rev. Bot. appl. **2**, 140 (1922). — [3] Gilg, E.: Flacourtiaceae africanae. Bot. Jb. **40**, 453 (1908) — Flacourtiaceae. In A. Engler u. K. Prantl: Die natürlichen Pflanzenfamilien. 2. Aufl., **21**, 377. Leipzig: W. Engelmann 1925. — [4] Perrot, E.: Bull. Sci. pharmacol. **33**, 353 (1926); **41**, 641 (1934) — Chaulmoogra et autres graines utilisées contra la lèpre. Travaux de l'Office national des matières premières végétales pour la droguerie, la pharmacie, la distillerie et la parfumerie. Notice No 24. Paris 1926 — Bull. Acad. Méd. Paris **112**, 602 (1934). — [5] Perrot, E., u. M. Th. François: Bull. Sci. pharmacol. **36**, 551 (1929). — [6] Mathivat, R.: Le chaulmoogra du Cameroun, suivi d'une étude sur les graines et les tourteaux des espèces du groupe chaulmoogrique. Thèse (Pharm.) Paris 1929 — J. Pharmacie [8] **13**, 183 (1931). — [7] Bull. Imper. Inst. **11**, 439 (1913); **21**, 585 (1923); **26**, 357 (1928). — [8] Goulding, E., u. N. Ch. Akers: Proc. chem. Soc. Lond. **29**, 197 (1913). — [9] François, M. Th.: Bull. Sci. pharmacol. **36**, 339 (1929); **42**, 24 (1935). — [10] André, E.: C. r. Acad. Sci. Paris **181**, 1089 (1925). — [11] Henry, T. A.: Proc. roy. Soc. Med., Sect. trop. Dis. **20**, 995 (1925). — [12] André, E., u. D. Jouatte: Bull. Sci. pharmacol. **35**, 81 (1928) — Bull. Soc. chim. France **43**, 347 (1928). — [13] Jouatte, D.: L'huile de Gorli (Oncoba echinata Oliver) succédané de l'huile de chaulmoogra. Thèse (Pharm.) Paris 1927 — Trav. Labor. Mat. méd. Paris **18**, Nr 3 (1927). — [14] Pascalet: Togo-Cameroun Mag. Paris **1929**, 65. — [15] Peirier, C.: Huile de Caloncoba glauca. Bull. Agence économ. des territories africains sous mandat (Paris) **14**, 465 (1927) — C. r. Acad. Sci. Paris **189**, 471 (1929) — Ann. Méd. Pharm. colon. **28**, 43 (1930) — J. Pharmacie [8] **10**, 124 (1929). — [16] Perrot, E.: Bull. Sci. pharmacol. **35**, 260 (1928) — Quart. J. Pharm. **1**, 233 (1929). — [17] Ferré: Ann. Méd. Pharm. colon. **31**, 78 (1933). — [18] Peckolt, T.: Z. österr. Apotheker-vereins **4**, 100 u. 141 (1866) — Ber. dtsch. pharmaz. Ges. **9**, 43, 73, 162, 222 u. 326 (1899). — [19] v. Martius, C. F. Ph., A. G. Eichler u. J. Urban: Flora brasiliensis **13** I, 421 u. 435. München u. Leipzig: R. Oldenbourg 1871. — [20] Pio-Corrêa, M.: Arch. brasileir. Med. **10**. 191 (1911) — Carpotroche brasilensis. In: Diccionario de plantas uteis do Brasil e das exoticas cultivadas **1**, 497. Rio de Janeiro: Imprensa Nacional 1926. — [21] Hoehne, F. C.: Servicio Sanitario de Sao Paulo, Publ. **14**, 122 (1920). — [22] Edwall, G.: Chacaras e Quentaes (Sao Paulo) **29**, 345 (1924) — Rev. internat. renseign. Agric. **2**, 959 (1924). — [23] Machado, A.: Ann. Soc. med. e cir. Rio de Janeiro **40**, 189 (1926). — [24] Dias da Silva, R. A.: Rev. brasileira med. e pharm. **2**, 399 u. 627 (1926). — [25] Seabra, P.: Brazil Medico **40** I, 268 (1926) — J. Pharmacie [8] **5**, 100 (1927). — [26] Kuhlmann, J. G.: Jorn. do Commercio (Rio de Janeiro) **1926**, 1. Mai — Memor. Inst. Oswaldo Cruz **21**, 389 (1928). — [27] Raybaud, A.: Marseille Méd. **69**, 392 (1932). — [28] Freise, F. W.: Prescriber **25**, 369 (1931). — [29] de Souza-Araujo, H. C.: Internat. J. Leprosy (Manila) **3**, 49 (1935). — [30] Niederstadt, B.: Ber. dtsch. pharmaz. Ges. **12**, 143 (1902). — [31] Valverde, B.: Brazil Medico **36** II, 353 (1922) — Presse méd. **31**, 1105 (1923). — [32] Lindenberg, A., u. B. Rangel Pestana: Brazil Medico **34**, 603 (1920) — J. amer. med. Assoc. **75**, 1602 (1920) — Z. Immun.forsch. **32**, 66 (1921) — s. auch A. Lindenberg: Bol. Acad. Nac. Med., Rio de Janeiro **91**, No 22 (1920). — [33] Machado, A.: Brazil Medico **40** I, 275 (1926) — Ann. Soc. med. e cir. Rio de Janeiro **40**, 189 (1926) — Em torno da therapeutica da lepra. Minas: Leopoldina 1931 — Rev. de Leprol. de Sao Paulo **1**, 130 (1934). — [34] de Aguiar Pupo, J.: Ann. Paulist. med. e cir. **16**, 1 (1925) — Brazil Medico **40** II, 69 u. 85 (1926) — Ann. Fac. Med. Sao Paulo **1**, 331 (1926). — [35] Rothe, O., u. D. Surerus: Rev. Soc. brasileira chim. **2**, 358 (1931). — [36] Jamieson. G. S.: Drug Markets **29**, 350 (1931). — [37] Kariyone, T., u. Y. Hasagawa: Yakugaku Zasshi (J. pharm. Soc. Japan) **54**, 28 (1934) — s. auch T. Kariyone: Nihon-Koshu-Hoken-Kyokai Zasshi **9**, 452 (1933). — [38] Paget, H., J. W. Trevan u. A. M. P. Attwood: Internat. J. Leprosy **2**, 149 (1934). — [39] Arcos, G.: An. Univ. Central (Quito) **57**, 203 (1936). — [40] Pittier, H.: Contrib. U. S. National Herbarium **12**, pt. 5. Washington D.C. 1909. — [41] Gilg, E.: Flacourtiaceae. In A. Engler u. K. Prantl: Die natürlichen Pflanzenfamilien. 2. Aufl. **21**, 377. Leipzig: W. Engelmann 1925.

* Arcos gibt an, daß in Ost-Ecuador Taraktogenos kurzii (vgl. Tabelle 1) vorkomme; was er jedoch abbildet (Figg. 25 u. 26 seiner Veröffentlichung) sind Fruchtkapsel und Samen von Carpotroche longifolia.

Poetjoeng (Batav.), Kajoe toeba boewah (Lamp.), Ngafoe (Tanimbar), Kalowa (Mak.)]. Hinsichtlich der botanischen Besonderheiten dieses schon von GEORG EBERHARD RUMPH[1] (1627—1702) beschriebenen Baumes vgl. CHATEL[2], RIDLEY[3], MERRILL[4], VAN SLOOTEN[5], HEYNE[6]. Bezüglich der chemischen Eigenschaften des aus den Samen von Pangium edule gewonnenen Öls (Pitjungöl, Pitjoeng oil, Samaun oil) sei auf Tabelle 3 verwiesen (s. auch PADILLA und SOLIVEN[7]). Nach den Angaben von RUMPH wird das Öl des Pangibaumes von den Eingeborenen der Südseeinseln seit langem auch zur Behandlung von Krankheiten, namentlich von Geschwüren, verwendet. BRILL[8], der als erster das Öl untersuchte, glaubte, daß es ungesättigte Fettsäuren vom Typus der Chaulmoograsäure enthalte; durch die Analysen von PERKINS und CRUZ[9] hat sich indessen gezeigt, daß das Öl von Pangium edule vorwiegend Ölsäure, weniger Palmitinsäure, außerdem ein blausäurehaltiges Glykosid, jedoch weder Chaulmoogra- noch Hydnocarpussäure aufweist und auch nur eine geringgradige optische Aktivität besitzt.

Gynocardia odorata Rob. Brown (syn. Chaulmoogra odorata Roxb., Chilmoria dodecandra Ham., Hydnocarpus odorata Lindl.), heimisch in Ostindien (Sikkim, Assam und Chittagong in Ostbengalen), China und dem Malaiischen Archipel [Eingeborenennamen: Sibi-turpu (Miri und Abor), Sibi-tulpi (Abor), Tiki-sidik (Miri), Taki-pomju-asing (Miri), Takik-chagne (Duff), Soh-phekling (Khasi), Chaulmoogra (Bengal und Chittagong), Lemtam (Assam)]. Betreffs der botanischen Eigentümlichkeiten des Baumes, der früher irrtümlicherweise als Lieferant des Chaulmoograöls angesehen wurde, sei auf die bereits oben (s. S. 4) genannten Autoren, sowie LINDLEY[10], BRANDIS[11], ROCK[12], MATHIVAT[13] und PARKINSON[14] verwiesen. Das Gynocardiaöl enthält nach den Untersuchungen von POWER und BARROWCLIFF[15], sowie PERKINS und CRUZ[9] keine der charakteristischen Cyclofettsäuren, sondern als Hauptbestandteil Linolsäure, daneben in abnehmender Menge Palmitin-, Isolinolen-, Linolen- und Ölsäure, ferner ein als Gynocardin bezeichnetes krystallisiertes Glykosid $C_{13}H_{19}O_9N$, $1^1/_2 H_2O$ und das Enzym Gynocardase (POWER und LEES[16]; s. auch MOORE und TUTIN[17]); hinsichtlich der physikalischen und chemischen Konstanten des Gynocardiaöls vgl. Tabelle 3.

Oncoba spinosa Forsk., heimisch in Guinea, Dahomey, Kamerun (Eingeborenenname: Sarabara). Näheres über die botanischen Eigentümlichkeiten dieses Baumes findet sich bei GILG[18] sowie bei CHEVALIER[19]. Nach einer Angabe des Imperial Institute (London)[20] enthalten die Kerne 6,5% Wasser und geben bei der Extraktion mit Petroläther 35,2% eines bräunlichgelblichen Öls (Fettgehalt der getrockneten Kerne 37,6%). Nach den Befunden des Imperial Institute und den Untersuchungen von PEIRIER[21] ist das Öl optisch inaktiv, enthält also weder Chaulmoogra- noch Hydnocarpussäure (s. Tabelle 3).

[1] RUMPH, G. E.: Herbarium amboinense **2**, 183 (Tafel 59). Amsterdam 1741—1755. — [2] CHATEL, R.: De la famille des Bixacées. Étude et description de la tribu des Pangiées. Thèse (Pharm.) Paris 1880). — [3] RIDLEY, H. N.: Zit. S. 18. — [4] MERRILL, E. D.: Zit. S. 18. — [5] VAN SLOOTEN, D. F.: Zit. S. 18. — [6] HEYNE, K.: Zit. S. 18. — [7] PADILLA, S. P., u. F. A. SOLIVEN: Zit. S. 19. — [8] BRILL, H. C.: Philippine J. Sci. **12**, 37 (1917). — [9] PERKINS, G. A., u. A. O. CRUZ: Philippine J. Sci. **23**, 543 (1923). — [10] LINDLEY, J.: The vegetable kingdom. 3d edit. London: Bradbury and Evans 1853. — [11] BRANDIS, D.: Zit. S. 18. — [12] ROCK, J. F.: Zit. S. 18. — [13] MATHIVAT, R.: Zit. S. 7. — [14] PARKINSON, C. E.: Zit. S. 18. — [15] POWER, F. B., u. M. BARROWCLIFF: J. chem. Soc. Lond. **87**, 884 (1905) — s. auch F. B. POWER: U. S. Dept. of Agriculture, Bull. 1057, S. 7. Washington D.C. 1922. — [16] POWER, F. B., u. F. H. LEES: J. chem. Soc. Lond. **87**, 349 (1905). — [17] MOORE, CH. W., u. F. TUTIN: J. chem. Soc. Lond. **97**, 1285 (1910). — [18] GILG, E.: Zit. S. 22. — [19] CHEVALIER, A.: Zit. S. 7. — [20] Bull. Imper. Inst. **21**, 585 (1923). — [21] PEIRIER, C.: Ann. Méd. Pharm. colon. **28**, 43 (1930).

Tabelle 3. Physikalische und chemische

Herkunft des Öls	Autoren (siehe Tabellen 1 und 2)	Aus den Kernen extrahierbare Fettmenge	Spezifisches Gewicht		Brechungsindex nD
Taraktogenos kurzii (Chaulmoograöl)	Hirschsohn				
	Schindelmeiser				
	Power u. Gornall . . .	30,9%	0,951	(24°)	1,476
	Lewkowitsch				
	Reinsch				
	Lendrich, Koch u. Schwarz				
	Rakusin u. Flier		0,9262	(23°)	
	Perkins u. Cruz	28,8%	0,951	(30°)	1,4771
	Brill u. Williams . . .		0,9530	(30°)	1,4735
	Read		0,951	(24°)	
	Nord u. Schweitzer . .				
	André		0,9425	(32°)	
	Keimatsu* a		0,951	(15°)	
	e		0,952	(15°)	
	T. Aoki u. Y. Aoki . . .		0,953		
	Shriner u. Adams . . .		0,9461	(25°)	1,4731
	Bömer u. Engel . . .		0,9550		
	Peacock u. Aiyar . . .	ca. 50%			
Taraktogenos ilicifolia	Marcan	36,1%	0,947	(30°)	1,4763
Hydnocarpus heterophylla	Koolhaas	32%	0,952	(27°)	1,4679
Hydnocarpus anthelmintica (Lukraboöl)	Power u. Barrowcliff .	16,3%	0,953	(25°)	
	Lendrich, Koch u. Schwarz				
	Brill u. Williams . . .		0,9487	(30°)	1,4725
	Perkins u. Cruz	12,2%	0,952	(30°)	1,463
	Read		0,946—0,953	(25°)	
	André* a		0,9427	(32°)	1,4742
	e		0,9447	(29°)	1,4755
	Marcan (1926)		0,943—0,950	(30°)	1,4733-1,4753
	Marcan (1930)		0,943—0,949	(30°)	1,4740-1,4753
	Keimatsu* a		0,953	(15°)	
	e		0,952	(15°)	
	T. Aoki u. Y. Aoki . . .		0,954		
	Alexis u. Menaut . . .		0,958		
	Boëz, Guillerm u. Marneffe	ca. 20%			
	Guillerm, Banos u. Nguyen-van-Lien	10—12%	0,9434—0,9448	(15°)	1,4716-1,4718
	Adriens	49,97—61,5%	0,9489—0,9497	(30°)	1,4709-1,4712
			0,9585—0,9593	(15°)	
Hydnocarpus laurifolia s. wightiana (Kavatelöl)	Power u. Barrowcliff* a	42,1%	0,958	(25°)	
	e	32,4%	0,959	(25°)	
	Lendrich, Koch u. Schwarz				
	Perkins u. Cruz	41,2%	0,947	(30°)	1,4763
	Read		0,958	(25°)	
	André		0,9330	(32°)	1,4780
	Labernadie u. Laffitte		0,951	(30°)	
	T. Aoki u. Y. Aoki . . .		0,946		
	Paget, Trevan u. Attwood		0,9656	(25°)	
	François** a		0,950	(30°)	1,4772
	b		0,948	(30°)	1,4769
	c		0,951	(30°)	1,4810
	d	} 24—31%	0,9551	(21°)	1,4800
	e		0,9582	(30°)	1,4823
Hydnocarpus inebrians (Kantiöl)	Lendrich, Koch u. Schwarz				

Konstanten der wichtigsten Flacourtiaceenöle.

Drehungsvermögen $[\alpha]_D$	Schmelzpunkt (S.P.) Erstarrungspunkt (E.P.)	Verseifungszahl	Jodzahl HANUS: H; WIJS: W; HÜBL: Hü	Gehalt an Chaulmoograsäure	Gehalt an Hydnocarpussäure
+10,5°	26—28° S.P.	210,07	96,8—99,5 H		
(in 35,71 proz. Lösung)	26° S.P.	232,42	92,45 H		
+52°	22° S.P.	213	103,2 H	+	+
		204	90,4—90,9 H		
+56°		200,3	97,8 H		
+47,7°		219,7	89,1 H	+	+
+55,5°				+	
+43,5°	9° E.P.	215	104 H	+	+
+52,11°		196,3		+	+
+52°	22° S.P.		103,2 H		
+45,7° bis +46,6°			97,9—98,7 H		
+48°	33—39° S.P.	210,4	96,1 H		
+52°	22—23° S.P.	213	103,2 H		
+51,3°	22—23° S.P.	208	104,4 H		
	25° S.P.	201,996	95,31 H		
+50,8°	20—25° S.P.		103,8 H		
+56,2°	22—23° S.P.	199,5	97,1 H	+	+
+47° (+38° bis +55°)		183—203	94—113 W		
+51,2°	23—28,2° S.P.	213,1	89,7 W		
+43,1°		194	73,3	+	+
+52,5°	24° S.P.	212	86,4 H	+	+
+51,5°		209,8	84,5 H		
+49,5°		206,2	90,8 H		
+44,2°	16° E.P.	201	84,5 H	+	+
+51,4° bis +52,5°	23—24° S.P.		85,8—86,4 H		
+48°	25—26° S.P.	187,3	88,3 H		
+58,16°	26—29° S.P.	191	90,0 H		
+47,1° bis +51,5°	20,2—23,4° S.P.	191,4—226,5°	88,6—99,6 W		
+48,7° bis +51,1°		199,5—204,3°	86,9—88,7 W		
+52,5°	24—25° S.P.	212	86,4 H	+	+
+51,0° bis +51,2°	22—24° S.P.	203—208	82,5—85,0 H	+	+
	20° S.P.	200,59	94,14 H		
+57,7°	22—23° S.P.				
	24—25° S.P.				
+44,6° bis +51,5°		199,4—203,8	80,2—82,2 H		
+48,55° bis +50,99°	21,5—28° S.P.	196,66—204,8	85,65—96,10 W		
+57,7°	22—23° S.P.	207	101,3 H	+	+
+56,2°	22—23° S.P.	207	102,5 H	+	+
+55,6°		203,9	100,7 H		
+51,2°	11° E.P.	207	97,0 H	+	+
+57,7°	22° S.P.		101,3 H		
+61,7°	28—32° S.P.	197,2	103,0 H		
		198	100,0 H		
	23° S.P.	204	84,0 H		
+55,4°		196	95,0 H		
+50,1°	13° E.P.	204	99,1 H		
		204	101 H		
+60°		198	100 H		
+60,5°		204	98 H		
+60°		200—202	97—99 H		
+42,3°		213,3	80,9 H		

Tabelle 3

Herkunft des Öls	Autoren (siehe Tabellen 1 und 2)	Aus den Kernen extrahierbare Fettmenge	Spezifisches Gewicht		Brechungsindex nD
Hydnocarpus subfalcata	Perkins u. Cruz	35,9%	0,951	(30°)	1,4761
Hydnocarpus woodii	Perkins u. Cruz	11—20,6%			1,473
	Imperial Institute	57,4%	0,8989	(15°)	1,471
Hydnocarpus hutchin-sonii	Perkins u. Cruz	22,9%	0,943	(30°)	1,4743
	Padilla u. Soliven . . .	55,39%			
Hydnocarpus venenata (Marattifett)	Litterscheid				
	Reinsch				
	Plücker				
	Thoms u. Müller				
	Lendrich,Koch u.Schwarz				
	Brill	51,1%	0,948	(30°)	1,477
	Perkins u. Cruz	29,6%	0,947	(30°)	1,4769
	Imperial Institute	63,7%			
Hydnocarpus alcalae	Brill	40%	0,9502	(30°)	1,4770
	Perkins u. Cruz	20,6—39,6%	0,948	(30°)	1,4763
	de Santos u. West . . .	65,5%	0,9438	(30°)	1,4765
	Padilla u. Soliven . . .	44,27%			
Hydnocarpus cauliflora	Perkins, Cruz u. Reyes .		0,946	(30°)	1,4732
Hydnocarpus ovoidea	Perkins, Cruz u. Reyes .				
Hydnocarpus alpina	Lendrich,Koch u.Schwarz				
	de Wolff u. Koldevijn .	ca. 50%	0,898	(100°)	1,4709
	André		0,9346	(32°)	1,4764
	Imperial Institute	62,7%			
Hydnocarpus octandra	Imperial Institute	66,7%			
Hydnocarp. dawnensis	Peacock u. Aiyar . . .	35%	0,8531	(35°)	1,4760
Hydnocarpus verrucosa	Peacock u. Aiyar . . .	10,9%	0,8519	(35°)	1,4752
Asteriastigma macro-carpa	André		0,9217	(32°)	1,4725
	Perkins, Cruz u. Reyes.		0,936	(30°)	1,471
	Peacock u. Aiyar . . .	36,4—56,9%	0,9501	(35°)	1,4790
	Peacock u. Thoung . .		0,9501	(35°)	1,4790
Caloncoba echinata (Gorlifett)	Goulding u. Akers (Imperial Institute)	46,6%	0,896—0,898	(15°)	
	André (s. a. Jouatte) . .	45%	0,9286	(32°)	1,4740
	Perrot u. François . . .	46—49%	0,9286	(32°)	1,4740
	François	48%	0,944	(12°)	1,4732
Caloncoba glauca	Peirier (1927)	19%			
	Peirier (1929)	ca. 50%	0,928	(15°)	1,4685
Caloncoba welwitschii	Mathivat.	44%	0,942	(15°)	1,4750
	Peirier	ca. 50%	0,9386	(15°)	1,4719
Carpotroche brasiliensis (Sapucainhaöl)	André		0,9499	(32°)	1,4755
	Machado				1,472
	Dias da Silva		0,95	(25°)	1,4718-1,4760
	Rothe u. Surerus . . .		0,9486	(20°)	1,4822
	Jamieson	63—69%			1,4792
	Emmerich (nach de Souza-Araujo)		0,9488	(20°)	1,479
	Paget, Trevan u. Attwood	41,2%	0,9563	(25°)	
	Gonsalves (nach de Souza-Araujo)		0,9577—0,9584	(20°)	1,478
	Kariyone u. Hasegawa .		0,9503	(20°)	

(Fortsetzung).

Drehungsvermögen [α]$_D$	Schmelzpunkt (S.P.) Erstarrungspunkt (E.P.)		Verseifungszahl	Jodzahl HANUS: H; WIJS: W; HÜBL: Hü		Gehalt an Chaulmoograsäure	Gehalt an Hydnocarpussäure
+49,1°	21°	E.P.	206	89	H	+	+
+45,9°	18°	E.P.	192	68,5	H	+	+
+53,1°	28,5°	S.P.	202,4	85,8	Hü	+	+
+44°	23°	E.P.	199	83,5	H	+	+
+54,0° bis +64,5°			207,2—210,7	77,1—92,3	H		
+5,1 bis +5,2°			203,1—208,1	88,5—94,7	H		
(in 10proz. Lösung)			201—203,2	77,5—81,7	H		
+40,97 bis +50,61°	22—26°	S.P.	212				
+55,9°			202,4	97,0	H	+	+
+52,03°	20°	S.P.	200,3	99,1	H	+	+
+46,4°	20°	E.P.	191	90,7	H	+	+
+53,47° bis +58,4°			212,2	89,1	H	+	+
+49,6°	32°	S.P.	188,9	93,1	H	+ (90%)	—
+48,3°	24°	E.P.	202	94,0	H	+	—
+46,1°			197,6—197,9	84,1—89,9	H		
+42°	25°	E.P.	201	84	H		
+ 0,7°							
+49,0°			209,06	84,5	H		
+49,5°	22—26°	S.P.	207,5	87,4	H	+	+
+57,0°	20,5°	S.P.	201	95	H		
+47,58°						+	?
+54,11°						+	?
+38,8°			182,3	91,4			
+43,6°			202	81,1			
+44°	37—39°	S.P.	189,4	82,8	H		
+36°			201	87,5	H		
+38,8° bis +55,6°			192—204	103—127			
+52,8°			195,6	112,3		+	+
	35—45°	S.P.	192,4—193,9	96,8—99,7		+ (87,5%)	—
+56,2°	40,5-41,5°	S.P.	184,5	98	H	+ (ca. 80%)	
+56,2°	40—42°	S.P.	184,5	98	H	+	
+49,9°	44°	S.P.	190	95	H		
+60,8°				86,03	H		
+40°			187,08	84,3	H		
+51,7°	38°	S.P.	184	84	H		
+47,7°			194,88	99,06	H		
+53,7°	21—23°	S.P.	183,7	106,1	H		
+52° bis +54°			185—200	102—110	H		
+52° bis +56°	16°	E.P.	180—190	105—112	H	+	+
+52°			204,4	101,6	H	+	
+58,9			201	112,8	H		
+51,9°			203,2	101,9	H		
+54°			199,7	101,3	H	+	+
+51,2° bis +51,5°			198,8—200,7	108,1—111,7	H		
+54,2			195	101	H	+	+

Tabelle 3

Herkunft des Öls	Autoren (siehe Tabellen 1 und 2)	Aus den Kernen extrahierbare Fettmenge	Spezifisches Gewicht		Brechungsindex nD
Carpotroche longifolia	Felipe (nach Kuhlmann) .				
Carpotroche integrifolia	Felipe (nach Kuhlmann) .				
Lindackeria paraensis	Felipe (nach Kuhlmann) .				
Lindackeria latifolia	Felipe (nach Kuhlmann) .				
Lindackeria maynensis	Felipe (nach Kuhlmann) .				
Lindackeria pauciflora	Felipe (nach Kuhlmann) .				
Mayna echinata	Felipe (nach Kuhlmann) .				
Pangium edule	Brill	6,1%	0,9049		1,4665
	Perkins u. Cruz	8,1—15,4%	0,925	(30°)	1,472
	Padilla u. Soliven . . .	38,5%			
Gynocardia odorata (Gynocardiaöl)	Power u. Barrowcliff .	19,5%	0,925	(25°)	
	Perkins u. Cruz	26%	0,929	(30°)	1,4743
Oncoba spinosa	Imperial Institute	35,2%	0,9303	(15°)	1,474

    * Es bedeutet a: durch Auspressen erhaltenes Öl, e: durch Ätherextraktion gewon-
d (1932), und e (1934) aus Kernen der in Pondichéry künstlich gezogenen Bäume von Hydno-

III. Chemie des Chaulmoograöls und der ihm nahestehenden vegetabilischen Fette.

Die *Gewinnung des Chaulmoograöls* und der ihm nahestehenden Pflanzenöle
in großen Mengen geschieht in Indien im allgemeinen durch Auspressen der meist
geschälten, in der Sonne getrockneten und dann zerkleinerten Kerne in der
Kälte, gelegentlich auch durch Auspressen bei gleichzeitiger Erwärmung (vgl.
Rock[1], Kaku[2], Perrot[3], de Santos und West[4], Cole[5] u. a.). Die mittels dieser
beiden Methoden bereiteten Öle sind indessen nicht gleichwertig. So geben
Desprez[6], Muir[7] sowie Perrot[3] an, daß das unter Hitzeeinwirkung dargestellte
Öl von Taraktogenos kurzii eine schmutziggelbe Farbe besitzt und einen Boden-
satz bildet, während man durch das Kälteverfahren ein klares gelbliches Öl
bekommt. Wieder eine andere Zusammensetzung zeigen die durch Extraktion
mittels geeigneter Fettlösungsmittel (Äther, Petroläther, Aceton, Benzol, Toluol
u. dgl.) erhaltenen Öle (Power und Gornall[8], Power und Barrowcliff[9],
André[10], Perkins und Cruz[11], Kondo und Kobayashi[12] u. a.). Werden zur
Ölbereitung ungeschälte Kerne verwendet, so enthält das daraus hergestellte Öl
beträchtliche Mengen von Harzsäuren (de Santos und West[4]). Unter diesen
Umständen ist es verständlich, daß die aus verschiedenen Faktoreien stammenden
gleichartigen Öle, wie schon Hirschsohn[13] festgestellt hat, hinsichtlich ihrer
Zusammensetzung nicht vollkommen übereinstimmen (vgl. auch Shelley[14],
Cofman[15], sowie Read[16]), und daß dementsprechend in der obenstehenden

[1] Rock, J. F.: Zit. S. 18. — [2] Kaku, T.: Chôsen Igakukwai Zasshi **1922**, Nr 39. —
[3] Perrot, E.: Zit. S. 7. — [4] de Santos, J., u. A. P. West: Philippine J. Sci. **40**, 485
(1929). — [5] Cole, H. J.: Internat. J. Leprosy **1**, 159 (1933). — [6] Desprez, G.: Zit. S. 3.
— [7] Muir, E.: Handbook on leprosy. Cuttack: R. J. Grundy 1921 — China med. J. **39**, 575
(1925). — [8] Power, F. B., u. F. H. Gornall: Zit. S. 10. — [9] Power, F. B., u. M. Barrowcliff: Zit. S. 10. — [10] André, E.: Zit. S. 18. — [11] Perkins, G. A., u. A. O. Cruz:
Philippine J. Sci. **23**, 543 (1923). — [12] Kondo, T., u. T. Kobayashi: Eiseishikenjo-Iho **40**,
45 (1932); **42**, 184 (1933). — [13] Hirschsohn, E.: Pharmaz. Z.halle Dtschld. **44**, 627 (1903).
— [14] Shelley, F. F.: Pharmaceutic. J. [4] **49**, 195 (1919). — [15] Cofman, V.: Pharmaceutic. J. [4] **49**, 269 (1919). — [16] Read, B. E.: Pharmaceutic. J. [4] **57**, 412 (1923).

(Fortsetzung).

Drehungsvermögen $[\alpha]_D$	Schmelzpunkt (S.P.) Erstarrungspunkt (E.P.)	Verseifungszahl	Jodzahl HANUS: H; WIJS: W; HÜBL: Hü		Gehalt an Chaulmoogra- säure	Gehalt an Hydnocarpus- säure
$+41,0°$						
$+25,5°$						
$+43,4°$						
$+41,5°$						
$+48,5°$						
$+39,1°$						
$+50,4°$						
$+\ 4,28°$	trübe bei 2°	190,3	113,1	H	?	?
$+16,9°$	7° E.P.	200	78,5	H	—	—
—	20° S.P.	197,0	152,8	H	—	—
—	4° E.P.	198,0	160	H	—	—
—		192,2	177,0	H	—	—

nenes Öl. — ** Bei a und b handelt es sich um Handelsöle, während die Öle c (1927), carpus laurifolia s. wightiana gewonnen worden waren.

Tabelle 3, die eine Übersicht über die wichtigsten physikalischen und chemischen Konstanten einer Anzahl der für die Leprabehandlung in Betracht kommenden Flacourtiaceenöle gibt, die Befunde verschiedener Autoren bei Ölen derselben Art gewisse Abweichungen aufweisen. Selbstverständlich hat aber neben der Verschiedenartigkeit der Herstellungsmethoden auch die natürlichen Schwankungen unterworfene Zusammensetzung der Ausgangsmaterialien einen wesentlichen Einfluß auf das Untersuchungsergebnis. Hinsichtlich der Raffinierung des Chaulmoograöls vgl. S. 50.

Zu erwähnen wäre in diesem Zusammenhang noch die altchinesische Methode der Darstellung des Öls von Hydnocarpus anthelmintica („Ta-fung-tse") nach dem „Pên-ts'ao-kang-mu" des LI SHIH-CHÊN (s. S. 4). Bei diesem Verfahren werden 3 chinesische Pfund (1 chinesisches Pfund = 875 g) der von Schale und Haut befreiten Kerne mit Wasser feinst zerrieben; das Gemisch wird sodann in einem dicht verschlossenen irdenen Topf im Wasserbad mehrfach, und zwar so lange erhitzt, bis das dabei freigewordene Öl ein schwarzes teeriges Aussehen angenommen hat (vgl. auch STUART[1], READ[2]). Bezüglich der therapeutischen Anwendung dieses Öls s. S. 47.

Wie aus Tabelle 3 hervorgeht, sind die dort aufgeführten Öle, mit Ausnahme der letzten drei, die therapeutisch unwirksam sind, und des nur einmal untersuchten, auch klinisch noch nicht erprobten Öls von Hydnocarpus ovoidea (vielleicht identisch mit Hydnocarpus subfalcata; vgl. Tabelle 1, sowie S. 36), dadurch charakterisiert, daß sie die Ebene des polarisierten Lichtes stark nach rechts drehen ($[\alpha]_D = +42°$ bis $+62°$); von den übrigen vegetabilischen Ölen weisen nur noch einige Euphorbiaceenöle, vor allem das Ricinusöl und das Croton-öl, diese Eigenschaft, allerdings in sehr viel geringerem Grade ($[\alpha]_D = +4°$ bis $+5°$ bzw. 14,5° bis 16,4°), auf (ANDRÉ[3] u. a.). Die sonstigen Naturfette zeigen ein optisches Drehungsvermögen nur in rohem Zustand; in diesem Falle wird es

---

[1] STUART, G. A.: Zit. S. 5. — [2] READ, B. E.: China med. J. **39**, 619 (1925). — [3] ANDRÉ, E.: Zit. S. 18.

durch bestimmte Beimengungen (Harzöle, Harzsäuren, Sterine) und nicht durch das Vorhandensein aktiver Triglyceride verursacht.

Das optische Drehungsvermögen des Chaulmoograöls und der ihm nahestehenden Pflanzenöle beruht auf ihrem Gehalt an *optisch aktiven Fettsäuren*, die erstmals im Jahre 1879 von Moss[1] im Öl von Taraktogenos kurzii in einer Menge von 11,7% nachgewiesen und später, wie bereits oben (S. 10) ausgeführt worden ist, von Heckel und Schlagdenhauffen, Petit, Ishizu, vor allem aber von Power und seinen Mitarbeitern Barrowcliff und Gornall genauer untersucht wurden. Im Gegensatz zu den früheren Autoren konnten Power und seine Mitarbeiter insbesondere den Nachweis erbringen, daß es sich dabei nicht um eine („Gynocardiasäure"), sondern mindestens um zwei solche optisch aktive Säuren handelt; außerdem konnten sie zeigen, daß diese eigenartigen Fettsäuren zwar dieselbe Bruttoformel $C_nH_{2n-4}O_2$ wie die Säuren der Leinölreihe aufweisen, sich jedoch von allen sonst bekannten Fettsäuren durch ihre Molekularstruktur, nämlich das Vorhandensein eines fünfgliedrigen Kohlenstoffringes mit einer Doppelbindung, unterscheiden.

Die von Power und seinen Mitarbeitern aus den Ölen von Taraktogenos kurzii, Hydnocarpus anthelmintica und H. wightiana dargestellten beiden ungesättigten Fettsäuren dieser Art erhielten die Namen „*Chaulmoograsäure*" (chaulmoogric acid, $C_{18}H_{32}O_2$; $[\alpha]_D = +62,1°$) und „*Hydnocarpussäure*" (hydnocarpic acid, $C_{16}H_{28}O_2$; $[\alpha]_D = +68,1°$). Der Schmelzpunkt der Chaulmoograsäure liegt bei 68,5°, ihre Jodzahl (Hanus) beträgt 90,1, ihre Säurezahl 200,1, während die Hydnocarpussäure bei 59° flüssig wird und eine Jodzahl von 100,2, eine Säurezahl von 222,3 aufweist. Barrowcliff und Power[2] stellten für die beiden Säuren Konstitutionsformeln auf, nach denen jede in 2 tautomeren Modifikationen existieren sollte, deren eine der jetzt (Shriner und Adams[3], Perkins[4]) als allein richtig erkannten Cyclopentenylformel (C_5H_7 = Cyclopentenyl) entsprach. Schmidt[5] (1923) nahm auf Grund verschiedener nicht stichhaltiger Hypothesen, darunter der Annahme einer Summenformel von $C_{18}H_{34}O_2$ für die Chaulmoograsäure, eine acyclische Struktur der letzteren wie folgt an:

$$CH_3(CH_2)_4CH{=}CH$$
$$\mid$$
$$CH_3(CH_2)_6\overset{}{C}H(CH_2)_2COOH$$

Kurz danach bewiesen dann Shriner und Adams[3], daß diese Formel nicht zutreffend ist, daß vielmehr die eine der beiden von Barrowcliff und Power[2] aufgestellten Formeln allein für die Chaulmoograsäure, und eine analoge auch für die Hydnocarpussäure gilt. Nach dieser Feststellung, die kurz danach von Perkins[4] bestätigt wurde, stellt die Chaulmoograsäure ein 1-(α-Karboxy-n-dodecyl-)Δ^2-cyclopentan, d. h. eine Δ^2-c-Pentenyl (1)-tridecansäure, die Hydnocarpussäure das entsprechende n-Decylderivat, d. h. die analoge Undecansäure von folgender Konstitution dar:

$$
\begin{array}{ll}
CH{=}CH & \\
\mid \quad\; \diagup\!\!>\!CH \cdot (CH_2)_{10} \cdot COOH \\
CH_2{-}CH_2 &
\end{array}
\qquad
\begin{array}{ll}
CH{=}CH & \\
\mid \quad\; \diagup\!\!>\!CH \cdot (CH_2)_{12} \cdot COOH \\
CH_2{-}CH_2 &
\end{array}
$$

Hydnocarpussäure   Chaulmoograsäure

Weiterhin konnten Stanley und Adams[6] durch Überführung der Hydnocarpussäure in die Hydnocarpylessigsäure [nach dem Schema: Hydnocarpus-

---

[1] Moss, J.: Zit. S. 10. — [2] Barrowcliff, M., u. F. B. Power: J. chem. Soc. Lond. **91**, 557 (1907). — [3] Shriner, R. L., u. R. Adams: J. amer. chem. Soc. **47**, 2727 (1925) — s. auch R. Adams: Clin. Med. a. Surg. **35**, 747 (1928). — [4] Perkins, G. A.: J. amer. chem. Soc. **48**, 1714 (1926). — [5] Schmidt, M.: Inaug.-Diss. Gießen 1923. — [6] Stanley, W. M., u. R. Adams: J. amer. chem. Soc. **51**, 1515 (1929).

säure → Hydnocarpussäureäthylester (I) → Hydnocarpylalkohol (II) → Hydnocarpylbromid (III) → Monohydnocarpylmalonsäurediäthylester (IV) → Hydnocarpylmalonsäure (V) → Hydnocarpylessigsäure] ein in jeder Hinsicht mit der

$$\begin{array}{l} CH=CH \\ \quad\ \ \diagdown CH \cdot (CH_2)_{10} \cdot CO_2 \cdot C_2H_5 \\ CH_2-CH_2 \end{array}$$

I

$$\begin{array}{l} CH=CH \\ \quad\ \ \diagdown CH \cdot (CH_2)_{10} \cdot CH_2OH \\ CH_2-CH_2 \end{array}$$

II

$$\begin{array}{l} CH=CH \\ \quad\ \ \diagdown CH \cdot (CH_2)_{10} \cdot CH_2Br \\ CH_2-CH_2 \end{array}$$

III

$$\begin{array}{l} CH=CH \\ \quad\ \ \diagdown CH \cdot (CH_2)_{10} \cdot CH_2 \cdot CH(CO_2 \cdot C_2H_5)_2 \\ CH_2-CH_2 \end{array}$$

IV

$$\begin{array}{l} CH=CH \\ \quad\ \ \diagdown CH \cdot (CH_2)_{10} \cdot CH_2 \cdot CH(COOH)_2 \\ CH_2-CH_2 \end{array}$$

V

Chaulmoograsäure identisches, auch optisch aktives Produkt gewinnen und dadurch die engen Beziehungen zwischen beiden Säuren mit Sicherheit nachweisen.

Die Richtigkeit dieser Konstitutionsformeln konnte ferner auch durch die *Synthese der Chaulmoograsäure* sichergestellt werden. Nachdem schon im Jahre 1909 EYKMAN[1] die Δ^2-Cyclopentanessigsäure dargestellt hatte, gelang es 1927 PERKINS und CRUZ[2], zunächst eine Reihe von Δ^2-Cyclopentenylfettsäuren, denen die nachstehend aufgeführte Strukturformel I zukommt, bei denen also am ersten C-Atom der Seitenkette Alkylreste (Äthyl-, n-Propyl-, n-Butyl-, Allylrest) verankert sind, weiterhin aber auch die d,l-Chaulmoograsäure, die der in der

$$\begin{array}{l} \qquad\qquad COOH \\ CH=CH \quad\ \ | \\ \quad\ \ \diagdown CH \cdot CH \cdot R \\ CH_2-CH_2 \end{array}$$

1

$$\begin{array}{l} CH=CH \\ \quad\ \ \diagdown CH \cdot (CH_2)_n \cdot COOH \\ CH_2-CH_2 \end{array}$$

II

ω-Stellung substituierten Reihe (II) angehört, zu synthetisieren. Als Ausgangsmaterial diente die bei der Aufspaltung des Ricinusöls durch trockne Destillation erhältliche Undecylensäure $CH_2 = CH \cdot (CH_2)_8 \cdot COOH$, die unter bestimmten Bedingungen mit Bromwasserstoff ω-Bromundecylsäure $Br \cdot (CH_2)_{10} \cdot COOH$ (Schmelzpunkt 51°) lieferte, aus der dann mittels Natriumcyanids die ω-Cyanoundecylsäure $CN \cdot (CH_2)_{10} \cdot COOH$ (Schmelzpunkt 45°—52°) gewonnen wurde. Diese ließ sich hierauf mit Phosphortrichlorid in das ω-Cyanoundecylsäurechlorid $CN \cdot (CH_2)_{10} \cdot COCl$ und dieses durch das Natriumsalz des Acetessigesters in den

$$\begin{array}{l} CN \cdot (CH_2)_{10} \cdot CO \cdot CH \cdot CO \cdot CH_3 \\ \qquad\qquad\qquad\quad | \\ \qquad\qquad\qquad\ COOC_2H_5 \end{array}$$

III

Diketoester (III) überführen. Durch Behandlung mit Natrium und hernach mit Cyclopentenylchlorid wurde nun die Δ^2-Cyclopentenylgruppe eingeführt:

$$CN \cdot (CH_2)_{10} \cdot CO \cdot CNa \cdot COCH_3 \ + \begin{array}{l} CH=CH \quad H \\ \quad\ \ \diagdown C \diagup \\ CH_2-CH_2 \ \diagdown Cl \end{array} \rightarrow \begin{array}{l} \qquad\qquad\quad COCH_3 \\ CH=CH \quad\ | \\ \quad\ \ \diagdown CH \cdot C \cdot CO \cdot (CH_2)_{10} \cdot CN \\ CH_2-CH_2 \quad | \\ \qquad\qquad\ COO \cdot C_2H_5 \end{array}$$

(mit der Gruppe $COOC_2H_5$ unter dem ersten Teil)

Durch Hydrolyse wurde aus dem alkylierten Diketoester unter anderem das dl-λ-Ketochaulmoogronitril (IV) und daraus bei weiterer Hydrolyse die dl-λ-Ketochaulmoograsäure (V) erhalten, welche sodann zu dl-Chaulmoograsäure

[1] EYKMAN, J. F.: Chem. Weekblad **6**, 702 (1909). — [2] PERKINS, G. A., u. A. O. CRUZ: Monthly Bull. Philippine Health Service **6**, 569 (1926) — J. amer. chem. Soc. **49**, 517 u. 1070 (1927).

reduziert wurde. Hinsichtlich ihres Aussehens, ihrer Löslichkeit usw. ist diese
optisch nicht aktive Chaulmoograsäure der natürlichen rechtsdrehenden Chaulmoograsäure sehr ähnlich; nach den Ergebnissen der Schmelzpunktbestimmungen

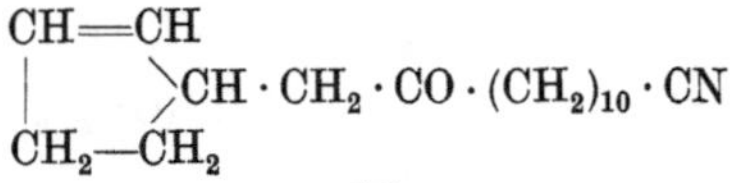

$$\begin{matrix} CH\!\!=\!\!CH \\ | \qquad \rangle CH \cdot CH_2 \cdot CO \cdot (CH_2)_{10} \cdot CN \\ CH_2\!\!-\!\!CH_2 \end{matrix} \qquad\qquad \begin{matrix} CH\!\!=\!\!CH \\ | \qquad \rangle CH \cdot CH_2 \cdot CO \cdot (CH_2)_{10} \cdot COOH \\ CH_2\!\!-\!\!CH_2 \end{matrix}$$

IV 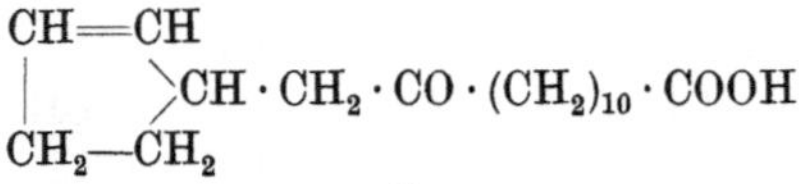   V

(68,5°) ist sie mit ihr isomer. Die Identität der Molekularstruktur der natürlichen
und der synthetischen Chaulmoograsäure wurde durch Oxydation der beiden
Substanzen mit Kaliumpermanganat zu γ-Keto-n-pentadekan-α,α'-dicarbon-
säure (VI; Schmelzpunkt 125—126°) bewiesen (bezüglich des Ganges dieser
Oxydation s. S. 39). Hinsichtlich der Synthese weiterer Fettsäuren der Chaul-

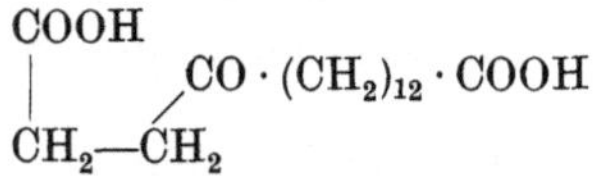

$$\begin{matrix} COOH \\ | \qquad\qquad CO \cdot (CH_2)_{12} \cdot COOH \\ CH_2\!\!-\!\!CH_2 \end{matrix}$$

VI

moograreihe vgl. S. 33 u. 41; hier sei nur noch vermerkt, daß die synthetische
Darstellung der Hydnocarpussäure bis jetzt noch nicht geglückt ist.

Aus 1 kg rohem Chaulmoograöl lassen sich nach den Befunden von Dean und
Wrenshall[1] etwa 100 g Chaulmoograsäure und 50 g Hydnocarpussäure gewinnen.
Beide Säuren kommen in den wirksamen Flacourtiaceenölen als Glyceride vor,
von denen unter anderem das Chaulmoogra-di-hydnocarpin zu etwa 79% und
das Hydnocarpo-di-chaulmoogrin zu etwa 13% darin enthalten sind (Bömer und
Engel[2]). In Anbetracht der Doppelbindung in dem Kohlenstoffring sind die
beiden Säuren als ungesättigte Fettsäuren zu betrachten; sie binden auch dem-
entsprechende Mengen von Jod und Brom. Im Gegensatz zu den sonstigen ungesättigten Fettsäuren sind sie indessen, wie Cole[3] hervorhebt, nicht flüssig,
sondern fest und weisen verhältnismäßig hohe Schmelzpunkte auf; als feste
Substanzen verhalten sie sich demgemäß hinsichtlich ihrer physikalischen Eigenschaften mehr wie gesättigte Fettsäuren. Die Salze der Chaulmoogra- und der
Hydnocarpussäure besitzen eine Löslichkeit, die etwa einem Mittelwert zwischen
den Salzen der gewöhnlichen gesättigten und der ungesättigten Fettsäuren
entspricht. Aus diesem Grunde lassen sich die üblichen Methoden zur quanti-
tativen Trennung von gesättigten und ungesättigten Fettsäuren für die Isolierung
der Chaulmoogra- und der Hydnocarpussäure nicht verwenden; dagegen führen
hier die fraktionierte Krystallisation der Säuren aus ihrer alkoholischen Lösung,
die fraktionierte Vakuumdestillation ihrer Äthylester oder die fraktionierte Aus-
fällung ihrer Bariumsalze zum Ziel (vgl. auch Zilberg[4], Taub[5]). Die beiden
Säuren krystallisieren in Form glänzender Blättchen. In dieser Form wird die
Hydnocarpussäure im Gegensatz zur stabileren Chaulmoograsäure bei Luftzutritt
sehr rasch zersetzt; dagegen bleibt auch die Hydnocarpussäure längere Zeit unverändert, wenn man sie zum Schmelzen bringt und dann erstarren läßt. Immerhin ist nach den Angaben von Taub[5] auch die Chaulmoograsäure in reinem
Zustand nicht unbegrenzt haltbar; auch bei sorgfältigster Aufbewahrung beginnt
sie sich schon nach kurzer Lagerung (2—3 Monate) zu zersetzen, wobei sie unter
Abspaltung von Ameisensäure vergilbt und schwerer löslich wird. In Form ihres
Äthylesters hält sie sich jedoch offenbar sehr gut und kann hieraus durch Ver-

<hr>

[1] Dean, A. L., u. R. Wrenshall: J. amer. chem. Soc. **42**, 2626 (1920) — Public Health
Rep. **36**, 641 (1921). — [2] Bömer, A., u. H. Engel: Z. Unters. Nahrgsmitt. usw. **57**, 113
(1929). — [3] Cole, H. J.: Internat. J. Leprosy **1**, 159 (1933). — [4] Zilberg, J. G.: Khim.
Farm. Prom. **1932**, 419. — [5] Taub, L.: Zit. S. 10.

seifung leicht in reinster Form wieder zurückerhalten werden. Durch Destillation bei 350°/760 mm erfahren die Äthylester nach den Befunden von Paget, Trevan und Attwood[1] anscheinend keine Änderung ihrer chemischen Eigenschaften; dagegen treten bei lang dauernder Bestrahlung (Sonnenlicht) in offener Schale (dünne Schicht) Umwandlungen in chemischer und physikalischer Beziehung (Bildung von Lactonkörpern) auf. Hinsichtlich der Racemisierung von Chaulmoogra- und Hydnocarpussäure vgl. Hinegardner[2].

Power und Gornall führten die Chaulmoograsäure mittels Bromwasserstoffsäure in die Bromdihydrochaulmoograsäure, und diese durch Reduktion mit Zinkpulver in die Dihydrochaulmoograsäure $C_{18}H_{34}O_2$ (Schmelzpunkt 71—72°, Säurezahl 198,9) über. Von Dean, Wrenshall und Fujimoto[3] sowie Shriner und Adams[4] wurde sowohl diese Säure wie auch die der Hydnocarpussäure entsprechende Dihydrohydnocarpussäure $C_{16}H_{30}O_2$ (Schmelzpunkt 62—63°, Säurezahl 220,8) durch Reduktion mit Hilfe von Wasserstoff in Gegenwart von

$$\begin{array}{ccc}
CH_2\!-\!CH_2 & & CH_2\!-\!CH_2 \\
\Big| \quad\quad >\!CH\cdot(CH_2)_{10}\cdot COOH & & \Big| \quad\quad >\!CH\cdot(CH_2)_{12}\cdot COOH \\
CH_2\!-\!CH_2 & & CH_2\!-\!CH_2 \\
\text{Dihydrohydnocarpussäure} & & \text{Dihydrochaulmoograsäure}
\end{array}$$

Palladium- und Platinschwamm bzw. nur von Platinmohr als Katalysator dargestellt. Beide Dihydrosäuren besitzen keine Doppelbindung mehr (Jodzahl $= 0$) und sind infolge Verlustes der Asymmetrie des Moleküls optisch inaktiv. Weiterhin gelang es Noller und Adams[5], diese beiden Säuren und ihre Amine zu synthetisieren. Bei der Darstellung der Dihydrochaulmoograsäure gingen die beiden Autoren vom Cyclopentylmagnesiumbromid (I) und vom Methylester

$$\begin{array}{ccc}
CH_2\!-\!CH_2 & & CH_2\!-\!CH_2 \\
\Big| \quad\quad >\!CHMgBr \;+\; CHO\cdot(CH_2)_{11}\cdot CO_2CH_3 \;\rightarrow\; & & \Big| \quad\quad >\!CH\cdot CHOH\cdot(CH_2)_{11}\cdot CO_2CH_3 \\
CH_2\!-\!CH_2 & & CH_2\!-\!CH_2 \\
\quad\text{I} \quad\quad\quad\quad\quad \text{II} & & \quad\text{III}
\end{array}$$

der λ-Aldehydododecansäure (μ-Oxododecan-α-carbonsäuremethylester, II) aus, die zum Methylester der μ-Cyclopentyl-μ-oxytridecansäure (III) kondensiert wurden; dieser gab mit Phosphortribromid den Methylester der μ-Cyclopentyl-μ-bromtridecansäure (IV), aus dem dann mittels alkoholischer Kaliumhydroxyd-lösung die μ-Cyclopentyl-λ-tridecylensäure (V) erhalten wurde, die sich mit Hilfe von Wasserstoff und Platinmohr in die μ-Cyclopentyl-tridecansäure ($=$ Dihydro-

$$\begin{array}{ccc}
CH_2\!-\!CH_2 & & CH_2\!-\!CH_2 \\
\Big| \quad\quad >\!CH\cdot CHBr\cdot(CH_2)_{11}\cdot CO_2CH_3 & & \Big| \quad\quad >\!C=CH\cdot(CH_2)_{11}\cdot COOH \\
CH_2\!-\!CH_2 & & CH_2\!-\!CH_2 \\
\quad\quad\quad\text{IV} & & \quad\quad\quad\text{V}
\end{array}$$

chaulmoograsäure) überführen ließ. Bei der Synthese der Dihydrohydnocarpussäure wurde durch Einwirkung von Formaldehyd auf Cyclopentylmagnesiumbromid (I) das Cyclopentylcarbinol (VI) und aus diesem das Cyclopentylmethylbromid (VII) erhalten. Letzteres ergab dann mit ϑ-Aldehydononansäuremethyl-

$$\begin{array}{ccc}
CH_2\!-\!CH_2 & CH_2\!-\!CH_2 & CH_2\!-\!CH_2 \\
\Big| \quad >\!CH\cdot CH_2OH & \Big| \quad >\!CH\cdot CH_2Br & \Big| \quad >\!CH\cdot CH_2\cdot CHOH\cdot(CH_2)_8\cdot CO_2CH_3 \\
CH_2\!-\!CH_2 & CH_2\!-\!CH_2 & CH_2\!-\!CH_2 \\
\quad\text{VI} & \quad\text{VII} & \quad\quad\text{VIII}
\end{array}$$

<hr>

[1] Paget, H., J. W. Trevan u. Ä. M. P. Attwood: Internat. J. Leprosy **2**, 149 (1934). — [2] Hinegardner, W. S.: J. amer. chem. Soc. **55**, 2831 (1933). — [3] Dean, A. L., u. R. Wrenshall: Publ. Health Rep. **37**, 1395 (1922). — Dean, A. L., R. Wrenshall u. G. Fujimoto: U. S. Publ. Health Bull. **141**, 24 (1924). — [4] Shriner, R. L., u. R. Adams: Zit. S. 30. — [5] Noller, C. R., u. R. Adams: J. amer. chem. Soc. **48**, 1080 (1926).

ester [$CHO \cdot (CH_2)_8 \cdot CO_2CH_3$; ι-Oxononan-α-carbonsäuremethylester] den Methylester der $\varkappa$-Cyclopentyl-ι-oxyundecansäure (VIII), aus dem sich der Methylester der $\varkappa$-Cyclopentyl-ι-bromundecansäure, und schließlich die $\varkappa$-Cyclopentylundecansäure (= Dihydrohydnocarpussäure) gewinnen ließ. Aus der Bromdihydrochaulmoograsäure stellten dann noch Shriner und Adams durch Herausnahme von HBr neben 5,4% Chaulmoograsäure 94,6% *Isochaulmoograsäure* her, der sie nachstehende Konstitution zuschreiben:

$$\begin{array}{c} CH_2\!-\!CH_2 \\ | \qquad \diagdown \!C \cdot (CH_2)_{12} \cdot COOH \\ CH_2\!-\!CH_2 \end{array}$$

Isochaulmoograsäure

Wie schon Barrowcliff und Power[1] festgestellt haben, wie dann aber durch Perkins[2] bestätigt und ergänzt wurde, entstehen durch Oxydation der Chaulmoograsäure mit Kaliumpermanganat in alkalischer Lösung Glykole der Chaulmoograsäure, die von Perkins als α-Dioxydihydrochaulmoograsäure ($[\alpha]_D = +4,9°$; Schmelzpunkt 106°) und β-Dioxydihydrochaulmoograsäure ($[\alpha]_D = -38,2°$; Schmelzpunkt 85°) bezeichnet werden. Nach seinen Befunden

$$\begin{array}{ccc} \begin{array}{c} CHOH\!-\!CHOH \\ | \qquad \diagdown\! CH \cdot (CH_2)_{12} \cdot COOH \\ CH_2\!-\!\!-\!CH_2 \end{array} & \begin{array}{c} COOH \qquad COOH \\ | \qquad\quad | \\ CH_2\!-\!CH_2 \cdot CH \cdot (CH_2)_{12} \cdot COOH \end{array} & (CH_3)_2C\!\!\diagdown\!\!\begin{array}{c} H \quad CH \cdot (CH_2)_{12} \cdot COOH \\ O\!-\!C\diagdown CH_2 \\ | \qquad | \\ O\!-\!C\!-\!CH_2 \\ H \end{array} \\ I & II & III \end{array}$$

sind die beiden Glykole stereoisomer (vermutlich ω-2,3-Dioxycyclopentantridecansäure; Formel I) und gehen bei weiterer Oxydation in dieselbe Tricarbonsäure (n-Pentadecan-α, γ, α'-tricarbonsäure; Formel II) über. In Aceton gelöst geben die beiden Glykole bei Gegenwart von Spuren Mineralsäure Acetale, nämlich cyclische o-Acetonäther (III), von denen das Acetal des β-Glykols (Siedepunkt 60°; $[\alpha]_D = -10,5°$) schneller hydrolysiert als das des α-Glykols (Siedepunkt 64°; $[\alpha]_D = +28,6°$), wodurch eine Trennung der beiden möglich ist. Barrowcliff und Power geben weiter an, daß bei der Oxydation eines der beiden Glykole der Methylester der Oxyketodihydrochaulmoograsäure (IV)

$$\begin{array}{c} CHOH\!-\!CO \\ | \qquad\quad \diagdown\! CH \cdot (CH_2)_{12} \cdot COOH \\ CH_2\!-\!\!-\!CH_2 \end{array}$$

IV

gebildet werde, und daß dieser bei der Hydrolyse ein Dicarbonsäurelacton gebe. Shriner und Adams[3], sowie Perkins konnten diesen Befund nicht bestätigen; Perkins gibt jedoch an, daß er das Lacton offenbar gefunden habe, daß es aber wohl als ein Nebenprodukt bei der Glykolbildung aufzufassen sei.

Zu erwähnen wäre weiterhin, daß nach Feststellungen von Keimatsu[4] durch Oxydation der Hydnocarpussäure bei niederer Temperatur Dioxyhydnocarpussäure $C_{15}H_{27}(OH)_2COOH$ vom Schmelzpunkt 83° entsteht. Hinsichtlich des Abbaues der Chaulmoograsäure, der Hydnocarpussäure und ihrer Dihydroderivate (sog. modifizierter Curtiusscher Abbau) vgl. Naegeli und Stefanovitsch[5], sowie Naegeli und Vogt-Markus[6] (s. auch Markus[7]). Bemerkenswert

[1] Barrowcliff, M., u. F. B. Power: Zit. S. 10. — [2] Perkins, G. A.: J. amer. chem. Soc. **48**, 1714 (1926). — [3] Shriner, R. L., u. R. Adams: Zit. S. 30. — [4] Keimatsu, S.: Yakugaku Zasshi **1920**, Nr 458. — [5] Naegeli, C., u. G. Stefanovitsch: Helvet. chim. Acta **11**, 609 (1928). — [6] Naegeli, C., u. E. Vogt-Markus: Helvet. chim. Acta **15**, 60 (1932). — [7] Markus, E.: Ein modifizierter Curtiusscher Abbau. Der Abbau der Chaulmoogra- und Hydnocarpussäure und ihrer Dihydroderivate. Inaug.-Diss. Zürich 1931.

ist ferner die von ANDRÉ und JOUATTE[1] (s. auch JOUATTE[2]) mitgeteilte Tatsache, daß im Gegensatz zu den Glyceriden der gesättigten Fettsäuren der Schmelzpunkt des Trichaulmoogrins nicht wenige Grade über dem der Chaulmoograsäure, sondern 23° tiefer liegt (Chaulmoograsäure 68°, Trichaulmoogrin 45°). Weitere Glyceride des Chaulmoograöls (Tri-dihydrochaulmoogrin vom Schmelzpunkt 51°, Tri-dihydrohydnocarpin vom Schmelzpunkt 39,2°, Di-dihydro-chaulmoogrin vom Schmelzpunkt 60,7°) wurden von BÖMER und ENGEL[3] dargestellt.

Außer den Salzen und Estern der Chaulmoogra- und der Hydnocarpussäure, die, worauf hernach (s. S. 51 ff.) zurückzukommen sein wird, zum Teil ausgedehnte klinische Anwendung finden, wurden von einer großen Reihe Autoren (POWER und GORNALL[4], POWER und BARROWCLIFF[5], OSTROMYSSLENSKI und BERGMANN[6], OSTROMYSSLENSKI und PETROW[7], VALENTI[8], KEIMATSU[9], DEAN und WRENSHALL[10], DEAN, WRENSHALL und FUJIMOTO[11], GARDNER[12], PERKINS[13], PERKINS und CRUZ[14], JOSEPH und SUDBOROUGH[15], BENDER und DE WITT[16], NORD und SCHWEITZER[17], HENRY, SHARP und BROWN[18], PERNET, MINVIELLE und POMARET[19] VAN DYKE und ADAMS[20], HERRERA-BATTEKE[21], HERRERA-BATTEKE und WEST[22], DEWAR[23], BARANGER[24], NAEGELI und STEFANOVITSCH[25], NAEGELI und VOGT-MARKUS[26], MARKUS[27], HINEGARDNER und JOHNSON[28], COLE[29], SANTIAGO und WEST[30], DE SANTOS und WEST[31], SANTILLAN und WEST[32], LENDORFF[33], FOURNEAU und BARANGER[34], ANDERSON, EMERSON und LEAKE[35], HUGHES[36], HUGHES und RIDEAL[37], BIROSEL und HUANG[38], NIEDERL und WHITMAN[39],

---

[1] ANDRÉ, E., u. D. JOUATTE: Bull. Soc. chim. France **43**, 347 (1928). — [2] JOUATTE, D.: Zit. S. 7. — [3] BÖMER, A., u. H. ENGEL: Zit. S. 19. — [4] POWER, F. B., u. F. H. GORNALL: Zit. S. 10. — [5] POWER, F. B., u. M. BARROWCLIFF: Zit. S. 10. — [6] OSTROMYSSLENSKI, J., u. A. BERGMANN: J. russ. phys.-chem. Ges. **47**, 318 (1915). — [7] OSTROMYSSLENSKI, J., u. D. PETROW: J. russ. phys.-chem. Ges. **47**, 335 (1915). — [8] VALENTI, A.: Arch. ital. Biol. **66**, 201 (1916) — Arch. Farmacol. sper. **23** (1917); **33**, 108 (1922) — Riforma med. **35**, Nr 46 (1919) — Giorn. Clin. med. **2**, 161 (1921). — [9] KEIMATSU, S.: Zit. S. 18. — [10] DEAN, A. L., u. R. WRENSHALL: J. amer. chem. Soc. **42**, 2626 (1920) — Publ. Health Rep. **36**, 641 (1921); **37**, 1395 (1922) — s. auch R. WRENSHALL u. A. L. DEAN: U. S. Publ. Health Bull. **141**, 12 (1924). — [11] DEAN, A. L., R. WRENSHALL u. G. FUJIMOTO: U. S. Publ. Health Bull. **141**, 24 (1924); **168**, 28 (1927) — J. amer. chem. Soc. **47**, 403 (1925). — [12] GARDNER, H. C. T.: Pharmaceut. J. **55**, 154 (1922). — [13] PERKINS, G. A.: J. Philippine Isl. med. Assoc. **1**, 62 (1921); **5**, 369 (1925) — Philippine J. Sci. **21**, 1 (1922); **24**, 621 (1924) — J. amer. chem. Soc. **48**, 1714 (1926). — [14] PERKINS, G. A., u. A. O. CRUZ: Philippine J. Sci. **23**, 543 (1923) — J. amer. chem. Soc. **49**, 517 u. 1070 (1927) — Monthly Bull. Philippine Health Serv. **6**, 569 (1926). — S. auch G. A. PERKINS, A. O. CRUZ u. M. O. REYES: J. ind. Eng. Chem. **19**, 939 (1927). — [15] JOSEPH, J., u. J. J. SUDBOROUGH: J. Ind. Inst. Sci. **5**, 133 (1923). — [16] BENDER, L., u. L. M. DE WITT: Amer. Rev. Tbc. **9**, 65 (1924). — [17] NORD, F. F., u. G. G. SCHWEITZER: Biochem. Z. **156**, 269 (1925). — [18] HENRY, T. A., T. M. SHARP u. M. BROWN: Biochemic. J. **19**, 518 (1925). — [19] PERNET, J., M. MINVIELLE u. M. POMARET: Bull. Soc. méd. Hôp. Paris **41**, 32 (1925) — La Vie médicale **1926**, Nr 23. — [20] VAN DYKE, R. H., u. R. ADAMS: J. amer. chem. Soc. **48**, 2393 (1926). — [21] HERRERA-BATTEKE, P.: Philippine J. Sci. **32**, 35 (1927). — [22] HERRERA-BATTEKE, P. P., u. A. P. WEST: Philippine J. Sci. **31**, 161 (1926). — [23] DEWAR, M. M.: U. S. Publ. Health Bull. **168**, 31 u. 33 (1927). — [24] BARANGER, P. M.: Französ. Pat. 679041 vom 27. Nov. 1928 [Chem. Abstr. **25**, 970 (1931)]. — [25] NAEGELI, C., u. G. STEFANOVITSCH: Zit. S. 34. — [26] NAEGELI, C., u. E. VOGT-MARKUS: Zit. S. 34. — [27] MARKUS, E.: Zit. S. 34. — [28] HINEGARDNER, W. S., u. T. B. JOHNSON: J. amer. chem. Soc. **51**, 1503 (1929). — [29] COLE, H. J.: Philippine J. Sci. **40**, 499, 503 (1929); **46**, 377 (1931); **47**, 351 (1932) — Leprosy Rev. **2**, 109 (1931) — Internat. J. Leprosy **1**, 159 (1933); **3**, 81 (1935). — [30] SANTIAGO, S., u. A. P. WEST: Philippine J. Sci. **33**, 265 (1927); **35**, 405 (1928). — [31] DE SANTOS, J., u. A. P. WEST: Philippine J. Sci. **38**, 293 u. 445 (1929); **40**, 485 (1929); **41**, 373 (1930); **43**, 409 (1930). — [32] SANTILLAN, P., u. A. P. WEST: Philippine J. Sci. **40**, 493 (1929). — [33] LENDORFF, P.: Inaug.-Diss. Zürich 1931. — [34] FOURNEAU, E., u. P. M. BARANGER: Bull. Soc. chim. France **49**, 1161 (1931). — [35] ANDERSON, H. H., G. A. EMERSON u. C. D. LEAKE: Internat. J. Leprosy **2**, 39 (1934). — [36] HUGHES, A. H.: J. chem. Soc. Lond. **1933**, 338. — [37] HUGHES, A. H., u. E. K. RIDEAL: Proc. roy. Soc. Lond. A **140**, 253 (1933). — [38] BIROSEL, D. M., u. H. L. HUANG: Univ. Philippines Nat. a. Appl. Sci. Bull. **3**, 1 (1933). — [39] NIEDERL, J. B., u. B. WHITMAN: J. amer. chem. Soc. **56**, 1966 (1934).

Hübschmann[1], Bockmühl und Knoll[2], Stefanovič[3], Wagner-Jauregg und Arnold[4] u. a.; s. auch I.G.-Farbenindustrie AG.[5], Gesellsch. f. Chem. Industrie, Basel[6], F. Hoffmann-La Roche u. Co. AG. Basel[7] und Dr. Georg Henning, chem.-pharm. Werk G. m. b. H., Berlin-Tempelhof[8]) noch zahlreiche weitere einfache und komplizierte Derivate der genannten beiden Cyclosäuren dargestellt. Da diese Substanzen mit wenigen später zu erwähnenden Ausnahmen bisher noch nicht auf ihre biologischen Eigenschaften untersucht und auf ihren Heilwert geprüft worden sind, kann von ihrer Aufzählung und Besprechung hier abgesehen werden.

Außer in dem echten Chaulmoograöl (von Taraktogenos kurzii King) sind auch in den Ölen der meisten Hydnocarpusarten Chaulmoogra- und Hydnocarpussäure nachgewiesen worden (vgl. Tab. 3). Die Hydnocarpussäure wird sogar nach den Angaben von Taub[9] am besten und reinsten aus dem Öl von Hydnocarpus laurifolia Sleumer (Hydnocarpus wightiana Blume) über die Methylester gewonnen, die aus fast reinem Hydnocarpusester bestehen. Die chemische Zusammensetzung der einzelnen Hydnocarpusöle, insbesondere ihr Gehalt an optisch aktiven Fettsäuren, ist indessen, wie sich insbesondere aus den Verschiedenheiten des spezifischen Gewichts, der optischen Aktivität, des Schmelzpunktes, der Säure-, Verseifungs- und Jodzahl ergibt, nicht gleichartig (vgl. auch Dean und Wrenshall[10], André[11], Perrot[12], Henry[13]). Im Öl von Hydnocarpus alcalae und ebenso in manchen Oncobeenölen (Caloncoba echinata, Carpotroche brasiliensis) wurde von einigen Autoren zwar Chaulmoograsäure, aber keine Hydnocarpussäure nachgewiesen (Goulding und Akers[14], Brill[15], André[11], Henry[16], Rothe und Surerus[17]); Dias da Silva[18], Kariyone und Hasagawa[19], Paget, Trevan und Attwood[20] sowie Paget[21] konnten allerdings im Sapucainhaöl auch Hydnocarpussäure feststellen (vgl. S. 38). Auffallend ist die außerordentlich geringe optische Aktivität ($+0,7°$) des Öls von Hydnocarpus ovoidea (Perkins, Cruz und Reyes[22]; s. S. 29 und Tabelle 3); sollte sich dieser Befund bei Nachprüfungen bestätigen, so würde dadurch einerseits die Annahme von Merrill[23], daß Hydnocarpus ovoidea mit H. subfalcata identisch ist (s. Tabelle 1), recht unwahrscheinlich, und andererseits könnte das Öl von H. ovoidea nicht mehr zur Gruppe des Chaulmoograöls gerechnet werden.

Bereits Power und Barrowcliff[24] haben besonders auf Grund ihrer Unter-

[1] Hübschmann, K.: Česká Dermat. 15, 154 (1934). — [2] Bockmühl, M., u. R. Knoll: U. S. Patent 1944 542 vom 23. Jan. 1934 — s. auch I.G. Farbenindustrie AG.: DRP. 596594 vom 7. Mai 1934. — [3] Stefanovič, O.: Jugoslav. Pat. 12 733 vom 27. Febr. 1936 [Chem. Zbl. 108 I, 2637 (1937)]. — [4] Wagner-Jauregg, Th., u. H. Arnold: Ber. dtsch. chem. Ges. 70, 1459 (1937). — [5] I.G. Farbenindustrie AG.: Brit. Pat. 311 236 vom 7. Mai 1928 [Chem. Abstr. 24, 920 (1930)]; DRP. 529 811 vom 8. Mai 1928 [Chem. Abstr. 25, 970 (1931)] und 582 390 vom 14. Aug. 1933. — [6] Gesellschaft für Chemische Industrie, Basel: Schweizer Pat. 107776, 107777, 107778, 107 779, 107780, 107 781, 107782 vom 17. Juli 1923 u. 108 846 vom 17. Juli 1923; Zusätze zum Schweizer Pat. 107 202 vom 17. Juli 1923. — [7] F. Hoffmann-La Roche u. Co. AG. Basel: Schweizer Pat. 139326 vom 27. Nov. 1928 [Chem. Abstr. 25, 775 (1931)]. — [8] Dr. Georg Henning, chem.-pharm. Werk G. m. b. H., Berlin-Tempelhof: DRP. 527712 vom 23. Nov. 1929 [Chem. Abstr. 25, 5284 (1931)]. — [9] Taub, L.: Zit. S. 10. — [10] Dean, A. L., u. R. Wrenshall: Zit. S. 11. — [11] André, E.: Zit. S. 18. — [12] Perrot, E.: Zit. S. 7. — [13] Henry, T. A.: Kew Bull. 1926, 17 — Proc. roy. Soc. Med., Sect. trop. Dis. 20, 995 (1927). — [14] Goulding, E., u. N. Ch. Akers: Zit. S. 22. — [15] Brill, H. C.: Philippine J. Sci. 12, 37 (1917). — [16] Henry, T. A.: Proc. roy. Soc. Med., Sect. trop. Dis. 20, 995 (1927). — [17] Rothe, O., u. D. Surerus: Rev. Soc. brasileira Chim. 2, 358 (1931). — [18] Dias da Silva, R. A.: Rev. brasileira Med. e Pharm. 2, 627 (1926). — [19] Kariyone, T., u. Y. Hasagawa: Jagugaku Zasshi 54, 28 (1934). — [20] Paget, H., J. W. Trevan u. A. M. P. Attwood: Zit. S. 22. — [21] Paget, H.: J. chem. Soc. Lond. 1937, 955. — [22] Perkins, G. A., A. O. Cruz u. M. O. Reyes: J. Ind. Eng. Chem. 19, 939 (1927). — [23] Merrill, E. D.: Zit. S. 18. — [24] Power, F. B., u. M. Barrowcliff: J. chem. Soc. Lond. 87, 884 (1905).

suchung des Öls von Hydnocarpus wightiana mit der Möglichkeit gerechnet, daß die optische Aktivität des Chaulmoograöls und der ihm nahestehenden Öle anderer Flacourtiaceenarten nicht ausschließlich durch ihren Gehalt an den genannten beiden cyclischen Fettsäuren bedingt ist, daß vielmehr noch niedere Homologe der Chaulmoograsäure (z. B. $C_{14}H_{24}O_2$) in den Ölen vorhanden sein können. Wenn auch die Isolierung eines oder mehrerer solcher niederen Homologen bisher noch nicht gelungen ist, so sprechen doch die Untersuchungsergebnisse verschiedener Autoren (LENDRICH, KOCH und SCHWARZ[1], WARREN[2], ANDRÉ[3], COLE[4]) dafür, daß die Annahmen von POWER und BARROWCLIFF zu Recht besteht. So zeigte sich in den Versuchen von ANDRÉ bei Anwendung gewisser organischer Lösungsmittel, welche eine Trennung der Öle in flüssige und feste Bestandteile erlauben, daß auch die flüssigen Fraktionen das polarisierte Licht meist in erheblichem Grade zu drehen vermögen, trotzdem die Glyceride der Chaulmoogra- und der Hydnocarpussäure ausschließlich in den festen Partien enthalten sind. Nach der Meinung von ANDRÉ deutet diese Beobachtung darauf hin, daß in den betreffenden Ölen neben diesen beiden noch andere Fettsäuren enthalten sind, die wohl ebenfalls Derivate des Cyclopentans darstellen, deren Glyceride aber in die flüssigen Fraktionen übergehen (vgl. auch Tabelle 4).

Eine solche flüssige ungesättigte Cyclofettsäure, die aber anscheinend einer anderen Reihe als die Chaulmoogra- und die Hydnocarpussäure angehört, glauben ANDRÉ und JOUATTE[5] (s. auch JOUATTE[6]) im Öl von Caloncoba echinata („Gorliöl"; s. Tabelle 2), das nach ihren eigenen Befunden 75—80%, und nach den früheren Feststellungen von GOULDING und AKERS[7] 87,5% Chaulmoograsäure, aber ähnlich wie das Öl von Hydnocarpus alcalae (s. Tabelle 3) keine Hydnocarpussäure enthält, nachgewiesen zu haben. Außer etwa 10% erstmals festgestellter Palmitinsäure fanden sich in dem Öl nämlich noch 10—12% einer farblosen, an der Luft schnell bräunenden flüssigen Säure mit nachstehenden Konstanten: Spezifisches Gewicht 0,9364; Brechungsindex 1,4783; $[\alpha]_D = +50,3°$; Sättigungszahl 199,5; Jodzahl 169,6. Auf Grund ihrer Befunde nehmen die beiden Autoren an, daß diese von ihnen als *Gorlisäure* bezeichnete Fettsäure die Bruttoformel $C_{18}H_{30}O_2$ aufweist und vielleicht mit einer schon früher von WRENSHALL und DEAN[8] aus einer Probe von Chaulmoograöl des Handels isolierten und als *Taraktogenossäure* bezeichneten Fettsäure (Schmelzpunkt 164°; $[\alpha]_D = +53,1°$; Jodzahl 168,3; vgl. auch PADUA[9]) identisch oder nahe verwandt ist. Vermutlich ist sie auch mit der neuerdings von PAGET (s. S. 39) im Sapucainhaöl nachgewiesenen *Dehydrochaulmoograsäure* zu identifizieren. ANDRÉ und JOUATTE sind der Ansicht, daß die Gorlisäure, die sich von der Chaulmoograsäure also nur durch einen Mindergehalt von 2 H-Atomen unterscheidet, einen Ring und wahrscheinlich 2 Doppelbindungen enthält, deren eine wie bei der Chaulmoograsäure im Ringanteil des Moleküls und deren andere in der Seitenkette liegt:

$$
\begin{array}{c}
CH = CH \\
| \qquad \;\;\; \diagdown \\
| \qquad \qquad CH \cdot (CH_2)_x \cdot CH = CH \cdot (CH_2)_y \cdot COOH \\
| \qquad \;\;\; \diagup \\
CH_2 - CH_2
\end{array}
$$

Gorlisäure $(x + y = 10)$

---

[1] LENDRICH, K., E. KOCH u. L. SCHWARZ: Z. Unters. Nahrgsmitt. usw. **22**, 441 (1911). — [2] WARREN, L. E.: J. amer. pharmaceut. Assoc. **10**, 510 (1921). — [3] ANDRÉ, E.: Zit. S. 18. — [4] COLE, H. J.: Philippine J. Sci. **40**, 499 (1929). — [5] ANDRÉ, E., u. D. JOUATTE: Zit. S. 35. — [6] JOUATTE, D.: Zit. S. 7. — [7] GOULDING, E., u. N. CH. AKERS: Zit. S. 22 — s. auch Bull. Imper. Inst. **11**, 439 (1913). — [8] WRENSHALL, R., u. A. L. DEAN: U. S. Publ. Health Bull. **141**, 12 (1924). — [9] PADUA, R. G.: Monthly Bull. Philippine Health Serv. **2**, 105 (1922).

Zu erwähnen wäre hier noch, daß André und Jouatte einige Derivate und Salze der Gorlisäure, nämlich das Amid, das Diäthylamid, das gorlisaure Hydroxylamin, sowie das Lithium-, Barium-, Magnesium- und Kupfersalz dargestellt haben. Nur das Lithiumsalz und das Amid ließen sich in krystallisierter Form gewinnen. Eine Erprobung der reinen Gorlisäure auf ihren Heilwert bei Lepra ist, wie schon hier erwähnt sei, anscheinend noch nicht erfolgt.

In dem südamerikanischen Sapucainhaöl (von Carpotroche brasiliensis) wurden schon im Jahre 1866 durch Peckolt[1] neben zwei optisch nicht aktiven Säuren [der Carpotrocholeinsäure (32%) von bisher nicht näher bekannter Konstitution, sowie der Palmitinsäure (12%)] zwei optisch aktive ungesättigte Fettsäuren, die er als *Carpotrocha-* (25%) und als *Carpotrochinsäure* (31%) bezeichnete, und ein mit dem Namen Carpotrochin belegtes Alkaloid festgestellt. Nach den Angaben von Machado[2] (s. auch Pierini[3]) sollen die Carpotrochasäure (Acidum carpotrochicum) $C_{11}H_{18}O_2$ und die Carpotrochinsäure (Acidum carpotrochinicum) $C_{10}H_{16}O_2$, die er in reiner Form dargestellt zu haben glaubte, derselben Reihe wie die Chaulmoogra- und die Hydnocarpussäure angehören, aber wesentlich kürzere Seitenketten als diese aufweisen (vgl. auch Tabelle 4):

$$\begin{array}{cc}
\begin{array}{l}\mathrm{CH{=}CH}\\ \quad\diagdown\mathrm{CH\cdot(CH_2)_4\cdot COOH}\\ \mathrm{CH_2{-}CH_2}\end{array} &
\begin{array}{l}\mathrm{CH{=}CH}\\ \quad\diagdown\mathrm{CH\cdot(CH_2)_5\cdot COOH}\\ \mathrm{CH_2{-}CH_2}\end{array}\\[4pt]
\text{Carpotrochinsäure ?} & \text{Carpotrochasäure ?}
\end{array}$$

Der Schmelzpunkt der Carpotrochasäure liegt nach Machado bei 26°; ihr Drehungsindex $([\alpha])_D$ beträgt $+54°$, ihre Jodzahl 139,2 und ihre Sättigungszahl 128,2, während die Carpotrochinsäure schon bei 18° schmelzen, ein Drehungsvermögen $[\alpha]_D = +69,4°$, eine Jodzahl von 150,4 und eine Sättigungszahl von 168,3 aufweisen soll.

Im Gegensatz zu diesen Angaben von Machado steht nun aber Dias da Silva[4] auf Grund seiner Untersuchungen auf dem Standpunkt, daß es sich bei den von Peckolt beschriebenen Fettsäuren nicht um einheitliche Substanzen, sondern um Fettsäuregemische von verschiedener Zusammensetzung handelte, in denen vor allem Chaulmoogra- und Hydnocarpussäure in wechselnden Mengen enthalten waren. Auf dem Gehalt der Mischungen an diesen beiden Säuren beruht nach Dias da Silva ihre optische Aktivität und ihre von Machado festgestellte Wirkung auf säurefeste Bacillen. Die Angabe von Dias da Silva, daß im Sapucainhaöl ebenso wie im Chaulmoograöl Chaulmoogra- und Hydnocarpussäure enthalten sind und anscheinend die wirksamen Bestandteile darstellen, wurde in der Folgezeit dann noch von Rothe und Surerus[5], die aus dem Öl von Carpotroche brasiliensis beträchtliche Mengen von Chaulmoograsäure isolieren konnten und deren Identität mit der Carpotrochasäure von Peckolt für wahrscheinlich halten, von Kariyone und Hasagawa[6], von Paget, Trevan und Attwood[7], nach deren Befunden nahezu 60% der Gesamtfettsäuren des Sapucainhaöls aus Chaulmoogra- und Hydnocarpussäure bestehen, sowie von Paget[8] bestätigt (vgl. S. 36).

[1] Peckolt, T.: Z. österr. Apothekervereins 4, 100, 141 (1866) — Ber. dtsch. pharmaz. Ges. 9, 43, 73, 162, 222, 326 (1899). — [2] Machado, A.: Brazil Medico 40 I, 275 (1926) — Ann. Soc. med. e cir. do Rio de Janeiro 40, 189 (1926) — Em torno da therapeutica da lepra. Minas: Leopoldina 1931 — Rev. de Leprol. de S. Paulo 1, 130 (1934). — [3] Pierini, L. E.: Semana méd. 35, 1122 u. 1183 (1928). — [4] Dias da Silva, R. A.: Rev. brasileira Med. e Pharm. 2, 399, 627 (1926). — [5] Rothe, O., u. D. Surerus: Zit. S. 22. — [6] Kariyone, T., u. Y. Hasagawa: Zit. S. 22. — [7] Paget, H., J. W. Trevan u. A. M. P. Attwood: Zit. S. 22. — [8] Paget, H.: Zit. S. 36.

Neuerdings gelang es PAGET[1], im Sapucainhaöl mittels fraktionierter Krystallisation und auf dem Wege über die in Aceton und Äther verschieden löslichen Kupfersalze einige flüssige Fettsäuren, nämlich die *Ketochaulmoograsäure* $C_{18}H_{30}O_3$ (Schmelzpunkt 116°), die *Ketohydnocarpussäure* $C_{16}H_{26}O_3$ (Schmelzpunkt 108°)

$$CO\!-\!CH$$
$$\qquad\qquad \rangle C \cdot (CH_2)_{12} \cdot COOH$$
$$CH_2\!-\!CH_2$$

Ketochaulmoograsäure

$$CH\!=\!CH$$
$$\qquad\qquad \rangle CH \cdot (CH_2)_6 \cdot CH = CH \cdot (CH_2)_4 \cdot COOH$$
$$CH_2\!-\!CH_2$$

Dehydrochaulmoograsäure

und die *Dehydrochaulmoograsäure* $C_{18}H_{30}O_2$ nachzuweisen. Die erste der beiden isolierten, optisch nicht aktiven Ketosäuren gab bei katalytischer Hydrogenierung ein Gemisch von Dihydrochaulmoograsäure (s. Formel S. 33) und einer Dihydroketosäure, und bei Oxydation große Mengen der γ-Keto-n-pentadecan-α,α'-dicarbonsäure (s. Formel VI auf S. 32); PAGET nimmt deshalb an, daß die Autooxydation der Chaulmoograsäure über ein bis jetzt noch nicht isoliertes Ketol (s. folgende Formel) und die Ketochaulmoograsäure zur γ-Keto-n-pentadecan-

$$CO\!-\!CH(OH)$$
$$\qquad\qquad \rangle CH \cdot (CH_2)_{12} \cdot COOH$$
$$CH_2\!-\!CH_2$$

Ketooxydihydrochaulmoograsäure

α,α'-dicarbonsäure erfolgt. Die Dehydrochaulmoograsäure $C_{18}H_{30}O_2$, deren Isolierung bis jetzt noch nicht gelang, ist allem Anschein nach mit der oben (S. 37) erwähnten Taraktogenossäure, die von WRENSHALL und DEAN aus Chaulmoograöl erhalten wurde, und der von ANDRÉ und JOUATTE aus dem Gorliöl isolierten Gorlisäure identisch.

Die nach Abtrennung der Ketochaulmoograsäure und der Ketohydnocarpussäure aus der flüssigen Fraktion des Sapucainhaöls verbliebenen Fettsäuren ließen sich nach den Befunden von PAGET leicht hydrogenieren und lieferten dabei Dihydrochaulmoograsäure und wegen ihres Ölsäureanteils auch Stearinsäure. Bei der Oxydation der Säuren mittels Kaliumpermanganat entstand außer Dioxystearinsäure (aus Ölsäure) noch eine von PAGET als Tetraoxydihydrochaulmoograsäure angesehene linksdrehende wasserlösliche Säure (Schmelzpunkt 111—113°; $[\alpha]_D = -17,9°$), die offenbar in mehreren stereoisomeren

$$CH(OH)\!-\!CH(OH)$$
$$\qquad\qquad \rangle CH \cdot (CH_2)_6 \cdot (CH[OH])_2 \cdot (CH_2)_4 \cdot COOH$$
$$CH_2\!-\!\!-\!\!-CH_2$$

Tetraoxydihydrochaulmoograsäure

Formen auftritt und durch das Chromsäuregemisch von BECKMANN rasch zu Adipinsäure [$COOH \cdot (CH_2)_4 \cdot COOH$] und n-Nonan-$\alpha,\alpha',\gamma$-tricarbonsäure [$COOH \cdot (CH_2)_2 \cdot CH(COOH) \cdot (CH_2)_6 \cdot COOH$] oxydiert wird. Außerdem ist in der Fraktion der flüssigen Fettsäuren des Sapucainhaöls aber offenbar noch eine Dehydroisochaulmoograsäure (vgl. die Formel der Isochaulmoograsäure auf S. 34) enthalten, da in dem Oxydationsgemisch auch noch das Semicarbazon $C_{13}H_{23}O_5N_3$ einer Ketosäure nachzuweisen war, die wahrscheinlich als δ-Keto-n-decan-α,ω-dicarbonsäure [$COOH \cdot (CH_2)_3 \cdot CO \cdot (CH_2)_6 \cdot COOH$] anzusehen ist.

Nach den Befunden von PAGET bestehen die Fettsäuren des Sapucainhaöls zu 65—70% aus Chaulmoogra-, Hydnocarpus- und Palmitinsäure, zu 4% aus Ölsäure, zu 9% aus Dehydrochaulmoograsäure, zu 4% aus Ketochaulmoogra- und Ketohydnocarpussäure und zu 9% aus Teersäuren. PAGET nimmt an, daß auch die Hydnocarpusöle ähnlich zusammengesetzt sind.

---

[1] PAGET, H.: Zit. S. 36.

Außer den optisch aktiven ungesättigten Fettsäuren, die in den verschiedenen Flacourtiaceenölen bis zu 95% der Gesamtfettsäuren ausmachen, finden sich darin noch wechselnde Mengen zahlreicher acyclischer normaler Fettsäuren (Laurin-, Myristin-, Stearin-, Palmitinsäure u. a.). Hashimoto[1] konnte im Chaulmoograöl (von Taraktogenos kurzii) ferner unter anderem zwei optisch inaktive Fettsäuren: die Taraktogenossäure[2] $C_{36}H_{60}O_6$ (Schmelzpunkt 113,5°; Jodzahl 42,51) und die Isogadoleinsäure $C_{20}H_{38}O_2$ (Schmelzpunkt 65,5°—66°; Jodzahl 78,13) nachweisen; außerdem glaubt er, in dem genannten Öl neben harzigen Stoffen noch Arachinsäure $C_{20}H_{40}O_2$, sowie zwei andere feste Säuren und eine lactonähnliche Substanz $C_{18}H_{32}O_2$ (Schmelzpunkt —11,6°) aufgefunden zu haben.

Nach den Angaben von Stévenel[3] findet sich in den therapeutisch wirksamen Flacourtiaceenölen (Hydnocarpus anthelmintica, H. laurifolia s. wightiana u. a., doch nicht im Öl von H. saigonensis) eine aus der Samenschale, nicht aus dem eigentlichen Kern stammende, für Eidechsen und Frösche sehr giftige, für Warmblüter dagegen fast unschädliche Substanz, die er zuerst für ein Alkaloid hielt, jetzt aber als ein den Phytosterinen nahestehendes Lipoid ansieht (vgl. S. 79). Nach den Befunden von Uchida[4] enthält das Chaulmoograöl 0,144% Cholesterin (Lebertran enthält 0,7% und Olivenöl 0,115% Cholesterin). Derselbe Autor hat im Chaulmoograöl sodann noch Vitamin A (Uchida[5]) und Vitamin B (Uchida und Kotsuka[6]) nachgewiesen. Das Vorkommen von Vitamin B im Chaulmoograöl wurde von Otsuka und Kawasome[7] durch Versuche an Tauben bestätigt, dagegen konnte Koiwa[8] Vitamin A im Chaulmoograöl nicht feststellen.

Weiter kommen im Chaulmoograöl und in den anderen ihm nahestehenden Flacourtiaceenölen auch noch *lactonähnliche Substanzen* (Hashimoto[9], Paget, Trevan und Attwood[10]), sowie Glykoside vor, die Blausäure abspalten und dadurch zu Vergiftungen führen können (Chatel[11], Desprez[12], Henry[13], Perrot[14], Peirier[15] u. a.). Derartige Cyanglykoside wurden unter anderem im Öl von Taraktogenos kurzii, von Hydnocarpus anthelmintica und von Hydnocarpus venenata, sowie von Caloncoba glauca nachgewiesen (vgl. S. 79). Daß nach den Befunden von Paget, Trevan und Attwood[10] nicht reizend wirkende Äthylester der krystallinischen Säurefraktion des Sapucainhaöls (Chaulmoogra-, Hydnocarpus- und Palmitinsäure) durch längere Bestrahlung (Sonnenlicht) sich zum Teil in Lactonkörper umwandeln, wurde bereits oben (s. S. 33) kurz angedeutet. Über das Auftreten eines Dicarbonsäurelactons bei der Oxydation der Chaulmoograsäure (Barrowcliff und Power[16], Perkins[17]) wurde ebenfalls schon oben (s. S. 34) berichtet.

Während man sich früher darauf beschränkt hatte, die in den verschiedenen Flacourtiaceenölen enthaltenen und als Träger der therapeutischen Wirksamkeit angesehenen cyclischen Fettsäuren in Form ihrer Salze oder Ester von den übrigen, vermutlich therapeutisch wertlosen Bestandteilen zu trennen, wird seit einer

[1] Hashimoto, T.: J. amer. chem. Soc. **47**, 2325 (1925); **49**, 1119 (1927). — [2] Nicht zu verwechseln mit der oben (s. S. 37) erwähnten, von Wrenshall und Dean isolierten Taraktogenossäure. — [3] Stévenel, L.: Bull. Soc. Path. exot. Paris **17**, 108 (1924); **22**, 338 (1929). — [4] Uchida, M.: Hifuka Hinyôka Zasshi **27**, Nr 5 (1927). — [5] Uchida, M.: Hifuka Hinyôka Zasshi **30**, Nr 5 (1930) — La Lepro **3**, 63 (1932). — [6] Uchida, M., u. R. Kotsuka: La Lepro **5**, 54 (1934). — [7] Otsuka, R., u. N. Kawasome: 8. Tagung der japan. Gesellsch. für Lepraforschung, Osaka, Nov. 1935. — [8] Koiwa, N.: 8. Tagung der japan. Gesellsch. für Lepraforschung, Osaka, Nov. 1935. — [9] Hashimoto, T.: S. Fußnote 1. — [10] Paget, H., J. W. Trevan u. A. M. P. Attwood: Zit. S. 22. — [11] Chatel, R.: Zit. S. 4. — [12] Desprez, G.: Zit. S. 3. — [13] Henry, T. A.: Kew Bull. **1926**, 17. — [14] Perrot, E.: Bull. Sci. pharmacol. **35**, 260 (1928) — Quart. J. Pharm. **1**, 233 (1929). — [15] Peirier: J. Pharmacie [8] **10**, 124 (1929). — [16] Barrowcliff, M., u. F. B. Power: Zit. S. 10. — [17] Perkins, G. A.: Zit. S. 34.

Reihe von Jahren von mehreren Autoren versucht, die Chaulmoogra- und die
Hydnocarpussäure sowie deren niedere und höhere Homologen auch auf synthe-
tischem Wege darzustellen und durch chemische Modellierung dieser Substanzen
sowie durch Synthese sonstiger ähnlich gebauter Verbindungen zu maximal
wirksamen Heilmitteln gegen die Lepra zu gelangen. Daß PERKINS und CRUZ
die Synthese der Chaulmoograsäure erfolgreich durchgeführt haben, daß aber
die Bemühungen, auch die Hydnocarpussäure synthetisch darzustellen, bis
jetzt negativ verlaufen sind, wurde bereits oben (s. S. 32) erwähnt. Dagegen
gelang es vor allem ROGER ADAMS und seinen Mitarbeitern, eine Reihe weiterer
hierher gehöriger Fettsäuren zu synthetisieren, die hier kurz besprochen werden
sollen.

Zunächst wären hier einige niedere und höhere Homologe der Chaulmoogra-
und der Hydnocarpussäure, nämlich die *Chaulmoogrylessigsäure* (VAN DYKE und
ADAMS[1]), die *Homochaulmoogra-* und die *Homohydnocarpussäure* (SACKS und
ADAMS[2]) und die dl-Δ^2-*Cyclopentenylessigsäure* (NOLLER und ADAMS[3]) zu erwähnen (vgl. auch Tabelle 4).

Die Chaulmoogrylessigsäure wurde durch Reduktion des Chaulmoograsäure-
äthylesters zu Chaulmoogrylalkohol und daraus über das Bromid durch eine

$$\begin{array}{c} CH{=}CH \\ | \qquad\quad >CH \cdot (CH_2)_{14} \cdot COOH \\ CH_2{-}CH_2 \end{array}$$
Chaulmoogrylessigsäure

$$\begin{array}{c} CH{=}CH \\ | \qquad\quad >CH \cdot CH_2 \cdot COOH \\ CH_2{-}CH_2 \end{array}$$
Δ^2-Cyclopentenylessigsäure

$$\begin{array}{c} CH{=}CH \\ | \qquad\quad >CH \cdot (CH_2)_{11} \cdot COOH \\ CH_2{-}CH_2 \end{array}$$
Homohydnocarpussäure

$$\begin{array}{c} CH{=}CH \\ | \qquad\quad >CH \cdot (CH_2)_{13} \cdot COOH \\ CH_2{-}CH_2 \end{array}$$
Homochaulmoograsäure

Malonsäureester-Synthese gewonnen und weist einen Schmelzpunkt von 72—73°
und ein Drehungsvermögen $[\alpha]_D = 43{,}34°$ auf. Bei der Darstellung der Homochaulmoograsäure (Schmelzpunkt 66—67°, $[\alpha]_D = +54°$) und der Homohydnocarpussäure (Schmelzpunkt 56—57°; $[\alpha]_D = +56{,}7°$) wurde der Chaul-
moogryl- bzw. Hydnocarpylalkohol über das Bromid in das Chaulmoogryl-
bzw. Hydnocarpylcyanid übergeführt, aus denen dann mittels Natronlauge die
gesuchten beiden Säuren erhalten wurden:

$$\begin{array}{c} CH{=}CH \\ | \qquad\quad >CH \cdot (CH_2)_{12} \cdot CO_2 \cdot C_2H_5 \\ CH_2{-}CH_2 \end{array} \rightarrow \begin{array}{c} CH{=}CH \\ | \qquad\quad >CH \cdot (CH_2)_{12} \cdot CH_2OH \\ CH_2{-}CH_2 \end{array} \rightarrow \begin{array}{c} CH{=}CH \\ | \qquad\quad >CH \cdot (CH_2)_{12} \cdot CH_2Br \\ CH_2{-}CH_2 \end{array} \rightarrow$$
Chaulmoograsäureäthylester   Chaulmoogrylalkohol   Chaulmoogrylbromid

$$\begin{array}{c} CH{=}CH \\ | \qquad\quad >CH \cdot (CH_2)_{12} \cdot CH_2CN \\ CH_2{-}CH_2 \end{array} \qquad \begin{array}{c} CH{=}CH \\ | \qquad\quad >CH \cdot (CH_2)_{13} \cdot NH_2 \\ CH_2{-}CH_2 \end{array} \qquad \begin{array}{c} CH{=}CH \\ | \qquad\quad >CH \cdot (CH_2)_{13} \cdot N(C_2H_5)_2 \\ CH_2{-}CH_2 \end{array}$$
Chaulmoogrylcyanid   Chaulmoogrylamin   Chaulmoogryldiäthylamin

Durch Kondensation des Chaulmoogrylbromids mit Phthalimidkalium und
Hydrolyse wurde das Chaulmoogrylaminchlorhydrat (Schmelzpunkt 114°;
$[\alpha]_D = +44{,}2°$) und durch Kondensation des Chaulmoogrylbromids mit Diäthyl-
amin das Chaulmoogryldiäthylamin (Schmelzpunkt 99°; $[\alpha]_D = +34{,}5°$) dargestellt.

[1] VAN DYKE, R. H., u. R. ADAMS: J. amer. chem. Soc. **48**, 2393 (1926). — [2] SACKS,
J., u. R. ADAMS: J. amer. chem. Soc. **48**, 2395 (1926). — [3] NOLLER, C. R., u. R. ADAMS:
J. amer. chem. Soc. **48**, 2444 (1926).

Tabelle 4. Übersicht über die bisher aus Flacourtiaceenölen isolierten Cyclofettsäuren und ihre synthetisch dargestellten Homologen.

Gruppe	Summen-formel	Bezeichnungen der Säuren	Konstitution	Autoren	Beschrieben auf Seite	Sicher-gestellt
$C_nH_{2n-4}O_2$	$C_7H_{10}O_2$	Δ^2-Cyclopentenylessigsäure	$-CH_2 \cdot COOH$	NOLLER u. ADAMS	43	ja
	$C_{10}H_{16}O_2$	Carpotrochinsäure	$-(CH_2)_4 \cdot COOH$	MACHADO	38	nein
	$C_{11}H_{18}O_2$	Carpotrochasäure	$-(CH_2)_5 \cdot COOH$	MACHADO	38	nein
	$C_{14}H_{24}O_2$	—	$-(CH_2)_8 \cdot COOH$	POWER u. BARROWCLIFF	37	nein
	$C_{16}H_{28}O_2$	Hydnocarpussäure	$-(CH_2)_{10} \cdot COOH$	POWER u. Mitarbeiter	30	ja
	$C_{17}H_{30}O_2$	Homohydnocarpussäure	$-(CH_2)_{11} \cdot COOH$	SACKS u. ADAMS	41	ja
	$C_{18}H_{32}O_2$	Chaulmoograsäure	$-(CH_2)_{12} \cdot COOH$	POWER u. Mitarbeiter u. a.	30	ja
	$C_{19}H_{34}O_2$	Homochaulmoograsäure	$-(CH_2)_{13} \cdot COOH$	SACKS u. ADAMS	41	ja
	$C_{20}H_{36}O_2$	Chaulmoogrylessigsäure	$-(CH_2)_{14} \cdot COOH$	VAN DYKE u. ADAMS	41	ja
$C_nH_{2n-6}O_2$	$C_{18}H_{30}O_2$	Gorlisäure Taraktogenossäure	$-(CH_2)_x \cdot CH = CH \cdot (CH_2)_y \cdot COOH$ $(x + y = 10)$	ANDRÉ u. JOUATTE WRENSHALL u. DEAN	37	nein
		Dehydrochaulmoograsäure	$-(CH_2)_6 \cdot CH = CH \cdot (CH_2)_4 \cdot COOH$	PAGET	39	ja

Die von NOLLER und ADAMS ausgeführte Synthese der dl-Δ^2-Cyclopentenylessigsäure geht vom Cyclopentadien (I) aus, das mit trockenem Chlorwasserstoff das Δ^2-Cyclopentenylchlorid (II) gibt; dieses läßt sich dann mit Malonsäureester zu Δ^2-Cyclopentenylmalonsäureester (III) kondensieren, der durch Verseifung

$$
\begin{array}{ccccc}
\mathrm{CH{-}CH} & & \mathrm{CH{=}CH} & & \mathrm{CH{=}CH} \\
\|\quad\ \ \mathrm{CH} \rightarrow & & \quad\ \ \mathrm{CHCl} \rightarrow & & \ \ \mathrm{CH\cdot CH(CO_2C_2H_5)_2} \rightarrow \\
\mathrm{CH{-}CH_2} & & \mathrm{CH_2{-}CH_2} & & \mathrm{CH_2{-}CH_2} \\
\mathrm{I} & & \mathrm{II} & & \mathrm{III}
\end{array}
$$

$$
\begin{array}{ccccc}
\mathrm{CH{=}CH} & & \mathrm{CH{=}CH} & & \mathrm{CH{=}CH} \\
\ \ \mathrm{CH\cdot CH_2COOH} \rightarrow & & \ \ \mathrm{CH\cdot CH_2CO_2C_2H_5} \rightarrow & & \ \ \mathrm{CH\cdot CH_2CH_2OH} \\
\mathrm{CH_2{-}CH_2} & & \mathrm{CH_2{-}CH_2} & & \mathrm{CH_2{-}CH_2} \\
\mathrm{IV} & & \mathrm{V} & & \mathrm{VI}
\end{array}
$$

und anschließendes vorsichtiges Erhitzen unter Abspaltung von Kohlendioxyd die dl-Δ^2-Cyclopentenylessigsäure (IV; Siedepunkt 94—95° bei 3 mm) liefert. Der Äthylester dieser Säure (V) läßt sich mittels metallischen Natriums und Alkohol in das Δ^2-Cyclopentenyläthanol (VI) überführen.

Nachdem, wie bereits erwähnt (s. S. 31), PERKINS und CRUZ[1] eine Anzahl von Δ^2-Cyclopentenylalkylessigsäuren des nachstehenden Typus mit kürzeren Seitenketten (R: Äthyl, n-Propyl, n-Butyl, Allyl) dargestellt hatten, wurden von ARVIN und ADAMS[2] die entsprechenden Säuren mit höheren Alkylresten

$$
\begin{array}{cc}
\mathrm{CH{=}CH}\quad\mathrm{COOH} & \mathrm{CH{=}CH}\quad\mathrm{COOH} \\
\ \ \mathrm{CH\cdot CH\cdot R} & \ \ \mathrm{CH\cdot(CH_2)_2\cdot CH\cdot R} \\
\mathrm{CH_2{-}CH_2} & \mathrm{CH_2{-}CH_2}
\end{array}
$$

Δ^2-Cyclopentenylalkylessigsäuren Δ^2-Cyclopentenyläthylalkylessigsäuren
(R: Äthyl bis n-Lauryl)   (R: n-Hexyl bis n-Lauryl)

(R: n-Amyl bis n-Lauryl), sowie zahlreiche Δ^2-Cyclopentenyläthylalkylessigsäuren (R: n-Hexyl bis n-Lauryl) synthetisiert. Ferner haben YOHE und ADAMS[3] eine Anzahl von *Cyclopentylalkylessigsäuren* (R: n-Heptyl bis n-Undecyl) und von *β-Cyclopentyläthylalkylessigsäuren* (R: Äthyl bis n-Oktyl), denen also die

$$
\begin{array}{cc}
\mathrm{CH_2{-}CH_2}\quad\mathrm{COOH} & \mathrm{CH_2{-}CH_2}\quad\mathrm{COOH} \\
\ \ \mathrm{CH\cdot CH\cdot R} & \ \ \mathrm{CH\cdot(CH_2)_2\cdot CH\cdot R} \\
\mathrm{CH_2{-}CH_2} & \mathrm{CH_2{-}CH_2}
\end{array}
$$

Cyclopentylalkylessigsäuren   β-Cyclopentyläthylalkylessigsäuren
(R: n-Heptyl bis n-Undecyl)   (R: Äthyl bis n-Oktyl)

doppelte Bindung in dem Kohlenstoffring fehlt, dargestellt. Außerdem gelang aber dann noch die Synthese zahlreicher Fettsäuren, die an Stelle der Cyclopentenyl- oder Cyclopentylgruppe eine *Cyclohexyl-* (HIERS und ADAMS[4], ADAMS, STANLEY, FORD und PETERSON[5], ADAMS, STANLEY und STEARNS[6], DAVIES und ADAMS[7], COLEMAN[8], COLEMAN und ADAMS[9]), eine *Phenyl-* (STANLEY, COLEMAN,

[1] PERKINS, G. A., u. A. O. CRUZ: J. amer. chem. Soc. **49**, 517 (1927). — [2] ARVIN, J. A., u. R. ADAMS: J. amer. chem. Soc. **49**, 2940 (1927); **50**, 1790 (1928) — s. auch U. S. Pat. 1677123 vom 17. Juli 1928 [Chem. Abstr. **22**, 3266 (1928)] u. U. S. Pat. 1678175 vom 24. Juli 1928 [Chem. Abstr. **22**, 3491 (1928)]. — [3] YOHE, G. R., u. R. ADAMS: J. amer. chem. Soc. **50**, 1503 (1928). — [4] HIERS, G. S., u. R. ADAMS: J. amer. chem. Soc. **48**, 1089 u. 2385 (1926). — [5] ADAMS, R., W. M. STANLEY, S. G. FORD u. W. R. PETERSON: J. amer. chem. Soc. **49**, 2934 (1927). — [6] ADAMS, R., W. M. STANLEY u. H. A. STEARNS: J. amer. chem. Soc. **50**, 1475 (1928). — [7] DAVIES, L. A., u. R. ADAMS: J. amer. chem. Soc. **50**, 2297 (1928). — [8] COLEMAN, G. H.: Dissert. (Ph. D.), University of Illinois, Urbana Ill. 1928. — [9] COLEMAN, G. H., u. R. ADAMS: J. amer. chem. Soc. **54**, 1982 (1932).

Greer, Sacks und Adams[1]), eine *Cyclobutyl-* (Ford und Adams[2]) oder eine *Cyclopropylgruppe* (Arvin und Adams[3]) enthalten, sowie zum Vergleich verschiedener Reihen *acyclischer* gesättigter und ungesättigter Fettsäuren (Dodecyl-, Tridecyl-, Tetradecyl-, Pentadecyl-, Hexadecyl, Heptadecyl-, Oktadecyl- und Nonadecylsäuren, sowie Dialkylessigsäuren) (Stanley, Jay und Adams[4], Browning, Woodrow und Adams[5], Armendt und Adams[6], Greer und Adams[7]).

Bei den vom Cyclohexan sich ableitenden Säuren befindet sich die Carboxylgruppe zum Teil in ω-Stellung, d. h. am Ende der Seitenkette. Zum Teil ist aber

$$H_2C\!\!\underset{CH_2-CH_2}{\overset{CH_2-CH_2}{\diagup\diagdown}}\!\!CH\!-\!(CH_2)_n\cdot COOH \qquad H_2C\!\!\underset{CH_2-CH_2}{\overset{CH_2-CH_2}{\diagup\diagdown}}\!\!CH\!-\!(CH_2)_x\cdot NR_2''\cdot HCl$$

ω-Cyclohexylsäuren (n = 0—12) ω-Cyclohexylalkylamine (x = 2—6; R''= C_2H_5 bis C_4H_9)

eineAlkylessigsäuregruppe direkt am Kern verankert oder mit diesem durch eine oder mehrere CH_2-Gruppen verbunden, so daß die Carboxylgruppe am 2., 3., 4., 5. oder 6. Kohlenstoffatom der Seitenkette erscheint. Im einzelnen wurden demgemäß von R. Adams und seinen Mitarbeitern neben den ω-Cyclohexylsäuren (n = 0—12; Hiers und Adams), hydroxylierten ω-Cyclohexylsäuren [C_6H_{11} $\cdot (CH_2)_2 \cdot CHOH \cdot (CH_2)_7 COOH$; $C_6H_{11} \cdot CHOH \cdot (CH_2)_8 \cdot COOH$; $C_6H_{11} \cdot CHOH$ $\cdot (CH_2)_{11} \cdot COOH$; Coleman], ω-Cyclohexylalkylmalonsäuren [$C_6H_{11}(CH_2)_x \cdot CH$ $\cdot (COOH)_2$; $x = 0$—6; Coleman] und ω-Cyclohexylalkylaminen ($x = 2$—6; R'' = C_2H_5 bis C_4H_9; Coleman und Adams) noch folgende Typen von Cyclohexylsäuren synthetisiert:

Cyclohexylalkylessigsäuren $C_6H_{11} \cdot CH(COOH)R$ (R: Äthyl bis Lauryl) (Adams, Stanley und Stearns),

α-Cyclohexylmethylalkylessigsäuren $C_6H_{11} \cdot CH_2 \cdot CH(COOH)R$ (R: Äthyl bis n-Octyl) (Adams, Stanley und Stearns),

β-Cyclohexyläthylalkylessigsäuren $C_6H_{11} \cdot (CH_2)_2 \cdot CH(COOH)R$ (R: Äthyl bis n-Octyl) (Adams, Stanley, Ford und Peterson),

γ-Cyclohexylpropylalkylessigsäuren $C_6H_{11} \cdot (CH_2)_3 \cdot CH(COOH)R$ (R: Äthyl bis n-Heptyl) (Adams, Stanley, Ford und Peterson),

δ-Cyclohexylbutylalkylessigsäuren $C_6H_{11} \cdot (CH_2)_4 \cdot CH(COOH)R$ (R: Äthyl bis n-Hexyl) (Adams, Stanley, Ford und Peterson),

Di-(cyclohexylalkyl-)essigsäuren, die also 2 Cyclohexylringe im Molekül aufweisen (s. nachstehende Formel; $x = 0$—3, $y = 2$—4; Davies und Adams).

$$H_2C\!\!\underset{H_2C}{\overset{CH_2}{\diagup\diagdown}}\!\!\underset{CH_2}{\overset{CH}{\diagdown\diagup}}\!\!CH\!-\!(CH_2)_x\cdot \underset{COOH}{CH}\cdot (CH_2)_y\!-\!HC\!\!\underset{H_2C}{\overset{CH_2}{\diagup\diagdown}}\!\!\underset{CH_2}{\overset{CH_2}{\diagdown\diagup}}$$

Di-(cyclohexylalkyl-)essigsäuren ($x = 0$—3; $y = 2$—4)

Einen Benzolring enthalten die beiden folgenden, von Martin[1] synthetisierten Typen von Säuren:

Phenylalkylessigsäuren $C_6H_5 \cdot CH(COOH)R$ (R: Pentyl bis Octyl),

Phenyläthylalkylessigsäuren $C_6H_5 \cdot (CH_2)_2 \cdot CH(COOH)R$ (R: Äthyl bis Heptyl).

[1] Stanley, W. M., G. H. Coleman, C. M. Greer, J. Sacks u. R. Adams: J. of Pharmacol. **45**, 121 (1932) — s. auch L. F. Martin: Dissert. (Ph. D.), University of Illinois, Urbana Ill. 1928. — [2] Ford, S. G., u. R. Adams: J. amer. chem. Soc. **52**, 1259 (1930). — [3] Arvin, J. A., u. R. Adams: J. amer. chem. Soc. **50**, 1983 (1928). — [4] Stanley, W. M., M. S. Jay u. R. Adams: J. amer. chem. Soc. **51**, 1261 (1929). — [5] Browning, E., H. W. Woodrow u. R. Adams: J. amer. chem. Soc. **52**, 1281 (1930). — [6] Armendt, B. F., u. R. Adams: J. amer. chem. Soc. **52**, 1289 (1930). — [7] Greer, C. M., u. R. Adams: J. amer. chem. Soc. **52**, 2540 (1930).

Ferner wurde von STANLEY, COLEMAN, GREER, SACKS und ADAMS noch eine Anzahl von Säuren, die einen Benzolring und eine Olefinbindung in der Seitenkette aufwiesen [$C_6H_5 \cdot CH = CH \cdot CH_2 \cdot COOH$; $C_6H_5 \cdot CH = CH \cdot (CH_2)_2 \cdot COOH$; $C_6H_5 \cdot CH_2 \cdot CH = CH \cdot CH_2 \cdot COOH$; $C_6H_5 \cdot (CH_2)_2 \cdot CH = CH \cdot COOH$; $C_6H_5 \cdot CH = CH \cdot CH = CH \cdot COOH$; $C_6H_5 \cdot (CH_2)_4 \cdot COOH$] dargestellt.

Einen aus 4 bzw. aus 3 Kohlenstoffatomen bestehenden Ring weisen schließlich die Cyclobutylmethylalkylessigsäuren (R: n-Octyl bis n-Dodecyl; FORD und

$$\begin{array}{ll} CH_2-CH \cdot CH_2 \cdot CH-R & \\ \ \ |\qquad\quad |\qquad\qquad | & \\ CH_2-CH_2 \qquad\quad COOH & \end{array} \qquad \begin{array}{l} CH_2 \\ \ \ |\!\!>CH \cdot CH_2 \cdot CH \cdot R \\ CH_2 \qquad\qquad\ | \\ \qquad\qquad\quad COOH \end{array}$$

Cyclobutylmethylalkylessigsäuren   Cyclopropylmethylalkylessigsäuren
(R: n-Octyl bis n-Dodecyl)   (R: n-Pentyl bis n-Tetradecyl)

ADAMS) und die Cyclopropylmethylalkylessigsäuren (R: n-Pentyl bis n-Tetradecyl; ARVIN und ADAMS) auf.

Erwähnt sei hier noch, daß neuerdings WAGNER-JAUREGG und ARNOLD[1] eine Reihe von Cycloalkylterpenylessigsäuren (Cyclopentenyl-geranylessigsäure, Cyclopentyl-geranyl-essigsäure, Cyclopentyl-citronellyl-essigsäure, Cyclohexyl-cytronellyl-essigsäure, n-Hexyl-citronellyl-essigsäure) und deren Äthylester, außerdem einige Benzylester solcher disubstituierter Essigsäuren (Cyclopentyl-geranyl-essigsäure-benzylester, Cyclohexyl-citronellyl-essigsäure-benzylester, Cyclopentyl-dihydrocitronellyl-benzylester, Cyclohexyl-n-nonyl-essigsäure-benzylester, Cyclohexyläthyl-n-octyl-essigsäure-benzylester) und Cyclohexylterpenylalkohole dargestellt haben.

Die zahlreichen von PERKINS und CRUZ sowie ADAMS und seinen Mitarbeitern dargestellten Säuren wurden zunächst im Reagensglasversuch auf ihre bacericiden Eigenschaften gegenüber säurefesten Bakterien untersucht (s. S. 69). Bis jetzt wurde eine der dabei als besonders wirksam befundenen synthetischen Fettsäuren, die Di-n-heptylessigsäure $CH_3-(CH_2)_6-CH(COOH)-(CH_2)_6-CH_3$ (vgl. STANLEY, COLEMAN, GREER, SACKS und ADAMS[2]) in Form des Äthylesters experimentell (bei Rattenlepra; s. S. 93 u. 105) und klinisch (bei menschlicher Lepra; s. S. 117) eingehender erprobt (vgl. auch S. 64 u. 123). An einem kleineren Krankenmaterial wurde aber außerdem die Δ_2-Cyclopentenylessigsäure (s. S. 43; als

$$\begin{array}{l} CH = CH \\ \ |\qquad\ \ |\!\!>CH \cdot CH \cdot CH\!\!<\!\!\begin{array}{l}CH = CH\\ \ |\qquad\ \ |\end{array} \\ CH_2-CH_2 \quad\ |\qquad\ CH_2-CH_2 \\ \qquad\qquad\ COONa \end{array}$$

Dicyclopentenylessigsaures Natrium.

Natriumsalz) und das ebenfalls von ADAMS dargestellte dicyclopentenylessigsaure Natrium auf ihren Heilwert bei Lepra klinisch geprüft (LARA[3]; s. S. 117 u. 124).

IV. Therapeutische Anwendung des Chaulmoograöls und der ihm nahestehenden vegetabilischen Fette.

Schon oben (s. S. 9) wurde darauf hingewiesen, daß eine länger dauernde Behandlung lepröser Patienten durch stomachale oder parenterale Anwendung

<hr>

[1] WAGNER-JAUREGG, TH., u. H. ARNOLD: Liebigs Ann. **529**, 274 (1937). — [2] STANLEY, W. M., G. H. COLEMAN, C. M. GREER, J. SACKS u. R. ADAMS: Zit. S. 44 — s. auch U. S. Pat. 1873732 vom 23. Aug. 1932 [Chem. Abstr. **26**, 6072 (1932)]. — [3] LARA, C. B.: Answers to some questions in the questionnaire sent by the League of Nations (Health Organization). Culion Leper Colony o. J. (1930?).

des ungereinigten Chaulmoograöls wegen seiner irritierenden Eigenschaften meist undurchführbar ist, und daß man deshalb auf die verschiedenste Weise versucht hat, durch Ausschaltung dieser gewebsreizenden Wirkungen die Einverleibung größerer Mengen der wirksamen Bestandteile zu ermöglichen. Auf Grund dieser Bestrebungen wurde im Laufe der Jahre eine Reihe von Kombinationen und Präparaten des Chaulmoograöls und der anderen therapeutisch in Frage kommenden Flacourtiaceenöle angegeben und erprobt, die teils durch Ausschaltung der für die Behandlung als wertlos angesehenen, aber entzündungserregend wirkenden Ballaststoffe, teils durch geeignete Zusätze und dergleichen die Verträglichkeit und die Heilwirkung der Pflanzenöle zu steigern suchen.

So hat man das Chaulmoograöl beispielsweise zusammen mit Milch [Bhau Daji (s. bei Boyd[1]), Vinson[2], Young[3], Murrell[4], Hillis[5], Desprez[6], Hallopeau[7], Danlos[8], Patron Espada[9], Dyer[10], Jeanselme[11], Labernadie und Laffitte[12] u. a.], Tee oder Pfefferminztee (Brocq[13]), Chinawein (Desprez[6]), Palmwein (Lenz[14]), Mango- oder Sarsaparillaabkochungen (Meier Flégel[15], Lobo[16]), auch in Lebertran oder Mandelöl (Murrell[4], Editorial im Brit.med.J.[17]), in Eigelb mit Kognak oder Rum (de Azua[18]), ferner in Kombination mit Strychnin (oder Extractum nucis vomicae; Piffard[19], Hopkins[20], Dyer[21], Unna[22], Montel[23], Diaz[24]) oder mit Gerbsäure, die nach Defillo[25] die Nebenerscheinungen von seiten des Magen-Darmkanals verhindern soll, peroral, ferner auch in Form von Klysmen (Hallopeau[7], de Petrini[26], Levy[27]; z. B. in Milch) gegeben. Für innerlichen Gebrauch wurde von de Petrini[26] folgende Zubereitung empfohlen: Ol. Chaulmoograe 1,0, Natr. bicarbon. 2,0, Ol. Menth. pip. gtts V, Aq. Melissae, Tct. Cinnamomi, Tct. Aurantii $\overline{\overline{aa}}$ 15,0; zur Hälfte bei jeder Mahlzeit zu nehmen. Zu nennen ist hier auch noch das von Leboeuf[28] angegebene Gemisch, das aus 925 ccm Chaulmoograöl, 60 ccm Oliven- oder Arachisöl und 15 g Sulfur praecip. besteht und in täglichen Dosen von 1—2 Eßlöffeln per os verabreicht wird. Ferner wurde das Chaulmoograöl schon in Form verschiedenartig zusammengesetzter Pillen und Tabletten (Mouat[29], Marçon[30], Desprez[6], Tashiro[31], Black[32], Valenti[33], Levy[27], Soetopo[34] u. a.), sowie, wie bereits oben (s. S. 9) angedeutet wurde, von manchen Autoren in Gelatine-, Gelodurat- oder Keratinkapseln, die sich erst im Darm auflösen (Murrell[4], Hillis[5], Startin[35], Brocq[13], Savill[36],

[1] Boyd, S.: Zit. S. 6. — [2] Vinson, A.: Arch. Méd. nav. 30, 39 (1878). — [3] Young, D.: Zit. S. 8. — [4] Murrell, W.: Brit. med. J. 1880 II, 844. — [5] Hillis, J. D.: Brit. med. J. 1881 I, 559. — [6] Desprez, G.: Zit. S. 3. — [7] Hallopeau: Lepra (Lpz.) 2, 103 (1902). — [8] Danlos, M.: Ann. de Dermat. [4] 4, 422 (1903) — Bull. génér. Thér. 145, 69 (1903). — [9] Patron Espada, J.: Lepra (Lpz.) 3, 185 (1903). — [10] Dyer, J.: N. Y. med. News 87, 199 (1905) — Lepra (Lpz.) 6, 49 (1906). — [11] Jeanselme, E.: Presse méd. 19, 989 (1911) — Gaz. méd. de Paris 82, 989 (1911) — Lepra (Lpz.) 12, 237 (1912). — [12] Labernadie, V., u. N. Laffitte: Bull. Soc. Path. exot. Paris 20, 710 (1927). — [13] Brocq, L.: Zit. S. 10. — [14] Lenz: Arch. Schiffs- u. Tropenhyg. 13, 365 (1909) — Lepra (Lpz.) 9, 19 (1910). — [15] Meier Flégel, E.: Gac. méd. de Caracas 24, 94 (1917). — [16] Lobo, M. N.: Gac. méd. de Caracas 25, 59 (1918). — [17] Brit. med. J. 1881 I, 475. — [18] de Azua, J.: Lepra (Lpz.) 9, 144 (1910). — [19] Piffard: Brit. med. J. 1887 II, 843. — [20] Hopkins, R.: Lepra (Lpz.) 5, 187 (1905). — [21] Dyer, J.: N. Y. med. News 87, 199 (1905) — Lepra (Lpz.) 6, 49 (1906) — New Orleans med. J. 73, 57 (1920). — [22] Unna, P. G.: Geneesk. Tijdschr. Nederl.-Indië 60, 683 (1920). — [23] Montel, L. R.: Bull. Soc. Path. exot. Paris 4, 48 (1911). — [24] Diaz, J. A.: New Orleans med. J. 73, 33 (1930). — [25] Defillo, F. A.: Presse méd. 34, 363 (1926). — [26] de Petrini: Lepra (Lpz.) 14, 174 (1914). — [27] Levy, D. M.: Nederl. Tijdschr. Geneesk. 69 I, 1422 (1925). — [28] Leboeuf, A.: Bull. Soc. Path. exot. Paris 7, 535 (1914). — [29] Mouat, F. J.: Zit. S. 7. — [30] Marçon: Zit. S. 8. — [31] Tashiro, Y.: Lepra (Lpz.) 3, 65 (1903). — [32] Black, R. S.: S. afric. med. Rec. 1903, 15. Juni — J. trop. Med. 6, 296 (1903) — Lepra (Lpz.) 4, 140 (1904). — [33] Valenti, A.: Riforma med. 35, Nr. 46 (1919). — [34] Soetopo: Geneesk. Tijdschr. Nederl.-Indië 73, 885 (1933). — [35] Startin, J.: Zit. S. 8. — [36] Savill, T. D.: Brit. med. J. 1900 I, 1087.

BLACK[1], DYER[2], THOMPSON[3], DE AZUA[4], MONTEL[5], JEANSELME[6], DE PE-
TRINI[7], McCOY und HOLLMANN[8], VALENTI[9], DENNEY[10], DE MELLO[11] u. a.),
innerlich angewandt. Ein gereinigtes Chaulmoograöl (vgl. auch S. 50) wird von
der Chemischen Fabrik Dr. Brunnengräber in Rostock in den Verkehr gebracht;
es stellt „ein lockeres gelbliches Pulver mit leichtem Fettgeruch und etwas
bitterem Geschmack" dar und wird zur innerlichen Behandlung (teelöffelweise)
der Tuberkulose empfohlen (KÜHN[12], BAHN und TOMAŠEVIČ[13]). Viel gebraucht
wurde früher das von dem Apotheker BORIES auch in Gelatinekapseln
(„Globules Bories") in den Handel gebrachte „Huile de Chaulmoogra gynocardée", eine Mischung von Chaulmoograöl mit Chaulmoograsäure (s. BORIES
und DESPREZ[14], DESPREZ[15], BROUSSE und VIRES[16], SÉE[17] u. a.). Hinsichtlich
der keratinierten Pillen aus „Gynocardiaseife" von UNNA vgl. S. 51.

Zu erwähnen wäre hier weiterhin, daß auch nach älteren *indischen* und
chinesischen Rezepten verfertigte Zubereitungen der Chaulmoogra- bzw. Hydnocarpuskerne zur innerlichen Behandlung der Lepra heute noch vielfach Verwendung finden. So werden bei der von dem Rev. P. J. Rieu im Rangoon Leper
Asylum, Kemendine erprobten Behandlungsmethode Pillen (zu je 0,2 g; 12 bis
15 Pillen täglich) aus pulverisierten Chaulmoograkernen (8 Teile), Pulvis Rhei
comp. (1 Teil) und wasserfreiem Kochsalz (2 Teile) benützt (READ[18]). Bei der
chinesischen Ta-fung-chi- oder Ta-fung-tse-Behandlung (vgl. S. 4) finden Pulver
Anwendung, die aus 2 Teilen feinstzerstoßener Samen von Hydnocarpus anthelmintica (oder auch von Taraktogenos kurzii, nicht aber von Hydnocarpus laurifolia s. wightiana, wegen deren reizender Wirkung auf die Magenschleimhaut),
1 Teil feinstpulverisierten Samens der Zygophyllee Tribulus terrestris (Pak-chut-
lai) und 1 Teil gekochten, getrockneten und dann feinstzerriebenen Hanfsamens
(Cannabis indica; Toh-mah-jan) bestehen; die tägliche Dose beträgt 2,0—4,0 g,
für Kinder entsprechend weniger, kurz nach dem Essen (TRAVERS[19], READ[18],
WILSON[20], RYRIE[21]). Nach einer anderen, aus der altchinesischen Rezeptsammlung
„Po-tsi-fang" entnommenen und im „Pên-ts'ao-kang-mu" (s. S. 4) aufgeführten
Vorschrift wird 1 Liang (= $^1/_{16}$ chinesisches Pfund = etwa 55 g) des nach der
chinesischen Methode hergestellten Öls von Hydnocarpus anthelmintica („Ta-
fung-tse"; s. S. 29) mit 3 Liang pulverisierter Bitterwurzel („Ko-sen"; Sophora
flavescens Ait. var. galegoides Hmsl.) und etwas Reiswein, evtl. unter Zugabe
von Calomel, vermengt und das Gemisch zu Pillen von etwa 3 mm Durchmesser
verarbeitet; der Kranke soll täglich 50 solcher Pillen in lauwarmem Reiswein
vor dem Essen nehmen und Tee von „Ko-sen" nachtrinken (vgl. auch STUART[22],
READ[18]).

Zur parenteralen Anwendung wurden durch Zusätze zum rohen Chaulmoograöl
zahlreiche Zubereitungen gewonnen, von denen die wichtigsten nachstehend
aufgeführt seien:

---

[1] BLACK, R. S.: Zit. S. 46. — [2] DYER, J.: Zit. S. 46. — [3] THOMPSON, J. A.: Lepra
(Lpz.) 7, 17 (1908). — [4] DE AZUA, J.: Zit. S. 46. — [5] MONTEL, L. R.: Zit. S. 46. —
[6] JEANSELME, E.: Zit. S. 46. — [7] DE PETRINI: Zit. S. 46. — [8] McCOY, G. W., u. H. T.
HOLLMANN: U. S. Publ. Health Bull. 75, 3 (1916). — [9] VALEENTI, A.: Zit. S. 46. —
[10] DENNEY, O. E.: Publ. Health Rep. 41, 2593 (1926). — [11] DE MELLO, J. F.: Verh. 9.
internat. Kongr. Dermat. (Budapest 1935) 2, 570 (1936). — [12] KÜHN, A.: Fortschr. Ther.
5, 110 (1929). — [13] BAHN, C., u. V. M. TOMAŠEVIČ: Beitr. Klin. Tbk. 76, 715 (1931). —
[14] BORIES, A., u. G. DESPREZ: Zit. S. 9. — [15] DESPREZ, G.: Zit. S. 3. — [16] BROUSSE,
A., u. VIRES: Lepra (Lpz.) 1, 155 (1901). — [17] SÉE, M.: Zit. S. 3. — [18] READ, B. E.:
Chinese med. J. 39, 619 (1925). — [19] TRAVERS, E. A. O.: Far eastern Assoc. trop. Med.,
5. Congr. Singapore 1923, 352 — Proc. roy. Soc. Med., Sect. trop. Dis. 19, 1 (1926). —
[20] WILSON, C. J.: Ann. Rep. Med. Dept., Federated Malay States for 1928 and 1929.
Kuala Lumpur: Government Press 1929 u. 1930. — [21] RYRIE, G. A.: Leprosy Rev. 4, 138
(1933). — [22] STUART, G. A.: Zit. S. 5.

Gemisch von Dohi[1]: gleiche Teile sterilisierten Chaulmoogra- und Oliven-[oder Kamelien- (vermutlich von Camellia sasanqua)] Öls für intramuskuläre Injektion (vgl. auch Black[2], Tôyama[3]).

Gemisch von Jeanselme[4]: 1 Teil mit Alkohol gewaschenes, durch Baumwolle filtriertes und bei 100° sterilisiertes Chaulmoograöl + 1 Teil der nachstehenden Mischung: Guajacol 0,5 g; Campher 0,25 g; filtriertes und sterilisiertes Paraffinöl und Vaseline $\overline{aa}$ 5,0 g. 1 ccm dieses Gemisches enthält etwa 23 Tropfen Chaulmoograöl; etwa 6 ccm (= 140 Tropfen) pro Injektion (3mal wöchentlich) (vgl. auch McCoy und Hollmann[5], Ribón[6]).

Gemisch von Brocq und Pomaret[7]: durch Wärme verflüssigtes Chaulmoograöl 70,0; Eucalyptol ad 100,0; die Mischung, die durch Papier filtriert und zu je 2 ccm in Ampullen abgefüllt wird, bleibt flüssig und ist bei Injektion weniger schmerzhaft als reines Chaulmoograöl (vgl. auch Jeanselme[8]). Die im Hôpital St. Louis in Paris neuerdings gebräuchliche Mischung enthält nach Le Forestier[9] außer Chaulmoograöl 70,0 und Eucalyptol 30,0 noch Guajacol 10,0, Campher 10,0 und Cocain. basic. 1,0; das Gemisch wird bei 100° sterilisiert und in Mengen von 1—5 ccm injiziert.

Gemisch von Heiser[10]: Sterilisiertes Chaulmoograöl, 10proz. Ol. camphor. $\overline{aa}$ 60,0, Resorcin 4,0; 1mal wöchentlich 1—6 ccm intramuskulär (vgl. McCoy und Hollmann[5], Bercovitz[11], Coghill[12], Hall[13], Cadbury[14], Connal[15], Unna[16], Harper[17], Ferreira[18], Wheatley[19], Rutowitcz[20], Pierini[21]).

Gemisch von Mercado y Donato[22]: Sterilisiertes Chaulmoograöl, 10proz. Oleum camphor. $\overline{aa}$ 60,0, Resorcin 4,0, Äther 2,5; 1mal wöchentlich 1—6 ccm intramuskulär (vgl. Ribón[6], Perkins[23], Tietze[24], Gavino und Tietze[25], Rodriguez[26], Wade[27], de Vera[28], Lara[29] u. a.). Das sog. Ketonina-Gemisch (Tietze[24]) stellt eine in ihrer Zusammensetzung nicht genau bekannte, der Mercadoschen Mischung aber anscheinend ähnliche Zubereitung des Chaulmoograöls dar; es unterscheidet sich von dieser wahrscheinlich nur dadurch, daß zu seiner Herstellung gereinigtes Chaulmoograöl verwendet wird.

[1] Dohi, K.: Hifuka Hinyôka Zasshi 1, 1 (1901) — Chûgai Iji Shimpô No 511 (1901). — [2] Black, R. S.: Zit. S. 46 — s. auch Lancet 170, 1167 (1906). — [3] Tôyama, J.: Iji Shimbun No 773 (1909). — [4] Jeanselme, E.: Zit. S. 46. — [5] McCoy, G. W., u. H. T. Hollmann: Zit. S. 47. — [6] Ribón, V.: Gac. méd. de Caracas 25, 60 (1918). — [7] Brocq, L., u. M. Pomaret: Bull. Soc. franç. Dermat. 24, 70 (1913). — [8] Jeanselme: Bull. Soc. franç. Dermat. 24, 149 (1913). — [9] Le Forestier, R.: Marseille Méd. 69, No 21 (1932). — [10] Heiser, V. G.: Publ. Health Rep. 28, 1855 (1913); 29, 21, 2763 (1914) — Amer. J. trop. Dis. 2, 300 (1914) — N. Y. med. J. 103, 289 (1916) — China med. J. 36, 264 (1922); 39, 591 (1925). — [11] Bercovitz, N.: J. amer. med. Assoc. 68, 1960 (1917). — [12] Coghill, H.: Ann. trop. Med. 11, 205 (1917). — [13] Hall, F.: Treatment of leprosy. Suva: H. Bach, Government Printer 1918. — [14] Cadbury, W. W.: China med. J. 32, 226 (1918); 34, 479 (1920). — [15] Connal, A.: J. trop. Med. 22, 37 (1919). — [16] Unna, P. G.: Geneesk. Tijdschr. Nederl.-Indië 60, 683 (1920). — [17] Harper, B.: Brit. med. J. 1922 II, 39. — [18] Ferreira, C.: Liga Paulista contra a tuberculose. Exercicio de 1923. Sao Paulo: Typ. Cardoso, Irmão y Cia 1924. — [19] Wheatley, A. H.: Far eastern Assoc. trop. Med., 5th Congr., Singapore 1923; Transact. S. 359 — Straits Settlements Med. Rep. for 1926, Appendix B. — [20] Rutowitcz, B. L.: Sciencia med. (Rio de Janeiro) 1, 173 (1923). — [21] Pierini, L. E.: Semana méd. 35, 1122 u. 1183 (1928). — [22] Mercado y Donato, E.: Publ. Health Rep. 28, 1855 (1913) — Mem. y Observ. de la Asamblea Regional de Med. y Farm. de Filipinas 2, 105 (1914) — Leprosy in the Philippines and its treatment. Manila: Tip. Linotype del Col. de Sto. Tomás 1915. — [23] Perkins, G. A.: Philippine J. Sci. 21, 1 (1922). — [24] Tietze, S.: Monthly Bull. Philippine Health Serv. 6, 355 (1926). — [25] Gavino, C., u. S. Tietze: J. Philippine Isl. med. Assoc. 5, 50 (1925). — [26] Rodriguez, J.: J. Philippine Isl. med. Assoc. 5, 40 (1925). — [27] Wade, W. H.: J. Philippine Isl. med. Assoc. 3, 236 (1923) — Far eastern Assoc. trop. Med., 5th Congr., Singapore 1923, Transact. S. 363 — Monthly Bull. Philippine Health Serv. 4, 13 (1924). — [28] de Vera, B.: J. Philippine Isl. med. Assoc. 7, 361 (1927). — [29] Lara, C. B.: J. Philippine Isl. med. Assoc. 8, 56, 263 (1928); 10, 469 (1930).

Gemisch von ROBINEAU[1]: Chaulmoograöl 150,0, 95proz. Alkohol 30,0, Äther 35,0; zur intramuskulären Injektion (1—2 ccm).

Gemisch von HOOPER[2]: Chaulmoograöl 750,0, Äther 250,0, Jod 1,0 (oder Carbolsäure 10,0); zur intravenösen Injektion (täglich 0,6—1,2 ccm).

Gemisch von HARPER[3]: Chaulmoograöl, Äther $\overline{aa}$ 29,5, Jod 0,06; zur intravenösen Injektion (Anfangsdose 0,6 ccm, allmählich ansteigend).

Gemisch von HEGGS[4]: Chaulmoograöl 75,0, Äther 24,0, Carbolsäure 1,0; zur intravenösen Injektion in ansteigenden Mengen.

Gemisch von WILSON[5]: steriles Öl von Hydnocarpus anthelmintica mit 1% Campher; 1mal wöchentlich 3—8 ccm subcutan.

Gemisch von KESSLER[6]: gleiche Teile Chaulmoogra- und Arachisöl; dauernd völlig klare Lösung zur intramuskulären Injektion. Ein Zusatz von 3% Phenol zur Konservierung ist nicht ratsam, da solche Gemische oberflächliche Hautnekrosen hervorrufen und hier außerdem die Gefahr der Carbolsäurevergiftung besteht. Ein jodiertes Gemisch von Chaulmoogra- und Arachisöl (Chaulmoograöl 100 ccm, Arachisöl 200 ccm, Jod 3,0 g) wurde von VAN BREUSEGHEM[7] intramuskulär (1mal wöchentlich 2 ccm) angewendet.

Gemische von PERRIER (s. bei VAN BREUSEGHEM[7]): Chaulmoograöl 30 ccm, Antipyrin 26,5 g, Saccharose 48,0 g oder Glucose 25,0 g, Wasser 1000,0 ccm. Diese als „F. P. No. I" (mit Saccharose) und als „F. P. No. II" (mit Glucose) bezeichneten Gemische werden in der Weise hergestellt, daß zunächst das Öl durch Zusatz von Normalsodalösung lackmusneutral gemacht wird und daß dann erst die übrigen Bestandteile zugesetzt werden. Anwendung intravenös in Dosen von 5—6 ccm 1mal wöchentlich.

Gemisch von JOHANSEN[8]: 90 Teile Chaulmoograöl + 10 Teile einer 30proz. Lösung von Benzocaine (= Anästhesin, p-Aminobenzoesäureäthylester); 2mal wöchentlich 5—8 ccm (evtl. auch mehr, bis 15 ccm) intramuskulär (s. auch DENNEY[9], DENNEY, HOPKINS und JOHANSEN[10]).

Gemisch von ROGERS und MUIR[11]: Reines Öl von Hydnocarpus wightiana mit einem Zusatz von 4% Kreosot; 2mal wöchentlich 4—10 ccm subcutan oder intramuskulär. Die Heilwirkung dieses Gemisches läßt sich nach LABERNADIE[12] durch Bestrahlung mit ultraviolettem Licht oder durch Zusatz von Ergorone (1:2000), eines Ergosterin- (Vitamin D-) Präparates noch steigern. Zur lokalen Infiltrationsmethode der Leprome benützt MUIR[13] Öl von Hydnocarpus wightiana mit einem Zusatz von 1% Campher; um eine Reizwirkung auf die Leprome

[1] ROBINEAU, M.: Ann. Méd. Pharm. colon. 20, 22 (1922) — Bull. Soc. Path. exot. Paris 16, 231 (1923) — Rev. méd. de Angola (Loanda) 3, 385 (1923). — [2] HOOPER, P.: J. trop. Med. 24, 137 (1921). — [3] HARPER, P.: J. trop. Med. 23, 285 (1920); 25, 2 (1922); 26, 7 (1923) — Brit. med. J. 1922 II, 39. — [4] HEGGS, T. B.: Brit. med. J. 1923 II, 1253. — — [5] WILSON, R. M.: China med. J. 36, 265 (1922); 38, 743 (1924) — J. amer. med. Assoc. 79, 440 (1922); 87, 1211 (1926) — South. med. J. 16, 507 (1923); 19, 603 (1926). — [6] KESSLER, A.: Klin. Wschr. 4, 879 (1925). — [7] VAN BREUSEGHEM, R.: Ann. Soc. belge Méd. trop. 16, 537 (1936). — [8] JOHANSEN, F. A.: Publ. Health Rep. 42, 3005 (1927). — — [9] DENNEY, O. E.: Publ. Health Rep. 44, 528, 3169 (1929); 46, 5 (1931); 47, 601 (1932); 49, 1359 (1934) — Internat. J. Leprosy 1, 399 (1933) — Leprosy Rev. 6, 102 (1935). — [10] DENNEY, O. E., R. HOPKINS u. F. A. JOHANSEN: Publ. Health Rep. 45, 667 (1930) — Amer. J. trop. Med. 10, 83 (1930). — [11] ROGERS, L., u. E. MUIR: Leprosy. Bristol: J. Wright and Sons Ltd. 1925 — MUIR, E.: Indian med. Gaz. 62, 211 (1927) — Far eastern Assoc. trop. Med., 7th Congr., Calcutta 1927, Transact. 2, 305 (1929). — [12] LABERNADIE, V.: Bull. Soc. Path. exot. Paris 22, 759 (1929). — [13] MUIR, E.: China med. J. 37, 572 (1923); 39, 575 (1925) — Brit. med. Assoc., South Indian Branch., Transact. 17, 105 (1925) — J. roy. Sanitary Inst. 46, 131 (1925) — Indian med. Gaz. 61, 215 (1926) — Trans. roy. Soc. trop. Med. Lond. 25, 87 (1931) — Internat. J. Leprosy 1, 407 (1933) — s. auch E. MUIR, N. K. DE, E. LANDEMAN, T. N. ROY u. J. SANTRA: Indian J. med. Res. 12, 221 (1924).

auszuüben, werden diese nach dem Vorschlag von Muir außerdem mit 20—25proz. Trichloressigsäure alle 10 Tage so lange betupft, bis nach Eintrocknen der Flüssigkeit die betreffende Stelle weiß erscheint (s. auch Strachan[1]; vgl. S. 103).

Gemisch von Reeling Knap[2]: Chaulmoograöl, Olivenöl a̅a̅ 100,0, Jod 2,0, Campher, Thymol a̅a̅ 10,0, Salol 25,0; zu je 5 ccm intramuskulär.

Gemisch von Feng[3] (s. auch Feng und Chen[4]): Chaulmoograöl 800,0, Olivenöl 200,0, Benzylephedrin (als Analgeticum) 1,0 g; für intramuskuläre Injektion.

„Aiouni"-Mischung des Missionspaters Delord (Neukaledonien): 15 Teile Chaulmoograöl + 100 Teile Olivenöl (Herst.: Alf. Cousin, Chailly-sur-Lausanne). Als „Aiouni-Eucalyptol" wird ein zur intramuskulären Injektion bestimmtes Gemisch von 60 Teilen des Aiouni mit 40 Teilen Eucalyptusöl bezeichnet (vgl. Robineau[5], Le Forestier[6]).

„Chaulmugrin" (Hersteller: Bengal Works, Calcutta): Öl von Hydnocarpus laurifolia s. wightiana mit einem Zusatz von 4% Kreosot (Muir[7], Labernadie und Laffitte[8], Fischl[9]).

Auf Grund der Feststellung, daß die gewebsreizenden Eigenschaften des Chaulmoograöls und der ihm nahestehenden sonstigen Flacourtiaceenöle beim Lagern zunehmen (vgl. z. B. Miquel[10], sowie Paget, Trevan und Attwood[11]), und daß die rohen Öle stärker irritierend wirken als die gereinigten Produkte, wurde für die Injektionsbehandlung von zahlreichen Autoren raffiniertes Chaulmoograöl verwendet. Eine solche Methode zur *Reinigung der Öle* wurde von Perkins, Cruz und Reyes[12] angegeben; diese besteht darin, daß das rohe Öl mit Alkali versetzt wird, die Seifen durch wiederholtes Waschen mit heißem Wasser gewaschen, und daß dann nach Abscheidung des Öls die flüchtigen Verunreinigungen durch einstündiges Durchleiten von Dampf entfernt werden. Das gereinigte Öl, welches nicht mehr als 0,3% freie Fettsäure enthalten soll, übt nach Injektion ohne jeden Zusatz keine Reizwirkung auf das Gewebe aus (Lara[13], Muir[14], Cole[15], Wilson[16], Portugal[17]). Nach Muir ist es zweckmäßig, derartiges gereinigtes Chaulmoograöl vor der Injektion auf etwa 45° zu erwärmen, damit es möglichst dünnflüssig wird. Von Labernadie und André[18] (s. auch Labernadie[19]) wurde das reine Öl von Hydnocarpus laurifolia s. wightiana sogar intravenös (in Dosen bis zu 1 ccm) injiziert (s. auch de Mello und Loyola Pereira[20]). Demgegenüber lehnt Stévenel[21] die therapeutische Verwendung raffinierten Chaulmoograöls ab, da seiner Ansicht nach durch den Reinigungsprozeß auch wirksame Bestandteile aus dem Öl entfernt werden (vgl. S. 79).

[1] Strachan, P. D.: S. afric. med. J. 7, 210 (1933) — Leprosy Rev. 5, 16 (1934). — [2] Reeling Knap, C.: Geneesk. Tijdschr. Nederl-Indië 73, 866 (1933). — [3] Feng, C. T.: China med. J. 48, 563 (1934). — [4] Feng, C. T., u. C. L. Chen: Far eastern Assoc. trop. Med., 9th Congr., Nanking; Transact. 1, 741 (1935). — [5] Robineau, M.: Ann. Méd. Pharm. colon. 20, 22 (1922) — Congrès de la Santé publ., Marseille 1922, Compt. rend., S. 142. — [6] Le Forestier, R.: Marseille Méd. 69, No 21 (1932). — [7] Muir, E.: Indian med. Gaz. 62, 211 (1927). — [8] Labernadie, V., u. N. Laffitte: Bull. Soc. Path. exot. Paris 20, 710 (1927). — [9] Fischl, V.: Z. Immun.forsch. 85, 71 (1935). — [10] Miquel: 13e Congrès de Méd., Sect. de Méd. et de Chir. milit. 1901. — [11] Paget, H., J. W. Trevan u. A. M. P. Attwood: Zit. S. 33. — [12] Perkins, G. A., A. O. Cruz u. M. O. Reyes: J. Ind. a. Eng. Chem. 19, 939 (1927). — [13] Lara, C. B.: J. Philippine Isl. med. Assoc. 8, 263 (1928). — [14] Muir, E.: Indian med. Gaz. 67, 121 (1932). — [15] Cole, H. J.: Internat. J. Leprosy 1, 159 (1933). — Cole, H. J., u. H. Cardoso: Internat. J. Leprosy 4, 455 (1936). — [16] Wilson, R. M.: Leprosy Rev. 5, 166 (1934). — [17] Portugal, H.: Arch. de Hyg. (Rio de Janeiro) 6, 75 (1936). — [18] Labernadie, V., u. Z. André: Bull. Soc. Path. exot. Paris 26, 988 (1933). — [19] Labernadie, V.: Ann. Méd. Pharm. colon. 32, 328 (1934). — [20] de Mello, F., u. O. Loyola Pereira: Bull. Soc. Path. exot. Paris 28, 700 (1935) — s. auch J. F. de Mello: Verh. 9. internat. Kongr. Dermat. (Budapest 1935) 2, 570 (1936). — [21] Stévenel, L.: Bull. Soc. Path. exot. Paris 28, 14 (1935).

Chaulmoograölemulsionen wurden von LAWRIE[1], COTTLE[2], ALFONSO[3], VAHRAM[4], STÉVENEL[5], VITTORIO[6], PERKINS[7], VAN DRIEL[8], NOEL[9], LION[10], BAUJEAN[11], FAVA[12], RAGAZZI[13], SÉZARY und ROUDINESCO[14], FÉRON[15], ANDRÉ und LABERNADIE[16], CARRILLO[17], GOURVIL[18], R. und G. MONTEL[19], SOREL[20] u. a. zur intravenösen, intramuskulären und peroralen Behandlung der Lepra empfohlen und werden z. B. von den Laboratoires pharmaceutiques de Dausse, Paris, als ,,Collobiasis of Chaulmoogra" (in 1 Liter 0,72 g Chaulmoograöl und 14,4 g Gummi arabicum) in den Handel gebracht. Ähnlich zusammengesetzt ist die Chaulmoograemulsion S des Bureau of Science in Manila P. I., während als ,,Chausol" eine mit Nebennierenextrakt versetzte Chaulmoograölemulsion bezeichnet wird (RAGAZZI). Nach den Erfahrungen mancher Autoren ist die Heilwirkung derartiger Zubereitungen indessen nur eine beschränkte (vgl. BEJARANO und MEDINA[21], COLE[22]).

Bereits oben (s. S. 10) wurde erwähnt, daß schon bald nach Auffindung der Chaulmoograsäure (,,Gynocardiasäure") durch Moss die Auffassung, daß es sich hierbei um den therapeutisch wirksamen Bestandteil des Öls handle, ziemlich weit verbreitet war, und daß dementsprechend zahlreiche Ärzte die Fettsäuren des Chaulmoograöls in Form der *Natrium-* oder *Magnesiumsalze* zur Leprabehandlung benützten. Zu diesem Zweck wurden die Salze vielfach auch als Pillen, z. B. in Kombination mit Gentianaextrakt u. dgl. (COTTLE[23], ROUX[24], SÉE[25], BLACK[26], DYER[27]) oder in Form keratinierter Pillen, teilweise unter Zusatz von Anästhesin und Menthol (,,Pilulae gynocardiae mitigatae", UNNA[28]; s. auch GOMEZ[29], DE AZUA[30], TÔYAMA[31]), ferner subcutan in Paraffinöl (ROUX[24]) gegeben. Auf das ,,Huile de chaulmoogra gynocardée" des Apothekers BORIES wurde schon oben hingewiesen (s. S. 47). Alle diese Präparate scheinen sich aber nicht besonders bewährt zu haben (vgl. DO AMARAL und PARANHOS[32] u. a.; vgl. S. 10).

Eine ausgedehntere therapeutische Anwendung haben die Salze der ungesättigten Fettsäuren des Chaulmoograöls im Anschluß an die von L. ROGERS[33] durchgeführte klinische Erprobung der von GHOSH[34] isolierten Fettsäurefraktionen der Öle verschiedener Flacourtiaceenarten (Taraktogenos kurzii, Hydnocarpus venenata, H. wightiana, H. anthelmintica, Asteriastigma macrocarpa) gefunden. Derartige aus dem Chaulmoograöl, aus den Ölen von Hydnocarpusarten und dem Sapucainhaöl hergestellte wasserlösliche Natriumsalze einzelner Fettsäurefraktionen und auch der Gesamtfettsäuren (Herstellung s. bei BRILL und WILLI-

[1] LAWRIE, E.: Zit. S. 8. — [2] COTTLE, W.: Brit. med. J. 1879 I, 968. — [3] ALFONSO, M. F.: Rev. méd. Cubana (Habana) 1903, Juli, S. 18. — [4] VAHRAM, M.: Bull. Soc. méd. Hôp. Paris 32, 4 (1916) — Progrès méd. 44, 19 (1916) — New Orleans med. J. 69, 230 (1916). — [5] STÉVENEL, L.: Bull. Soc. Path. exot. Paris 10, 684 (1917); 13, 490 (1920); 28, 14 (1935). — [6] VITTORIO, P.: Rev. internat. de Méd. et de Chir. 33, 45 (1922). — [7] PERKINS, G. A.: Philippine J. Sci. 21, 1 (1922). — [8] VAN DRIEL, B. M.: Geneesk. Tijdschr. Nederl.-Indië 62, 149 (1922). — [9] NOEL, P.: Ann. de Dermat. [6] 3, 644 (1922). — [10] LION, G.: Bull. Soc. méd. Hôp. Paris 49, 36 (1925). — [11] BAUJEAN, R.: Bull. Soc. Path. exot. Paris 18, 90 (1925) — Ann. Méd. Pharm. colon. 23, 115 (1925). — [12] FAVA, A.: Atti Congr. Soc. ital. Oftalm. 1928, 331. — [13] RAGAZZI, C. A.: Il Dermosifilogr. 5, 320 (1930). — [14] SÉZARY, A., u. ROUDINESCO: Bull. Soc. franç. Dermat. 1931, 230. — [15] FÉRON, J.: Progrès méd. 60, Nr 19 (1932). — [16] ANDRÉ, Z., u. V. LABERNADIE: Bull. Soc. Path. exot. Paris 26, 1234 (1933) — s. auch Z. ANDRÉ: Bull. Soc. Path. exot. Paris 26, 991 (1933). — [17] CARRILLO: Rev. méd. lat.-amer. 20, 197 (1935). — [18] GOURVIL, E.: Bull. Soc. Path. exot. Paris 28, 7 (1935). — [19] MONTEL, R., u. G. MONTEL: Bull. Soc. Path. exot. Paris 29, 857 (1936).— [20] SOREL: Bull. Acad. Méd. 117, 489 (1937). — [21] BEJARANO, J., u. R. G. MEDINA: Actas dermo-sifilogr. 19, 379 (1927). — [22] COLE, H. J.: Internat. J. Leprosy 1, 159 (1933). — [23] COTTLE, W.: Brit. med. J. 1881 I, 999; 1889 II, 12. — [24] ROUX, L.: Zit. S. 9. — [25] SÉE, M.: Zit. S. 3. — [26] BLACK, R. S.: Zit. S. 10. — [27] DYER, J.: Zit. S. 46. — [28] UNNA, P. G.: Mh. Dermat. 30, 139 (1900) — Lepra (Lpz.) 6, 141 (1906). — [29] GOMEZ, A.: Lepra. Bucaramanga: L. Núñez e Hijos 1910. — [30] DE AZUA, J.: Zit. S. 10. — [31] TÔYAMA, J.: Zit. S. 10. — [32] DO AMARAL, E., u. U. PARANHOS: Zit. S. 9. — [33] ROGERS, L.: Zit. S. 10. — [34] GHOSH, S.: Zit. S. 10.

Ams[1], Gardner[2], Greenbaum[3], Gelarie und Greenbaum[4]) sind unter verschiedenen Namen im Handel, wie „*Natriumgynocardat A*" [„Natriumhydnocarpat"; Natriumsalze der durch Alkohol aus dem Chaulmoograöl und durch Auskrystallisieren gewonnenen Fettsäuren (Schmelzpunkt etwa 37°) nach Ghosh[5] und Rogers[6] (Hersteller: Smith Stanistreet and Co. Ltd., Calcutta, und Bureau of Science, Manila)], „*Natriumgynocardat S*" [Natriumsalze der Gesamtfettsäuren des Chaulmoograöls, nach Ghosh[5] und Rogers[6] (Hersteller wie bei Natriumgynocardat A)] und „*Natriumgynocardat D*" [Natriumsalze der durch Destillation im Vakuum gereinigten Gesamtfettsäuren des Chaulmoograöls, nach Ghosh[5] und Rogers[6] (Hersteller wie bei Natriumgynocardat A)] (Peacock[7] Biesenthal[8], Cadbury[9], de Mello und de Souza[10], Connal[11], Muir[12], Ganguli[13], Kamikawa[14], Maples[15], Carthew[16], Neve[17], Leuret[18], Wheatley[19], Ogilvie[20], Harper[21], Aoki, Kawamura, Kamikawa und Fukumachi[22], Gavino und Tietze[23], Balbi[24], Ohara[25], Bejarano und Medina[26], Lara, de Vera und Eubanas[27], Hernández[28], Rose[29], Neff[30], Nolasco[31], Schneider[32], Phipson[33] u. a.), *Alepol* [„Natriumhydnocarpat" (Natriumsalze der bei 30°—35° schmelzenden ungesättigten Fettsäuren des Öls von Hydnocarpus laurifolia s. wightiana) mit Zusatz von 4% Kreosot, peroral, auch als Tabletten, und parenteral (Hersteller: Burroughs Wellcome and Co. Ltd., London)] (Amies[34], Mayer[35], Wilson[36], Markianos[37], Copanaris[38], Cochrane[39], Nolasco[31], Paldrock[40], Lichtwardt[41], Davison[42], Neff[30], Rose[43], Dikshit[44], Dikshit und

<hr>

[1] Brill, H. C., u. R. R. Williams: Philippine J. Sci. **12**, 307 (1917). — [2] Gardner, H. C. T.: Pharmaceutic. J. **55**, 154 (1922). — [3] Greenbaum, F.: Österr. Chemikerztg **28**, 109 (1925). — [4] Gelarie, A. J., u. F. R. Greenbaum: Amer. J. Pharmacy **98**, 411 (1926). — [5] Ghosh,, S.: Zit. S. 10. — [6] Rogers, L.: Zit. S. 10. — [7] Peacock, P. M. C.: Indian med. Gaz. **53**, 95 (1918). — [8] Biesenthal, M.: Amer. Rev. Tbc. **4**, 84 (1920). — [9] Cadbury, W. W.: China med. J. **32**, 226 (1918); **34**, 479 (1920). — [10] de Mello, F., u. L. de Souza: Boletim Geral de Med. e Farm. (Nova Goa) **5**, 263 (1919). — S. auch F. Mello: Presse méd. **29**, 861 (1921). — [11] Connal, A.: Zit. S. 48. — [12] Muir, E.: Indian med. Gaz. **55**, 121 u. 139 (1920) — Handbook on leprosy. Cuttack: R. J. Grundy 1921 — Indian J. med. Res. **15**, 501 (1927). — [13] Ganguli, P.: Indian med. Gaz. **55**, 284 (1920). — [14] Kamikawa, Y.: Chinzei Ihô No **194** (1921) — Nagasaki Igakukwai Zasshi **4**, No 3 (1926). — [15] Maples, E. E.: Nigeria Ann. Med. a. Sanit. Rep. for the period 1919—1921, S. 33; desgl. 1922, S. 31. — [16] Carthew, M.: Indian med. Gaz. **53**, 407 (1918); **55**, 134 (1920). — [17] Neve, E. F.: Indian med. Gaz. **55**, 128 (1920). — [18] Leuret, F.: J. Méd. Bordeaux **94**, 789 (1922). — [19] Wheatley, A. H.: Zit. S. 48. — [20] Ogilvie, D. C.: Fiji ann. med. report for the year ending 31st December 1923, S. 24. — [21] Harper, P.: J. trop. Med. **26**, 7 (1923). — [22] Aoki, T., M. Kawamura, Y. Kamikawa u. T. Fukumachi: Hifuka Hinyôka Zasshi **24**, 1, 111 u. 364 (1924). — [23] Gavino, C., u. S. Tietze: J. Philippine Isl. med. Assoc. **5**, 50 (1925). — [24] Balbi, E.: Giorn. ital. Dermat. **67**, 623 (1926). — [25] Ohara, M.: Jap. med. World **2**, 1 (1922). — [26] Bejarano, J., u. R. G. Medina: Zit. S. 51. — [27] Lara, C. B., B. de Vera u. F. Eubanas: J. Philippine Isl. med. Assoc. **8**, 261 (1928). — [28] Hernández, J. G.: Archivos Lepra **1**, 215 (1929). — [29] Rose, F. G.: Brit. med. J. **1929 I**, 148. — [30] Neff, M. E. A.: J. trop. Med. **32**, 241 (1929) — Fiji ann. med. a. health rep. for the year **1929**, 48. — [31] Nolasco, J. O.: J. Philippine Isl. med. Assoc. **10**, 277 (1930). — [32] Schneider, O.: Arch. Schiffs- u. Tropenhyg. **35**, 145 (1931). — [33] Phipson, E. S.: Leprosy Rev. **5**, 4 (1934). — [34] Amies, C. R.: Ann. Rep. Federat. Malay States, Med. Dept. for 1928, S. 166. — [35] Mayer, T. F. G.: Nigera Ann. Med. a. Sanit. Rep. 1929, Appendix H, S. 95. — [36] Wilson, C. J.: Ann. Rep. of the Med. Dept. of the Federated Malay States for the year 1928. Kuala Lumpur: Federat. Malay States, Government Press 1929 — desgl. for the year 1929. Ibid. 1930. — [37] Markianos, J.: Bull. Soc. Path. exot. Paris **22**, 17, 155 (1929). — [38] Copanaris, Ph.: Bull. Office Internat. d'Hyg. publ. **22**, 2131 (1930). — [39] Cochrane, R. G.: Leprosy Rev. **1**, 19 (1930); **2**, 94 (1931) — Brit. J. Dermat. **42**, 125 (1930) — J. State Med. **39**, 583 (1931). — [40] Paldrock, A.: Arch. Schiffs- u. Tropenhyg. **34**, 237 (1930); **35**, 298 (1931). — [41] Lichtwardt, H. A.: Leprosy Rev. **1**, No 3, 12 (1930). — [42] Davison, A. R.: Leprosy Rev. **2**, 147 (1931). — [43] Rose, F. G.: Zit. Fußnote [29] — s. auch F. G. Rose: Brit. Guiana Med. Ann. for 1932, S. 35 — Leprosy Rev. **4**, 4 (1933) — Internat. J. Leprosy **1**, 337 (1933). — [44] Dikshit, B. B.: Indian J. med. Res. **19**, 775 (1932) — Indian med. Gaz. **67**, 7 (1932).

Row[1], Bhandari[2], Badenoch und Alfred[3], Read[4], Emerson, Anderson und Leake[5], Moiser[6], Sharp[7], Tomb[8], Fidanza[9], Fidanza, Schujman und Fernández[10], Hueck[11], Souza Lima[12] u. a.), *Leprol* [nach Shimoyama (Hersteller: Sankyo u. Co., Tokyo), peroral und parenteral] (Kinoshita[13], Tôyama[14], Asahi[15], Aoki, Kawamura, Kamikawa und Fukumachi[16], Omichi[17] u. a.), *Antileptin* (Aoki, Kawamura, Kamikawa und Fukumachi[16]), *Savons de Krabao* (Natriumsalze des Öls von Hydnocarpus anthelmintica; Boëz, Guillerm und Marneffe[18], Guillerm, Banos und Nguyen-van-Lien[19], Souchard[20], Souchard und Ramijean[21], Souchard und Roton[22]), *Protocarpol* [„Natriumcarpotrochat" (aus dem Öl von Carpotroche brasiliensis) mit Jodzusatz für intramuskuläre Injektion (Hersteller: Dr. Raul Leite & Co., Rio de Janeiro)] (de Souza-Araujo[23]), *Carpol*-Tabletten [„Natriumcarpotrochat", jodiert, mit Zusatz von Calciumphosphocaseinat für innerlichen Gebrauch (Hersteller: Dr. Raul Leite & Co., Rio de Janeiro)] (de Souza-Araujo[23]). Zu nennen wären hier auch die Chaulmoograseifenemulsionen von Stévenel[24] (s. auch Lamoureux[25]), sowie von Carrillo, Schujman und Fernández[26], die vorwiegend intravenös angewandt werden, ferner das von de Mello und de Souza[27] angewandte Gemisch von Peacock und Bayrns (Natriumchaulmoograt 3,55 g, Acid. carbol. pur. 0,6 g, Aq. dest. ad 28,4 g; 0,75—8,0 ccm intramuskulär), die von denselben Autoren benützte Kombination des Natriumchaulmoograts (3 proz. Lösung) mit Natrium citricum (1%) für intravenöse Injektion (Einzeldosen: 0,5—12,0 ccm) und die mit Antipyrin hergestellten Chaulmoografettsäureemulsionen von Calcagno[28]. Wegen ihrer schädigenden Wirkung auf die Gefäßwände (s. S. 76) und der damit verbundenen Gefahr der obliterierenden Phlebitis, zum Teil auch wegen ihrer geringeren Wirksamkeit im Vergleich mit anderen Chaulmoograpräparaten (do Amaral und Paranhos[29], Cadbury[30], Marchoux[31], Harper[32], Wade[33], Wilson[34],

[1] Dikshit, B. B., u. R. S. T. M. Row: Indian med. Gaz. **66**, 317 (1931). — [2] Bhandari, A. D.: Indian med. Gaz. **67**, 244 (1932). — [3] Badenoch, A. G., u. E. S. R. Alfred: Leprosy Rev. **3**, 134 (1932). — [4] Read, B. E.: Internat. J. Leprosy **1**, 293 (1933). — [5] Emerson, G. A., H. H. Anderson u. Ch. D. Leake: Proc. Soc. exper. Biol. a. Med. **31**, 18, 272, 274 (1933) — Arch. internat. Pharmacodynamie **48**, 247 (1934). — [6] Moiser, B.: Leprosy Rev. **4**, 149 (1933) — Internat. J. Leprosy **2**, 423 (1935). — [7] Sharp, L. E. S.: Leprosy Rev. **4**, 151 (1933); **6**, 72 (1935). — [8] Tomb, J. W.: J. trop. Med. **36**, 170, 186, 201 (1933). — [9] Fidanza, E. P.: Semana méd. **40**, 1325 (1933). — [10] Fidanza, E. P., S. Schujman u. J. M. Fernández: Rev. argent. Dermato-Sifilol. **16**, 568 (1932) — Rev. méd. lat.-amer. **20**, 205, 206 (1935). — [11] Hueck, O.: Arch. Schiffs- u. Tropenhyg. **39**, 464 (1935). — [12] Souza Lima, L.: Rev. Leprolog. de S. Paulo **1**, 81 (1934). [13] Kinoshita, T.: Hifuka Hinyôka Zasshi **7**, No 3 u. 4 (1907). — [14] Tôyama, J.: Zit. S. 48. [15] Asahi, K.: Hifuka Hinyôka Zasshi **23**, 11 (1923). — [16] Aoki, T., M. Kawamura, Y. Kamikawa u. T. Fukumachi: Zit. S. 52. — [17] Omichi, N.: Okayama-Igakkai-Zasshi Nr **439** (1926) — Hifuka Hinyôka Zasshi **27**, No 4 (1927). — [18] Boëz, L., J. Guillerm u. H. Marneffe: Arch. Inst. Pasteur Indochine **11**, 27 (1930) — Bull. Soc. méd.-chir. Indochine 8, No 10/11 (1930). — [19] Guillerm, J., M. Banos u. Nguyen-van-Lien: Arch. Inst. Pasteur Indochine **18**, 171 (1933). — [20] Souchard, L.: Arch. Inst. Pasteur Indochine **18**, 267 (1933). — [21] Souchard u. Ramijean: Arch. Inst. Pasteur Indochine **18**, 187 (1933). — [22] Souchard u. Roton: Bull. Soc. Path. exot. Paris **26**, 769 (1933). — [23] de Souza-Araujo, H. C.: Tratamento moderno da lepra. Rio de Janeiro: Typ. do Instituto Oswaldo Cruz 1928 — Bruxelles Méd. **11**, 630 (1931) — Trans. roy. Soc. trop. Med. Lond. **24**, 599 (1931) — Rev. med. cir. do Brazil **41**, 329 (1933) — Internat. J. Leprosy **3**, 49 (1935). — [24] Stévenel, L.: Zit. S. 51. — [25] Lamoureux, A.: Bull. Soc. Path. exot. Paris **16**, 227 (1923). — [26] Carrillo, F., S. Schujman u. J. M. Fernández: Rev. argent. Dermato-Sifilol. **16**, 557 (1932). — [27] de Mello, F., u. L. de Souza: Zit. S. 52. — [28] Calcagno, O.: Semana méd. (Buenos Aires) **43**, 798 (1936). — [29] do Amaral, E., u. U. Paranhos: Zit. S. 9. — [30] Cadbury, W. W.: Zit. S. 52. — [31] Marchoux, E.: Bull. Soc. Path. exot. Paris **14**, 520 (1921). — [32] Harper, P.: J. trop. Med. **26**, 7 (1923). — [33] Wade, W. H.: J. Philippine Isl. med. Assoc. **3**, 236 (1923). — [34] Wilson, R. M.: South. med. J. (Nashville, Tenn.) **16**, 507 (1923).

Medina[1], Asahi[2], Rouillard[3], Lara, de Vera und Eubanas[4], Neff[5], Paldrock[6], Ryrie[7] u. a.), ist die Anwendung dieser Natriumsalze der ungesättigten Chaulmoografettsäuren heute eine ziemlich beschränkte. Ein von Peirier[8] dargestelltes Natriumchaulmoograt soll sich von den vorgenannten Präparaten durch seine geringere Alkalität unterscheiden und infolgedessen nach intravenöser Injektion keine unerwünschten Reaktionen und keine Verödung der Venen verursachen; das chaulmoograsaure Natrium wird dabei entweder in Kombination mit Glycerin (Natriumchaulmoograt 10,0, Glycerin 50,0, Aq. dest. ad 1000,0) oder mit Rohrzucker und Antipyrin (Natriumchaulmoograt 10,0, Saccharose 47,0, Antipyrin 25,0, Aq. dest. ad 1000,0) eingespritzt (2 intravenöse, subcutane oder intramuskuläre Injektionen zu je 0,003 g Natriumchaulmoograt; de Raymond[9]). Um die nach subcutaner Injektion der Natriumsalze auftretenden Schmerzen zu vermindern, empfiehlt Jackson[10], 3proz. Lösungen des Hydnocarpats mit einem Zusatz von 0,5% Carbolsäure und 2,5% doppelt destilliertem Glycerin zu verwenden.

Außer den Natriumsalzen wurden auch schon die *Magnesiumsalze* (Sée[11], de Azua[12], Cole[13], de Souza-Araujo[14]) sowie *Barium-, Blei- und Zinnsalze* (Cole[13], Hübschmann[15]) der Fettsäuren des Chaulmoogra- und des Sapucainhaöls [die Magnesiumsalze z. B. als Tabletten des Magnesiumjodocarpotrochats unter dem Namen Carpoidil (Hersteller: Laboratorio Chimico Leopoldinense, Minas Geraes)], sowie weitere Schwermetallverbindungen dieser Fettsäuren therapeutisch verwendet. Zu nennen sind hier das „*α-Kupfergynocardat*" („α-Cuprum gynocardicum") von Ostromysslenski und Petrow[16], ferner die von Hübschmann[15] benützten Kupfersalze der Chaulmoografettsäuren und das von Sust[17] dargestellte und in Salbenform (10—25proz.) zur Trachombehandlung empfohlene *Chaulmoograto cúprico*, sowie verschiedene, z. B. als „*Karpotran*" (Hersteller: Instituto Therapeutico Orlando Rangel, Rio de Janeiro), im Handel befindliche Kupferverbindungen der Fettsäuren des Sapucainhaöls (Valverde[18], de Aguiar Pupo[19], de Mello[20], Seabra[21], Ramos e Silva[22], Rangel[23], de Parreiras Horta[24], Coelho[25], Rogers, Cummins und Wheaterall[26], Paget, Trevan und Attwood[27] u. a.). Von Quecksilberverbindungen wären das *chaulmoograsaure Quecksilber* (Bender und De Witt[28]), das *Oxymercuriäthoxychaulmoograanhydrid* (Dean, Wrenshall und Fujimoto[29]) und der *Chaulmoograsäureester des Oxymercuri-m-*

---

[1] Medina, P. G.: Gaz. méd. de Caracas 30, 56 (1923). — [2] Asahi, K.: Zit. S. 53. — [3] Rouillard, J.: Presse méd. 32, 929 (1924). — [4] Lara, C. B., B. de Vera u. F. Eubanas: Zit. S. 52. — [5] Neff, M. E. A.: Zit. S. 52. — [6] Paldrock, A.: Zit. S. 52. — [7] Ryrie, G. A.: Leprosy Rev. 4, 138 (1933). — [8] Peirier, M.: Bull. Soc. Path. exot. Paris 24, 772, 778 (1931) — Bull. Soc. méd.-chir. Indochine 9, 595, 602 (1931) — J. Pharmacie [8] 14, 426 (1931) — Ann. Méd. Pharm. colon. 29, 852 (1931). — [9] de Raymond, A.: Bull. Soc. Path. exot. Paris 24, 770 u. 780 (1931) — Bull. Soc. méd.-chir. Indochine 9, 592 (1931). — [10] Jackson, J. T.: Leprosy Rev. 3, 67 u. 121 (1932) — Quart. J. Pharm. 6, 288 (1934). — [11] Sée, M.: Zit. S. 3. — [12] de Azua, J.: Zit. S. 10. — [13] Cole, H. J.: Philippine J. Sci. 47, 351 (1932). — [14] de Souza-Araujo, H. C.: Zit. S. 53. — [15] Hübschmann, K.: Česká Dermat. 15, 154 (1934). — [16] Ostromysslenski, J., u. D. Petrow: J. russ. phys.-chem. Ges. 47, 335 (1915). — [17] Sust, F.: Afinidad (Barcelona) 15, 248 (1935). — [18] Valverde, B.: Brazil Medico 36 II, 353 (1922) — Presse méd. 31, 1105 (1923). — [19] de Aguiar Pupo, J.: Ann. Paulist. Med. e Cir. 16, 1 (1925) — Brazil Medico 40 II, 69, 85 (1926) — Sciencia med. (Rio de Janeiro) 4, 679 (1926). — [20] de Mello, F.: Presse méd. 33, 1348 (1925). — [21] Seabra, P.: Brazil Medico 40 I, 268 (1926) — J. Pharmacie [8] 5, 100 (1927). — [22] Ramos e Silva, J.: Ann. brasil. Dermat. 2, 17 (1926). — [23] Rangel, M.: Rev. med.-cir. do Brazil 34, 383 (1926). — [24] de Parreiras Horta: Bull. Soc. franç. Dermat. 33, 365 (1926). — [25] Coelho, J. G.: Presse méd. 34, 1357 (1926). — [26] Rogers, L., S. L. Cummins u. C. Wheaterall: Zit. S. 11. — [27] Paget, H., J. W. Trevan u. A. M. P. Attwood: Zit. S. 33. — [28] Bender, L., u. L. M. De Witt: Amer. Rev. Tbc. 9, 65 (1924). — [29] Dean, A. L., R. Wrenshall u. G. Fujimoto: J. amer. chem. Soc. 47, 403 (1925).

oxybenzaldehyds (HENRY, SHARP und BROWN[1]) hier anzuführen. Schließlich sind dann noch die Goldverbindungen der Fettsäuren des Chaulmoogra- und des Sapucainhaöls, z. B. das von KLEEBERG[2], sowie von TISSEUIL[3] angewandte *chaulmoograsaure Gold*, ferner ein von S. HORIBA dargestelltes und als „*Gold-organosol*" bezeichnetes Goldsalz der Chaulmoografettsäuren (OGASAWARA[4], MUNEUCHI und TAKAHASHI[5]), das Goldkolloidpräparat von UENO[6] (Lösung der Goldsalze der Chaulmoografettsäuren in Chaulmoograöl mit Zusatz von Cholesterin, sowie Vitamin A und D; SATANI und SAKURAI[7], HODA und UCHI-YAMA[8]), sowie das *Aurocarpol* [jodiertes Gold-Natriumcarpotrochat (Hersteller: Dr. Raul Leite e Co., Rio de Janeiro)] (DE SOUZA-ARAUJO[9] u. a.) zu erwähnen. Da Kupfer- und besonders Goldverbindungen der verschiedensten Art eine therapeutische Wirksamkeit bei Lepra und Tuberkulose entfalten (s. bei FISCHL und SCHLOSSBERGER[10]), nahm man offenbar an, durch Kombination dieser Metalle mit den Chaulmoografettsäuren einen gesteigerten Heileffekt bei den genannten Erkrankungen erzielen zu können. Die klinischen Befunde haben den gehegten Erwartungen anscheinend nicht entsprochen.

Dagegen haben sich die erstmals von POWER und GORNALL[11] gewonnenen und hauptsächlich von ENGEL-BEY[12] in die Leprabehandlung eingeführten *Äthylester der ungesättigten Fettsäuren* des Chaulmoograöls anscheinend recht gut bewährt (vgl. S. 10). Während früher zum Teil Äthylester einzelner Fettsäurefraktionen der therapeutisch wirksamen Öle verwendet wurden (vgl. HOLLMANN[13], DEAN und WRENSHALL[14], McDONALD[15], McDONALD und DEAN[16], HENRY[17], JEANSELME und MARQUÈS[18], DE MELLO[19], BEASLEY[20], DE LANGEN[21], HAGMAN[22], GALLI-VALERIO[23], BINFORD[24]; s. auch S. 11), stellen die heute unter den verschiedensten Namen im Handel befindlichen Präparate wohl ausnahmslos Äthylester der Gesamtfettsäuren des Chaulmoograöls, eines Hydnocarpusöls oder des Sapucainha-öls dar. Nach den klinischen Befunden von DE VERA und LARA[25] sollen allerdings die Äthylester der reinen Chaulmoogra- oder Hydnocarpussäure den Äthylestern der Gesamtfettsäuren der Flacourtiaceenöle hinsichtlich ihrer therapeutischen Wirksamkeit überlegen sein (vgl. S. 120). Hinsichtlich der Herstellung dieser Produkte sei insbesondere auf die Veröffentlichungen von POWER und GORNALL[11], DEAN und WRENSHALL[14], PERKINS[26], VALENTI[27], WOOD[28], KAKU[29], ITÔ[30], DEL-VECCHIO[31], BOULAY[32], MUIR, DE, LANDEMAN, ROY und SANTRA[33], READ[34], READ

---

[1] HENRY, T. A., T. M. SHARP u. M. BROWN: Biochemic. J. **19**, 518 (1925). — [2] KLEE-BERG, J.: Klin. Wschr. **10**, 509 (1931). — [3] TISSEUIL, J.: Bull. Soc. Path. exot. Paris **26**, 579 (1933). — [4] OGASAWARA, N.: Acta dermat. (Kioto) **22**, 145 (1933). —[5] MUNEUCHI, T., u. T. TAKAHASHI: Hifuka Hinyôka Zasshi **38**, 41 (1935) — Lepro (Osaka) **6**, Nr 5 (1935). — [6] UENO, S.: J. Soc. chem. Ind. Japan, Suppl. **39**, 151 B (1936). — [7] SATANI, Y., u. H. SAKURAI: 8. Tagg. japan. Ges. f. Lepraforsch., Osaka, Nov. 1935. — [8] HODA, K., u. R. UCHIYAMA: 8. Tagg. japan. Ges. f. Lepraforsch., Osaka, Nov. 1935. — [9] DE SOUZA-ARAUJO, H. C.: Zit. S. 53. — [10] FISCHL, V., u. H. SCHLOSSBERGER: Zit. S. 2. — [11] POWER, F. B., u. F. H. GORNALL: Zit. S. 10. — [12] ENGEL-BEY, F.: Zit. S. 10. — [13] HOLLMANN, H. T.,: Zit. S. 11. — [14] DEAN, A. L., u. R. WRENSHALL: Zit. S. 11. — [15] McDONALD, J. T.: Zit. S. 11. — [16] McDONALD, J. T., u. A. L. DEAN: Zit. S. 11. — [17] HENRY, T. A.: Zit. S. 11. — [18] JEANSELME u. MARQUÈS: Bull. Acad. Méd. Paris [3] **85**, 393 (1921). — [19] DE MELLO, F.: Presse méd. **29**, 861 (1921). — [20] BEASLEY, J. T.: N. Y. med. J. **114**, 396 (1921). — [21] DE LANGEN, C. D.: Geneesk. Tijdschr. Nederl.-Indië **62**, 212 (1922). — [22] HAGMAN, G. L.: China med. J. **37**, 568 (1923). — [23] GALLI-VALERIO, B.: Virchows Arch. **254**, 765 (1925). — [24] BINFORD, C. H.: Zit. S. 11. — [25] DE VERA, B., u. C. B. LARA: J. Philippine Isl. med. Assoc. **9**, 307 (1929). — [26] PERKINS, G. A.: J. Philippine Isl. med. Assoc. **1**, 62 (1921); **5**, 369 (1925) — Philippine J. Sci., Ser. B **21**, 1 (1922); **24**, 621 (1924). — [27] VALENTI, A.: Zit. S. 35. — [28] WOOD, R. A.: Zit. S. 11. — [29] KAKU, T.: Chôsen Igakukwai Zasshi **1922**, No 39. — [30] ITÔ, K.: Iji Shimbun No **1092** (1922). — [31] DELVECCHIO: Brazil Medico **37 II**, 294 (1923). — [32] BOULAY, A.: Bull. Soc. Path. exot. Paris **16**, 151 (1923). — [33] MUIR, E., N. K. DE, E. LANDEMAN, T. N. ROY u. J. SANTRA: Indian J. med. Res. **12**, 221 (1924) — s. auch E. MUIR: China med. J. **39**, 575 (1925). — [34] READ, B. E.: China med. J. **38**, 25 (1924).

und Feng[1], Henry, Morin und Goulard[2], Alexis und Menaut[3], Pomaret[4], Herrera-Batteke und West[5], de Souza-Araujo[6], Delgado Palacios[7], Kondo und Kobayashi[8], Kondo, Inoue und Tanaka[9], Zilberg[10], Cole[11], Masuzawa[12], Paget, Trevan und Attwood[13], Arcos[14] verwiesen.

Zahlreiche Autoren verwenden zur Leprabehandlung die von ihnen selbst oder nach ihren Anweisungen aus den verschiedenen Flacourtiaceenölen hergestellten Äthylester. Außer dem eigentlichen Chaulmoograöl von Taraktogenos kurzii finden hierbei besonders die Öle von Hydnocarpus anthelmintica (Alexis und Menaut[3], Abbatucci[15], O'Brien und Runchaiyon[16], Audibert[17], McKean[18] u. a.) und von Hydnocarpus laurifolia s. wightiana (Bantug[19], Muir[20], Rao[21] u. a.; s. auch unten), sowie das Sapucainhaöl von Carpotroche brasiliensis (de Aguiar Pupo[22], Dias da Silva[23], Martins[24], de Parreiras Horta[25], Pierini[26], Souza Lima[27], de Souza-Araujo[28] u. a.) Verwendung, während sich die Äthylester der Fettsäuren des Gorliöls von Caloncoba echinata, das zwar Chaulmoogra-, aber keine Hydnocarpussäure enthält, anscheinend nicht bewährt haben (vgl. Henry[29]; s. auch S. 36). Vor allem werden aber in einigen größeren Instituten und Leproserien Äthylester der Chaulmoografettsäuren in größerem Umfange hergestellt, so z. B. in der Calcutta School of tropical Medicine and Hygiene in Calcutta (s. Muir, De, Landeman, Roy und Santra[30]), im Bureau of Science in Manila und in der Culion Leper Colony P. I. (Lara[31], Wade[32], Tietze[33], Bantug[19], de Vera[34], de Vera und Lara[35], Nolasco[36], Wilson[37],

[1] Read, B. E., u. C. T. Feng: China med. J. 39, 612 (1925). — [2] Henry, M., Morin u. Goulard: Marseille Méd. 61, Nr 36 (1924). — [3] Alexis, M. L., u. B. Menaut: Ann. Méd. Pharm. colon. 23, 201 (1925). — [4] Pomaret, M.: Progrès méd. 53, 567 (1925). — [5] Herrera-Batteke, P. P., u. A. P. West: Philippine J. Sci. 31, 161 (1926). — [6] de Souza-Araujo: Zit. S. 53. — [7] Delgado Palacios, G.: Rev. Diplomática de Colombia 1932, Nr 34. — [8] Kondo, T., u. T. Kobayashi: Eiseishikenjo-Iho 40, 231 (1932). — [9] Kondo, T., Y. Inoue u. Y. Tanaka: Eiseishikenjo-Iho 46, 68 (1935). — [10] Zilberg, J. G.: Khim. Farm. Prom. 1932, 419. — [11] Cole, H. J.: Internat. J. Leprosy 1, 159 (1933); 3, 81 (1935) — Cole, H. J., u. H. Cardoso: Internat. J. Leprosy 4, 455 (1936). — [12] Masuzawa, T.: Hifuka Hinyôka Zasshi 34, 432 (1933). — [13] Paget, H., J. W. Trevan u. A. M. P. Attwood: Zit. S. 33. — [14] Arcos, G.: Anal. Univ. Central (Quito) 57, 203 (1936). — [15] Abbatucci, S.: Presse méd. 33, 723 (1925); 34, 476 (1926). — [16] O'Brien, H. R., u. Runchaiyon: China med. J. 39, 600 (1925). — [17] Audibert: Ann. Méd. Pharm. colon. 23, 227 (1925) — Bull. Off. internat. Hyg. publ. 18, 521 (1926). — [18] McKean, J. W.: Technical and Scientific Supplement to the Record, Nr 7, 16. Ministry of Commerce and Communications of Siam, Bangkok 1930. — [19] Bantug, J. P.: Monthly Bull. Philippine Health Serv. 4, 545 (1924). — [20] Muir, E.: Transact., South Indian Branch, Brit. med. Assoc. 17, 105 (1925) — J. roy. Sanit. Inst. 46, 131 (1925). — [21] Rao, G. R.: Indian J. med. Res. 19, 993 (1932) — Leprosy Rev. 6, 120 (1935). — [22] de Aguiar Pupo: Ann. Paulist. Med. e Cir. 16, 1 (1925) — Brazil Medico 40 II, 69 u. 85 (1926). — [23] Dias da Silva, R. A.: Rev. brasil. Med. e Pharm. 2, 399 (1926). — [24] Martins, Th.: C. r. Soc. Biol. Paris 96, 474 (1927). — [25] de Parreiras Horta: Bull. Soc. franç. Dermat. 33, 365 (1926). — [26] Pierini, L. E.: Semana méd. 35, 1122 u. 1183 (1928). — [27] Souza Lima, L.: Zit. S. 53. — [28] de Souza-Araujo, H. C.: Internat. J. Leprosy 3, 49 (1935). — [29] Henry, T. A.: Proc. roy. Soc. Med., Sect. trop. Dis. 20, 995 (1927). — [30] Muir, E., N. K. De, E. Landeman, T. N. Roy u. J. Santra: Zit. S. 55. — [31] Lara, C. B.: J. Philippine Isl. med. Assoc. 3, 241 (1923); 8, 56, 263 (1928); 9, 336 (1929); 10, 469 (1930); 12, 476, 537, 552 (1932). — [32] Wade, H. W.: J. Philippine Isl. med. Assoc. 3, 236 (1923) — Far eastern Assoc. trop. Med., 5th Congr., Singapore 1923, Transact., S. 363 — Philippine J. Sci. 25, 693 (1924); 26, 21 (1925). — S. auch H. W. Wade u. C. B. Lara: Proc. roy. Soc. Med., Sect. trop. Dis. 20, 136 (1927). — Wade, H. W., C. B. Lara u. C. Nicolas: Philippine J. Sci. 25, 661 (1924). — Wade, H. W., u. F. Solis: J. Philippine Isl. med. Assoc. 7, 111 (1927). — Wade, H. W., u. J. N. Rodriguez: A description of leprosy; its etiology, pathology, diagnosis and treatment. Manila: Bureau of Printing 1927. — [33] Tietze, S.: J. Philippine Isl. med. Assoc. 3, 247 (1923) — Monthly Bull. Philippine Health Serv. 6, 355 (1926). — [34] de Vera, B.: J. Philippine Isl. med. Assoc. 7, 361 (1927); 9, 318 (1929). — [35] de Vera, B., u. C. B. Lara: J. Philippine Isl. med. Assoc. 9, 307 (1929). — [36] Nolasco, J. O.: J. Philippine Isl. med. Assoc. 11, 219 (1931) — Far eastern Assoc. trop. Med., 8th Congr., Bangkok 1930, Transact. 2, 612 (1932). — [37] Wilson, R. M.: Leprosy Rev. 5, 166 (1934).

LAGROSA und IGNACIO[1]), im Peking Union medical College (HUIZENGA[2]), im Government Laboratory (Ministry of Economic Affairs, früher Ministry of Commerce and Communications) in Bangkok (Siam)[3] und im Instituto Oswaldo Cruz in Rio de Janeiro (RANGEL[4]); hierfür wird sowohl in Calcutta wie auch in den Laboratorien auf den Philippinen hauptsächlich das Öl von Hydnocarpus laurifolia s. wightiana, in Bangkok das Öl von Hydnocarpus anthelmintica benützt.

Besonders ausgedehnte Anwendung bei der Lepratherapie finden ferner die von zahlreichen Firmen fabrikmäßig hergestellten Äthylester der Fettsäuren verschiedener Flacourtiaceenöle. Zu nennen sind hier folgende Präparate:

Antileprol nach ENGEL-BEY[5] (I.G.-Farbenindustrie AG., Leverkusen); vgl. SERRA[6], PICCARDI[7], MERCADO Y DONATO[8], BLOCH und BOUVELOT[9], KAMIKAWA[10], CAPUTO[11], AOKI, KAWAMURA, KAMIKAWA und FUKUMACHI[12], RODRIEGUEZ ARJONA[13], RANGEL[14], NÄGELSBACH[15], TREUHERZ[16], HOFFMANN[17], FAVA[18], WAYSON[19], SÜLK[20], PANETH[21], MOISER[22], LOMHOLT[23], KRIECH[24], HUECK[25], OPPENHEIM[26], SEMON[27], v. ORTENBERG[28].

Moogrol und *Jodised Moogrol* (mit 0,5% Jodzusatz) (Burroughs Wellcome and Co., London); vgl. FRENDO[29], FOWLER[30], HARPER[31], OGILVIE[32], YOUNG[33], NEFF[34], DE LANGEN[35], HUECK[25].

Chaulmestrol (Winthrop Chemical Company, New York[36]); vgl. MORROW, WALKER und MILLER[37], FOWLER[30], BRONFIN und MARKEL[38], HOLLENBECK[39].

---

[1] LAGROSA, M., u. J. IGNACIO: J. Philippine Isl. med. Assoc. **15**, 220 (1935). — [2] HUIZENGA, L. S.: China med. J. **37**, 567 (1923). — [3] Government Laboratory, Bangkok (Siam), Reports, zit. S. 19. — [4] RANGEL, M.: Rev. med.-cir. do Brazil **34**, 295, 383 (1926). — [5] ENGEL-BEY, F.: Zit. S. 10. — [6] SERRA, A.: Giorn. ital. Mal. ven. **53**, 734 (1912) — Lepra (Lpz.) **14**, 63 (1914). — [7] PICCARDI, G.: Lepra (Lpz.) **12**, 210 (1912). — [8] MERCADO Y DONATO, E.: Zit. S. 48. — [9] BLOCH, A., u. M. BOUVELOT: Ann. Méd. Pharm. colon. **19**, 181 (1921). — [10] KAMIKAWA, Y.: Chinzei Ihô Nr **194** (1921) — Nagasaki Igakukwai Zasshi **4**, Nr 3 (1926). — [11] CAPUTO, V.: Giorn. ital. Mal. ven. **64**, 1126 (1923). — [12] AOKI, T., M. KAWAMURA, Y. KAMIKAWA u. T. FUKUMACHI: Zit. S. 52. — [13] RODRIEGUEZ ARJONA, V.: Arch. Schiffs- u. Tropenhyg. **29**, 334 (1925). — [14] RANGEL, M.: Rev. med.-cir. do Brazil **34**, 295, 383 (1926); **35**, 43 (1927). — [15] NÄGELSBACH, E.: Arch. Schiffs- u. Tropenhyg. **30**, 656 (1926). — [16] TREUHERZ, W.: Dermat. Wschr. **84**, 394 (1927). — [17] HOFFMANN, W. H.: Dermat. Wschr. **86**, 394 (1928) — J. trop. Med. **32**, 328 (1929). — S. auch W. H. HOFFMANN u. P. RAMOS BÁEZ: J. dos Clinicos (Rio de Janeiro) **11**, 225 (1930). — [18] FAVA, A.: Atti Congr. Soc. ital. Oftalm. **1928**, 331. — [19] WAYSON, N. E.: Publ. Health Rep. **44**, 3095 (1929). — [20] SÜLK, N.: Dermat. Wschr. **88**, 99 (1929). — [21] PANETH, O.: Arch. Schiffs- u. Tropenhyg. **35**, 467 (1931). — [22] MOISER, B.: Leprosy Rev. **4**, 149 (1933) — Internat. J. Leprosy **2**, 423 (1935). — [23] LOMHOLT, S.: Hosp.tid. (dän.) **77**, 187 (1934); **78**, 793 (1935) — Bull. Soc. franç. Dermat. **41**, 1354 (1934) — Arch. f. Dermat. **170**, 467 (1934) — Zbl. Hautkrkh. **50**, 103 (1935); **52**, 133, 407, 482 (1936) — Dermat. Z. **70**, 57 (1934) — Dermat. Wschr. **100**, 541 (1935); **101**, 817 (1935). — [24] KRIECH, H.: Med. Klin. **31**, 450 (1935). — [25] HUECK, O.: Arch. Schiffs- u. Tropenhyg. **39**, 464 (1935). — [26] OPPENHEIM, M.: Verh. 9. internat. Kongr. Dermat. (Budapest 1935) **2**, 574 (1936). — [27] SEMON, H.: Proc. roy. Soc. Med. **29**, 90 (1936). — [28] v. ORTENBERG: Arch. Schiffs- u. Tropenhyg. **40**, 503 (1936). — [29] FRENDO, J. A.: Rep. Surgeon Gen. Brit. Guiana **1922**, 28. Georgetown: Argosy Co. Ltd. 1924. — [30] FOWLER, H.: China med. J. **36**, 115 (1922); **39**, 594 (1925). — [31] HARPER, P.: J. trop. Med. **26**, 7 (1923). — [32] OGILVIE, D. C.: Fiji Ann. Med. Rep. **1923**, 24. — [33] YOUNG, W. A.: Ann. Rep., Med. Res. Inst. Nigeria **1922**, 36. — [34] NEFF, E. A.: J. trop. Med. **29**, 146 (1926); **32**, 241 (1929) — Fiji Ann. Med. a Health Rep. **1929**, 48. — [35] DE LANGEN, C. D.: Acta Leidensia **2**, 143 (1927) — Nederl. Tijdschr. Geneesk. **70 II**, 1948 (1926). — [36] Das Präparat Chaulmestrol entspricht hinsichtlich seiner Herstellung und seiner Zusammensetzung dem Antileprol der I.G. Farbenindustrie AG.; das amerikanische Antileprol-Patent war während des Weltkriegs von der Regierung der Vereinigten Staaten konfisziert und von der Firma Winthrop Chemical Company erworben worden (vgl. MORROW, WALKER u. MILLER[37]). — [37] MORROW, H., E. L. WALKER u. H. E. MILLER: J. amer. med. Assoc. **79**, 434 (1922). — [38] BRONFIN, J. D., u. C. MARKEL: Amer. Rev. Tbc. **8**, 214 (1923). — [39] HOLLENBECK, H. S.: Trans. roy. Soc. trop. Med. Lond. **28**, 655 (1935).

Hydnastryle (Smith Stanisstreet and Co. Ltd., Calcutta); vgl. Kamat und Ranadive[1].

Hyrganol (Poulenc Frères und Usines du Rhône, Paris), auch mit Zusatz von 5% Guajacol oder 0,5 oder 2% Jod in Ampullen (für intramuskuläre Injektion) und in Kapseln (für innerliche Anwendung); vgl. de Mello[2], Baujean[3], Genevray[4], Schwetz[5], Le Forestier[6].

Graumanyl-Meurice (Union chimique belge S. A., Bruxelles); vgl. Schwetz[5].

Gynol (Laboratoires pharmaceutiques de Dausse, Paris).

Gynocarin (japanisches Fabrikat); vgl. Kamikawa[7], Homma[8], T. Aoki und Y. Aoki[9].

Hydnocarin (Nihon Seiyaku Co., Tokyo); vgl. Kamikawa[7], Aoki, Kawamura, Kamikawa und Fukumachi[10], T. Aoki und Y. Aoki[9].

Hydnol (japanisches Fabrikat); vgl. Kamikawa[7], T. Aoki und Y. Aoki[9]. Äthylester des Chaulmoograöls nach Okamura (japanisches Fabrikat); vgl. Kobayashi[11].

Periglol (vermutlich russisches Präparat, Äthylester der Fettsäuren des Öls von Hydnocarpus laurifolia s. wightiana); vgl. Pawlow[12].

Esperol (10proz. Emulsion der Äthylester von Hydnocarpus anthelmintica; Firma Sankyo, Tokyo); vgl. Ota, Sato, Ishibashi und Miura[13], Ota, Sato und Matsuzawa[14].

Hydnocreol, vgl. Mohanty[15], Sharp[16], Wilson[17].

Carpotrenol L. C. L. (Äthylester der Fettsäuren des Sapucainhaöls; Laboratorio Chimico Leopoldinense de A. Machado e Cia, Minas Geraes, Brasilien); vgl. Machado[18], de Souza-Araujo[19].

Tarakthyl (Äthylester der Fettsäuren des Sapucainhaöls; Rangel Pestana in Sao Paulo, Brasilien); vgl. Gomes[20], de Mello[2].

Um die nach intramuskulären Einspritzungen auch der reinen Äthylester auftretenden Schmerzen und Infiltrationen an der Injektionsstelle (Muir[21], Corlett[22], Ortiz[23], Read[24], Young[25], Wilson[26], Rodriguez[27], Callaway[28] u. a.) zu mildern, gleichzeitig aber die Haltbarkeit, Resorbierbarkeit und auch

---

[1] Kamat, D. D., u. V. Y. Ranadive: Far eastern Assoc. trop. Med., 7th Congr., Brit. India **2**, 329 (1927). — [2] de Mello, F.: Presse méd. **33**, 1348 (1925). — [3] Baujean, R.: Zit. S. 51. — [4] Genevray, J.: Bull. Soc. Path. exot. Paris **19**, 441 (1926). — [5] Schwetz, J.: Ann. Soc. belge Méd. trop. **9**, 319 (1929). — [6] Le Forestier, R.: Zit. S. 50. — [7] Kamikawa, Y.: Zit. S. 52. — [8] Homma, T.: Nippon Iji Shimpô Nr 58 (1922). — [9] Aoki, T., u. Y. Aoki: Untersuchungen über die Frühdiagnose und Therapie der Lepra unter besonderer Berücksichtigung der Behandlung mit Leprosin. Hifuka Hinyôka Zasshi (Jap. Z. Dermat.) **1930**, Erg.-H. — [10] Aoki, T., M. Kawamura, Y. Kamikawa u. T. Fukumachi: Zit. S. 52. — [11] Kobayashi, W.: Hifuka Hinyôka Zasshi **22**, Nr 5 (1922). — [12] Pawlow, N.: Sovet. Vestn. Venerol. i Dermat. **3**, 236 (1936). — [13] Ota, M., S. Sato, T. Ishibashi u. O. Miura: Kwansai Iji Nr **135** (1933). — S. auch M. Ota, S. Sato u. T. Ishibashi: Far eastern Assoc. trop. Med., 9th Congr., Nanking 1934, **1**, 729 (1935). — [14] Ota, M., S. Sato u. T. Matsuzawa: Kwansai Iji Nr **147** (1933) — Lepro (Osaka) **5**, 209 (1934) — Internat. J. Leprosy **3**, 153 (1935). — [15] Mohanty, L. N.: Indian med. Gaz. **64**, 694 (1929). — [16] Sharp, L. E. S.: Leprosy Rev. **6**, 72 (1935). — [17] Wilson, R. P.: 7th Ann. Rep. of the Giza Mem. Ophthalmic Lab., Cairo 1932. — [18] Machado, A.: Brazil Medico **40** I, 275 (1926) — Rev. Leprol. de Sao Paulo **1**, 130 (1934). — [19] de Souza-Araujo, H. C.: Zit. S. 53. — [20] Gomes, J. M.: Bol. Soc. Med. Cir. Sao Paulo [3] **6**, 140 (1924) — Ann. Paulistas Med. e Cir. **15**, 77 (1924). — [21] Muir, E.: Zit. S. 52. — S. auch E. Muir: Leprosy in India **6**, 160 (1934). — [22] Corlett, W. T.: J. amer. med. Assoc. **79**, 440 (1922). — [23] Ortiz, P. N.: Bol. Assoc. méd. de Puerto Rico (San Juan) **17**, 27 (1923). — [24] Read, B. E.: J. of Pharmacol. **24**, 221 (1924). — [25] Young, W. A.: Ann. Rep. Med. Res. Inst. Nigeria **1922**, 36. Lagos: Government Printer 1923. — [26] Wilson, R. M.: China med. J. **38**, 743 (1924). — [27] Rodriguez, J.: J. Philippine Isl. med. Assoc. **5**, 40 (1925); **6**, 42 (1926) — Far eastern Assoc. trop. Med., 6th Congr., Tokyo 1925, **2**, 699 (1926). — [28] Callaway, J. L.: Arch. of Dermat. **35**, 1138 (1937).

die therapeutische Wirksamkeit der Präparate zu erhöhen, hat man die Ester vielfach mit 0,5—2% *Jod* [McDonald und Dean[1], Kamikawa[2], Wayson[3], Hasseltine[4], Wade[5], Muir, De, Landeman, Roy und Santra[6], McCants[7], Rodriguez[8], Gavino und Tietze[9], Kerr[10], Labernadie[11], Shiga[12], Nicolas und Roxas-Pineda[13], Lara und Nicolas[14], Lara und de Vera[15], Lara und Lagrosa[16], Lagrosa[17], Pottier[18], Ambrogio[19] („Jodomoogrina J. B. J."), Nolasco[20], Wilson[21], Rao[22], Takeda[23], Moiser[24], Keil[25] (Antileprol mit $1/_2$—10% Jod), Portugal[26], Mochtar und Sardjito[27] (jodiertes „Chaulmoogras aethylicus") u. a.], mit *Kreosot* (Muir[28], Samson und Limkako[29], Wade[30], Fowler[31], Gavino und Tietze[9], Kerr[10], Cochrane[32], Pottier[18], Bernard[33], Tisseuil[34], Portugal[26]), mit *Campher* (Muir[28], Samson und Limkako[29], Fowler[31], de Parreiras Horta[35]), *Guajacol* (de Parreiras Horta[35]), *Eucalyptusöl* (de Vera[36]), *Thymol* (Muir, De, Landeman, Roy und Santra[6], de Vera[36]), *Calciumsalzen* (Young[37]), *Olivenöl* (Muir[38]), *Cholesterin* (Ogawa und Harada[39]) versetzt. Nach Ansicht der Mehrzahl der Autoren wird durch diese Beimischungen, vor allem durch die Zugabe von Jod, die therapeutische Wirksamkeit der Ester entgegen der ursprünglichen Annahme nicht gesteigert (Wade[40], Lara und Samson[41]), nach manchen Autoren (McDonald und Dean[1], Asahi[42], McCants[7]) sogar vermindert; in neuerer Zeit nimmt nur Keil[25] eine Erhöhung der Heilwirkung der Äthylester (Antileprol) durch Jodzusatz an. Zweifellos werden aber durch den Zusatz von Jod und auch der anderen erwähnten Substanzen die gewebsreizenden Eigenschaften der Ester mehr oder weniger herabgesetzt. Hin-

---

[1] McDonald, J. T., u. A. L. Dean: Zit. S. 11. — [2] Kamikawa, Y.: Zit. S. 57. — [3] Wayson, J. T.: Arch. of Dermat. **3**, 45 (1921). — [4] Hasseltine, H. E.: Publ. Health Bull. **141**, 1 (1924). — [5] Wade, H. W.: Zit. S. 56. — [6] Muir, E., N. K. De, E. Landeman, T. N. Roy u. J. Santra: Zit. S. 55. — S. auch E. Muir: Leprosy in India **6**, 160 (1934). — [7] McCants, J. M.: U. S. Naval Med. Bull. **20**, 705 (1924). — [8] Rodriguez, J.: J. Philippine Isl. med. Assoc. **5**, 40 (1925); **6**, 42 (1926) — Far eastern Assoc. trop. Med., 6th Congr., Tokyo 1925, Transact. **2**, 699 (1926). — [9] Gavino, C., u. S. Tietze: J. Philippine Isl. med. Assoc. **5**, 50 (1925). — [10] Kerr, J.: Lancet **209**, 373 (1925). — [11] Labernadie, V.: Ann. Méd. Pharm. colon. **23**, 314 (1925) — Bull. Soc. Path. exot. Paris **20**, 623, 771 (1927). — [12] Shiga, K.: Chûgai Iji Shimpô Nr **6097** (1926). — [13] Nicolas, C., u. E. Roxas-Pineda: J. Philippine Isl. med. Assoc. **8**, 135 u. 314 (1928). — [14] Lara, C. B., u. C. Nicolas: J. Philippine Isl. med. Assoc. **9**, 321 (1929). — [15] Lara, C. B., u. B. de Vera: Far eastern Assoc. trop. Med., 8th Congr., Bangkok 1930, Transact. **2**, 548 (1932). — [16] Lara, C. B., u. M. Lagrosa: J. Philippine Isl. med. Assoc. **12**, 599 (1932). — [17] Lagrosa, M.: J. Philippine Isl. med. Assoc. **12**, 604 (1932). — S. auch M. Lagrosa, J. M. Alonso, J. O. Tiong u. A. Parras: J. Philippine Isl. med. Assoc. **15**, 87 (1935). — Lagrosa, M., J. O. Tiong u. D. Disini: J. Philippine Isl. med. Assoc. **15**, 312 (1935). — [18] Pottier, R.: Ann. Soc. belge Méd. trop. **12**, 143 (1932). — [19] Ambrogio, A.: Arch. Ist. biochim. ital. **5**, 321 (1933). — [20] Nolasco, J. O.: J. Philippine Isl. med. Assoc. **13**, 552 (1933); **14**, 421 (1934). — [21] Wilson, R. M.: Leprosy Rev. **5**, 166 (1934). — [22] Rao, G. R.: Leprosy Rev. **6**, 120 (1935). — [23] Takeda, M.: Lepro (Osaka) **6**, 57 (1935). — [24] Moiser, B.: Internat. J. Leprosy **2**, 423 (1935). — [25] Keil, E.: Arch. Schiffs- u. Tropenhyg. **39**, 188 (1935). — [26] Portugal, H.: Arch. de Hyg. (Rio de Janeiro) **6**, 75 (1936). — [27] Mochtar, A., u. M. Sardjito: Geneesk. Tijdschr. Nederl.-Indië **7**, 973 (1936). — [28] Muir, E.: Handbook on Leprosy. Cuttack: R. J. Grundy 1921. — S. auch E. Muir, E. Landeman, T. N. Roy u. J. Santra: Indian J. med. Res. **11**, 543 (1923). — [29] Samson, J. G., u. G. Limkako: Philippine J. Sci. **23**, 515 (1923). — [30] Wade, H. W.: Philippine J. Sci. **26**, 21 (1925). — [31] Fowler, H.: China med. J. **39**, 594 (1925). — [32] Cochrane, R. G.: Lancet **1926 II**, 95. — [33] Bernard, P.: Bull. Soc. Path. exot. Paris **26**, 1235 (1933) — Rev. colon. Méd. Chir. **1933**, Nr 43. — [34] Tisseuil, J.: Bull. Soc. Path. exot. Paris **26**, 579 (1933). — [35] de Parreiras Horta: Bull. Soc. franç. Dermat. **33**, 365 (1926). — [36] de Vera, B.: J. Philippine Isl. med. Assoc. **7**, 361 (1927). — [37] Young, W. A.: Zit. S. 58. — [38] Muir, E.: S. Fußnote 28, sowie Leprosy Rev. **1**, 20 (1930) — Internat. J. Leprosy **1**, 407 (1933). — [39] Ogawa, N., u. A. Harada: Jap. J. of Dermat. (Hifuka Hinyôka Zasshi) **39**, 96 (1936). — [40] Wade, H.W.: Philippine J. Sci. **25**, 693 (1924). — [41] Lara, C. B., u. J. G. Samson: J. Philippine Isl. med. Assoc. **12**, 485 (1932). — [42] Asahi, K.: Hifuka Hinyôka Zasshi **23**, 11 (1923).

sichtlich der Herstellung der mit Jod und der mit Kreosot versetzten Äthylester vgl. insbesondere Perkins[1], Cole[2] sowie Cole und Cardoso[3]; bezüglich bromierter und chlorierter Ester vgl. Read[4]. In diesem Zusammenhang wäre noch zu erwähnen, daß manche Autoren (Muir[5], Harper[6], Ogilvie[7], Ortiz[8], Bejarano und Medina[9]) angeben, daß sie durch intravenöse Injektion der Ester eine gesteigerte Heilwirkung erzielen konnten. Diese Behandlung führt aber leicht zu sehr unangenehmen Hustenanfällen und wird deshalb nur selten angewendet (Kerr[10], de Mello[11]).

Von Äthylestern mit Kreosotzusatz wäre insbesondere das *E.C.C.O.-Gemisch* von Muir[5] zu nennen, das aus 1 Teil Äthylester der Fettsäuren von Hydnocarpus wightiana, 1 Teil reinem, doppelt destilliertem Kreosot, 1 Teil Campher und $2^1/_2$ Teilen sterilisiertem reinstem Olivenöl besteht (hinsichtlich der Herstellung vgl. auch Perkins[1], Cole[2]). Im allgemeinen wird es 2mal wöchentlich in allmählich steigenden Dosen von 1—5 ccm intramuskulär injiziert (betr. der klinischen Anwendung vgl. Nicholls[12], de Langen[13], Wheatley[14], Pestonjee, Nicholls und Felix[15], Kerr[10], Scanlon[16], de Mello[17], Matarangas[18], R. M. Wilson[19], Parra[20], Kamat und Ranadive[21], C. J. Wilson[22], Rogers[23], Dutta[24]). Ähnliche Mischungen wurden von Samson und Limkako[25] erprobt; am besten bewährte sich diesen Autoren ein Zusatz von 10% Kreosot zu den Äthylestern (ohne Campher), während Portugal[26] einen Gehalt der Ester von nur 4% Kreosot bevorzugt. In Französisch-Westafrika finden ebenfalls Äthylester mit einem Zusatz von 4% Kreosot, oder Gemische von 30,0 Chaulmoograäthylestern, 50,0 neutralem Olivenöl und 4,0 bidestilliertem Kreosot Verwendung (Le Forestier[27]). Äthylester des Chaulmoograöls mit 0,5% Jod sind nach den Befunden von Gavino und Tietze[28] besser wirksam als die gleichen Äthylester mit 10% Kreosot oder mit 0,5% Jod und 10% Kreosot und als die oben (s. S. 48) erwähnte Mercado-Mischung. Das Gemisch von Fowler[29] besteht aus 100 Teilen Äthylestern der Gesamtfettsäuren, 95 Teilen 20proz. Campheröl (Pharm. britann.) und 5 Teilen Kreosot. Ein als „*Antilebrina Valenti-Rivolta*" (auch als „Antileprin" und „Antileptina") bezeichnetes italienisches Präparat besteht nach den

[1] Perkins, G. A.: J. Philippine Isl. med. Assoc. 1, 62 (1921) — Philippine J. Sci. 21, 1 (1922). — [2] Cole, H. J.: Philippine J. Sci. 40, 503 (1929); 46, 377 (1931) — Leprosy Rev. 2, 109 (1931) — Internat. J. Leprosy 1, 159 (1933). — [3] Cole, H. J., u. H. Cardoso: Internat. J. Leprosy 4, 455 (1936). — [4] Read, B. E.: Chinese J. Physiol. 1, 345 (1927). — [5] Muir, E.: Zit. S. 59. — [6] Harper, P.: J. trop. Med. 26, 7 (1923). — [7] Ogilvie, D. C.: Fiji Ann. Med. Rep. 1923, 24. — [8] Ortiz, P. N.: Zit. S. 58. — [9] Bejarano, J., u. R. G. Medina: Actas dermo-sifilogr. 19, 379 (1927). — [10] Kerr, J.: Zit. S. 59. — [11] de Mello, F.: Bol. Geral de Med. e Farm. (Nova Goa) [10] Nr 3/6, 62 (1925). — S. auch F. de Mello u. O. Loyola Pereira: Bull. Soc. Path. exot. Paris 28, 700 (1935). — [12] Nicholls, L.: Brit. med. J. 1922 II, 892. — [13] de Langen, C. D.: Geneesk. Tijdschr. Nederl.-Indië 62, 212 (1922). — [14] Wheatley, A. H.: Far eastern Assoc. trop. Med., 5th Congr., Singapore 1923, Transact. S. 359 — Straits Settlements Med. Rep. 1926, Appendix B. — [15] Pestonjee, R., L. Nicholls u. J. E. Felix: Ceylon J. Sci., Sect. D 1, 41 (1924). — [16] Scanlon, R. W.: Somaliland Protectorate, Ann. Med. a. Sanit. Rep. 1935, 33. — [17] de Mello, F.: Presse méd. 33, 1348 (1925) — Rev. españ. Urol. 28, 513 (1926). — S. auch Fußnote 11. — [18] Matarangas, G.: Bull. Office internat. Hyg. publ. 18, 57 (1926). — [19] Wilson, R. M.: South. med. J. (Birmingham, Alab.) 19, 603 (1926) — J. amer. med. Assoc. 87, 1211 (1926). — [20] Parra, R. F.: Rep. de Med. y Cir. (Bogotá) 17, 260 (1926) — Gac. Med. de Caracas 33, 156 (1926). — S. auch R. F. Parra u. J. E. Santos: Rep. de Med. y Cir. (Bogotá) 15, 124 (1923). — [21] Kamat, D. D., u. Ranadive, V. Y.: Far eastern Assoc. trop. Med., 7th Congress, Brit. India 1927. Transactions 2, 329. — [22] Wilson, C. J.: Ann. Rep. Med. Dept. Federated Malay States 1928 u. 1929. Kuala Lumpur: Government Press 1929 u. 1930. — [23] Rogers, L.: Leprosy Rev. 5, 54 u. 108 (1934). — [24] Dutta, N. Ch.: Indian med. Gaz. 69, 688 (1934). — [25] Samson, J. G., u. G. Limkako: Zit. S. 59. — [26] Portugal, H.: Zit. S. 50. — [27] Le Forestier, R.: Zit. S. 50. — [28] Gavino, C., u. S. Tietze: Zit. S. 59. — [29] Fowler, H.: China med. J. 39, 594 (1925).

Angaben von RANGEL[1] und DE SOUZA-ARAUJO[2] aus 75 Teilen Äthylestern der Chaulmoografettsäuren, 20 Teilen Lebertran und 5 Teilen Thymol und Anaesthetica (hinsichtlich der klinischen Anwendung vgl. auch CARRERA[3]). Als *„Chaulmusil"* wird ein aus Chaulmoograestern mit Zusatz einer Siliciumverbindung bestehendes Präparat (vgl. HARPER[4]), und als *„Durotan"* (nach UNNA; Hersteller: P. Beiersdorf u. Co. AG., Hamburg) eine Mischung von gereinigten Chaulmoograäthylestern (25%: Durotan mite, 50%: Durotan fortius) mit Campheröl und Thymol (hinsichtlich der klinischen Anwendung vgl. LEVY[5]) bezeichnet. Für innerlichen Gebrauch wird von WAYSON und BADGER[6] ein Gemisch empfohlen, das eine mittels Gummi arabicum und Sirupus simplex bereitete und mit geringen Jodmengen versetzte Emulsion von gleichen Teilen Chaulmoogra-Äthylestern und Lebertran darstellt.

Zur Tuberkulosebehandlung verwendet POMARET[7] gemischte Äthylester des Chaulmoograöls und des Lebertrans, die als *„Chaulmorrhuate"* bezeichnet werden. Das Präparat wird in der Weise bereitet, daß eine Mischung gleicher Teile der Gesamtfettsäuren des Chaulmoograöls und des Lebertrans mit Äthylalkohol verestert, und daß dann die so erhaltenen Äthylester in derselben Menge oder in dem doppelten Quantum eines mit 2% Cholesterin versetzten Lebertrans gelöst werden. Das Ganze stellt eine klare, ölige, bräunlich gefärbte und aromatisch riechende Flüssigkeit dar, die sich leicht injizieren läßt (vgl. PERNET, MINVIELLE und POMARET[8], JUGE[9]). Gemische von Äthylestern des Chaulmoogra- und des Sapucainhaöls wurden von DE PARREIRAS HORTA[10] bei Leprösen angeblich mit Erfolg angewandt.

Außer den Äthylestern wurden noch die Propyl-, Butyl- und Amylester (WALKER, MACARTHUR und SWEENEY[11], MORROW, WALKER und MILLER[12], PERKINS[13]), ferner die Capryl-, Allyl-, Phenyl-, o-, m- und p-Kresolester (HERRERA-BATTEKE und WEST[14]), Aralkyl- (z. B. Benzyl-, Phenethyl-, p-Methoxyphenethyl-) Ester der Chaulmoografettsäuren (I.G.-Farbenindustrie AG.[15]; hinsichtlich der als *„Antileprol-By"* im Handel befindlichen Benzylester vgl. TAUB[16], KEIL[17], PORTUGAL[18], ALWENS[19]), Diäthylaminoäthanolester der Chaulmoografettsäuren (F. Hoffmann-La Roche u. Co. AG.[20], LAGOUDAKY[21]), sowie Chaulmoogryl-o- und -p-chlorphenol, Chaulmoogryl-o-bromphenol, Chaulmoogryltribromphenol (SANTILLAN und WEST[22]), Chaulmoogryl-2,4-dichlorphenol, Chaulmoogryl-2,4-dibromphenol, der Hydrochinonester der Chaulmoograsäure und der Chaulmoogryl-m-oxybenzoesäureäthylester (DE SANTOS und WEST[23]), das Chaulmoogrylresorcin (HINEGARDNER und JOHNSON[24]) und schließlich noch die Chole-

---

[1] RANGEL, M.: Rev. med.-cir. do Brazil **34**, 383 (1926). — [2] DE SOUZA-ARAUJO, H. C.: Tratamento moderno da Lepra. Rio de Janeiro: Typ. do Instituto Oswaldo Cruz 1928. — [3] CARRERA, J. L.: Prensa méd. argent. **13**, 802, 839, 954 (1927). — [4] HARPER, P.: Brit. med. J. **1922 II**, 39. — [5] LEVY, D. M.: Nederl. Tijdschr. Geneesk. **69 I**, 1422 (1925). — [6] WAYSON, N. E., u. L. F. BADGER: Publ. Health Rep. **43**, 2883 (1928). — [7] POMARET, M.: Progrès méd. **53**, 567 (1925). — [8] PERNET, J., M. MINVIELLE u. M. POMARET: Bull Soc. méd. Hôp. Paris **49**, 32 (1925) — La Vie méd. **1926**, Nr 23. — [9] JUGE, J.: De l'application de l'huile de chaulmoogra en général et du chaulmorhuate en particulier au traitement des tuberculoses. Thèse, Paris 1927. — [10] DE PARREIRAS HORTA: Zit. S. 59. — [11] WALKER, E. L., G. H. MACARTHUR u. M. A. SWEENEY: Trans. 18. ann. meeting Nat. Tbc. Assoc. **1922**, 553. — [12] MORROW, H., E. L. WALKER u. H. E. MILLER: J. amer. med. Assoc. **79**, 434 (1922).— [13] PERKINS, A. G.: Philippine J. Sci. **24**, 621 (1924). — [14] HERRERA-BATTEKE, P. P., u. A. P. WEST: Philippine J. Sci. **31**, 161 (1926). — [15] I.G. Farbenindustrie AG.: Brit. Pat. 311236 vom 7. Mai 1928 [Chem. Abstr. **24**, 920 (1930)]. — [16] TAUB, L.: Zit. S. 10. — [17] KEIL, E.: Zit. S. 59. — [18] PORTUGAL, H.: Zit. S. 50. — [19] ALWENS, W.: Beitr. Klin. Tbk. **89**, 711 (1937). — [20] F. Hoffmann-La Roche u. Co. AG.: Zit. S. 36. — [21] LAGOUDAKY, S.: J. trop. Med. **39**, 81 (1936). — [22] SANTILLAN, P., u. A. P. WEST: Philippine J. Sci. **40**, 493 (1929). — [23] DE SANTOS, J., u. A. P. WEST: Philippine J. Sci. **38**, 293, 445 (1929); **43**, 409 (1930). — [24] HINEGARDNER, W. S., u. T. B. JOHNSON: Zit. S. 35.

sterinester der Chaulmoogra- und Hydnocarpussäure (Bockmühl und Knoll[1], Flandin, Baranger und Ragu[2], Flandin und Ragu[3]) dargestellt. Die drei erstgenannten Ester erwiesen sich nach Wade[4], Rodriguez[5], Hasseltine[6]

$$CH{=}CH\diagdown CH \cdot (CH_2)_{12} \cdot COO \cdot \underset{CH_3}{CH} \cdot (CH_2)_5 \cdot CH_3$$
$$CH_2{-}CH_2$$

Caprylester der Chaulmoograsäure

$$CH{=}CH\diagdown CO \cdot (CH_2)_{12} \cdot COO{-}\langle\;\rangle{-}CH_3$$
$$CH_2{-}CH_2$$

o-Kresolester der Chaulmoograsäure

$$CH{=}CH\diagdown CH \cdot (CH_2)_{12} \cdot COO{-}\langle\;\rangle{-}Br$$
$$CH_2{-}CH_2$$

Chaulmoogryl-o-bromphenol

$$CH{=}CH\diagdown CH \cdot (CH_2)_{12} \cdot COO{-}\langle\;\rangle{-}COO \cdot C_2H_5$$
$$CH_2{-}CH_2$$

Chaulmoogryl-m-oxybenzoesäureäthylester

$$CH{=}CH\diagdown CH \cdot (CH_2)_{12} \cdot COO{-}\langle\;\rangle{-}Cl_2$$
$$CH_2{-}CH_2$$

Chaulmoogryl-2,4-dichlorphenol

$$CH{=}CH\diagdown CH \cdot (CH_2)_{12} \cdot COO{-}\langle\;\rangle{-}OOC \cdot (CH_2)_{12} \cdot CH\diagdown CH{=}CH$$
$$CH_2{-}CH_2 \qquad\qquad CH_2{-}CH_2$$

Hydrochinonester der Chaulmoograsäure

sowie Shiga[7] in therapeutischer Hinsicht nicht als ein Fortschritt, während Miller[8] (s. auch Morrow, Walker und Miller) angibt, daß die Propyl- und besonders die Butylester zwar nicht wirksamer sind, aber besser vertragen werden, insbesondere weniger Leprareaktionen (s. S. 100) hervorrufen als die Äthylester. Nach den Mitteilungen von Flandin, Baranger und Ragu sollen sich auch die Cholesterinester der Chaulmoografettsäuren durch eine gute Verträglichkeit auszeichnen (intravenöse Dosen von 2—4 ccm); über die Ergebnisse einer klinischen Erprobung der anderen Präparate ist bis jetzt noch nichts bekannt. Eine Mischung von Äthyl- und Benzylestern der Chaulmoografettsäuren wurde nach Pernet, Minvielle und Pomaret[9] bei Lungentuberkulose angewandt; ein anderes, aus Äthyl-, Allyl-, Cinnamyl- und Benzylestern der Chaulmoografettsäuren mit einem Zusatz von 2% Jod bestehendes Gemisch ist als „Ginoilo" im Handel (Fidanza[10]). Während die gewebsreizenden Eigenschaften der Äthylester der Chaulmoografettsäuren durch Jodzusatz eine Verminderung erfahren (s. S. 59), sollen die Benzylester („Antileprol-By") nach den Angaben von Keil[11] nach Jodzusatz eine erhebliche Steigerung ihrer Giftigkeit aufweisen. Als „Leprapräparat Höchst 4828a" wird ein von der I.G.-Farbenindustrie hergestellter, in Öl löslicher Chaulmoograester bezeichnet, der von Satani, Tanimura und Minami[12], sowie von van Breuseghem[13] klinisch erprobt wurde und sich durch eine gute Verträglichkeit auszeichnet.

[1] Bockmühl, M., u. R. Knoll: Zit. S. 36. — [2] Flandin, Ch., P. Baranger u. J. Ragu: C. r. Acad. Sci. Paris 203, 502 (1936). — [3] Flandin, Ch., u. J. Ragu: Bull. Acad. Méd. Paris [3] 117, 337 (1937). — [4] Wade, W. H.: Monthly Bull. Philippine Health Serv. 4, 13 (1924). — [5] Rodriguez, J.: J. Philippine Isl. med. Assoc. 5, 40 (1925). — [6] Hasseltine, H. E.: Publ. Health Bull. 141, 1 (1924). — [7] Shiga, K.: Chûgai Iji Shimpô Nr 6097 (1926). — [8] Miller, H. E.: Med. Clin. N. America 6, 377 (1923). — [9] Pernet. J., M. Minvielle u. M. Pomaret: Zit. S. 61. — [10] Fidanza, E. P.: Actos 3. Congr. med. 4, 766 (1927). — [11] Keil, E.: Zit. S. 59. — [12] Satani, Y., Ch. Tanimura u. H. Minami: Lepro (Osaka) 5, 229 (1934). — [13] van Breuseghem, R., Ann. Soc. belge Méd. trop. 16, 115 (1936).

Um eine gesteigerte Beeinflussung der in den Krankheitsherden befindlichen Leprabacillen zu erreichen, wurde von einer durch den Director of Health in Manila (Philippinen) am 3. Mai 1920 eingesetzten Leprosy Investigation Commission[1] unter anderem auch ein zuerst als „subdermal method", später als *Plancha- oder Infiltrationsmethode* bezeichnetes Behandlungsverfahren in Vorschlag gebracht, das darin besteht, daß gewöhnlich je etwa 5 Tropfen des Chaulmoograpräparates im Bereich der Läsionen unter die Haut gespritzt werden; diese Injektionen werden mehrfach an verschiedenen Stellen wiederholt, so daß die Haut über den Lepromen ein weißliches Aussehen bekommt. Gleichzeitig soll dann noch etwa 1 ccm des Präparates in das Leprom selbst injiziert werden. Schon im Jahre 1917 hatten ROGERS[2], und im Jahre 1920 McDONALD und DEAN[3] in einigen Fällen von Lepra ein ähnliches Verfahren angewandt. Später hat dann MUIR[4] auch eine subcutane Infiltrationsmethode beschrieben (vgl. auch S. 49). Seit dem Jahre 1925 ist die PLANCHA-Methode in der Culion Leper Colony (Philippinen) offiziell in Gebrauch[5]; im Jahre 1927 hat sie eine Modifikation erfahren, die darin besteht, daß das Chaulmoograpräparat nicht subcutan, sondern intracutan injiziert wird. In dieser Form hat die Methode, bei der hauptsächlich Chaulmoogra-Äthylester (mit und ohne Jodzusatz), neuerdings auch Benzylester (vgl. PORTUGAL[6]) benützt werden, bei der Leprabehandlung eine ausgedehnte Anwendung gefunden [LARA und NICOLAS[7], NOLASCO[8], VELASCO, ALONSO, LIMKAKO, FERNÁNDEZ und DEL ROSARIO[9], SATO[10], COCHRANE[11], LARA und LAGROSA[12], LAGROSA[13] (s. auch LAGROSA, TIONG und DISINI[14]), JACKSON[15], BERNARD[16], BIGNE[17], FERNÁNDEZ und SCHUJMAN[18] (s. auch SCHUJMAN und FERNÁNDEZ[19]), ONISHI[20], ROY[21], DE MELLO[22], LAGROSA und IGNACIO[23]]. Von ROGERS, CUMMINS und WEATHERALL[24] wurde das Verfahren auch bei Lupus vulgaris erprobt. Bei leprösen Augenaffektionen wird von KING[25] die subconjunctivale Injektion der Chaulmoograäthylester empfohlen.

---

[1] DE JÉSUS, V.: Report of the Philippine Health Service for the fiscal year from January 1 to December 31, 1920, S. 41 (vgl. insbesondere S. 44). — [2] ROGERS, L.: Indian J. med. Res. **5**, 277 (1917) — Verh. 9. internat. Kongr. f. Dermat. (Budapest, Sept. 1935) **2**, 558 (1936). — [3] McDONALD, J. T., u. A. L. DEAN: Publ. Health Rep. **35**, 1959 (1920). — [4] MUIR, E.: Zit. S. 49. — s. außerdem: Ann. Rep. Calcutta School trop. Med. **1923**, 35 — Indian med. Gaz. **59**, 297 (1924); **67**, 121 (1932) — Leprosy. Diagnosis, treatment and prevention. Cuttack: Orissa Mission Press 1924 (2. Aufl. 1925; 5. Aufl. Calcutta: Indian Council of the British Empire Leprosy Relief Assoc. 1930) — Trans. far eastern Assoc. trop. Med., 7th Congr., Calcutta 1927, **2**, 305 (1929). — [5] Annual Rep. of the med. Sect., Culion Leper Colony for 1925, Appendix A, S. 11. — [6] PORTUGAL, H.: Arch. de Hyg. (Rio de Janeiro) **6**, 75 (1936). — [7] LARA, C. B., u. C. NICOLAS: J. Philippine Isl. med. Assoc. **9**, 321 (1929). — S. auch C. B. LARA: J. Philippine Isl. med. Assoc. **8**, 56 (1928); **9**, 336 (1929). — [8] NOLASCO, J. O.: J. Philippine Isl. med. Assoc. **9**, 347 (1929); **10**, 273 u. 277 (1930); **12**, 147 (1932); **14**, 421 (1934) — Trans. Meeting Leprosy Advisory Board, Philippine Health Service, Manila, S. 12 (1932) — Internat. J. Leprosy **2**, 159 (1934). — [9] VELASCO, F. J., J. M. ALONSO, G. LIMKAKO, G. FERNÁNDEZ u. F. T. DEL ROSARIO: J. Philippine Isl. med. Assoc. **9**, 327 (1929). — [10] SATO, T.: Okayama Igakkai Zasshi **42**, Nr 486 (1930). — [11] COCHRANE, R. G.: Leprosy Rev. **2**, 94 (1931). — [12] LARA, C. B., u. M. LAGROSA: J. Philippine Isl. med. Assoc. **12**, 599 (1932). — [13] LAGROSA, M.: J. Philippine Isl. med. Assoc. **12**, 604 (1932). — [14] LAGROSA, M., J. O. TIONG u. D. DISINI: J. Philippine Isl. med. Assoc. **15**, 312 (1935). — [15] JACKSON, J. T.: Leprosy Rev. **3**, 67 u. 121 (1932) — Quart. J. Pharm. **6**, 288 (1934). — [16] BERNARD, P.: Bull. Soc. Path. exot. Paris **26**, 1235 (1933). — [17] BIGNE, J.: Actas dermo-sifilogr. **28**, 68 (1935). — [18] FERNÁNDEZ u. SCHUJMAN: Rev. méd. lat.-amer. **20**, 199 (1935). — [19] SCHUJMAN, S., u. J. M. M. FERNÁNDEZ: Semana méd. **42**, 790 (1935). — [20] ONISHI, F.: Lepro (Osaka) **6**, 60 (1935). — [21] ROY, A. T.: Leprosy India **7**, 124 (1935). — [22] DE MELLO, J. F.: Verh. 9. internat. Kongr. f. Dermat. (Budapest, Sept. 1935) **2**, 570 (1936). — [23] LAGROSA, M., u. J. IGNACIO: J. Philippine Isl. med. Assoc. **15**, 220 (1935). — [24] ROGERS, L., S. L. CUMMINS u. C. WEATHERALL: Brit. med. J. **1933 I**, 47. — [25] KING, E. F.: Brit. J. Ophthalm. **20**, 561 (1936).

Zu erwähnen wäre ferner, daß die von Dean und Wrenshall[1] dargestellten *Äthylester der Dihydrochaulmoograsäure* (s. S. 33) nach den klinischen Feststellungen von Hasseltine[2] den Äthylestern der Gesamtfettsäuren des Chaulmoograöls in therapeutischer Hinsicht unterlegen sind, aber weniger reizend wirken als diese. Die von Fourneau und Baranger dargestellten Äthylester der Phenyldihydrohydnocarpussäure (Präparat 541) wurden von Markianos[3] bei Rattenlepra ohne Erfolg erprobt (s. S. 105). Lara und Fernández[4] erprobten die Äthylester der von Adams und seinen Mitarbeitern dargestellten *Di-n-heptylessigsäure* bei einer Reihe von Leprakranken; das Präparat wirkt stark gewebsreizend und wurde deshalb in Olivenöl mit einem Zusatz von Benzocaine (= Anästhesin; vgl. S. 49) angewandt (Äthylester der Di-n-heptylessigsäure 50,0 ccm, gereinigtes Olivenöl 50,0 ccm, Benzocaine 2,0 g; 1—6 ccm intracutan oder intramuskulär 1 mal wöchentlich), erwies sich aber als therapeutisch ziemlich wirksam (s. S. 45, 75, 93, 105, 117 u. 123, sowie Tabelle 9).

Weiter sind hier noch einige von Emerson, Anderson und Leake[5] experimentell erprobte Chaulmoograderivate zu nennen, nämlich das chaulmoogryl-p-phenetidinsulfosaure Natrium (Präparat 921[6]), das dihydrochaulmoogryl-p-phenetidinsulfosaure Natrium (Präparat 923), das Natriumchaulmoogrylglycinat (Präparat 1141), das dichaulmoogroyl-β-glycerinphosphorsaure Natrium (*„Chaul-*

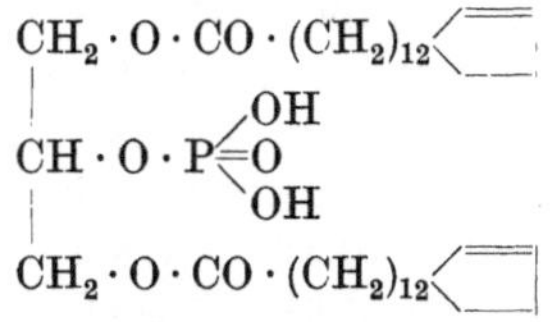

$$CH_2 \cdot O \cdot CO \cdot (CH_2)_{12}$$
$$| \qquad\qquad OH$$
$$CH \cdot O \cdot P{=}O$$
$$| \qquad\qquad OH$$
$$CH_2 \cdot O \cdot CO \cdot (CH_2)_{12}$$

α, γ-Dichaulmoogroyl-glycerin-β-phosphorsäure („Chaulphosphate" = Natriumsalz).
(Nach Wagner-Jauregg und Arnold.)

phosphate"), das Kaliumjododihydrochaulmoograt (Präparat 661 K), das Natriumchaulmoogryl-o-aminobenzoat (Präparat 1601; hergestellt von S. Santiago und A. P. West), das Natriumdiäthyläthanolammoniumchaulmoograt (Präparat 2001), das Cholinchaulmoograt (Präparat 2211) und das Natriumchaulmoogrylglutamat (vgl. Tabelle 9, sowie S. 76 und 105). Die Mehrzahl dieser Substanzen war von R. Wrenshall (Dept. of Chemistry, University of Hawai) dargestellt worden. Hinsichtlich der Darstellung der α, γ-Dichaulmoogroyl-glycerin-β-phosphorsäure („Chaulphosphate" = Natriumsalz) nach dem Verfahren von Grün und Memmen[7] vgl. Wagner-Jauregg und Arnold[8].

Schließlich wäre hier dann noch darauf hinzuweisen, daß meist zur Unterstützung einer innerlich oder parenteral durchgeführten Allgemeinbehandlung mit Chaulmoograpräparaten auch durch *äußerliche Anwendung* des Chaulmoograöls in verschiedener Form eine wirksame Beeinflussung der leprösen Krankheitserscheinungen zu erreichen versucht wurde. Zum Teil wurde hierbei das Öl als solches auf die erkrankten Haut- oder Schleimhautpartien aufgetragen oder zu Einreibungen verwendet (Young[9], Vinson[10], Startin[11], Piffard[12], de Parreiras

[1] Dean, A. L., u. R. Wrenshall: Zit. S. 33. — [2] Hasseltine, H. E.: Zit. S. 59. — [3] Markianos, J.: Bull. Soc. Path. exot. Paris **23**, 268 (1930). — [4] Lara, C. B., u. G. Fernández: Far eastern Assoc. trop. Med., 8th Congr., Bangkok 1930, Transact. **2**, 575 (1932). — [5] Emerson, G. A., H. H. Anderson u. Ch. D. Leake: Proc. Soc. exper. Biol. a. Med. **31**, 274 (1933) — Arch. internat. Pharmacodynamie **48**, 247 (1934). — S. auch H. H. Anderson, G. A. Emerson u. Ch. D. Leake: Internat. J. Leprosy **2**, 39 (1934). — [6] Hinsichtlich des Chaulmoogrylphenetidins vgl. D. M. Birosel u. H. L. Huang: Zit. S. 35. — [7] Grün, A., u. F. Memmen: DRP. 608074 vom 9. Juli 1932 (F. Hoffmann-La Roche u. Co. AG., Basel). — [8] Wagner-Jauregg, Th., u. H. Arnold: Ber. dtsch. chem. Ges. **70**, 1459 (1937). — [9] Young, D.: Zit. S. 8. — [10] Vinson, A.: Zit. S. 8. — [11] Startin, J.: Zit. S. 8. — [12] Piffard: Brit. med. J. **1887** II, 843.

HORTA[1], MOHANTY[2]). Nach den Angaben von HOBSON[3] u. a. scheint diese Art der Applikation des Chaulmoograöls die ursprüngliche Form der Anwendung gewesen zu sein, während die Chaulmoograsamen innerlich verabreicht wurden; erst später wurde das Öl dann auch peroral gegeben. Eine solche kombinierte äußerliche und innerliche Behandlung der Leprakranken mit dem Öl von Hydnocarpus inebrians wurde nach den Angaben von BOYD[4] auch von dem indischen Arzt BHAU DAJI durchgeführt (s. S. 6). An Stelle des reinen Öls wurden dann aber später, um die Reizwirkung herabzusetzen, auch für die äußerliche Behandlung besondere Zubereitungen des Chaulmoograöls verwendet; zu erwähnen wären hier die chaulmoograölhaltigen Salben, Linimente, Pflaster und Seifen, die von VIDAL (zit. nach DESPREZ[5]), DESPREZ[5], BROUSSE und VIRES[6], MURATA[7] (Chaulmoograöl-Scharlachrot-Salbe), VALENTI[8], YOUNG[9], READ[10], LEVY[11] angegeben wurden und zum Teil auch bei tuberkulösen Hauterkrankungen Verwendung fanden (FOUQUET[12]). Auch bei leprösen Nasen- und Augenaffektionen fand das Chaulmoograöl in geeigneter Form schon lokale Anwendung (DIMITRY[13], SAMSON[14], SAMSON, LARA und CRUZ[15]). Endlich wäre noch zu erwähnen, daß TÔYAMA[16] bei der Leprabehandlung außer innerlicher oder parenteraler Anwendung von Chaulmoograöl auch Schwefelbäder mit einem Zusatz zerkleinerter Chaulmoograkerne (samt Schalen) anscheinend mit Erfolg verordnete.

V. Pharmakologie und Toxikologie des Chaulmoograöls und der ihm nahestehenden vegetabilischen Fette.

1. Wirkung auf einzellige Organismen.

In Anbetracht der Heilwirkung des Chaulmoograöls und mancher anderer Flacourtiaceenöle, sowie der in diesen Ölen enthaltenen ungesättigten Fettsäuren bei Lepra und auch bei Tuberkulose ist es verständlich, daß sowohl die Öle und die aus diesen gewonnenen, als auch zahlreiche synthetisch dargestellte Fettsäuren im Reagensglas auf ihre abtötende und entwicklungshemmende Wirksamkeit gegenüber bakteriellen Krankheitserregern, vor allem gegenüber den zur Kategorie der sog. säurefesten Bacillen gehörenden Mikroorganismen geprüft wurden. Wenn es auch in dem vorliegenden Fall wenigstens bis zu einem gewissen Grade wohl berechtigt ist, aus der dabei festgestellten elektiven Wirkung der Chaulmoografettsäuren auf Angehörige der genannten Bakteriengruppe gewisse Rückschlüsse hinsichtlich des Wirkungsmechanismus dieser Substanzen beim leprös erkrankten Organismus zu ziehen, so ist bei der Bewertung der im Reagensglas erhaltenen Resultate doch zu beachten, daß die Wirkung chemischer Substanzen in vitro und in vivo vielfach nicht parallel geht, und daß infolgedessen Reagensglasversuche für die Beurteilung der Präparate entgegen der Annahme von ADAMS und seinen Mitarbeitern[17] nur einen beschränkten Wert haben (vgl. SCHLOSSBERGER[18]). Dies gilt nach den später (s. S. 104) zu besprechenden ex-

---

[1] DE PARREIRAS HORTA: Zit. S. 59. — [2] MOHANTY, L. N.: Zit. S. 58. — [3] HOBSON, B.: Zit. S. 5. — [4] BOYD, S.: Zit. S. 6. — [5] DESPREZ, G.: Zit. S. 3. — [6] BROUSSE, A., u. VIRES: Lepra (Lpz.) **1**, 155 (1900). — [7] MURATA, M.: Hifuka Hinyôka Zasshi **12**, Nr 1 (1912). — [8] VALENTI, A.: Zit. S. 46. — [9] YOUNG, W. A.: Ann. Rep. Med. Res. Inst. Nigeria **1922**, 36. Lagos: Government Press 1923. — [10] READ, B. E.: China med. J. **38**, 25 (1924). — [11] LEVY, D. M.: Zit. S. 61. — [12] FOUQUET, CH.: Bull. Soc. franç. Dermat. **32**, 418 (1925) — Gaz. Hôp. **99**, 1061 (1926). — [13] DIMITRY, T. J.: Amer. J. trop. Med. **11**. 65 (1931). — [14] SAMSON, J. G.: Far eastern Assoc. trop. Med., 8th Congr. Bangkok 1930. Transact. **2**, 602 (1932). — [15] SAMSON, J. G., C. B. LARA u. M. C. CRUZ: J. Philippine Isl. med. Assoc. **10**, 291 (1930). — [16] TÔYAMA, J.: Zit. S. 48. — [17] STANLEY, W. M., G. H. COLEMAN, C. M. GREER, J. SACKS u. R. ADAMS: Zit. S. 44. — [18] SCHLOSSBERGER, H.: Arbeitsmethoden der experimentellen Chemotherapie. In: Handbuch der mikrobiol. Technik, herausgeg. von R. KRAUS u. P. UHLENHUTH, **3**, 2225. Berlin u. Wien: Urban & Schwar-

perimentellen und klinischen Befunden zweifellos auch für die hier in Frage
stehenden natürlichen und synthetischen Fettsäuren, zumal die Züchtung des
Lepraerregers noch nicht mit Sicherheit geglückt ist und die bei einem Teil der
hier zu besprechenden Vitroversuche verwendeten sog. „Leprabacillenkulturen"
aller Wahrscheinlichkeit nach als saprophytische Bakterienstämme zu betrachten
sind, eine Prüfung der Substanzen gegenüber den in Betracht kommenden
Krankheitserregern in vitro offenbar also überhaupt nicht möglich ist.

Daß das Chaulmoograöl nach Zusatz von 2% zum Nährboden das Wachstum
der Tuberkelbacillen zu verhindern vermag, wurde erstmals von Hernández[1]
festgestellt. Hernach haben insbesondere Walker und Sweeney[2], Lindenberg
und Rangel Pestana[3], Culpepper und Ableson[4], Kolmer, Davis und Jager[5],
Schlossberger und Prigge[6], Schöbl[7] (s. auch Schöbl und Kusama[8]), Toda[9],
Adams und seine Mitarbeiter[10], Seabra[11], Advier und Peirier[12], Platonov[13],
Dikshit[14], Rogers, Cummins und Weatherall[15], Miura[16], G. Ogawa[17],
Lowe[18], Anderson, Emerson und Leake[19], sowie N. Ogawa und Harada[20]
eingehende Untersuchungen über die entwicklungshemmende und abtötende
Wirkung des Chaulmoograöls und anderer Flacourtiaceenöle, sowie der Salze und
Ester der in diesen enthaltenen Fettsäuren gegenüber Tuberkelbacillen der
verschiedenen Typen, sog. Leprabacillen und gewöhnlichen saprophytischen
säurefesten Bakterien, zum Vergleich auch gegenüber andersartigen Mikro-
organismen angestellt. Übereinstimmend geben fast sämtliche Autoren an, daß
die genannten Öle, vor allem aber deren ungesättigte Fettsäuren (als Salze oder
Ester) im Reagensglasversuch eine außerordentlich starke entwicklungshemmende
Wirkung auf die zur Gruppe der säurefesten Bakterien gehörenden Mikroben
ausüben, während andersartige Keime kaum beeinflußt werden (vgl. auch
Dresel[21], Gundel und Wagner[22], Gasteiger und Hauptmann[23]). Auch das von
Hinegardner und Johnson[24] dargestellte Chaulmoogrylresorcin und sein Hydro-
derivat zeigten gegenüber Typhusbacillen im Reagensglasversuch keine deutliche
Wirkung. Abgesehen von den Ölen verschiedener Hydnocarpusarten (Hydno-
carpus laurifolia s. wightiana, H. anthelmintica, H. venenata, H. subfalcata,

zenberg 1924 — Chemotherapie der Infektionskrankheiten. In: Handbuch der pathogenen
Mikroorganismen, herausgeg. von W. Kolle, R. Kraus u. P. Uhlenhuth, 3, 551. Jena,
Berlin u. Wien 1930 — Klin. Wschr. 16, 73 (1937).

[1] Hernández, J.: Rev. Hig. y Tbc. (Valencia) 11, Nr 125 (1918). — [2] Walker, E. L.,
u. M. A. Sweeney: J. inf. Dis. 26, 238 (1920). — [3] Lindenberg, A., u. B. Rangel
Pestana: Brazil Medico 34, 603 (1920) — J. amer. med. Assoc. 75, 1602 (1920) — Z. Im-
mun.forsch. 32, 66 (1921). — S. auch A. Lindenberg: Bol. Acad. Nac. Med., Rio de Janeiro
91, Nr 22 (1920). — [4] Culpepper, W. L., u. M. Ableson: J. Labor. a. clin. Med. 6, 415
(1921). — [5] Kolmer, J. A., L. C. Davis u. R. Jager: J. inf. Dis. 28, 265 (1921). —
[6] Schlossberger, H., u. R. Prigge: Z. Hyg. 99, 186 (1923). — [7] Schöbl, O.: Philippine
J. Sci. 23, 533 (1923); 24, 23 (1924); 25, 123, 135 (1934) — Far eastern Assoc. trop. Med.,
6th Congr., Tokyo 1925, Transact. 1, 1011 (1926). — [8] Schöbl, O., u. H. Kusama: Philippine J. Sci. 24, 443 (1924). — [9] Toda, T., J. of Oriental Med. 7, 91 (1927). — [10] Adams,
R., u. Mitarbeiter: Zit. S. 41ff.; vgl. insbesondere W. M. Stanley, G. H. Coleman, C. M.
Greer, J. Sacks u. R. Adams: J. of Pharmacol. 45, 121 (1932). — [11] Seabra, P.: J.
Pharmacie [8] 5, 100 (1927). — [12] Advier u. Peirier: Bull. Soc. Path. exot. Paris 23,
767 (1930). — [13] Platonov, G.: Amer. Rev. Tbc. 21, 362 (1930). — [14] Dikshit, B. B.:
Indian J. med. Res. 19, 775 (1932). — [15] Rogers, L., S. L. Cummins u. C. Weatherall:
Brit. med. J. 1933 I, 47. — [16] Miura, O.: Hifuka Hinyôka Zasshi·33, 576 (1933). —
[17] Ogawa, G.: Acta dermat. (Kioto), jap. Ausg. 24, 142 (1934). — [18] Lowe, J.: Indian
J. med. Res. 22, 187 (1934) — Leprosy in India 6, 79 (1934). — [19] Anderson, H. H.,
G. A. Emerson u. C. D. Leake: Internat. J. Leprosy (Manila) 2, 39 (1934). — Emerson,
G. A., H. H. Anderson u. C. D. Leake: Arch. internat. Pharmacodynamie 48, 247 (1934).
— [20] Ogawa, N., u. A. Harada: Jap. J. of Dermat. (Hifuka Hinyôka Zasshi) 39, 96 (1936).
— [21] Dresel, E. G.: Zbl. Bakter., I Orig. 97, 178 (1926). — [22] Gundel, M., u. W. Wag-
ner: Z. Immun.forsch. 69, 63 (1931). — [23] Gasteiger, H., u. W. Hauptmann: Arch.
Augenheilk. 104, 405 (1931). — [24] Hinegardner, W. S., u. T. B. Johnson: Zit. S. 35.

Tabelle 5. Entwicklungshemmende Wirkung verschiedener Öle und fettsaurer Salze gegenüber Tuberkelbacillen, Typhusbacillen, Choleravibrionen und Staphylokokken (nach Schöbl[1]).

Substanzen	Entwicklungshemmend wirkende Konzentrationen gegenüber			
	Tuberkelbacillen Typus humanus	Typhusbacillen	Cholera-vibrionen	Staphylokokken
Öl von Taraktogenos kurzii (s. Tabelle 1)	1:2000—1:10000	1:100 o.W.*	1:100 o.W.	1:100 o.W.
„ „ Hydnocarpus wightiana (s. Tabelle 1)	1:10000	1:100 o.W.	1:100 o.W.	1:100 o.W.
„ „ Hydnocarpus venenata (s. Tabelle 1)	1:2000	1:100 o.W.	1:100 o.W.	1:100 o.W.
„ „ Hydnocarpus subfalcata (s. Tabelle 1)	1:2000	1:100 o.W.	1:100 o.W.	1:100 o.W.
„ „ Hydnocarpus alcalae (s. Tabelle 1)	1:2000	1:100 o.W.	1:100 o.W.	1:100 o.W.
„Natriumgynocardat A" (s. S. 52)	1:30000—1:60000			
„Natriumgynocardat D" (s. S. 52)	1:30000—1:60000			
„Natriumgynocardat S" (s. S. 52)	1:30000—1:60000			
Natriumhydnocarpat (s. S. 30) .	1:6000—1:30000			
Natriumchaulmoograt (s. S. 30) .	1:3000 g.W.**			
Öl von Gynocardia odorata (s. S. 23)	1:100 o.W.	1:100 o.W.	1:100 o.W.	1:100 o.W.
Paraffinum liquidum	1:100 o.W.	1:100 o.W.	1:100 o.W.	1:100 o.W.
Oleum olivarum	1:100 o.W.	1:100 o.W.	1:100 o.W.	1:100 o.W.
Lebertran	1:100 o.W.	1:100 o.W.	1:100 o.W.	1:100 o.W.
Natriummorrhuat (Natriumsalze der Lebertranfettsäuren) . . .	1:3000 g.W.			
Öl von Anacardium occidentale (Akaschuöl)	1:1000	1:200 o.W.	1:200 o.W.	1:200 o.W.
„ „ Citrus microcarpus . . .	1:200	1:200 o.W.	1:200 o.W.	1:200 o.W.
„ „ Citrus aurantium subsp. bergamia	1:1000	1 1:200	1:200 o.W.	1:200 o.W.
„ „ Pinus silvestris	1:200	1:200 o.W.	1:200 o.W.	1:200 o.W.
„ „ Eucalyptus globulosus .	1:200	1:200	1:200 o.W.	1:200 o.W.
„ „ Ricinus communis . . .	wachstumsfördernde Wirkung			
„ „ Andropogon zezanioides .	1:1000	1:200 o.W.	1:200 o.W.	1:200 o.W.
„ „ Jambosa caryophyllus (Nelkenöl)	1:200	1:200	1:200	1:200

H. alcalae u. a.), die nach den Befunden von Schöbl[2] (s. Tabelle 5) das echte Chaulmoograöl (von Taraktogenos kurzii) hinsichtlich der Wirkung auf säurefeste Bakterien noch übertreffen, erwiesen sich auch die Öle von Carpotroche brasiliensis (Lindenberg und Rangel Pestana[3], Seabra[4]) und von verschiedenen Caloncobaarten (Caloncoba echinata, C. glauca, C. welwitschii; Advier und Peirier[5], vgl. Tabelle 6) und deren Fettsäuren als wirksam. Nach den Angaben von Walker und Sweeney[6], sowie Schöbl[2] (vgl. Tabelle 5) ist in dieser Beziehung das chaulmoograsaure Natrium ($C_{17}H_{31}COONa$) dem hydnocarpussauren Natrium ($C_{15}H_{27}COONa$; vgl. S. 30) unterlegen; zum Teil mag dies, entsprechend der Annahme von Stanley, Coleman, Greer, Sacks und Adams[7], damit zusammenhängen, daß in den mit den Salzlösungen versetzten Nährböden die Fettsäuren in verschieden starkem Grade durch

<hr>

[1] Schöbl, O.: Philippine J. Sci. **23**, 533 (1923); **24**, 23 (1924). — [2] Schöbl, O.: Zit. S. 66. — [3] Lindenberg, A., u. B. Rangel Pestana: Zit. S. 66. — [4] Seabra, P.: Zit. S. 66. — [5] Advier u. Peirier: Zit. S. 66. — [6] Walker, E. L., u. M. A. Sweeney: Zit. S. 66. — [7] Stanley, W. M., G. H. Coleman, C. M. Greer, J. Sacks u. R. Adams: Zit. S. 66.

* o.W. bedeutet: ohne Wirkung. — ** g.W. bedeutet: geringgradige Wachstumsverzögerung.

hydrolytische Spaltung frei werden und ausfallen. Nach den Angaben von
Ogawa und Harada[1] wirken die Chaulmoograäthylester etwas stärker entwicklungshemmend auf sog. Rattenleprabacillen; durch Zusatz von 5% Cholesterin
wird die Wirksamkeit der Äthylester weiter verstärkt. Nicht verwunderlich ist
die Mitteilung von Seabra[2], daß das Kupfersalz der sog. Carpotrochinsäure
(vgl. S. 38) eine stärkere Wirkung auf säurefeste Bacillen ausübt als die Äthylester der Chaulmoografettsäuren, da ja gerade Kupferverbindungen auf Bakterien
dieser Gruppe an sich schon stark wachstumshemmend und abtötend wirken
(Literatur s. bei Fischl und Schlossberger[3]). Bemerkenswert ist dann noch
die Feststellung von Schöbl (s. Tabelle 5), daß das bei der Leprabehandlung
unwirksame Öl der ebenfalls zu den Flacourtiaceen gehörigen Gynocardia odorata
(s. S. 23) auch in vitro keine entwicklungshemmenden Eigenschaften gegenüber
säurefesten Bakterien erkennen ließ. Hinsichtlich der Gewöhnung säurefester
Bacillen an die desinfizierende Wirkung der Chaulmoograpräparate vgl. S. 100.

Tabelle 6.   Entwicklungshemmende Wirkung verschiedener Öle gegenüber
Tuberkelbacillen (Typus bovinus) (nach Advier u. Peirier[4]).

	Auf Tuberkelbacillen (Typ. bovinus) entwicklungshemmend wirkende Konzentration
Öl von Caloncoba echinata (s. Tabelle 2)	1:1000
„ „ Caloncoba glauca (s. Tabelle 2)	1:1000
„ „ Caloncoba welwitschii (s. Tabelle 2)	1:1000
„ „ Taraktogenos kurzii (s. Tabelle 1)	1:2000—1:10000
„ „ Hydnocarpus wightiana (s. Tabelle 1) . . .	1:1000—1:2000
„ „ Hydnocarpus anthelmintica (s. Tabelle 1). .	1:1000—1:2000
Olivenöl	1:100 wirkungslos

Recht widerspruchsvoll sind die Angaben der Autoren über die Bedeutung
des *Sättigungsgrades* der Chaulmoografettsäuren für ihre Wirksamkeit gegenüber
säurefesten Bakterien in vitro. Während Schöbl[5] angibt, daß Chaulmoograöl,
dessen ungesättigte Fettsäuren durch Einführung von Wasserstoff abgesättigt
worden sind, selbst in 1proz. Konzentration das Wachstum der Tuberkelbacillen
nicht mehr beeinträchtigt, weisen nach den Befunden von Stanley, Coleman,
Greer, Sacks und Adams[6] die Dihydrochaulmoogra- und die Dihydrohydnocarpussäure, denen die Doppelbindung im Fünferring fehlt (s. S. 33), trotzdem
keine Verminderung ihrer entwicklungshemmenden Eigenschaften gegenüber
säurefesten Bakterien auf (hinsichtlich der therapeutischen Wirksamkeit der
Dihydrochaulmoograsäure bei Lepra s. Hasseltine[7]; vgl. S. 64). Durch teilweise
Jodierung wird die wachstumshemmende Wirkung des Chaulmoograöls nach
Lindenberg und Rangel Pestana[8] sowie Schöbl[5] nicht vermindert, durch
vollkommene Jodierung aber aufgehoben. Auch nach den Angaben von Rogers,
Cummins und Weatherall[9] hat jodiertes Natriumhydnocarpat nur noch eine
geringe entwicklungshemmende Wirkung auf Tuberkelbacillen. Demgegenüber
gibt Miura[10] an, daß jodierte Äthylester der Chaulmoografettsäuren das Wachstum mancher säurefester Bakterien (Tuberkelbacillen, Rattenleprabacillen,
Smegmabacillen) recht erheblich hemmen.

In Anbetracht der Feststellung, daß im Gegensatz zum Chaulmoograöl und zu

[1] Ogawa, N., u. A. Harada: Zit. S. 66. — [2] Seabra, P.: Zit. S. 66. — [3] Fischl, V.,
u. H. Schlossberger: Zit. S. 2. — [4] Advier u. Peirier: Zit. S. 66. — [5] Schöbl, O.:
Philippine J. Sci. **25**, 135 (1924). — [6] Stanley, W. M., G. H. Coleman, C. M. Greer,
J. Sacks u. R. Adams: Zit. S. 66. — [7] Hasseltine, H. E.: U. S. Publ. Health Bull. **141**,
1 (1924). — [8] Lindenberg, A., u. B. Rangel Pestana: Zit. S. 66. — [9] Rogers, L.,
S. L. Cummins u. C. Weatherall: Zit. S. 66. — [10] Miura, O.: Zit. S. 66.

den ihm nahestehenden, bei Lepra therapeutisch wirksamen Flacourtiaceenölen andere Öle [Öl von Gynocardia odorata (s. S. 23), Leinöl, Cocosnußöl, Maisöl, Kapoköl, Sesamöl, Bagilumbangöl, Lumbangöl, Lebertran, Haifischtran u. a.[1]] trotz höherer Jodzahl, d. h. trotz eines höheren Gehalts an ungesättigten Fettsäuren, und auch diese ungesättigten Fettsäuren selbst (in Form der Natriumsalze oder Äthylester) eine bedeutend schwächere Wirkung auf die zur Gruppe der säurefesten Bacillen gehörenden Mikroorganismen in vitro entfalten, haben vor allem WALKER und SWEENEY[2], sowie SCHÖBL[3] die Meinung vertreten, daß die konstitutionellen Besonderheiten der Chaulmoografettsäuren als Ursache der elektiven Wirksamkeit anzusehen sind. Daß die spezifische wachstumshemmende Wirkung der von Taraktogenos kurzii und gewissen Hydnocarpusarten stammenden Öle nicht etwa auf den in ihnen enthaltenen flüchtigen Stoffen beruht, wurde durch SCHÖBL und KUSAMA[4] in besonderen Versuchen ausgeschlossen. Auf Grund der Ergebnisse ihrer Reagensglasversuche sind WALKER und SWEENEY sowie SCHÖBL der Meinung, daß einerseits der *fünfgliedrige Kohlenstoffring*, andererseits die in ihm enthaltene *Doppelbindung* für die antibakterielle und damit auch für die therapeutische Wirksamkeit der Chaulmoografettsäuren maßgebend sind.

Einen gegenteiligen Standpunkt nehmen ADAMS und seine Mitarbeiter[5] ein. Da sowohl die Dihydrochaulmoograsäure (s. S. 33) als auch die von der Chaulmoograsäure sich ableitenden Amine (z. B. Chaulmoogrylamin, Chaulmoogryldiäthylamin; s. S. 41) eine entwicklungshemmende Wirkung auf sog. Leprabacillen in vitro erkennen ließen, nehmen die genannten Autoren an, daß weder die Olefinbindung —CH=CH—, die in der Dihydrochaulmoograsäure fehlt, noch die Carboxylgruppe, welche in den Aminen nicht vorhanden ist, den wesentlichen Bestandteil der Chaulmoografettsäuren hinsichtlich der antibakteriellen bzw. therapeutischen Eigenschaften darstellen. Der Carboxylgruppe soll danach nur ein Einfluß auf die Löslichkeit der Substanzen zukommen. Da weiter die zahlreichen, im Verlauf ihrer Untersuchungen dargestellten Fettsäuren, die zum Teil ebenso wie die Chaulmoogra- und die Hydnocarpussäure die Cyclopentenylgruppe, zum Teil andere Ringe (Cyclohexyl-, Cyclopentyl-, Cyclobutyl-, Cyclopropylderivate; s. Tabelle 7), zum Teil aber auch gar keine Ringe in ihrem Molekül enthalten (Dodecyl-, Tridecyl-, Tetradecyl-, Pentadecyl-, Hexadecyl-, Heptadecyl-, Oktadecyl- und Nonadecylsäuren; s. Tabelle 8), bei gleichem Molekulargewicht etwa dieselbe wachstumshemmende Wirkung gegenüber säurefesten Bakterien entfalteten, schließen aber ADAMS und seine Mitarbeiter außerdem, daß diese Eigenschaft nicht, wie sonst allgemein angenommen wird, auf eine besondere Molekularstruktur zu beziehen ist, daß vielmehr alle wirksamen Säuren bestimmte *physikalische Eigenschaften* gemeinsam haben, und daß diese ihrerseits mit dem *Molekulargewicht* zusammenhängen. Nach ihren Befunden wird nämlich bei den einzelnen Reihen von Säuren das Maximum der antibakteriellen Eigenschaften gegenüber säurefesten Bacillen bei denjenigen Verbindungen erreicht, die etwa 16—18 Kohlenstoffatome in ihrem Molekül auf-

---

[1] Hinsichtlich der entwicklungshemmenden und bactericiden Wirksamkeit derartiger Fette und Öle, insbesondere des Lebertrans und der aus diesen gewonnenen Fettsäuren gegenüber säurefesten Bakterien vgl. WILLIAMS u. FORSYTH [Brit. med. J. **1909 II**, 1120], E. L. WALKER u. M. A. SWEENEY (zit. S. 66), A. LINDENBERG u. B. RANGEL PESTANA (Zit. S. 66), H. B. CAMPBELL u. J. KIEFFER [Amer. Rev. Tbc. **6**, 938 (1922)], O. SCHÖBL (Zit. S. 66), M. ISABOLINSKY u. W. GITOWITSCH [Z. Immun.forsch. **40**, 303 (1924); **41**, 497 (1924); **51**, 402 (1927); **54**, 285 (1928); **62**, 415 (1929)], H. E. KIRSCHNER [Amer. Rev. Tbc. **6**, 401 (1922)], W. BLUMENBERG u. W. MÖHRKE [Z. Immun.forsch. **42**, 544 (1925)], G. PLATONOV [Amer. Rev. Tbc. **14**, 549 (1926); **21**, 362 (1930)], L. ROGERS, S. L. CUMMINS u. C. WEATHERALL (Zit. S. 66). — [2] WALKER, E. L., u. M. A. SWEENEY: Zit. S. 66. — [3] SCHÖBL, O.: Zit. S. 66. — [4] SCHÖBL, O., u. H. KUSAMA: Zit. S. 66. — [5] STANLEY, W. M., G. H. COLEMAN, C. M. GREER, J. SACKS u. R. ADAMS: Zit. S. 66.

Tabelle 7. Entwicklungshemmende Wirkung synthetischer Cyclofettsäuren gegenüber einem sog. Leprabacillenstamm in vitro (nach Stanley, Coleman, Greer, Sacks u. Adams[1]).

Gruppen von Fettsäuren	R =	Empirische Formel	Eben noch entwicklungshemmende Verdünnung
$C_6H_{11} \cdot CH(COOH)R$ (Cyclohexyl; s. S. 44)	n-C_8H_{17}	$C_{16}H_{30}O_2$	1 : 110000
	n-C_9H_{19}	$C_{17}H_{32}O_2$	1 : 190000
	n-$C_{10}H_{21}$	$C_{18}H_{34}O_2$	1 : 180000
	n-$C_{11}H_{23}$	$C_{19}H_{36}O_2$	1 : 160000
$C_6H_{11} \cdot CH_2 \cdot CH(COOH)R$ (Cyclohexyl; s. S. 44)	n-C_7H_{15}	$C_{16}H_{30}O_2$	1 : 190000
	n-C_8H_{17}	$C_{17}H_{32}O_2$	1 : 190000
$C_6H_{11} \cdot (CH_2)_2 \cdot CH(COOH)R$ (Cyclohexyl; s. S. 44)	n-C_6H_{13}	$C_{16}H_{30}O_2$	1 : 160000
	n-C_7H_{15}	$C_{17}H_{32}O_2$	1 : 220000
	n-C_8H_{17}	$C_{18}H_{34}O_2$	1 : 320000
$C_6H_{11} \cdot (CH_2)_3 \cdot CH(COOH)R$ (Cyclohexyl; s. S. 44)	n-C_5H_{11}	$C_{16}H_{30}O_2$	1 : 170000
	n-C_6H_{13}	$C_{17}H_{32}O_2$	1 : 240000
	n-C_7H_{15}	$C_{18}H_{34}O_2$	1 : 220000
$C_6H_{11} \cdot (CH_2)_4 \cdot CH(COOH)R$ (Cyclohexyl; s. S. 44)	n-C_4H_9	$C_{16}H_{30}O_2$	1 : 190000
	n-C_5H_{11}	$C_{17}H_{32}O_2$	1 : 220000
	n-C_6H_{13}	$C_{18}H_{34}O_2$	1 : 180000
$C_6H_{11} \cdot (CH_2)_R \cdot COOH$ (Cyclohexyl; s. S. 44)	9	$C_{16}H_{30}O_2$	1 : 20000
	10	$C_{17}H_{32}O_2$	1 : 10000
	11	$C_{18}H_{34}O_2$	1 : 20000
$C_5H_9 \cdot CH(COOH)R$ (Cyclopentyl; s. S. 43)	n-C_9H_{19}	$C_{16}H_{30}O_2$	1 : 111000
	n-$C_{10}H_{21}$	$C_{17}H_{32}O_2$	1 : 143000
	n-$C_{11}H_{23}$	$C_{18}H_{34}O_2$	1 : 153000
$C_5H_9 \cdot (CH_2)_2 \cdot CH(COOH)R$ (Cyclopentyl; s. S. 43)	n-C_7H_{15}	$C_{16}H_{30}O_2$	1 : 160000
	n-C_8H_{17}	$C_{17}H_{32}O_2$	1 : 170000
$C_5H_7 \cdot CH(COOH)R$ (Cyclopentenyl; s. S. 43)	n-C_9H_{19}	$C_{16}H_{28}O_2$	1 : 150000
	n-$C_{10}H_{21}$	$C_{17}H_{30}O_2$	1 : 167000
	n-$C_{11}H_{23}$	$C_{18}H_{32}O_2$	1 : 125000
$C_5H_7 \cdot (CH_2)_2 \cdot CH(COOH)R$ (Cyclopentenyl; s. S. 43)	n-C_7H_{15}	$C_{16}H_{28}O_2$	1 : 85000
	n-C_8H_{17}	$C_{17}H_{30}O_2$	1 : 125000
	n-C_9H_{19}	$C_{18}H_{32}O_2$	1 : 147000
	n-$C_{10}H_{21}$	$C_{19}H_{34}O_2$	1 : 192000
$C_4H_7 \cdot CH_2 \cdot CH(COOH)R$ (Cyclobutyl; s. S. 44)	n-C_9H_{19}	$C_{16}H_{30}O_2$	1 : 100000
	n-$C_{10}H_{21}$	$C_{17}H_{32}O_2$	1 : 125000
	n-$C_{11}H_{23}$	$C_{18}H_{34}O_2$	1 : 74000
$C_3H_5 \cdot CH_2 \cdot CH(COOH)R$ (Cyclopropyl; s. S. 44)	n-$C_{10}H_{21}$	$C_{16}H_{30}O_2$	1 : 143000
	n-$C_{11}H_{23}$	$C_{17}H_{32}O_2$	1 : 143000
	n-$C_{12}H_{25}$	$C_{18}H_{34}O_2$	1 : 111000
$C_6H_5 \cdot CH(COOH)R$ (Phenyl; s. S. 44)	n-C_5H_{11}	$C_{13}H_{18}O_2$	1 : 10000 ohne Wirkung
	n-C_6H_{13}	$C_{14}H_{20}O_2$	1 : 30000
	n-C_7H_{15}	$C_{15}H_{22}O_2$	1 : 50000
	n-C_8H_{17}	$C_{16}H_{24}O_2$	1 : 60000
$C_6H_5 \cdot (CH_2)_2 \cdot CH(COOH)R$ (Phenyl; s. S. 44)	C_2H_5	$C_{12}H_{16}O_2$	1 : 10000 ohne Wirkung
	n-C_3H_7	$C_{13}H_{18}O_2$	1 : 10000 ohne Wirkung
	n-C_4H_9	$C_{14}H_{20}O_2$	1 : 10000 ohne Wirkung
	n-C_5H_{11}	$C_{15}H_{22}O_2$	1 : 10000 ohne Wirkung
	n-C_6H_{13}	$C_{16}H_{24}O_2$	1 : 40000
	n-C_7H_{15}	$C_{17}H_{26}O_2$	1 : 60000
	ω-Phenylcaprylsäure	$C_{14}H_{20}O_2$	1 : 10000 ohne Wirkung
	ω-Phenylundecylsäure	$C_{17}H_{26}O_2$	1 : 50000

[1] Stanley, W. M., G. H. Coleman, C. M. Greer, J. Sacks u. R. Adams: Zit. S. 66.

Tabelle 8. Entwicklungshemmende Wirkung synthetischer Dialkylessigsäuren (s. S. 44) gegenüber einem sog. Leprabacillenstamm in vitro (nach STANLEY, COLEMAN, GREER, SACKS u. ADAMS[1]).

Gruppen von Fettsäuren	Formeln	Eben noch entwicklungs-hemmende Verdünnung
Dodecylsäuren	$iso\text{-}C_3H_7 \cdot CH(COOH)C_7H_{15}$ $C_4H_9 \cdot CH(COOH)C_6H_{13}$ $C_5H_{11} \cdot CH(COOH)C_5H_{11}$	1 : 5000 ohne Wirkung 1 : 5000 ohne Wirkung 1 : 5000 ohne Wirkung
Tridecylsäuren	$C_4H_9 \cdot CH(COOH)C_7H_{15}$ $C_5H_{11} \cdot CH(COOH)C_6H_{13}$	1 : 25000 1 : 25000
Tetradecylsäuren	$C_4H_9 \cdot CH(COOH)C_8H_{17}$ $C_5H_{11} \cdot CH(COOH)C_7H_{15}$ $C_6H_{13} \cdot CH(COOH)C_6H_{13}$	1 : 62000 1 : 74000 1 : 74000
Pentadecylsäuren	$CH_3 \cdot CH(COOH)C_{12}H_{25}$ $C_2H_5 \cdot CH(COOH)C_{11}H_{23}$ $C_3H_7 \cdot CH(COOH)C_{10}H_{21}$ $C_4H_9 \cdot CH(COOH)C_9H_{19}$ $C_5H_{11} \cdot CH(COOH)C_8H_{17}$ $C_6H_{13} \cdot CH(COOH)C_7H_{15}$	1 : 62000 1 : 85000 1 : 74000 1 : 74000 1 : 74000 1 : 85000
Hexadecylsäuren	$C_{15}H_{31} \cdot COOH$ $CH_3 \cdot CH(COOH)C_{13}H_{27}$ $C_2H_5 \cdot CH(COOH)C_{12}H_{25}$ $C_3H_7 \cdot CH(COOH)C_{11}H_{23}$ $C_4H_9 \cdot CH(COOH)C_{10}H_{21}$ $C_5H_{11} \cdot CH(COOH)C_9H_{19}$ $C_6H_{13} \cdot CH(COOH)C_8H_{17}$ $C_7H_{15} \cdot CH(COOH)C_7H_{15}$ $(CH_3)_2CH \cdot CH_2 \cdot CH(COOH)C_{10}H_{21}$ $C_2H_5 \cdot CH(CH_3)CH(COOH)C_{10}H_{21}$	1 : 5000 ohne Wirkung 1 : 62000 1 : 125000 1 : 85000 1 : 155000 1 : 100000 1 : 250000 1 : 192000 1 : 192000 1 : 100000
Heptadecylsäuren	$CH_3 \cdot CH(COOH)C_{14}H_{29}$ $C_2H_5 \cdot CH(COOH)C_{13}H_{27}$ $C_3H_7 \cdot CH(COOH)C_{12}H_{25}$ $C_4H_9 \cdot CH(COOH)C_{11}H_{23}$ $C_5H_{11} \cdot CH(COOH)C_{10}H_{21}$ $C_6H_{13} \cdot CH(COOH)C_9H_{19}$ $C_7H_{15} \cdot CH(COOH)C_8H_{17}$	1 : 25000 1 : 74000 1 : 50000 1 : 62000 1 : 74000 1 : 50000 1 : 100000
Octadecylsäuren	$C_{17}H_{35} \cdot COOH$ $CH_3 \cdot CH(COOH)C_{15}H_{31}$ $C_2H_5 \cdot CH(COOH)C_{14}H_{29}$ $C_3H_7 \cdot CH(COOH)C_{13}H_{27}$ $C_4H_9 \cdot CH(COOH)C_{12}H_{25}$ $C_5H_{11} \cdot CH(COOH)C_{11}H_{23}$ $C_6H_{13} \cdot CH(COOH)C_{10}H_{21}$ $C_7H_{15} \cdot CH(COOH)C_9H_{19}$ $C_8H_{17} \cdot CH(COOH)C_8H_{17}$ $(CH_3)_2 \cdot CH \cdot CH(COOH)C_{13}H_{27}$ $(CH_3)_2 \cdot CH \cdot CH_2 \cdot CH(COOH)C_{12}H_{25}$ $C_2H_5 \cdot CH(CH_3)CH(COOH)C_{12}H_{25}$ $C_3H_7 \cdot CH(CH_3)CH(COOH)C_{11}H_{23}$	1 : 5000 ohne Wirkung 1 : 62000 1 : 155000 1 : 5000 ohne Wirkung 1 : 5000 1 : 15000 1 : 62000 1 : 62000 1 : 62000 1 : 5000 ohne Wirkung 1 : 25000 1 : 74000 1 : 62000
Nonadecylsäuren	$C_3H_7 \cdot CH(COOH)C_{14}H_{29}$ $C_5H_{11} \cdot CH(COOH)C_{12}H_{25}$ $C_7H_{15} \cdot CH(COOH)C_{10}H_{21}$	1 : 5000 1 : 5000 1 : 5000

---

[1] STANLEY, W. M., G. H. COLEMAN, C. M. GREER, J. SACKS u. R. ADAMS: Zit. S. 66.

weisen, während die mit mehr oder weniger Kohlenstoffatomen ausgestatteten Säuren im allgemeinen eine erheblich geringere Wirksamkeit erkennen ließen. Eine Ausnahme machten nur die in Tabelle 7 aufgeführten Phenylalkyl-[$C_6H_5 \cdot CH(COOH)R$] und Phenyläthylalkylessigsäuren [$C_6H_5 \cdot (CH_2)_2 \cdot CH(COOH)R$], welche im Vergleich mit den anderen Fettsäuren, die einen nichtaromatischen oder überhaupt keinen Ring in ihrem Molekül besitzen, wesentlich geringere wachstumshemmende Eigenschaften gegenüber säurefesten Bacillen aufwiesen. Immerhin war aber auch hier mit dem Ansteigen des Molekulargewichts eine Zunahme der Wirksamkeit unverkennbar.

Inwieweit die von Walker und Sweeney[1], Lindenberg und Rangel Pestana[2], Schöbl[3], Adams und seinen Mitarbeitern[4] erhaltenen Resultate Rückschlüsse auf die therapeutische Wirksamkeit der Substanzen besonders bei der Lepra des Menschen zulassen, soll hier nicht näher untersucht werden; auf diese Frage wird später (s. S. 120) zurückzukommen sein. Hier sei nur erwähnt, daß nach den klinischen Ergebnissen, die vor allem mit der Dihydrochaulmoograsäure (s. S. 64) und mit der von Adams und seinen Mitarbeitern dargestellten, in vitro besonders wirksamen Di-n-heptylessigsäure [$C_7H_{15} \cdot CH(COOH)C_7H_{15}$; s. Tabelle 8 sowie S. 45, 64, 75, 86, 93, 105 und 117] erhalten wurden, ein strenger Parallelismus zwischen der Wirkung der Substanzen in vitro und in vivo nicht zu bestehen scheint. Unrichtig ist es jedoch zweifellos, wenn manche Autoren, wie Walker und Sweeney, sowie Adams und seine Mitarbeiter von einer „*bactericiden*" Wirkung der von ihnen im Reagensglasversuch geprüften Substanzen sprechen; vielmehr handelt es sich — wie dies auch hier betont wurde — bei der von ihnen gewählten Versuchsanordnung lediglich um die Feststellung der *entwicklungshemmenden* Eigenschaften der betreffenden Öle und Fettsäuren. Daß im Gegensatz zu den wachstumshemmenden Eigenschaften dieser Substanzen ihre abtötende Wirkung gegenüber säurefesten Bacillen in Wirklichkeit nur sehr gering ist, ergibt sich aus den Feststellungen von Kolmer, Davis und Jager[5] mit bovinen Tuberkelbacillen und von Lowe[6] mit virulenten Erregern der Rattenlepra. Kolmer, Davis und Jager gingen bei ihren Abtötungsversuchen in der Weise vor, daß sie fallende Verdünnungen von Chaulmoograöl (von Taraktogenos kurzii; in Paraffinum liquidum) auf Tuberkelbacillen einwirken ließen und dann die Mischungen auf Meerschweinchen verimpften; selbst das unverdünnte Chaulmoograöl vermochte die Tuberkelbacillen nicht abzutöten. Ebenso negativ verliefen die Versuche von Lowe, der bacillenreiche Aufschwemmungen der Milzen lepröser Ratten mit den Natriumsalzen der Gesamtfettsäuren eines Hydnocarpusöls bzw. mit Alepol (s. S. 52) in fallenden Verdünnungen versetzte, die Gemische nach verschieden langem Stehen zentrifugierte und die mehrfach gewaschenen Bacillen frischen Ratten einverleibte. Dabei ergab sich, daß eine 3—20 Stunden lange Einwirkung einer Hydnocarpatkonzentration 1:20 die Bacillen nicht abzutöten vermochte; die Ratten erkrankten sämtlich, zum Teil vielleicht etwas verzögert, an typischer Rattenlepra. Da derartig hohe Konzentrationen der fettsauren Salze im leprösen Organismus niemals erreicht werden können, ist auf Grund dieser Befunde wohl anzunehmen, daß es sich bei der Heilwirkung der hier zur Besprechung stehenden Öle und Fettsäuren ebenso wie bei der Chemotherapie überhaupt nicht um einen einfachen Desinfektionsprozeß, sondern um einen komplexen Vorgang handelt (vgl. S. 126).

Da bei Leprakranken unter dem Einfluß einer Behandlung mit Chaulmoograäthylestern ein massenhaftes Zugrundegehen der in den Lepromen und im Nasen-

<hr>

[1] Walker, E. L., u. M. A. Sweeney: Zit. S. 66. — [2] Lindenberg, A., u. B. Rangel Pestana: Zit. S. 66. — [3] Schöbl, O.: Zit. S. 66. — [4] Adams, R., u. Mitarbeiter: Zit. S. 66. — [5] Kolmer, J. A., L. C. Davis u. R. Jager: Zit. S. 66. — [6] Lowe, J.: Zit. S. 66.

schleim enthaltenen Erreger nachzuweisen war, in vitro eine solche auflösende Wirkung der Ester auf Leprabacillen aber nicht festgestellt werden konnte, nahm GALLI-VALERIO[1] an, daß die Heilwirkung bei Verwendung von Präparaten der genannten Art bei Lepra auf indirektem Wege zustande komme. Diese Schluß-folgerung kann indessen, wie hernach (s. S. 126) auszuführen sein wird, nicht als bewiesen angesehen werden.

2. Wirkung auf wirbellose Tiere.

Bereits oben (s. S. 5) wurde darauf hingewiesen, daß das dem Chaulmoograöl nahestehende Öl aus den Samen von Hydnocarpus anthelmintica von den alten chinesischen Ärzten unter anderem auch zur Beseitigung von *Eingeweidewürmern* empfohlen worden ist. Ferner wurde hier schon erwähnt, daß nach den Angaben von DE LANESSAN[2] auch in Siam und in Cochinchina Teile des Krabao-Baumes (Hydnocarpus anthelmintica) als Wurmmittel Verwendung finden; KERR[3] hat darüber allerdings keinerlei Angaben in der medizinischen Literatur Siams nachweisen können. Indessen lassen die ebenfalls schon angeführten Mitteilungen von HENRICUS VAN RHEEDE TOT DRAAKENSTEIN[4] erkennen, daß auch das Öl von Hydnocarpus laurifolia s. wightiana von den Eingeborenen der Malabar-küste schon vor Jahrhunderten als Anthelminticum benützt wurde.

Aus neuerer Zeit liegen Angaben über die therapeutische Wirksamkeit von Flacourtiaceenölen bei Wurmerkrankungen nur von DIKSHIT[5] vor, nach dessen Befunden die als Alepol (s. S. 52) im Handel befindlichen Natriumsalze der ungesättigten Fettsäuren des Kavatelöls (von Hydnocarpus laurifolia s. wightiana) eine gewisse Wirkung auf manche tierischen Parasiten, wie z. B. die Mikrofilarien der Krähe und die Bandwürmer der Katze, ausüben (vgl. auch HOEHNE[6]).

3. Örtliche Wirkung auf Wirbeltiere.

Wie schon oben (s. S. 9 und S. 46) erwähnt wurde, besitzt das Chaulmoograöl erhebliche *gewebsreizende Eigenschaften*, die sowohl bei der ursprünglichen inner-lichen als auch bei der in neuerer Zeit hauptsächlich gebräuchlichen subcutanen und intramuskulären Anwendung des Pflanzenfetts sich recht unangenehm be-merkbar und dadurch eine ausreichende Behandlung mancher Patienten un-möglich machen können. Wie ebenfalls bereits dargelegt wurde (s. S. 46), lassen sich diese unerwünschten Reizwirkungen des Chaulmoograöls durch geeignete Maßnahmen, z. B. durch Verabreichung in Kapseln, vor allem aber durch Reini-gung des Öls bzw. durch Verwendung der als therapeutisch wirksam erkannten Fettsäuren besonders in Esterform, sowie durch geeignete Zusätze, bis zu einem gewissen Grade vermeiden. So soll sich z. B. das MERCADOsche Gemisch (s. S. 48) durch eine besonders geringe Reizwirkung auszeichnen (MERCADO Y DONATO[7], RODRIGUEZ[8]). Andererseits hat sich gezeigt, daß Chaulmoograäthylester (z. B. Antileprol) von manchen Individuen bei innerlicher Darreichung selbst in Kapseln schlecht vertragen werden (MERCADO Y DONATO[7]). Dagegen machen die Benzylester der Chaulmoografettsäuren in Form des „Antileprol-By" (s. S. 61) nach den klinischen Beobachtungen von ALWENS[9] bei peroraler, intramuskulärer und intravenöser Anwendung anscheinend keine oder nur geringe Reaktions-erscheinungen.

[1] GALLI-VALERIO, B.: Virchows Arch. **254**, 765 (1925). — [2] DE LANESSAN, J. L.: Zit. S. 6. — [3] KERR, A.: Zit. S. 18. — [4] VAN RHEEDE TOT DRAAKENSTEIN, HENRICIUS: Zit. S. 6. — [5] DIKSHIT, B. B.: Indian J. med. Res. **19**, 775 (1932). — [6] HOEHNE, F. C.: Vegetaes anthelminthicos. Servicio Sanatario de Sao Paulo, Publ. **11**, 91 (1920). — [7] MERCADO Y DONATO, E.: Zit. S. 48. — [8] RODRIGUEZ, J.: Zit. S. 48. — [9] ALWENS, W.: Zit. S. 61.

In Bestätigung der Angaben zahlreicher klinischer Autoren (Literatur s. S. 9) ergab sich durch die experimentellen Untersuchungen von Lindenberg und Rangel Pestana[1], Kolmer, Davis und Jager[2], Voegtlin, Smith und Johnson[3], Read[4], Klopstock[5], Kessler[6], Emerson, Anderson und Leake[7] (s. auch Anderson, Emerson und Leake[8]), daß das *Chaulmoograöl* auch bei Versuchstieren (Meerschweinchen, Kaninchen, Ratten, Hunde) nach *subcutaner* oder *intramuskulärer* Injektion eine außerordentlich starke Reizwirkung auf die Gewebe ausübt, und z. B. bei Meerschweinchen schon in geringer Dose (1 ccm) zu schmerzhaften lokalen Schwellungen sowie zur Bildung von käsigen Abscessen und Nekrosen führt. Bei mikroskopischer Untersuchung läßt sich nach den Angaben von Voegtlin und seinen Mitarbeitern bei Meerschweinchen nach intramuskulärer Einspritzung des Öls im Bereich der Injektionsstelle eine Atrophie und fettige Degeneration der Muskelfibrillen nachweisen; unter Umständen sollen sich diese Veränderungen schon nach Anwendung recht geringer Mengen des Öls (0,01 ccm in Olivenöl) feststellen lassen. Demgegenüber gibt Nolasco[9] an, daß er nach mehrfacher subcutaner oder auch intracutaner Einspritzung von je 1 ccm Hydnocarpusöl (von H. laurifolia s. wightiana) bei Affen keine Reizerscheinungen, sondern nur Verdickungen der Haut, die auf nichtresorbiertes Öl zurückzuführen waren, an den Injektionsstellen konstatieren konnte. Histologisch waren bloß wenige Monocyten, welche gelbe Kügelchen (s. unten) enthielten, nachweisbar. Die zwischen den Angaben der erstgenannten Autoren und den Ergebnissen von Nolasco bestehenden Unterschiede sind vermutlich auf den verschiedenen Reinheitsgrad der verwendeten Präparate zurückzuführen (s. S. 76).

Die lokalen Reizwirkungen der *Äthylester der Chaulmoografettsäuren* auf das Gewebe sind nach den klinischen Berichten (Literatur s. S. 58) und nach den Experimentalbefunden von Valenti[10], Voegtlin, Smith und Johnson[3], Walker, MacArthur und Sweeney[11], Read[4], Nolasco[12], Emerson, Anderson und Leake[7] (s. auch Anderson, Emerson und Leake[8]) im allgemeinen weniger ausgesprochen. Immerhin sind aber auch hier, nach den Angaben der Autoren, im Anschluß an die parenterale Einverleibung entzündliche Erscheinungen und mikroskopische Veränderungen am Orte der Einspritzung zu beobachten (vgl. S. 58). So geben Walker, MacArthur und Sweeney an, daß sie bei Kaninchen nach mehrfacher subcutaner Injektion der Chaulmoograäthylester in Dosen über 0,0715 ccm pro Kilogramm schwere und lange bestehen bleibende Infiltrate beobachteten. Nach den Beobachtungen von Nolasco bewirkt die mehrmals in unregelmäßigen Abständen erfolgende Injektion jodierter Hydnocarpusäthylester (bereitet mit Öl von H. laurifolia s. wightiana; Einzeldosen bis 1 ccm) unter die Haut oder auch in die Umgebung eines Nerven (Nervus ulnaris) bei Affen entzündliche Veränderungen mit anschließender Bindegewebsvermehrung. Histologisch ließ sich hier eine Infiltration des Subcutan- bzw. Perineuralgewebes

[1] Lindenberg, A., u. B. Rangel Pestana: Brazil Medico **34**, 603 (1920) — J. amer. med. Assoc. **75**, 1602 (1920) — Z. Immun.forsch. **32**, 66 (1921). — S. auch A. Lindenberg: Bol. Acad. Nac. Med., Rio de Janeiro **91**, Nr 22 (1920). — [2] Kolmer, J. A., L. C. Davis u. R. Jager: Zit. S. 66. — [3] Voegtlin, C., M. J. Smith u. J. M. Johnson: J. amer. med. Assoc. **77**, 1017 (1921). — [4] Read, B. E.: J. of Pharmacol. **24**, 221 (1924). — [5] Klopstock, F.: Z. Tbk. **41**, 119 (1924). — [6] Kessler, A.: Klin. Wschr. **4**, 879 (1925). — [7] Emerson, G. A., H. H. Anderson u. C. D. Leake: Arch. internat. Pharmacodynamie **48**, 247 (1934). — [8] Anderson, H. H., G. A. Emerson u. C. D. Leake: Internat. J. Leprosy **2**, 39 (1934). — [9] Nolasco, J. O.: J. Philippine Isl. med. Assoc. **12**, 147 (1932). — [10] Valenti, A.: Arch. di Farmacol. **23**, 65 (1917). — [11] Walker, E. L., C. G. MacArthur u. M. A. Sweeney: Transact. 18th annual meeting of the National Tuberculosis Assoc. **1922**, 553. — [12] Nolasco, J. O.: J. Philippine Isl. med. Assoc. **9**, 347 (1929); **10**, 273 (1930); **12**, 147 (1932); **14**, 421 (1934) — Far eastern Assoc. trop. Med. 8th Congr., (Bangkok 1930) Transact. 612 **1932**, — Internat. J. Leprosy **2**, 159 (1934).

mit großen mononucleären Zellen, welche mit den erwähnten gelben Kügelchen beladen waren, feststellen.

Auch die bei der sog. PLANCHA-Methode (s. S. 63) gebräuchliche *intracutane Injektion* von Äthylestern (mit oder ohne Jodzusatz) führt nach den histologischen Befunden von NOLASCO zu Reizerscheinungen seitens des Gewebes, die nach 24 Stunden durch das Auftreten degenerierter polynucleärer und mononucleärer Zellen, sowie eines fibrinösen Exsudats erkenntlich sind (vgl. insbesondere auch ROY[1]). Auch hier sind im Cytoplasma der großen mononucleären Leukocyten und im Bindegewebe lange Zeit (mehr als 9 Monate) hindurch die genannten gelben Kügelchen nachzuweisen, die sich nach den Feststellungen von NOLASCO nur mit Lipoidfarbstoffen färben und durch eine 2proz. alkoholische Natriumhydroxydlösung hydrolysieren lassen. Trotzdem sich die zum Nachweis des Chaulmoograöls bzw. der Chaulmoografettsäuren angegebenen Farbreaktionen [VALENTI[2], LIFSCHÜTZ[3], Pharmacopoea japonica 4. Ausg., S. 289 (1921/1922)] als nicht brauchbar erwiesen haben (vgl. auch WARREN[4]) und infolgedessen der direkte Beweis dafür, daß es sich bei Kügelchen um die intracutan injizierten Äthylester handelt, nicht erbracht wurde, ist aber doch nicht daran zu zweifeln, daß es sich bei diesen Gebilden, die auch bei gesunden Personen nach intracutaner Injektion der Ester auftreten, aber bei unbehandelten Leprösen fehlen, um das injizierte Präparat handelt (vgl. auch S. 88).

Bei *intraperitonealer Injektion* sind die durch die Äthylester der Chaulmoografettsäuren bei Versuchstieren (Meerschweinchen, Kaninchen) hervorgerufenen lokalen Reizerscheinungen anscheinend weniger intensiv als nach subcutaner oder intracutaner Einspritzung. Nach den Angaben von VALENTI[2] sowie VOEGTLIN, SMITH und JOHNSON[5] kommt es hier zur Bildung von Ascites, zu Verwachsungen und zu Fibrinausscheidungen.

Nach *intravenöser Injektion* der Äthylester der Chaulmoografettsäuren sind nach den klinischen Beobachtungen von YOUNG[6], ORTIZ[7], CALLAWAY[8] u. a. häufig Schüttelfrost, Wallungen, Bangigkeit, Temperatursteigerung und Husten zu beobachten. Auch kommt es bei dieser Art der Behandlung zu einer Verödung der Venen, so daß sich die Einspritzungen nur beschränkte Zeit fortsetzen lassen. Bei Kaninchen waren nach intravenöser Injektion von Chaulmoograäthylestern in größerer Dose (0,2—0,3 ccm pro Kilogramm) Embolien und Lungeninfarkte mit anschließender Absceßbildung festzustellen (FRAZIER und CHEN[9]; vgl. S. 95). Nach den Angaben von ORTIZ[7] können die nach intravenöser Esterinjektion verursachten Hustenanfälle durch prophylaktische Darreichung von Heroin (0,015 g 10 Minuten vor der Einspritzung) vermieden werden.

Stärkere Gewebsreaktionen als die Äthylester verursachen nach den Befunden von WALKER, MACARTHUR und SWEENEY[10] die Methyl- und die Amylester der Chaulmoografettsäuren, während die Propyl- und die Butylester selbst bei langdauernder Anwendung praktisch so gut wie reaktionslos vertragen werden sollen (s. auch MORROW, WALKER und MILLER[11], MILLER[12], KLOPSTOCK[13]; vgl. auch S. 62). Recht erhebliche Reizwirkungen auf die Gewebe entfalten dagegen die von ADAMS und seinen Mitarbeitern synthetisierten Äthylester der Di-n-

[1] ROY, A. T.: Zit. S. 63. — [2] VALENTI, A.: Zit. S. 74. — [3] LIFSCHÜTZ, J.: Chem.-Ztg **45**, 1264 (1921). — [4] WARREN, L. E.: J. Assoc. Official Agric. Chem. **11**, 330 (1928) [Chem. Abstr. **22**, 3956 (1928)]. — [5] VOEGTLIN, C., M. J. SMITH u. J. M. JOHNSON: Zit. S. 74. — [6] YOUNG, W. A.: Zit. S. 58. — [7] ORTIZ, P. N.: Zit. S. 58. — [8] CALLAWAY, J. L.: Arch. of Dermat. **35**, 1138 (1937). — [9] FRAZIER, C. N., u. F. K. CHEN: Philippine J. Sci. **42**, 269 (1930). — [10] WALKER, E. L., C. G. MACARTHUR u. M. A. SWEENEY: Zit. S. 74. — [11] MORROW, H., E. L. WALKER u. H. E. MILLER: J. amer. med. Assoc. **79**, 434 (1922). — [12] MILLER, H. E.: Med. Clin. N. America **6**, 377 (1923). — [13] KLOPSTOCK, F.: Z. Tbk. **41**, 119 (1924).

heptylessigsäure (s. S. 45 u. 64; Lara und Fernández[1], Anderson, Emerson und Leake[2]).

Die insbesondere von Rogers zur Leprabehandlung empfohlenen *Natriumsalze der Chaulmoografettsäuren* (s. S. 10 u. 51) bewirken nach subcutaner Einspritzung lokale Reizerscheinungen (Schwellung, Ödem, Abszeßbildung; vgl. die an Katzen und Hunden ausgeführten Versuche von Thoms und Müller[3]) und führen nach *intravenöser* Injektion nicht selten zu einer Schädigung der Gefäßwände und zur Thrombenbildung (Literatur s. S. 53). Solche mit der Gefahr einer obliterierenden Phlebitis und der Embolie verbundenen Einwirkungen auf die größeren Blutgefäße des Subcutangewebes wurden von Nolasco[4] bei Hunden bemerkenswerterweise auch nach intracutaner Injektion der Natriumsalze der Chaulmoografettsäuren (3—15proz. Lösungen) beobachtet. Verschiedene Autoren, wie z. B. Peirier[5], nehmen an, daß diese Schädigungen der Gefäße auf der Alkalität der Salzlösungen beruhen und sich durch Verwendung weniger alkalischer Präparate vermeiden lassen (s. S. 54). Demgegenüber weist aber Nolasco darauf hin, daß sich die Thrombenbildung in den Gefäßen durch Pufferung der zu injizierenden Lösungen nicht vermeiden ließ. Auch nach den klinischen Feststellungen von Lara, de Vera und Eubanas[6], die bei Verwendung eines reinen Natriumhydnocarpats eine viel geringere Gewebsreizung beobachteten, sowie nach den Ergebnissen von Jackson[7], hängen diese Erscheinungen nicht ausschließlich oder vorwiegend mit der Alkalität der Lösungen zusammen.

Auch einige der von Emerson, Anderson und Leake[8] experimentell erprobten synthetischen Derivate der Chaulmoograsäure, nämlich das Natriumchaulmoogrylglycinat (Präparat 1141; s. S. 64 u. 105), das Natriumdiäthyläthanolammoniumchaulmoograt (Präparat 2001; s. S. 64), das Natriumchaulmoogryl-o-aminobenzoat (Präparat 1601; s. S. 64) und das Cholinchaulmoograt (Präparat 2211, s. S. 64) bewirkten bei einem Teil der subcutan behandelten Ratten Hautnekrosen. Dagegen waren das als „Chaulphosphate" bezeichnete dichaulmoogroyl-β-glycerinphosphorsaure Natrium (s. S. 64 u. 105), das Natriumchaulmoogrylglutamat (s. S. 64) und das Kaliumjododihydrochaulmoograt (Präparat 661 K; s. S. 64 u. 105) frei von solchen Reizwirkungen.

Paget, Trevan und Attwood[9] haben die gewebsreizende Wirkung der Chaulmoograpräparate einer chemischen und experimentellen Untersuchung unterzogen und auch eine geeignete Methode zur Prüfung dieser Eigenschaften an Meerschweinchen [Injektion von 0,05—0,1 ccm fallender Verdünnungen (hergestellt mit Paraffinum liquidum oder Ölsäureäthylester) in die mit Hilfe einer Haarschneidemaschine, nicht mittels eines Enthaarungsmittels von Haaren befreite Haut] angegeben. Nach ihren Befunden sind die nach Injektion von Chaulmoograpräparaten auftretenden lokalen entzündlichen Erscheinungen nicht auf die therapeutisch wertvollen ungesättigten Fettsäuren, sondern auf die beigemengten *lactonartigen Verbindungen* (s. S. 33 u. 40) zurückzuführen. Hinsichtlich der Empfindlichkeit der Haut bestehen ebenso wie beim Menschen auch beim Meerschweinchen gewisse individuelle Unterschiede (vgl. auch Roy[10]).

Daß das *Chaulmoograöl* und seine Derivate bei *innerlicher* Darreichung vielfach schlecht vertragen werden und zu gastrointestinalen Störungen (Gastritis,

---

[1] Lara, C. B., u. G. Fernández: Zit. S. 64. — [2] Anderson, H. H., G. A. Emerson u. C. D. Leake: Zit. S. 74. — [3] Thoms, H., u. F. Müller: Z. Unters. Nahrgsmitt. usw. **22**, 226 (1911). — [4] Nolasco, J. O.: J. Philippine Isl. med. Assoc. **10**, 277 (1930) — Far eastern Assoc. trop. Med. 8th Congr. (Bangkok 1930) Transact. 612 (1932) — Internat. J. Leprosy **2**, 159 (1934). — [5] Peirier, M.: Zit. S. 54. — [6] Lara, C. B., B. de Vera u. F. Eubanas: J. Philippine Isl. med. Assoc. **8**, 261 (1928). — [7] Jackson, J. T.: Zit. S. 54. — [8] Emerson, G. A., H. H. Anderson u. C. D. Leake: Zit. S. 64. — [9] Paget, H., J. W. Trevan u. A. M. P. Attwood: Zit. S. 33. — [10] Roy, A. T.: Zit. S. 63.

Durchfälle usw.) führen, und daß deshalb zahlreiche Lepröse auf diese Weise nicht ausreichend behandelt werden können, wurde bereits mehrfach erwähnt (vgl. S. 9 u. 45; YOUNG[1], YEO[2], COTTLE[3], DESPREZ[4], FOX[5], SÉE[6], DO AMARAL und PARANHOS[7], TÔYAMA[8], KUPFFER[9], DE AZUA[10], ZIEMANN[11], PICCARDI[12], LABERNADIE und LAFFITTE[13], WAYSON und BADGER[14] und viele andere). Allem Anschein nach weist die Empfindlichkeit der einzelnen Menschen gegenüber innerlich gegebenem Chaulmoograöl außerordentliche Verschiedenheiten auf. So berichten z. B. HOBSON[15] sowie DESPREZ[4] von Leprösen, welche mehrere Eßlöffel Chaulmoograöl täglich ohne Schwierigkeit einnehmen konnten[16], während bei anderen schon wenige Tropfen des Öls Intoleranzerscheinungen seitens des Magens hervorrufen.

Eingehende Untersuchungen über das Zustandekommen der nach innerlicher Verabreichung von Chaulmoograöl auftretenden Störungen seitens des Magen-Darmkanals wurden insbesondere im Anschluß an die Ende 1910 erst in Hamburg, dann aber in vielen anderen Teilen Deutschlands zur Beobachtung gelangten, durch bestimmte Margarinesorten (Sorten „Backa", „Luisa" und „Frischer Mohr") der Altonaer Margarinewerke Mohr u. Co. hervorgerufenen *Vergiftungsfälle* angestellt. Diese Erkrankungen, die sich in Übelkeit und Erbrechen, Koliken und Durchfällen äußerten, jedoch ausnahmslos gutartig verliefen, waren, wie durch die Untersuchungen zahlreicher Autoren festgestellt werden konnte, auf die Verwendung des als Marattifett, fälschlicherweise auch als Cardamomfett bezeichneten Öls von Hydnocarpus venenata (s. Tabelle 1) zurückzuführen [HERTKORN[17], VOIGT[18], DUNBAR[19], GRIMME[20] LITTERSCHEID[21] (s. auch LITTERSCHEID und ASCHER[22]), REINSCH[23], PLÜCKER[24], LUHN[25], THOMS und MÜLLER[26], LENDRICH, KOCH und SCHWARZ[27], KERP[28], COLLIN[29]]; die Sorte „Backa" enthielt 50—70%, die beiden anderen Marken 6—7% des raffinierten Hydnocarpusfettes.

Die von einigen Autoren (DUNBAR[19], LITTERSCHEID[21], LITTERSCHEID und ASCHER[22], PLÜCKER[24], LUHN[25], THOMS und MÜLLER[26], LENDRICH, KOCH und SCHWARZ[27]) durchgeführten Fütterungsversuche an Hunden und Katzen ergaben, daß das Marattifett und auch andere Flacourtiaceenöle (Hydnocarpus anthelmintica, H. laurifolia s. wightiana, H. alpina; s. bei LENDRICH, KOCH und SCHWARZ) in ungereinigtem wie in gereinigtem Zustand eine heftige Entzündung der Magen-Darmschleimhaut hervorrufen, daß also durch die Raffinierung der Öle der wirksame Stoff nicht entfernt wird. Die Vergiftungserscheinungen traten bei den Tieren vielfach schon etwa $^1/_2$ Stunde nach der Verfütterung des Fettes (oder auch der „Backa"-Margarine) auf und bestanden in wiederholtem heftigem Erbrechen, auf das mehr oder weniger ausgeprägte Mattigkeit und

---

[1] YOUNG, D.: Zit. S. 8. — [2] YEO, J. B.: Zit. S. 8. — [3] COTTLE, W.: Zit. S. 9. — [4] DESPREZ, G.: Zit. S. 3. — [5] FOX, G. H.: Zit. S. 8. — [6] SÉE, M.: Zit. S. 3. — [7] DO AMARAL, E., u. U. PARANHOS: Zit. S. 9. — [8] TÔYAMA, J.: Zit. S. 10. — [9] KUPFFER, A.: Zit. S. 9. — [10] DE AZUA, J.: Zit. S. 10. — [11] ZIEMANN, H.: Lepra (Lpz.) 9, 23 u. 111 (1910). — [12] PICCARDI, G.: Lepra (Lpz.) 12, 210 (1912). — [13] LABERNADIE, V., u. N. LAFFITTE: Zit. S. 46. — [14] WAYSON, N. E., u. L. F. BADGER: Zit. S. 61. — [15] HOBSON, B.: Zit. S. 5. — [16] B. E. READ (Zit. S. 74) nimmt allerdings an, daß es sich in derartigen Fällen um verfälschtes Chaulmoograöl handelte. — [17] HERTKORN, J.: Chem.-Ztg 34, 1381 (1910). — [18] VOIGT, A.: Jber. Vereinig. angew. Bot. 8, 171 (1910). — [19] DUNBAR, W. P.: Dtsch. med. Wschr. 37, 53 (1911). — [20] GRIMME, C.: Chem. Rev. Fett- u. Harzind. 18, 102, 131, 160 (1911). — [21] LITTERSCHEID, F.: Chem.-Ztg 35, 9 (1911). — [22] LITTERSCHEID, F. u. L. ASCHER: Chem.-Ztg. 35, 10 (1911). — [23] REINSCH, A.: Chem.-Ztg 35, 77 (1911). — [24] PLÜCKER, W.: Z. Unters. Nahrgsmitt. usw. 21, 257 (1911). — [25] LUHN, AUG., u. Co.: Seifensiederztg 38, 51 (1911). — [26] THOMS, H., u. F. MÜLLER: Zit. S. 76. — [27] LENDRICH, K. E. KOCH u. L. SCHWARZ: Z. Unters. Nahrgsmitt. usw. 22, 441 (1911). — [28] KERP, W.: Ärztl. Sachverst.ztg 17, 261 u. 380 (1911). — [29] COLLIN, E.: Ann. des Falsifications 4, 67 (1911).

Körpergewichtsverlust folgten. Bei Hunden riefen schon Mengen von 0,1 bis 0,25 g (Lendrich, Koch und Schwarz), bei Katzen Mengen von etwa 1,0 g Marattifett pro Kilogramm (Thoms und Müller) diese Zustände hervor; dagegen reagierten Kaninchen und Meerschweinchen auf die perorale Einverleibung selbst toxischer Dosen des Fettes nicht mit Erbrechen (Thoms und Müller, Litterscheid, Litterscheid und Ascher). Weiter zeigte sich, daß auch die reinen ungesättigten Fettsäuren des Marattifettes und des Chaulmoograöls (Chaulmoogra- und Hydnocarpussäure; s. S. 30) nach Verfütterung an Hunde und Katzen (nicht an Kaninchen) in Mengen von etwa 0,1—0,2 g/kg Erbrechen verursachen (Thoms und Müller, Lendrich, Koch und Schwarz). Da die optisch nicht mehr aktiven oxydierten oder bromierten Chaulmoografettsäuren (vgl. S. 33), denen die Äthylenbindung fehlt, bei Hunden in Dosen von 0,24 bis 0,5 ccm/kg keine brechenerregende Wirkung mehr erkennen ließen (s. auch Read[1]), sprachen Lendrich, Koch und Schwarz die Vermutung aus, daß die Reizerscheinungen seitens des Magens auf Sauerstoffentziehung beruhen könnten.

Auf Grund ihres Befundes, daß die Chaulmoografettsäuren bei Hunden nach subcutaner Einspritzung kein Erbrechen hervorriefen, nahmen Thoms und Müller an, daß die durch Chaulmoograöl hervorgerufenen *gastrointestinalen Störungen* ausschließlich dadurch zustande kommen, daß die stark reizend wirkenden ungesättigten Fettsäuren auf reflektorischem Wege als Brechmittel wirken. Auch Lendrich, Koch und Schwarz, die bei Hunden nach subcutaner oder intraperitonealer Injektion von 10 ccm Marattifett keine Vergiftungserscheinungen seitens des Verdauungskanals beobachteten, lehnten die Möglichkeit einer Reizung nervöser Zentren durch enteral verabreichte Flacourtiaceenöle oder deren Fettsäuren ab. In Anbetracht der außerordentlich langsamen Resorption der parenteral einverleibten Fette und fettsauren Salze (s. S. 87) erscheinen indessen diese Schlußfolgerungen schon an sich nicht überzeugend. Aber abgesehen davon, daß schon in den Versuchen von Thoms und Müller, sowie Lendrich, Koch und Schwarz bei einigen mit Marattifett gefütterten Hunden außer gastrointestinalen Störungen auch Krämpfe auftraten, konnte sodann Valenti[2] an Hunden zeigen, daß auch nach intravenöser Injektion der Chaulmoograäthylester Appetitlosigkeit, Erbrechen und Durchfall zu beobachten sind. Ähnliche Erfahrungen wurden hernach auch beim Menschen von Lissner[3] gemacht.

Valenti[2] nahm allerdings an, daß die brechenerregende Wirkung der intravenös injizierten Chaulmoograäthylester darauf beruht, daß sie großenteils durch den Verdauungstractus (außerdem durch die Nieren; vgl. S. 90) ausgeschieden werden und dadurch eine lokale Reizung der Schleimhaut von Magen und Darm bewirken. Weiterhin konnte aber Read[4] an Hunden nachweisen, daß der durch Chaulmoograöl bewirkte Brechreiz durch vorherige Morphininjektion aufgehoben werden kann. Er schloß daraus, daß die nach Einverleibung von Chaulmoograöl auftretende Nausea in erster Linie zentralen Ursprungs sei; später hat er sich zwar in dieser Beziehung etwas zurückhaltender geäußert (Read[5]). Dagegen führt neuerdings Emerson[6] verschiedene weitere Beobachtungen (unter anderem Aufhebung oder Verzögerung der brechenerregenden Wirkung der Chaulmoograäthylester nicht nur durch Morphin, sondern auch durch Atropin, Nicotin und Cannabis indica; vgl. die chinesische Ta-fung-tse-Behandlung, S. 47) an, die eine

---

[1] Read, B. E.: Chin. J. Physiol. 1, 345 (1927). — [2] Valenti, A.: Zit. S. 74. — [3] Lissner, H. H.: Amer. Rev. Tbc. 7, 257 (1923). — [4] Read, B. E.: Zit. S. 74. — — [5] Read, B. E.: Internat. J. Leprosy 1, 193 (1933). — [6] Emerson, G. A.: Proc. Soc. exper. Biol. a. Med. 32, 238 (1934).

zentrale brechenerregende Wirkung des Chaulmoograöls und seiner Derivate neben einer lokalen Reizung der Magenschleimhaut wahrscheinlich machen.

Nach den Angaben verschiedener Autoren (READ, EMERSON; s. auch Pharmacopoea japonica, 4. Aufl., S. 822) kann durch allmähliche Erhöhung der peroral zugeführten Einzeldosen von Chaulmoograöl eine gewisse Steigerung der Verträglichkeit erreicht werden. Auch wurde schon behauptet, daß bei solchen Patienten, die das Chaulmoograöl innerlich zunächst nicht vertragen und die infolgedessen mit intramuskulären Injektionen des Öls behandelt werden, sich dadurch der Magen mit der Zeit an das Fett gewöhne, so daß es hernach auch innerlich gegeben werden kann (DE AZUA[1]).

4. Tödliche Dosen für Wirbeltiere.

Bereits HERMANN[2] weist in seinem Musaeum zeylanicum darauf hin, daß die Früchte des später von JOS. GAERTNER[3] als Hydnocarpus venenata bezeichneten Baumes für *Fische* giftig sind, und daß dann das Fleisch dieser Fische für menschlichen Genuß nicht mehr brauchbar ist. Diese Angabe, die hernach von BURMAN[4] sowie GAERTNER[5] übernommen wurde, wird in neuerer Zeit auch von WATT[6], LEWIN[7] sowie KERR[8] bestätigt. Die letztgenannten Autoren geben außerdem an, daß in gleicher Weise auch die Früchte von Hydnocarpus heterophylla und H. anthelmintica für Fische giftig sind.

Was weiterhin die Giftigkeit des Chaulmoograöls und der ihm nahestehenden anderen Flacourtiaceenöle für Amphibien und Reptilien anlangt, so ist dieselbe nach den spärlichen darüber vorliegenden Angaben anscheinend nur gering (s. Tabelle 9). STÉVENEL[9] glaubt, ein von ihm im Chaulmoograöl nachgewiesenes unstabiles, phytosterinartiges Lipoid, welches *Eidechsen* und *Frösche* unter curareähnlichen Erscheinungen tötet, aber für Warmblüter (Ratten) weniger toxisch ist, als den wirksamen Bestandteil des Pflanzenöls ansprechen zu sollen (vgl. S. 40). Da ein Öl, welches durch Benzolextraktion aus peinlichst geschälten Kernen von Hydnocarpus laurifolia s. wightiana gewonnen worden war, sowie gereinigtes Chaulmoograöl für Frösche und Eidechsen ungiftig waren, da sich andererseits Alkohol-, Äther- und Chloroformextrakte aus den pulverisierten Schalen von Hydnocarpus laurifolia s. wightiana und H. anthelmintica (nicht aber von H. saigonensis) für die genannten beiden Tierarten als toxisch (Dos. tox. für Eidechsen von 30 g Gewicht: 2 ccm einer 10proz. Aufschwemmung der Substanz in Öl), aber auch beim leprösen Menschen als therapeutisch wirksam erwiesen, nimmt er an, daß der bei Lepra therapeutisch wertvolle Anteil des Chaulmoograöls aus der Schale der Kerne stammt, und daß jede Reinigung des Öls seinen Heilwert herabsetzt. Von anderen Autoren ist diese Auffassung von STÉVENEL bisher nicht bestätigt worden. Indessen hat sich gezeigt, daß in den verschiedenen Flacourtiaceenölen Glykoside enthalten sind, welche Blausäure abspalten (vgl. S. 40); diese Glykoside besitzen eine erhebliche Giftigkeit für Eidechsen (PERROT[10]) und sind vermutlich für die im Jahre 1910 in Deutschland beobachteten Margarinevergiftungen (s. S. 77) wenigstens zum Teil verantwortlich zu machen (vgl. HENRY[11]).

[1] DE AZUA, J.: Lepra (Lpz.) **9**, 144 (1910). — [2] HERMANN, PAUL: Zit. S. 7. — [3] GAERTNER, JOSEPHUS: Zit. S. 7. — [4] BURMAN, JOH.: Zit. S. 7. — [5] GAERTNER, JOSEPHUS (Zit. S. 7): S. 288/289: Hydnocarpus venenata (Makulu et Makulu-ghaha arbor): „Fructus comesti ebrietatem inducunt et avide devorantur a piscibus Lellu et Pethijo, alias satis delicatis; eo vero tempore, quo fructus Makulu maturescunt, tales pisces nequaquam comeduntur ob vomitus aliaque symptomata, quae ab esu horum piscium causantur.“ — [6] WATT, G.: Zit. S. 2. — [7] LEWIN, L.: Gifte und Vergiftungen. Berlin: G. Stilke 1929 (s. S. 647). — [3] KERR, A.: Zit. S. 6. — [9] STÉVENEL, L.: Zit. S. 40 — vgl. auch Bull. Soc. Path. exot. Paris **28**, 14 (1935). — [10] PERROT, E.: Zit. S. 40. — [11] HENRY, T. A.: Zit. S. 40.

Tabelle 9. Toxische bzw. erträgliche Dosen des Chaulmoograöls und anderer Flacourtiaceenöle, sowie einiger daraus dargestellter Präparate für verschiedene Tierarten.

Substanzen	Tierart	Applikation und Verträglichkeit der Substanz				Autoren
		Art der Anwendung*	Häufigkeit der Anwendung	Dosis tolerata	Dosis toxica	
Öl von Taraktogenos kurzii (Chaulmoograöl)	Kaninchen	iv	1mal	0,15 ccm pro kg		Kamikawa[1]
	,,	sc	3mal in 1 Woche	1,0 ccm pro kg		Kamikawa[2]
	Meerschweinchen	sc	1mal wöchentlich	0,1 ccm pro Tier		Klopstock[3]
	,,	im	1mal wöchentlich	1,0 ccm pro kg		Voegtlin, Smith u. Johnson[4]
	,,	,,	1mal wöchentlich	2,0 ccm pro kg		Kolmer, Davis u. Jager[5]
	Maus	sc	1mal wöchentlich	0,05 ccm pro Tier		Fischl[6]
	Huhn	per os	täglich	5 ccm pro kg		Kamikawa[2]
	Eidechse	sc	1mal		0,5 ccm pro Tier	} Stévenel[7]
	Frosch	,,	1mal		0,5 ccm pro Tier	
Öl von Hydnocarpus anthelmintica (Lukrabaöl)	Kaninchen	per os	1mal		5 ccm pro kg	Read[8]
	,,	,,	1mal		3—4 ccm pro Tier	} Boëz, Guillerm u. Marneffe[9]
	,,	sc	1mal	8 ccm pro Tier		
	Meerschweinchen	per os	1mal		2 ccm pro Tier	
	,,	sc	1mal	8 ccm pro Tier		
	Maus	sc	1mal wöchentlich	0,05 ccm pro Tier		Fischl[6]
	Hund	per os	1mal	0,2 ccm pro kg (Erbrechen)		Lendrich, Koch u. Schwarz[10]
Öl von Hydnocarpus laurifolia s. wightiana (Kavatelöl)	Affe	im, sc oder ic	mehrmals in Abständen von 1—2 Wochen, 5—6 Monate lang	1 ccm pro Tier		Nolasco[11]
	Hund	per os	1mal	0,15 ccm pro kg (kein Erbrechen)		Lendrich, Koch u. Schwarz[10]
	Maus	sc	1mal wöchentlich	0,05 ccm pro Tier		Fischl[6]
Öl von Hydnocarpus inebrians	Hund	per os	1mal	0,26 ccm pro kg (Erbrechen)		Lendrich, Koch u. Schwarz[10]
Öl von Hydnocarpus venenata (Marattifett)	Kaninchen	per os	1mal		5,7 g pro kg	Thoms u. Müller[12]
	,,	ip	15—18mal in 5—8täg. Abständen	5 ccm pro Tier		Lendrich, Koch u. Schwarz[10]
	Meerschweinchen	per os	1mal		2,0 g pro Tier	Litterscheid u. Ascher[13]
	Maus	sc	1mal wöchentlich	0,05 ccm pro Tier		Fischl[6]
	Hund	per os	1mal	1,5 g pro Tier (Erbrechen)		Dunbar[14], Luhn & Co.[15], Plücker[16]
	,,	,,	1mal	0,26—2,0 ccm pro kg (Erbrechen)		Lendrich, Koch u. Schwarz[10], Thoms u. Müller[12]
	Katze	,,	1mal	4 ccm pro kg (Erbrechen)		Thoms u. Müller[12]

Öl von Carpotroche brasiliensis (Sepucainhaöl)	Maus	sc	1mal wöchentlich	0,05 ccm pro Tier		Fischl[6]
Gemisch von Heiser (s. S. 48)	Kaninchen	sc	mehrfach in 3—5täg. Abständen	1/10—1/75 ccm pro kg		Walker[17]
	„	„	mehrfach in 4—7täg. Abständen	1/5—1/25 ccm pro kg		
Chaulmugrin (s. S. 50)	Maus	sc	1mal wöchentlich	0,05 ccm pro Tier		Fischl[6]
Chaulmoograöl-Emulsion (s. S. 51)	Kaninchen	iv	1mal		0,004 g pro kg	Vahram[18]
	„	„	22mal in 4—7täg. Abständen	0,0013-0,01 g pro kg		Walker[17]
	Hund	„	1mal		0,004 g pro kg	Vahram[18]
Chaulmoograsäure (s. S. 30)	Hund	per os	1mal	0,1 g pro kg (Erbrechen)		Thoms u. Müller[12], Lendrich, Koch u. Schwarz[10]
	Katze	„	1mal	1,0 g pro kg (Erbrechen)		Thoms u. Müller[12]
Hydnocarpussäure (s. S. 30)	Hund	per os	1mal	0,08 g pro kg (Erbrechen)		Lendrich, Koch u. Schwarz[10]
Oxydierte Gesamtfettsäuren des Chaulmoograöls (s. S. 33)	Hund	per os	1mal	0,4 g pro kg (kein Erbrechen)		Lendrich, Koch u. Schwarz[10]
Bromierte Gesamtfettsäuren des Chaulmoograöls (s. S. 33)	Hund	per os	1mal	0,5 g pro kg (kein Erbrechen)		Lendrich, Koch u. Schwarz[10]
Natriumchaulmoograt (s. S. 52)	Kaninchen	per os	1mal	0,15—0,16 g pro kg		Thoms u. Müller[12], Walker, MacArthur u. Sweeney[19]
	„	iv	1mal	0,036 g pro kg		Aoki, Kawamura, Kamikawa u. Fukumachi[20]
	„	„	1mal	0,075 g pro kg	0,09 g pro kg	Rogers[21], Walker, MacArthur u. Sweeney[19]
	„	„	1mal	0,02 g pro kg	0,03 g pro kg	Peirier[22]
	„	„	6mal in 4—5täg. Abständen	0,003-0,01 g pro kg		Walker[17]
	„	„	22—32mal in 2—7täg. Abständen	0,0013-0,01 g pro kg		
	Meerschweinchen	„	1mal	0,036-0,08 g pro kg		Voegtlin, Smith u. Johnson[4], Aoki, Kawamura, Kamikawa u. Fukumachi[20]
	Ratte	„	1mal	0,2 g pro kg	0,3 g pro kg	Anderson, Emerson u. Leake[23]
	Hund	per os	1mal	0,067—0,1 g pro kg (Erbrechen)		Thoms u. Müller[12], Emerson[24]
	Katze	„	1mal	0,14 g pro kg (Erbrechen)		Thoms u. Müller[12]

Tabelle 9 (Fortsetzung).

Substanzen	Tierart	Applikation und Verträglichkeit der Substanz				Autoren
		Art der An-wendung *	Häufigkeit der Anwendung	Dosis tolerata	Dosis toxica	
Natriumhydnocarpat (s. S. 52)	Maus	sc	1mal wöchentlich	0,05 g pro Tier		FISCHL[6]
Alepol (s. S. 52)	Kaninchen	iv	1mal	0,027-0,065 g pro kg		DIKSHIT[25], READ[27]
	„	sc	1mal	0,025 g pro kg		DIKSHIT u. ROW[26]
	Meerschweinchen	sc	1mal	0,45 g pro kg		DIKSHIT[25]
	„	ip	1mal		0,5—1,0 g pro kg	
	Ratte	iv	1mal	0,06—0,1 g pro kg	0,1—0,125 g pro kg	EMERSON, ANDERSON u. LEAKE[28], ANDERSON, EMERSON u. LEAKE[23]
	„	sc	1mal	1,8 g pro kg	2,0 g pro kg	
	„	ip	1mal		1,0 g pro kg	
	Maus	sc	1mal		$^1/_{100}$ g pro 20 g	
	„	ip	1mal		$^1/_{70}$ g pro 20 g	
	Hund	iv	1mal	0,3 g pro kg		DIKSHIT[25], DIKSHIT u. ROW[26]
	Katze	„	1mal	0,3 g pro kg		
	„	sc	1mal	0,15 g pro kg		
	Frosch	„	1mal	0,02 g pro 50 g		
Leprol (s. S. 53)	Kaninchen	iv	1mal	0,025 ccm pro kg		AOKI, KAWAMURA, KAMIKAWA u. FUKIMACHI[20]
	Meerschweinchen	„	1mal	0,025 ccm pro kg		
Antileptin (s. S. 53)	Kaninchen	iv	1mal	2,0 ccm pro kg		AOKI, KAWAMURA, KAMIKAWA u. FUKUMACHI[20]
	Meerschweinchen	„	1mal	2,0 ccm pro kg		
Chaulmoogra-Äthylester (s. S. 55)	Kaninchen	iv	1mal	0,4 ccm pro kg	0,5—0,8 ccm pro kg	VALENTI[29], FRAZIER u. CHEN[30]
	„	ip	1mal	4 ccm pro kg		VALENTI[29], WALKER, MACARTHUR u. SWEENEY[19]
	„	sc	1mal	3 ccm pro kg	5 ccm pro kg	VALENTI[29]
	„	per os	10mal in 24stünd. Abständen	5 ccm pro Tier		WALKER, MACARTHUR u. SWEENEY[19]
	Meerschweinchen	sc u. im	1mal wöchentlich	0,3 ccm pro Tier		OHLSSON u. GLIMSTEDT[31]
	„	im u. ip	3mal wöchentlich	0,25 ccm pro kg		VOEGTLIN, SMITH u. JOHNSON[4]
	„	sc	1mal	4 ccm pro kg	10 ccm pro kg	VALENTI[29]
	Ratte	„	1mal	30—35 ccm pro kg	35—50 ccm pro kg	EMERSON u. ANDERSON[32], ANDERSON, EMERSON u. LEAKE[23]
	Hund	per os	1mal	0,1 ccm pro kg (Erbrechen)		EMERSON[24]
	„	iv	1mal		0,5 ccm pro kg	VALENTI[29]
	„	sc	1mal		3,5 ccm pro kg	

	Katze	per os	1 mal	0,1—0,2 ccm pro kg (z. T. Erbrechen)		EMERSON[24]
	Frosch (Rana esculenta)	sc	1 mal	<1,0 ccm pro Tier	1,0 ccm pro Tier (25 g)	VALENTI[29]
	Frosch	,,	1 mal		0,25 ccm pro 50 g	OHARA[33]
Äthylester der Fettsäuren vonHydnocarpus anthelmintica	Kaninchen	iv	1 mal		0,5 ccm pro kg	READ[8]
	Ratte	sc	1 mal wöchentlich	20 ccm pro kg		KOCH[34]
	Maus	,,	1 mal	$^1/_{10}$—$^1/_{20}$ ccm pro 20 g	$^1/_3$ ccm pro 20 g	SCHLOSSBERGER (s. bei FISCHL u. SCHLOSSBERGER[35])
Äthylester der Fettsäuren von Hydnocarpus laurifolia s. wightiana	Affe	im	1 mal	2 ccm pro Tier		NOLASCO[11]
Äthylester der Fettsäuren von Carpotroche brasiliensis	Frosch (Leptodactylus ocellatus)	sc	1 mal		2 ccm pro 50 g	MARTINS[36]
Chaulmoogra-Äthylester mit 0,5% Jod (s. S. 59)	Ratte	sc	1 mal	35 ccm pro kg	40—50 ccm pro kg	EMERSON u. ANDERSON[32]
	Frosch	,,	1 mal		0,15 g pro 50 g	OHARA[33]
Äthylester der Fettsäuren von H. anthelmintica mit 0,5% Jod	Ratte	sc	1 mal wöchentlich	20 ccm pro kg		KOCH[34]
	Maus	,,	1 mal	$^1/_{10}$-$^1/_{20}$ ccm pro 20 g	$^1/_3$ ccm pro 20 g	SCHLOSSBERGER (uned.)
Äthylester der Fettsäuren von H. wightiana mit 0,5% Jod	Affe	im, sc oder ic	mehrfach in Abständen von 7—28 Tagen, 6 Monate lang	0,5—1,0 ccm pro Tier		NOLASCO[37]
Chaulmoogra-Äthylester mit 4% Kreosot (s. S. 59)	Ratte	sc	1 mal	30 ccm pro kg	35—40 ccm pro kg	EMERSON u. ANDERSON[32]
Dichlor-, Dibrom- u. Dijodchaulmoogra-Äthylester (s. S. 60)	Kaninchen	per os	1 mal		5 ccm pro kg	READ[38]
	,,	iv	1 mal		0,5 ccm pro kg	
	Hund	per os	1 mal		5 ccm pro kg	
	,,	iv	1 mal		0,5 ccm pro kg	
E. C. C. O.-Gemisch (s. S. 60)	Kaninchen	iv	1 mal		1 ccm pro kg	READ[39]
Antileprol (s. S. 57)	Kaninchen	iv	1 mal	0,02 ccm pro kg		AOKI, KAWAMURA, KAMIKAWA u. FUKUMACHI[20]
	Meerschweinchen	,,	1 mal	0,02 ccm pro kg		
Hydnocarin (s. S. 58)	Kaninchen	iv	1 mal	0,02 ccm pro kg		AOKI, KAWAMURA, KAMIKAWA u. FUKUMACHI[20]
	Meerschweinchen	,,	1 mal	0,02 ccm pro kg		
Chaulmestrol (s. S. 57)	Ratte	sc	1 mal	30 ccm pro kg	35—40 ccm pro kg	EMERSON u. ANDERSON[32]
Chaulmoogra-Methyl-, Propyl-, Butyl-, Amyl- u. Benzylester (s. S. 61)	Kaninchen	per os	10 mal in 24 stünd. Abständen	5 ccm pro Tier		WALKER, MACARTHUR u. SWEENEY[19]
	,,	ip	1 mal	5 ccm pro Tier		
Chaulmoogra-Propylester (s. S. 61)	Kaninchen	iv	1 mal	0,2 ccm pro kg	0,4 ccm pro kg	WALKER, MACARTHUR u. SWEENEY[19]
	,,	,,	3—4 mal in 24 stünd. Abständen		0,2 ccm pro kg	
	Meerschweinchen	sc	1 mal wöchentlich	0,1 ccm pro Tier		KLOPSTOCK[3]

Tabelle 9 (Fortsetzung).

Substanzen	Tierart	Applikation und Verträglichkeit der Substanz				Autoren
		Art der An-wendung*	Häufigkeit der Anwendung	Dosis tolerata	Dosis toxica	
Chaulmoogra-Butylester (s. S. 61)	Kaninchen	per os	3 mal in 24 stünd. Abständen		4 ccm pro kg	Walker, McArthur u. Sweeney[19]
Dichaulmoogryl-β-glycero-phosphorsaures Natrium („Chaulphosphate") (s. S. 64)	Kaninchen	iv	1 mal		1,25 g pro kg	Emerson, Anderson u. Leake[28]
	Meerschweinchen	sc	1 mal		2,0 g pro kg	
	„	ip	1 mal		1,5—2,0 g pro kg	
	Ratte	iv	1 mal		1,25 g pro kg	
	„	ip	1 mal		2,0 g pro kg	
	„	sc	1 mal		2,0 g pro kg	
	Maus	ip	1 mal		0,04 g pro 20 g	
	„	sc	1 mal		0,05 g pro 20 g	
	Hund	iv	1 mal		1,5 g pro kg	
	Katze	iv	1 mal		1,0—1,25 g pro kg	
	Frosch	sc	1 mal		0,125-0,15 g pro 50 g	
Natriumchaulmogryl-glutamat (s. S. 64)	Ratte	sc	1 mal		2,0 g pro kg	Emerson, Anderson u. Leake[28]
	„	iv	1 mal		0,15—0,25 g pro kg	
Natriumchaulmoogryl-glycinat (s. S. 64)	Ratte	sc	1 mal		1,0 g pro kg	Emerson, Anderson u. Leake[28]
	„	iv	1 mal		0,15—0,2 g pro kg	
Kaliumjododihydrochaul-moograt (s. S. 64)	Ratte	sc	1 mal		0,25 g pro kg	Emerson, Anderson u. Leake[28]
Natriumchaulmoogryl-o-aminobenzoat (s. S. 64)	Ratte	sc	1 mal		0,5 g pro kg	Emerson, Anderson u. Leake[28]
Diäthyläthanolammonium-chaulmoograt (s. S. 64)	Ratte	sc	1 mal		1,5 g pro kg	Emerson, Anderson u. Leake[28]
Cholinchaulmoograt (s. S. 64)	Ratte	sc	1 mal		0,5 g pro kg	Emerson, Anderson u. Leake[28]
Äthylester der Phenyldi-hydrohydnocarpussäure (s. S. 64)	Ratte	sc	mehrfach in etwa 4 tägig. Abständen	0,25-0,5 ccm pro Tier		Markianos[40]
Chaulmoogryl-p-pheneti-dinsulfosaures Natrium (s. S. 64)	Ratte	sc	1 mal	0,3—0,6 g pro kg	0,5—0,7 g pro kg	Anderson, Emerson u. Leake[23]
	„	iv	1 mal	0,2 g pro kg	0,2—0,3 g pro kg	
Dihydrochaulmoogryl-p-phenetidinsulfosaures Natrium (s. S. 64)	Ratte	sc	1 mal	0,3—0,4 g pro kg	0,4—0,6 g pro kg	Anderson, Emerson u. Leake[23]
	„	iv	1 mal	0,05-0,075 g pro kg	0,075—0,1 g pro kg	
Äthylester der Di-n-heptyl-essigsäure (s. S. 64)	Ratte	sc	1 mal	15 ccm pro kg	20 ccm pro kg	Anderson, Emerson u. Leake[23]

Hinsichtlich der Giftigkeit des Chaulmoograöls und einiger Hydnocarpusöle, der aus den Ölen gewonnenen ungesättigten Fettsäuren, ihrer Natriumsalze und Ester, sowie verschiedener weiterer Derivate und auch der Äthylester der von ADAMS und seinen Mitarbeitern synthetisch dargestellten Di-n-heptylessigsäure (s. S. 45 u. 64) für *Warmblüter* bei verschiedener Art der Anwendung sei auf die Tabelle 9 verwiesen. Es ergibt sich aus dieser Zusammenstellung, daß die Chaulmoograpräparate im allgemeinen, besonders bei subcutaner, intramuskulärer und auch peroraler Zufuhr eine verhältnismäßig geringe Toxizität aufweisen; bei intravenöser Einverleibung können dagegen vor allem infolge der hämolytischen Wirkung der Substanzen nur wesentlich geringere Dosen verabfolgt werden (vgl. VALENTI[1], ROGERS[2], DIKSHIT[3], EMERSON, ANDERSON und LEAKE[4] u. a.). Zum Vergleich sei hier angegeben, daß die tödliche Mindestdose Olivenöl für Kaninchen bei intravenöser Injektion nach den Befunden von OGASAWARA[5] etwa 1 ccm/kg beträgt.

Von Wichtigkeit ist die Feststellung, daß die Toxizität der Chaulmoograäthylester durch Zusatz von 0,5% Jod (vgl. S. 59) nicht wesentlich vermindert wird, und daß ein Zusatz von 4% Kreosot zu den Estern (vgl. S. 60) sogar eher eine Steigerung der Giftigkeit bedingt. Bemerkenswerterweise ist nach den in Tabelle 9 aufgeführten Befunden die Toxizität der Äthylester der synthetischen

---

[1] VALENTI, A.: Arch. Farmacol. sper. **23**, 65 (1917). — [2] ROGERS, L.: Brit. med. J. **1916 II**, 550. — [3] DIKSHIT, B. B.: Indian J. med. Res. **19**, 775 (1932). — [4] EMERSON, G. A., H. H. ANDERSON u. C. D. LEAKE: Proc. Soc. exper. Biol. a. Med. **31**, 274 (1933). — [5] OGASAWARA, K.: Kinki Fujinkwa Gakkwai Zasshi **8**, 18 (1925).

Fußnoten zu vorstehender Tabelle 9.

[1] KAMIKAWA, Y.: Kumamoto Igakkai Zasshi **5**, 16 (1929). — [2] KAMIKAWA, Y.: Kumamoto Igakkai Zasshi **4**, 69 (1928). — [3] KLOPSTOCK, F.: Z. Tbk. **41**, 119 (1924). — [4] VOEGTLIN, C., M. J. SMITH u. J. M. JOHNSON: J. amer. med. Assoc. **77**, 1017 (1921). — [5] KOLMER, J. A., L. C. DAVIS u. R. JAGER: J. inf. Dis. **28**, 265 (1921). — [6] FISCHL, V.: Z. Immun.forsch. **85**, 71 (1935). — [7] STÉVENEL, L.: Bull. Soc. Path. exot. Paris **22**, 338 (1929). — [8] READ, B. E.: J. of Pharmacol. **24**, 221 (1924). — [9] BOËZ, L., J. GUILLERM u. H. MARNEFFE: Arch. Inst. Pasteur Indochine **11**, 27 (1930). — [10] LENDRICH, K., E. KOCH u. L. SCHWARZ: Z. Unters. Nahrgsmitt. usw. **22**, 441 (1911). — [11] NOLASCO, J. O.: J. Philippine Isl. med. Assoc. **12**, 147 (1932); **14**, 421 (1934) — Internat. J. Leprosy **2**, 159 (1934). — [12] THOMS, H., u. F. MÜLLER: Z. Unters. Nahrgsmitt. usw. **22**, 226 (1911). — [13] LITTERSCHEID, F., u. L. ASCHER: Chem.-Ztg **35**, 10 (1911). — [14] DUNBAR, W. P.: Dtsch. med. Wschr. **37**, 53 (1911). — [15] LUHN, AUG. & CO.: Seifensiederztg **38**, 51 (1911). — [16] PLÜCKER, W.: Z. Unters. Nahrgsmitt. usw. **21**, 257 (1911). — [17] WALKER, E. L.: Transact. 17th Ann. Meet. Nat. Tbc. Assoc. **1921**, 392. — [18] VAHRAM, M.: Progrès méd. **44**, 19 (1916) — New Orleans med. J. **69**, 230 (1916). — [19] WALKER, E. L., C. G. MACARTHUR u. M. A. SWEENEY: Transact. 18th Ann. Meet. Nat. Tbc. Assoc. **1922**, 553. — [20] AOKI, T., M. KAWAMURA, Y. KAMIKAWA u. T. FUKUMACHI: Hifuka Hinyôka Zasshi **24**, 1, 111 u. 364 (1924). — [21] ROGERS, L.: Brit. med. J. **1916 II**, 550. — [22] PEIRIER, M.: J. Pharmacie [8] **14**, 426 (1931) — Ann. Méd. Pharm. colon. **29**, 852 (1931). — [23] ANDERSON, H. H., G. A. EMERSON u. C. D. LEAKE: Internat. J. Leprosy **2**, 39 (1934). — [24] EMERSON, G. A.: Proc. Soc. exper. Biol. a. Med. **32**, 238 (1934). — [25] DIKSHIT, B. B.: Indian J. med. Res. **19**, 775 (1932). — Indian med. Gaz. **67**, 7 (1932). — [26] DIKSHIT, B. B., u. R. S. T. M. ROW: Indian med. Gaz. **66**, 317 (1931). — [27] READ, B. E.: Internat. J. Leprosy **1**, 293 (1933). — [28] EMERSON, G. A., H. H. ANDERSON u. CH. D. LEAKE: Zit. S. 64. — [29] VALENTI, A.: Arch. Farmacol. sper. **23**, 65 (1917). — [3-] FRAZIER, CH. N., u. F. K. CHEN: Philippine J. Sci. **42**, 269 (1930). — [31] OHLSSON, E., u. E. G. GLIMSTEDT: Acta path. scand. (Københ.), Suppl. **16**, 280 (1933). — [32] EMERSON, G. A., u. H. H. ANDERSON: Proc. Soc. exper. Biol. a. Med. **32**, 289 (1934). — [33] OHARA, M.: Jap. med. World **2**, 1 (1922). — [34] KOCH, F.: Zbl. Hautkrkh. **40**, 433 (1932). — [35] FISCHL, V., u. H. SCHLOSSBERGER: Zit. S. 2. — [36] MARTINS, TH.: C. r. Soc. Biol. Paris **96**, 474 (1927). — [37] NOLASCO, J. O.: J. Philippine Isl. med. Assoc. **12**, 147 (1932); **13**, 552 (1933). — [38] READ, B. E.: Chin. J. Physiol. **1**, 345 (1927). — [39] READ, B. E.: China med. J. **39**, 605 (1925). — [40] MARKIANOS, J.: Zit. S. 64.

* Bedeutung der Abkürzungen: iv = intravenös, sc = subcutan, im = intramuskulär, ic = intracutan, ip = intraperitoneal.

Di-n-heptylessigsäure doppelt so stark als diejenige der Äthylester der Chaulmoografettsäuren (Anderson, Emerson und Leake[1]).

Was die *chronischen Vergiftungserscheinungen* bei länger dauernder Behandlung mit Chaulmoograpräparaten anlangt, so wurde diese Frage vor allem durch Frazier[2] studiert, der an Kaninchen die bei vielfacher Anwendung kleiner Dosen von Natriumchaulmoograt (während eines Jahres insgesamt 101 intravenöse Injektionen zu je 0,0166 g, d. h. insgesamt 1,8 g/kg) auftretenden pathologischen Veränderungen genau untersuchte. Von den 6 Tieren, die zunächst keine klinisch erkennbaren Veränderungen oder Erscheinungen aufwiesen, starben zwei nach Abschluß der Behandlung, während die übrigen vier getötet wurden; dabei konnten vor allem in den Epithelien der Nierentubuli nichtentzündliche Degenerationserscheinungen mit fettiger Infiltration, ferner Leberveränderungen mit beginnender Nekrose der Parenchymzellen und verschiedene Grade von Fettinfiltration festgestellt werden. Diese nach länger fortgesetztem Gebrauch von Natriumchaulmoograt feststellbaren Nieren- und Leberschädigungen entsprechen, wie Read[3] auf Grund von Versuchen an Hunden und Kaninchen angibt, den nach einmaligen großen Dosen derartiger Präparate (z. B. Alepol) zu beobachtenden Veränderungen und sind durch Kumulationswirkung bedingt. Ähnliche Erscheinungen lassen sich nach Read auch bei Verwendung der Chaulmoograäthylester konstatieren. Anderson, Emerson und Leake[1], welche gesunde und lepröse Ratten längere Zeit (3 Kuren zu je 5 wöchentlichen Injektionen; nach jeder Kur 1 Monat Pause) mit verschiedenen Chaulmoograpräparaten [Chaulmoograäthylester (Einzeldosen 4—11 ccm/kg), Alepol (s. S. 52; Einzeldosen 0,2—0,4 g/kg), chaulmoogryl-p-phenetidinsulfosaures Natrium (s. S. 64; Einzeldosen 0,2—0,5 g/kg), dihydrochaulmoogryl-p-phenetidinsulfosaures Natrium (s. S. 64; Einzeldosen 0,1—0,3 g/kg)], sowie auch mit den Äthylestern der Di-n-heptylessigsäure (s. S. 64; Einzeldosen 2—8 ccm/kg) behandelten, stellten fest, daß die mit dem chaulmoogryl-p-phenetidinsauren Natrium und den Äthylestern der Di-n-heptylessigsäure behandelten Tiere die größte Körpergewichtszunahme aufwiesen. Die Äthylester der Chaulmoografettsäuren wurden indessen am besten vertragen; von 12 damit behandelten Ratten starb im Laufe der monatelangen Behandlung nur eine, während von den mit dem Alepol und den beiden anderen wasserlöslichen Natriumsalzen behandelten Tieren im gleichen Zeitraum 25—30% eingingen. Es lassen sich demnach in Form der Äthylester dem Organismus größere Mengen der ungesättigten Chaulmoografettsäuren zuführen als in Form der Natriumsalze. Von den mit den Äthylestern der Di-n-heptylessigsäure behandelten 11 Ratten starben 6 während der Behandlung.

Thoms und Müller[4] geben an, daß Mäuse, Ratten und Meerschweinchen nach subcutaner Injektion der Chaulmoografettsäuren unter allgemeinen Lähmungserscheinungen, nach peroraler Darreichung infolge der dadurch bedingten Magenreizung akut oder später an Inanition zugrunde gehen. Nach Read[5] beruhen die toxischen Wirkungen des Chaulmoograöls und der Hydnocarpusöle hauptsächlich auf ihrem Gehalt an ungesättigten Fettsäuren, deren Verbindungen im Warmblüterorganismus Hämolyse, Nierenreizung mit Hämoglobinurie und fettige Infiltration der Leber hervorrufen. Auch nach den Angaben von Valenti[6] sowie Read[5] bewirken letale Dosen der Flacourtiaceenöle Lähmungserscheinungen. Nach der Ansicht dieser beiden Autoren, der sich auch Anderson,

---

[1] Anderson, H. H., G. A. Emerson u. C. D. Leake: Internat. J. Leprosy (Manila) **2**, 39 (1934). — [2] Frazier, C. N.: Proc. Soc. exper. Biol. a. Med. **29**, 44 (1931). — [3] Read, B. E.: Internat. J. Leprosy (Manila) **1**, 293 (1933). — [4] Thoms, H., u. F. Müller: Z. Unters. Nahrgsmitt. usw. **22**, 226 (1911). — [5] Read, B. E.: J. of Pharmacol. **24**, 221 (1924). — [6] Valenti, A.: Zit. S. 85.

EMERSON und LEAKE[1] (s. auch EMERSON und ANDERSON[2]) angeschlossen haben, erfolgt der Tod bei den Tieren in erster Linie durch Atmungsstillstand infolge zentraler Wirkung des Chaulmoograöls und weniger infolge multipler Emboli in den Lungen, wie WALKER, MACARTHUR und SWEENEY[3], sowie VOEGTLIN, SMITH und JOHNSON[4] (vgl. auch NAKATANI[5]) angenommen haben. Auch die Angaben von BOËZ, GUILLERM und MARNEFFE[6], die bei Kaninchen nach peroraler Zufuhr toxischer Dosen des Öls von Hydnocarpus anthelmintica Krämpfe, gesteigerte Reflexe, beschleunigte Atmung und Pupillenerweiterung beobachteten, sprechen in diesem Sinne. Dagegen besteht bei der Behandlung lepröser Patienten mit Injektionen von Chaulmoograpräparaten doch eine gewisse Emboliegefahr (LIE[7], CADBURY[8], WAYSON und BADGER[9] u. a.; vgl. S. 95). EMERSON und ANDERSON[2] weisen darauf hin, daß es bei leprösen Patienten unter dem Einfluß einer intensiven Behandlung mit Chaulmoograpräparaten in seltenen Fällen auch zu Krämpfen kommen kann, wie sie bei Ratten nach Einspritzung einer letalen Dose solcher Substanzen zu beobachten sind. Diese Krämpfe („steriler Tetanus“) sollen nach den genannten Autoren auf einer durch Bildung von Calciumdichaulmoograt bedingten Verminderung der im Blute vorhandenen Menge von diffusiblem Calcium beruhen (vgl. S. 94).

Zu erwähnen wäre hier noch, daß die beim leprösen Menschen nach Einspritzung größerer Mengen von Chaulmoograpräparaten auftretenden *Leprareaktionen* (s. S. 100) bei bestimmter Lokalisation und zu starker Intensität zum Tode führen können. So berichtet McDANIEL[10] über einen vorgeschrittenen Fall von Lepra nervosa mit Affektionen im Kehlkopf, bei dem es nach Injektion mäßiger Dosen (1—2 ccm) der Chaulmoograäthylester zu schweren Reaktionserscheinungen kam; im Laufe einer solchen Reaktion trat durch Larynxödem der Tod ein (vgl. auch S. 102).

5. Resorption, Verteilung, Umwandlung, Ausscheidung im Wirbeltierkörper.

Die in dem Abschnitt 3 über die örtliche Wirkung der Flacourtiaceenöle und ihrer Derivate (s. S. 73) gemachten Ausführungen lassen bereits erkennen, daß ebenso wie andere Fette (vgl. BINET[11], OGASAWARA[12] u. a.) auch das Chaulmoograöl und die ihm nahestehenden Öle, sowie die aus ihnen hergestellten Fettsäureester besonders nach subcutaner und intracutaner Einspritzung lange Zeit an der Injektionsstelle liegen bleiben und nur allmählich resorbiert werden. Experimentell wurde diese Tatsache erstmals von VALENTI[13] erkannt, der bei seinen Tierversuchen zwischen Anwendung der Chaulmoograäthylester und dem Auftreten der durch sie hervorgerufenen Allgemeinwirkungen ein ziemlich langes Intervall feststellen konnte. Seiner Ansicht nach beruht diese langsame Resorption nicht nur auf der Unlöslichkeit der Substanzen in Wasser, ist vielmehr auch noch dadurch bedingt, daß sie bei subcutaner oder auch intramuskulärer Einspritzung eine lokale Gefäßkontraktion am Orte der Injektion hervorrufen (vgl. auch OHARA[14]).

---

[1] ANDERSON, H. H., G. A. EMERSON u. C. D. LEAKE: Zit. S. 86. — [2] EMERSON, G. A., u. H. H. ANDERSON: Proc. Soc. exper. Biol. a. Med. **32**, 289 (1934). — [3] WALKER, E. L., C. G. MACARTHUR u. M. A. SWEENEY: Trans. 18th annual Meeting Nat. Tbc. Assoc. **1922**, 553. — [4] VOEGTLIN, C., M. J. SMITH u. J. M. JOHNSON: J. amer. med. Assoc. **77**, 1017 (1921). — [5] NAKATANI, M.: Juzenkai Zasshi **39**, 954 (1934). — [6] BOËZ, L., J. GUILLERM u. H. MARNEFFE: Bull. Soc. méd.-chir. Indochine 8, Nr 10/11 (1930). — [7] LIE, H. P.: Dtsch. med. Wschr. **30**, 1381 (1904). — [8] CADBURY, W. W.: China med. J. **32**, 226 (1918); **34**, 479 (1920). — [9] WAYSON, N. E., u. L. F. BADGER: Publ. Health Rep. **43**, 2883 (1928). — [10] McDANIEL, F. L.: U. S. Nav. Med. Bull. **20**, 594 (1924). — [11] BINET, L.: Bull. Soc. méd. Hôp. Paris **49**, 1458 (1925). — [12] OGASAWARA, K.: Zit. S. 85. — [13] VALENTI, A.: Zit. S. 85. — [14] OHARA, M.: Jap. med. World **2**, 1 (1922).

Ferner konnte Nolasco[1] bei einem mit Äthylestern nach der Plancha-Methode (s. S. 63) einmalig behandelten Nichtleprösen an der Einspritzstelle noch nach 280 Tagen die bereits oben (s. S. 75) erwähnten gelben Kügelchen im Gewebe demonstrieren. Bei Affen, die teils intracutan, teils subcutan mit Öl von Hydnocarpus laurifolia s. wightiana bzw. mit jodierten Äthylestern behandelt worden waren, ließ sich durch den Nachweis der genannten Kügelchen ferner zeigen, daß die Resorption des Öls und der Ester auf dem Lymphwege erfolgt (Nolasco[2]). Mit Kügelchen beladene große Monocyten und Riesenzellen waren bei den subcutan und intracutan vorbehandelten Tieren auch in den Lungen festzustellen (vgl. auch Read[3]; hinsichtlich des Verhaltens anderer Öle vgl. Pinkerton[4]), während die Untersuchung von Leber und Nieren stets ein negatives Resultat hatte; dagegen konnten bei denjenigen Affen, die 5 Monate lang mehrfach in unregelmäßigen Abständen mit Hydnocarpusöl oder mit Estern behandelt und 21 Tage nach der letzten Injektion getötet worden waren, vereinzelte Kügelchen in der Milz nachgewiesen werden. Nolasco schließt aus diesen Befunden, daß die Chaulmoograölpräparate auf diese Weise in konzentrierter Form an die in den Lymphbahnen enthaltenen Leprabacillen herangebracht werden.

Nach den Befunden von Walker, MacArthur und Sweeney[5] erfolgt die Resorption des Chaulmoograöls und seiner Derivate nach intramuskulärer Einverleibung etwas rascher als vom subcutanen Gewebe oder von den serösen Höhlen aus; immerhin bilden sich bei allen diesen Anwendungsarten an den Injektionsstellen Exsudate, die nur langsam resorbiert werden. Bemerkenswert ist die Angabe der genannten Autoren, daß beim Kaninchen (intramuskuläre Injektion) die Resorption von Gemischen des Chaulmoograöls mit leichtflüssigen Ölen (z. B. Gemisch von Heiser; s. S. 48) oder der Chaulmoograäthylester nicht viel rascher erfolgt als die Aufnahme des nativen Chaulmoograöls. Die Resorptionsgeschwindigkeit geht naturgemäß der einverleibten Menge ziemlich parallel. Rascher und vollständiger (95—98% der einverleibten Fettsäuren) geht die Resorption der Chaulmoograpräparate nach den Befunden von Walker, MacArthur und Sweeney bei peroraler Anwendung vor sich. Da nach vorausgegangener intramuskulärer Injektion von Dehydrocholsäure („Decholin"; bei Ratten 0,1 g/kg) eine erhöhte Toxizität peroral verabreichter Chaulmoograpräparate nachzuweisen war, nimmt Emerson[6] an, daß durch die genannte Vorbehandlung eine gesteigerte Resorptionsfähigkeit des Darms bewirkt wird. Werden die Chaulmoograderivate direkt in die Blutbahn eingebracht, so verschwinden sie sehr rasch (innerhalb von 15 Minuten) aus dem Kreislauf.

Mit Hilfe des Polarisationsverfahrens hatten bereits Lendrich, Koch und Schwarz[7] zeigen können, daß bei Kaninchen, welche mehrfach mit je 5 ccm Marattifett (Öl von Hydnocarpus venenata; vgl. Tabelle 1 und S. 77; 15- und 18mal in 5—8tägigen Abständen) intraperitoneal behandelt worden waren, noch nach 12 Tagen bzw. 7 Wochen optisch aktives Fett im Mesenterialfett enthalten war, daß also die Flacourtiaceenöle bei der genannten Art der Anwendung offenbar wenigstens teilweise in unveränderter Form zur Resorption gelangen und im Organismus abgelagert werden. Auch Walker, MacArthur

---

[1] Nolasco, J. O.: J. Philippine Isl. med. Assoc. 11, 219 (1931) — Trans. far east. Assoc. trop. Med. (8th Congr., Bangkok 1930) 2, 612 (1932). — [2] Nolasco, J. O.: J. Philippine Isl. med. Assoc. 12, 147 (1932); 13, 552 (1933) — Trans. Meeting Leprosy Advisory Board, Philippine Health Serv., Manila 1932, 12. — [3] Read, B. E.: China med. J. 39, 605 (1925). — [4] Pinkerton, H.: Arch. of Path. 5, 380 (1928). — [5] Walker, E. L., C. G. MacArthur u. M. A. Sweeney: Trans. 18th annual Meeting Nat. Tbc. Assoc. 1922, 553. — S. auch E. L. Walker u. M. A. Sweeney: Univ. California Rep. 7, 553 (1923). — [6] Emerson, G. A.: Internat. J. Leprosy 5, 159 (1937). — [7] Lendrich, K., E. Koch u. L. Schwarz: Zit. S. 77.

und Sweeney[1] fanden bei Kaninchen (von 2 kg Körpergewicht), denen sie täglich große Mengen Butylester der Chaulmoografettsäuren intraperitoneal (2 ccm pro dosi) oder stomachal (4 ccm pro dosi) einverleibten (Gesamtdose 40 ccm pro Tier), in der Leber, zum Teil auch im Blut und im Körperfett, optisch aktive Substanzen in gebundenem (an Glycerin als Fett oder auch in Form von Phospholipoid, d. h. gebunden an Glycerinphosphorsäure-Cholin) oder auch in freiem Zustand.

Dagegen konnten diese Autoren sowie Read[2] bei Kaninchen, denen sie kleine (therapeutische) Mengen von Chaulmoograpräparaten auch längere Zeit hindurch verabreichten, in Körperflüssigkeiten und Körpergeweben auf polarimetrischem Wege keine optisch aktiven Fettsäuren nachweisen; immerhin fand Read bei den behandelten Kaninchen aber einen wesentlich vermehrten Fettgehalt der Leber. Da ferner bei Mäusen, denen Chaulmoograöl sowie Butyl-, Methyl-, Äthyl-, Propyl-, Amyl- und Benzylester der Chaulmoografettsäuren (vgl. S. 61) in Dosen von je 0,1 ccm intraperitoneal injiziert worden waren, schon nach 48 Stunden nur noch verhältnismäßig geringe Mengen optisch aktiver Substanzen in den Geweben festzustellen waren, schließen Walker, MacArthur und Sweeney, daß das Chaulmoograöl und seine Derivate auch nach häufiger Anwendung der gebräuchlichen gut verträglichen Heildosen durch das Blut im ganzen Körper verbreitet, aber von den Geweben rasch oxydiert und nirgends in unverändertem Zustand gespeichert werden; eine solche Speicherung, vor allem in der Leber und im Körperfett, findet nach ihren Feststellungen nur nach Applikation sehr hoher Dosen statt. Bemerkenswerterweise ließen sich bei tuberkulösen Kaninchen, die mit Chaulmoograderivaten behandelt wurden, in den Krankheitsherden keine optisch aktiven Substanzen nachweisen. Walker, MacArthur und Sweeney schlossen daraus, daß die wirksamen Substanzen der Flacourtiaceenöle nur eine geringe Diffusionsfähigkeit besitzen und im Organismus rasch zu unwirksamen Verbindungen abgebaut werden.

Auch nach der Ansicht von Read besteht zwar die Wahrscheinlichkeit, daß der Körper die ihm einverleibten Chaulmoograpräparate hydrolysiert und die dadurch freiwerdenden ungesättigten Fettsäuren durch Absättigung zu entgiften sucht, und daß diese dadurch polarimetrisch nicht mehr nachzuweisen sind (vgl. S. 100). Im Gegensatz zu der Annahme von Walker und seinen Mitarbeitern besteht indessen nach der Meinung von Read kein Anlaß, diese abgesättigten Chaulmoografettsäuren als pharmakologisch oder therapeutisch inaktiv zu betrachten. So sei nur daran erinnert, daß im Gegensatz zu der besonders von Walker und Sweeney[3], Schöbl[4], Nord und Schweitzer[5] vertretenen Annahme auch die optisch nicht aktive Dihydrochaulmoograsäure (s. S. 33) nicht nur in vitro eine entwicklungshemmende Wirkung gegenüber säurefesten Bacillen entfaltet (s. S. 69), sondern auch noch eine deutliche Heilwirkung bei Lepra erkennen läßt (Hasseltine[6]; vgl. auch S. 122). Dasselbe gilt auch für die jodierten Chaulmoograpräparate, vor allem für die zur Leprabehandlung heute viel verwendeten jodierten Äthylester der Chaulmoografettsäuren (s. S. 59), die durch den Jodzusatz ja auch teilweise abgesättigt werden, aber trotzdem hinsichtlich ihrer pharmakologischen (Ohara[7] u. a.) und therapeutischen Wirksamkeit (klinische Literatur s. S. 59) den ungesättigten Estern kaum nachstehen.

---

[1] Walker, E. L., C. G. MacArthur u. M. A. Sweeney: Zit. S. 88. — [2] Read, B. E.: Zit. S. 86. — S. auch B. E. Read: J. of biol. Chem. **62**, 515 (1924). — [3] Walker, E. L., u. M. A. Sweeney: Zit. S. 66. — [4] Schöbl, O.: Zit. S. 68. — [5] Nord, F. F., u. G. G. Schweitzer: Zit. S. 35. — [6] Hasseltine, H. E.: Zit. S. 59. — [7] Ohara, M.: Zit. S. 87.

Erwähnt sei hier noch, daß die Untersuchungen über die Verteilung der Chaulmoograderivate im Organismus und ihre Ausscheidung infolge Fehlens spezifischer chemischer Nachweismethoden (vgl. S. 75) naturgemäß sehr erschwert sind. Hinsichtlich der Annahme von Valenti[1], daß parenteral einverleibte Chaulmoografettsäureester großenteils durch den Verdauungstractus, außerdem durch die Nieren ausgeschieden werden, vgl. S. 78 u. 97.

6. Wirkung auf das Blut und die blutbildenden Organe.

Über die Beeinflussung des Blutbildes durch Chaulmoograölpräparate liegen Untersuchungsergebnisse von einer Reihe von Autoren vor.

Was zunächst die *roten Blutkörperchen* anlangt, so ist nach den Befunden von Read[2] bei Kaninchen nach Einverleibung toxischer Dosen von Chaulmoograöl (5—10 ccm per os oder 5 ccm intraperitoneal) oder des E.C.C.O.-Gemisches (s. S. 60; 1,0 ccm intravenös) ein Erythrocytenzerfall und Hämoglobinurie, verbunden mit Nierenreizung und fettiger Degeneration der Leber zu beobachten (vgl. auch Frazier[3]). Durch kleinere Dosen (0,1 ccm Chaulmoograöl mit Äther intravenös, 0,05 ccm E.C.C.O. subcutan, 0,2 ccm E.C.C.O. intravenös, 0,06 g Natriumgynocardat intravenös) wurde indessen auch bei mehrfacher Darreichung (in 8 tägigen Abständen) die Zahl der roten Blutkörperchen nicht vermindert.

Nach den klinischen Feststellungen von Talwik[4], Kupffer[5], Mercado y Donato[6], Harper[7], Young[8] u. a. bewirken therapeutische Mengen der Chaulmoograderivate eine beträchtliche, lang anhaltende Vermehrung der *Leukocyten*, besonders der *großen Monocyten* (s. auch Read[2]; vgl. S. 88). Bei Kaninchen konnte Read[2] nach Anwendung toxischer Dosen verschiedener Chaulmoograpräparate eine rasche Verminderung der Leukocytenwerte nachweisen, während gut verträgliche Mengen (s. oben) eine lange Zeit bestehen bleibende Zunahme der weißen Blutkörperchen, speziell der Monocyten, im Gefolge hatten. Auch Brandberg[9] stellte bei Kaninchen nach subcutaner Injektion von 0,1—1,6 ccm der Chaulmoograäthylester pro Kilogramm ein Ansteigen der Lymphocyten auf etwa das Doppelte fest; das Maximum wurde am 12. Tag nach der Einspritzung erreicht. Nach Brandberg geht der Lymphocytenzunahme, die nach seiner Meinung auf einer Funktionssteigerung der Lymphdrüsen und bestimmter Teile des Knochenmarks beruhen soll, eine Abnahme der polymorphkernigen Leukocyten voraus, so daß die Gesamtzahl der weißen Blutkörperchen unter dem Einfluß der Chaulmoograäthylester nur unwesentlich ansteigt. Die Verminderung der gelapptkernigen Leukocyten ist nach Brandberg durch negative Chemotaxis bedingt.

Nach Injektion der Äthylester der Fettsäuren des Olivenöls, des Sojabohnenöls und anderer Öle konnten Nagai[10] sowie Read[2] keine derartige Veränderung des Blutbildes beobachten. Demgegenüber gibt Kamikawa[11] an, daß er bei Kaninchen nicht nur nach intravenöser Injektion von Chaulmoograöl (0,15 ccm/kg), sondern auch nach intravenöser Einspritzung derselben Menge Olivenöl zuerst (innerhalb der ersten Stunde) eine Leukopenie mit Lymphocytose und Zunahme der *Eosinophilen*, dann (nach 1—8 Stunden) eine Leukocytose, und später (am 4. Tage) wieder eine Lymphocytose gefunden habe; bei länger fortgesetzter

[1] Valenti, A.: Zit. S. 85. — [2] Read, B. E.: Zit. S. 86 — China med. J. **39**, 605 (1925). — [3] Frazier, C. N.: Proc. Soc. exper. Biol. a. Med. **29**, 44 (1931). — [4] Talwik, S.: St. Petersburger med. Wschr. **28**, 463 u. 478 (1903). — [5] Kupffer, A.: Lepra (Lpz.) **8**, 144 (1909). — [6] Mercado y Donato, E.: Zit. S. 48. — [7] Harper, P.: J. trop. Med. **23**, 285 (1920); **25**, 2 (1922); **26**, 7 (1923) — Brit. med. J. **1922 II**, 39. — [8] Young, W. A.: Zit. S. 57. — [9] Brandberg, O.: C. r. Soc. Biol. Paris **97**, 1637 (1927). — [10] Nagai, S.: J. Japon. microbiol. Soc. **18**, 5 (1924). — [11] Kamikawa, Y.: Kumamoto Igakkai Zasshi **5**, 16 (1929).

Behandlung war bei den mit Chaulmoograöl behandelten Kaninchen allerdings eine geringe Zunahme der Lymphocyten und der carminspeichernden Monocyten nachzuweisen, die bei den mit Olivenöl behandelten Tieren fehlte. Nach PAR-MAKSON[1] ist die Zahl der Eosinophilen bei aktiven Fällen von unbehandelter Lepra vermindert, läßt sich aber durch Behandlung mit Chaulmoograpräparaten steigern. LOMHOLT und ENGELBRETH-HOLM[2] geben an, daß das Antileprol (Chaulmoograäthylester; s. S. 57) auch im Tierversuch nur bei intravenöser, dagegen im allgemeinen nicht bei intramuskulärer Einverleibung eine solche Zunahme der Eosinophilen bewirkt; dagegen sollen nach den Befunden der letztgenannten Autoren aber auch entsprechende Derivate anderer Fette (Paraffin-öl, Lebertran) dieselbe Wirkung haben. ALWENS[3] konnte bei Tuberkulösen im Anschluß an die Injektion von Chaulmoograbenzylestern häufig eine mittlere bis starke Eosinophilie feststellen.

Was die *Blutplättchen* anlangt, so wird deren Zahl nach den an Kaninchen erhobenen Befunden von BRANDBERG[4] durch Chaulmoograäthylester (0,04 bis 1,6 ccm/kg subcutan) nur unwesentlich beeinflußt; zunächst tritt eine Ver-minderung, vom nächsten Tage ab ein Anstieg (Maximum am 18. Tage) und später wieder ein Absinken zur Norm ein.

Bei Kaninchen, die mit Chaulmoograderivaten behandelt worden waren, konnte READ[5] eine Beschleunigung der *Gerinnungszeit des Blutes* feststellen. Er nimmt an, daß diese Erscheinung auf die durch die Chaulmoograpräparate be-wirkten Änderungen des Kalkstoffwechsels (s. S. 93 u. 98) zurückzuführen sind.

Nach den Befunden von NEILL und DEWAR[6], WOOLEY und ROSS[7] sowie RAO[8] ist bei Fällen von fortschreitender Lepra und ebenso auch bei Patienten, die an progredienter Tuberkulose leiden, der *Fibringehalt des Blutplasmas* etwa doppelt so hoch als der Norm entspricht. Auch weisen derartige Kranke im Vergleich mit gesunden Personen ein niedriges Albumin-Globulin-Verhältnis auf. Wirk-same Behandlung mit Chaulmoograölderivaten führt nach den genannten Autoren bei der Lepra zu einer Zunahme des Albumin- und einer Verminderung des Globulingehalts des Serums, so daß bei klinisch geheilten Leprösen nahezu normale Werte gefunden werden (vgl. auch FRAZIER und WU[9]).

Bei Leprösen ist nach den Angaben von TAKASHIMA[10] die im Blut vorhandene *Glutathion*menge geringer als bei gesunden Personen. Das reduzierte Blut-Glutathion zeigt nach den Befunden des genannten Autors vor und nach sub-cutanen Injektionen von Chaulmoograöl keine Schwankungen, dagegen besteht bei den Leprapatienten bei kontinuierlicher Behandlung mit Chaulmoogra-präparaten eine Neigung zum Anstieg des Glutathiongehalts im Blute.

Der *Cholesteringehalt des Blutes* zeigt nach den Angaben von BOULAY und LEGER[11], BALBI[12], PARAS, LAGROSA und IGNACIO[13] (s. auch PARAS[14]), H. H. ANDER-SON und J. VAN D. ANDERSON[15], ADELHEIM[16] u. a. besonders bei älteren Fällen

[1] PARMAKSON, P.: Dermat. Wschr. **100**, 285 (1935). — [2] LOMHOLT, S., u. J. ENGEL-BRETH-HOLM: Dermat. Wschr. **100**, 541 (1935). — [3] ALWENS, W.: Beitr. Klin. Tbk. **89**, 711 (1937). — [4] BRANDBERG, O.: Zit. S. 90. — [5] READ, B. E.: Zit. S. 90. — [6] NEILL, M. H., u. M. M. DEWAR: U. S. Publ. Health Bull. **168**, 1 (1927). — [7] WOOLEY, J. G., u. H. Ross: Publ. Health Rep. **47**, 380 (1932). — [8] RAO, G. R.: Indian J. med. Res. **19**, 993 (1932). — [9] FRAZIER, C. N., u. H. WU: Amer. J. trop. Med. **5**, 4 (1925). — [10] TAKA-SHIMA, S.: Lepro (Osaka) **6**, 31 (1935). — [11] BOULAY, A., u. M. LEGER: Bull. Soc. Path. exot. Paris **16**, 57 (1923). — [12] BALBI, E.: Giorn. ital. Dermat. **66**, 427 (1925). — [13] PARAS, E. M., M. LAGROSA u. J. IGNACIO: Trans. far east. Assoc. trop. Med. (8th Congr., Bangkok 1930) **2**, 631 (1932). — [14] PARAS, E. M.: J. Philippine Isl. med. Assoc. **11**, 1 (1931). — [15] ANDERSON, H. H., u. J. VAN D. ANDERSON: Proc. Soc. exper. Biol. a. Med. **32**, 1470 (1935). — S. auch H. H. ANDERSON, P. CERQUEIRA, J. VAN D. ANDERSON u. H. PORTUGAL: Amer. J. trop. Med. **16**, 689 (1936). — [16] ADELHEIM, R.: Verh. 9. internat. Kongr. f. Dermat. (Budapest, Sept. 1935) **2**, 590 (1936).

von aktiver Lepra eine Verminderung, während bei frischen Erkrankungen im allgemeinen anscheinend noch keine Veränderung, gelegentlich sogar eher eine Steigerung des Cholesterinspiegels festzustellen ist. Boulay und Leger stellten bei frischen Fällen von Lepra unter dem Einfluß einer intramuskulären Behandlung mit Chaulmoograäthylestern eine Zunahme des Blutcholesterins fest, während bei älteren Fällen keine derartige Steigerung erzielt wurde. Demgegenüber geben Balbi, sowie Paras und seine Mitarbeiter an, daß sie auch bei Kranken mit vermindertem Gehalt des Blutes an Cholesterin, also bei vorgeschrittenen Fällen, durch Anwendung von Chaulmoograpräparaten ein Ansteigen der Cholesterinwerte bewirken konnten. Bei Leprafällen, welche sich unter dem Einfluß der Therapie nicht besserten, blieb auch der Cholesteringehalt des Blutes niedrig. H. H. Anderson und J. van D. Anderson[1], sowie Villela, Castro und J. van D. Anderson[2] fanden indessen keinen nennenswerten Unterschied zwischen unbehandelten und den mit Chaulmoograpräparaten behandelten Leprapatienten. Nach ihren Befunden ist bei allen Fällen von Nerven- und Knotenlepra die Gesamtmenge der Lipoide im Blute vermehrt, während der Cholesteringehalt vermindert ist und die Jodwerte etwas oberhalb, die Fettsäurewerte etwas unterhalb der Grenze des Normalen liegen. (Hinsichtlich des Lipoidgehalts im Blut bei Tuberkulose vgl. Levinson und Petersen[3]; daselbst weitere Literatur.)

Von zahlreichen Forschern (Fiessinger und Marie[4], Kotschneff[5], Shaw-Mackenzie[6], Levinson und Petersen[3], Rogers[7], Woolley[8], Bossan und Borin[9], Pomaret[10], Rängel[11], Kamikawa[12], Aoki[13], Pooman[14] u. a.) konnte besonders bei schweren und fortschreitenden Erkrankungsfällen an Lepra und Tuberkulose eine mehr oder weniger ausgesprochene Verminderung der *Blutlipase* (Esterase) festgestellt werden. Manche der Autoren haben aus diesem Befund den Schluß gezogen, daß dem genannten Ferment eine bedeutsame Rolle im Kampf des Organismus gegen die Lepra- und Tuberkelbacillen zukomme, und versucht, auf medikamentösem Wege eine Steigerung der Lipase zu bewirken. Man stellte sich dabei vor, daß durch das genannte Ferment die noch ziemlich problematische Wachshülle der Lepra- und Tuberkuloseerreger leichter aufgelöst und dadurch die Bacillenleiber der abtötenden Wirkung der Antikörper zugänglich gemacht werden sollen.

Diese Annahme (vgl. auch S. 121) ruht indessen auf recht schwachen Füßen, da irgendwelche Beweise dafür bis jetzt noch nicht vorliegen, daß die durch ihre Wirkung auf einfache Ester, wie Äthylbutyrat, Monobutyrin, Tributyrin, Salicylsäureamylester u. a. nachweisbare Lipase oder auch die im Blut vorhandene Lecithinase tatsächlich imstande sind, auch Öle und Neutralfette zu hydrolysieren und dadurch auf säurefeste Bakterien einzuwirken (vgl. auch Quinon[15], Aoki[13]).

---

[1] Anderson, H. H., u. J. van D. Anderson: Zit. S. 91. — [2] Villela, G. G., A. Castro u. J. van D. Anderson: J. trop. Med. 39, 126 (1936). — [3] Levinson, S. A., u. W. F. Petersen: Amer. Rev. Tbc. 7, 278 (1923). — [4] Fiessinger, N., u. P. L. Marie: C. r. Soc. Biol. Paris 67, 107, 177 (1909). — Fiessinger, N.: Revue de la Tbc. 1910, Nr 3. — [5] Kotschneff, N.: Biochem. Z. 55, 481 (1913). — [6] Shaw-Mackenzie, J. A.: Med. Press 2, 122 (1920) — J. trop. Med. 24, 161 (1921) — Lancet 205, 97 (1923); 206, 517 (1924); 207, 92 (1924) — J. of Physiol. 42 (1911). — [7] Rogers, L.: Brit. med. J. 1923 II, 11 — 3. Confér. internat. de la lèpre, Straßburg 1923, Verhandl. S. 281 — Lancet 206, 1207, 1297, 1321 (1924) — Bristol med.-chir. J. 41, 19 (1924) — Glasgow med. J. 101, 109 (1924) — Brit. J. Tbc. 19, 69 (1925) — Proc. roy. Soc. Med. 20, 1021 (1927). — [8] Woolley, J. S.: Amer. Rev. Tbc. 8, 32 (1924). — [9] Bossan, E., u. P. Borin: Bull. Soc. Chim. biol. Paris 6, 181 (1924). — Bossan, E.: Bull. Soc. Thér. 1925, 14. Jan. — [10] Pomaret, M.: Progrès méd. 53, 567 (1925). — [11] Rängel, A.: Eesti Arst 6, 305 (1927). — [12] Kamikawa, Y.: Hifuka Hinyôka Zasshi 27, Nr 5 (1927) — Kumamoto Igakkai Zasshi 4, 69 (1928). — [13] Aoki, Y.: Lepro (Osaka) 1, 29 (1930). — [14] Pooman, A.: Arch. Schiffs- u. Tropenhyg. 39, 70 (1935). — [15] Quinon, C.: J. med. Res. 32, 45 (1915).

Die Angaben der Autoren über die Beeinflussung der Blutlipase lauten nicht einheitlich. Verschiedene Autoren geben zum Teil auf Grund tatsächlicher Untersuchungen, zum Teil lediglich vermutungsweise an, daß beim Menschen (SHAW-MACKENZIE[1], ROGERS[2], PERNET, MINVIELLE und POMARET[3], GALLI-VALERIO[4], DE AGUIAR PUPO[5], TUXEN[6], KÜHN[7], POOMAN[8]) und auch im Tierversuch (METALLNIKOFF[9], TOKUNOYAMA[10]) nach Injektionen nicht nur von Chaulmoograöl, sondern auch von anderen Fetten eine Vermehrung der im Blut vorhandenen Lipase eintrete; andere Forscher hatten indessen mit Chaulmoograöl (NEILL und DEWAR[11], KAMIKAWA[12], AOKI[13]) und auch anderen Fetten (CALMETTE und GUÉRIN[14]) vollkommen negative Resultate. EUBANAS[15] gibt an, daß er mit dem von TUXEN[6] erprobten „Javanin", einem hormonhaltigen Pankreasextrakt, bei Leprakranken zwar eine Steigerung der Blutlipase (Esterase), aber keinerlei Beeinflussung des Krankheitsprozesses beobachtet habe (s. auch LARA[16]).

In diesem Zusammenhang sei erwähnt, daß nach den Befunden von EMERSON, ANDERSON und LEAKE[17] bei Rattenlepra die lipolytische Wirksamkeit leprösen Gewebes (gegenüber Äthylbutyrat) im Vergleich mit gesundem Gewebe normaler oder auch infizierter Ratten deutlich vermindert ist. Selbst durch mehr als 6 Monate lange Behandlung lepröser Ratten mit verschiedenen Chaulmoograpräparaten [Chaulmoograäthylester (s. S. 55), Alepol (s. S. 52), Äthylester der Di-n-heptylessigsäure (s. S. 45, 64 u. 72), chaulmoogryl-p-phenetidinsulfosaures Natrium (s. S. 64) und dihydrochaulmoogryl-p-phenetidinsulfosaures Natrium (s. S. 64)] konnte indessen eine Steigerung der lipolytischen Eigenschaften der Gewebe nicht erreicht werden (EMERSON, ANDERSON und LEAKE[18]). Auch die Angabe von SHAW-MACKENZIE[1], daß die Pankreaslipase durch Natriumchaulmoograt in vitro aktiviert werde, ließ sich nicht bestätigen (EMERSON, ANDERSON und LEAKE[19]).

Hinsichtlich des *Kalkgehalts des Blutes* bei Lepra und auch bei Tuberkulose besteht zwischen den Angaben der Autoren keine völlige Übereinstimmung. Während die einen von Calciumretention bei Lepra sprechen (UNDERHILL, HONEIJ und BOGERT[20], HERRERA REYES[21]), haben andere vielfach, besonders bei vorgeschrittenen Fällen, eine vermehrte Calciumausscheidung (BOULAY und LEGER[22], LICHTFIELD[23], BADENOCH und BYRON[24]), wieder andere (CONCEPCION und SALCEDO[25], LEMANN, LILES und JOHANSEN[26], CRUZ, LARA und PARAS[27], WOOLEY

[1] SHAW-MACKENZIE, J. A.: Zit. S. 92. — [2] ROGERS, L.: Zit. S. 92. — [3] PERNET, J., M. MINVIELLE u. M. POMARET: Zit. S. 61. — [4] GALLI-VALERIO, B.: Virchows Arch. **254**, 765 (1925). — [5] DE AGUIAR PUPO: Ann. Fac. Med. Sao Paulo **1**, 331 (1926) — Brazil Medico **40 II**, 69, 85 (1926). — [6] TUXEN, G. E.: Acta tbc. scand. (Københ.) **4**, 52 (1928). — [7] KÜHN, A.: Fortschr. Ther. **5**, 110 (1929). — [8] POOMAN, A.: Zit. S. 92. — [9] METALLNIKOFF, S. J.: Arch. Sci. biol. St. Pétersbourg **12**, 300 (1907); **13**, 169 (1908). — [10] TOKUNOYAMA, Y.: Tohoku J. exper. Med. **22**, 252, 263 (1933). — [11] NEILL, M. H., u. M. M. DEWAR: U. S. Publ. Health Bull. **168**, 21 (1927). — [12] KAMIKAWA, Y.: Zit. S. 92. — [13] AOKI, Y.: Zit. S. 92. — [14] CALMETTE, A., u. C. GUÉRIN: Ann. Inst. Pasteur **28**, 329 (1914). — [15] EUBANAS, F.: J. Philippine Isl. med. Assoc. **7**, 407 (1927). — [16] LARA, C. B.: Zit. S. 45. — [17] EMERSON, G. A., H. H. ANDERSON u. C. D. LEAKE: Proc. Soc. exper. Biol. a. Med. **30**, 150 (1932). — [18] EMERSON, G. A., H. H. ANDERSON u. C. D. LEAKE: Proc. Soc. exper. Biol. a. Med. **31**, 18 (1933). — [19] EMERSON, G. A., H. H. ANDERSON u. C. D. LEAKE: Proc. Soc. exper. Biol. a. Med. **31**, 272 (1933). — [20] UNDERHILL, F. P., J. A. HONEIJ u. L. J. BOGERT: J. of exper. Med. **32**, 41 (1920). — S. auch J. A. HONEIJ: Amer. J. Roentgenol. **4**, 494 (1917). — [21] HERRERA REYES: Ecos españ. Dermat. **11**, 691 (1935). — [22] BOULAY, A., u. M. LEGER: Bull. Soc. Path. exot. Paris **15**, 865 u. 1002 (1922). — [23] LICHTFIELD, H. R.: Arch. of Pediatr. **44**, 99 (1927). — [24] BADENOCH, A. G., u. F. E. BYRON: Trans. roy. Soc. trop. Med. Lond. **26**, 253 (1932). — [25] CONCEPCION, J., u. J. SALCEDO: J. Philippine Isl. med. Assoc. **6**, 154 (1926). — [26] LEMANN, J. J., R. T. LILES u. F. A. JOHANSEN: Amer. J. trop. Med. **7**, 61 (1927). — [27] CRUZ, M. C., C. B. LARA u. E. M. PARAS: J. Philippine Isl. med. Assoc. **8**, 216 (1928).

und Ross[1]) großenteils normale Werte für das Gesamtcalcium gefunden. Immerhin scheint nach den Befunden von Wooley und Ross die Lepra doch zu einer Störung des Calciumstoffwechsels und damit auch zu Verschiebungen hinsichtlich des Calciumgehaltes des Blutes, nämlich zu einer Verminderung des diffusiblen und einer Steigerung des nicht diffusiblen Calciums zu führen (vgl. S. 87). Bei wirksamer Behandlung der Lepra mit Chaulmoograpräparaten ist nach den Beobachtungen dieser Autoren eine Zunahme des diffusiblen und eine Abnahme des nicht diffusiblen Calciums festzustellen. Dagegen hat sich die Behandlung der Lepra mit Calciumchloridinjektionen (Haslé[2]) anscheinend nicht bewährt (van Breuseghem[3]).

Nach den klinischen Befunden von Badenoch und Byron[4] sowie Herrera Reyes[5] (an Leprösen) und den experimentellen Feststellungen (an gesunden Hunden) von Read[6], bewirkt eine sachgemäße Behandlung mit Chaulmoograöl ein Ansteigen des Gesamtcalciums im Blute (vgl. auch S. 99). Bei Kaninchen war nach Injektion tödlicher Dosen von Chaulmoograöl ein Absinken des Blutcalciums und das Auftreten tetanischer Erscheinungen (Überempfindlichkeit, unkoordinierte Bewegungen, krampfartiges Würgen) zu beobachten (Read). Ein ziemlich plötzlicher temporärer Rückgang des Calciums im Blut, verbunden mit einer vorübergehenden Abnahme der Alkalireserve und des Kohlendioxydbindungsvermögens des Blutes ist nach den Angaben von Nicolas und Delgado[7], Paras[8], Roxas-Pineda, Nicolas und Lara[9], Cruz, Lara und Paras[10], sowie Herrera[11] bei den vielfach durch Anwendung zu hoher Dosen von Chaulmoograpräparaten hervorgerufenen, gelegentlich aber auch bei unbehandelten Leprakranken auftretenden sog. Leprareaktionen, insbesondere soweit sie mit Fieber einhergehen, nachzuweisen (hinsichtlich der Leprareaktionen vgl. S. 100).

7. Wirkung auf das Zentralnervensystem und auf die Sinnesorgane.

Es wurde bereits oben darauf hingewiesen, daß nach Ansicht mancher Autoren die nach peroraler Anwendung von Chaulmoograpräparaten vielfach zu beobachtenden gastrointestinalen Störungen durch eine Reizung nervöser Zentren zustande kommen (s. S. 78 u. 96). Auch wurde schon erwähnt, daß toxische Dosen der Flacourtiaceenöle und ihrer Derivate gesteigerte Reflexe, Pupillenerweiterung, Krämpfe und Lähmungserscheinungen hervorrufen und der Tod in erster Linie vermutlich durch zentral bedingten Atmungsstillstand bewirkt wird (s. S. 86; außer den dort genannten Autoren vgl. auch noch Ohara[12]). Bei der heutzutage üblichen Behandlung der Leprösen mit Injektionen geeigneter Zubereitungen von Chaulmoograöl und Hydnocarpusölen scheinen auch bei Überdosierungen schädigende Wirkungen auf das Zentralnervensystem nicht vorzukommen, da in den Berichten der klinischen Autoren von derartigen Befunden nie die Rede ist. Hinsichtlich des Vorkommens von Augenstörungen vgl. S. 108.

Noch kurz hingewiesen sei hier auf die Angabe von Wade[13] sowie Wade, Lara und Nicolas[14], daß bei etwa 7% der mit Chaulmoograäthylestern behandelten

---

[1] Wooley, J. G., u. H. Ross: Publ. Health Rep. **46**, 641 (1931); **47**, 380 (1932). — [2] Haslé, G.: Bull. Soc. Path. exot. Paris **22**, 11 (1929). — [3] van Breuseghem, R.: Ann. Soc. belge Méd. trop. **16**, 537 (1936). — [4] Badenoch, A. G., u. F. E. Byron: Zit. S. 93. — [5] Herrera Reyes: Zit. S. 93. — [6] Read, B. E.: J. of biol. Chem. **62**, 515 (1924) — J. of Pharmacol. **24**, 221 (1924). — [7] Nicolas, C., u. L. B. Delgado: J. Philippine Isl. med. Assoc. **6**, 373 (1926). — [8] Paras, E. M.: Philippine J. Sci. **33**, 155 (1927). — [9] Roxas-Pineda, E., C. Nicolas u. C. B. Lara: J. Philippine Isl. med. Assoc. **8**, 207 (1928). — [10] Cruz, M. C., C. B. Lara u. E. M. Paras: Zit. S. 93. — [11] Herrera, M.: Actas dermosifilogr. **26**, 582 (1934). — [12] Ohara, M.: Jap. med. World **2**, 1 (1922). — [13] Wade, H. W.: Philippine J. Sci. **25**, 693 (1924); **26**, 21 (1925). — [14] Wade, H. W., C. B. Lara u. C. Nicolas: Philippine J. Sci. **25**, 661 (1924).

Leprakranken schon während oder unmittelbar nach der Injektion vasomotorische Störungen (Bangigkeit, Schwindel u. dgl.) auftreten.

8. Wirkung auf den Kreislauf.

Hinsichtlich der Wirkung der Chaulmoograpräparate auf den Kreislauf, speziell auf den Blutdruck, lauten die Angaben der Autoren nicht einheitlich. Während VALENTI[1] an Hunden nach intravenöser Injektion erträglicher Dosen der Äthylester eine Blutdrucksteigerung registrierte, stellten OHARA[2] sowie BUSQUET[3] an Kaninchen bzw. an Hunden eine Herabsetzung des Blutdrucks fest. Auch DIKSHIT und ROW[4] geben an, daß sie bei leprösen Patienten nach intravenöser Injektion von Alepol (s. S. 52) eine Blutdrucksenkung beobachteten. Am isolierten Froschherz fand MARTINS[5] unter der Einwirkung der Ester der Fettsäuren des Sapucainhaöls eine Pulsverlangsamung und Tonussteigerung, nach größeren Dosen eine Tonusverminderung.

Die Beobachtung von VALENTI[1] sowie von OHARA[2], daß die Chaulmoograderivate nach intramuskulärer oder subcutaner Einverleibung auf die Blutgefäße kontrahierend wirken, macht es verständlich, daß bei dieser Art der Anwendung infolge der verzögerten Resorption die pharmakologischen Wirkungen erst nach einiger Zeit in Erscheinung treten (vgl. S. 87). Andererseits gibt READ[6] an, daß beim Hunde eine gut erträgliche Dose der Chaulmoograäthylester (0,1 ccm/kg intravenös) eine erhebliche Verstärkung des Lymphstroms (Ductus thoracicus) zur Folge hatte; da die Verteilung der Chaulmoograderivate im Organismus anscheinend hauptsächlich auf dem Lymphwege erfolgt (s. S. 88), ist diese Beobachtung von Wichtigkeit.

Betreffs der schädigenden Wirkung besonders intravenös injizierter Chaulmoograderivate auf die Gefäßwände (obliterierende Phlebitis, Thrombenbildung usw.) vgl. S. 11, 53, 75 u. 76.

9. Wirkung auf die Atmungsorgane.

Die insbesondere von NOLASCO[7] durchgeführten histologischen Untersuchungen über die Verteilung der Chaulmoograderivate, vor allem der Äthylester, im Organismus ließen erkennen, daß die Substanzen auch nach subcutaner oder intracutaner Anwendung in innere Organe, u. a. in die Lungen, gelangen (s. S. 88). Zum Teil erfolgt dieser Transport der Chaulmoograderivate nach den Lungen wohl auf dem Lymphwege, außerdem vermutlich aber auch durch den Blutkreislauf. In diesem Sinne sprechen hauptsächlich die klinischen Erfahrungen. So weisen z. B. PARRA und SANTOS[8], WADE, LARA und NICOLAS[9] (vgl. auch WADE[10]) darauf hin, daß bei einem erheblichen Prozentsatz (41%) der mit Chaulmoograäthylestern behandelten Leprakranken Symptome seitens des Respirationstractus, insbesondere Dyspnoe, Larynxspasmus, Schmerzen und Druckgefühl auf der Brust, sowie Husten auftreten. Allem Anschein nach beruhen diese Erscheinungen, die bei direkter Einführung der Präparate in die Blutbahn besonders ausgesprochen sind (vgl. S. 75; s. auch AOKI, KAWAMURA, KAMIKAWA und FUKUMACHI[11]), auf kleinen Fettembolien. Aber auch bei subcutaner und intramuskulärer Einspritzung der Chaulmoograpräparate ist die Gefahr der

---

[1] VALENTI, A.: Zit. S. 85. — [2] OHARA, M.: Zit. S. 94. — [3] BUSQUET, H.: C. r. Acad. Sci. Paris **162**, 654 (1916). — [4] DIKSHIT, B. B., u. R. S. T. M. Row: Indian med. Gaz. **66**, 317 (1931). — [5] MARTINS, TH.: C. r. Soc. Biol. Paris **96**, 474 (1927). — [6] READ, B. E.: Zit. S. 86. — [7] NOLASCO, J. O.: Zit. S. 88. — [8] PARRA, R. F., u. J. E. SANTOS: Repert. de Med. y Cir. (Bogotá) **15**, 124 (1923). — [9] WADE, H. W., C. B. LARA u. C. NICOLAS: Zit. S. 94. — [10] WADE, H. W.: Zit. S. 94. — [11] AOKI, T., M. KAWAMURA, Y. KAMIKAWA u. T. FUKUMACHI: Zit. S. 52.

Lungenembolie gegeben (Lie[1], Cadbury[2], Wayson und Badger[3], Nakatani[4]; s. insbesondere auch S. 9). Die Angaben von Aoki, Kawamura, Kamikawa und Fukumachi, daß bei intravenöser Anwendung der wasserlöslichen Natriumsalze der Chaulmoografettsäuren keine Emboliegefahr bestehe, ist nach den Befunden von Nolasco[5] nicht zutreffend.

Zu erwähnen wäre noch, daß im Tierversuch (Kaninchen und Meerschweinchen) größere Dosen der Chaulmoograpräparate nach intravenöser Injektion Unruhe, beschleunigte Atmung, Lungeninfarkte und Embolien hervorrufen (Voegtlin, Smith und Johnson[6], Walker, MacArthur und Sweeney[7], Aoki, Kawamura, Kamikawa und Fukumachi[8], Frazier und Chen[9], Peirier[10]; vgl. S. 75 u. 87).

10. Wirkung auf den Magen-Darmkanal und auf die Leber.

Schon mehrfach wurde auf die irritierende Wirkung, welche die Chaulmoograpräparate nach innerlicher Darreichung auf die Magenschleimhaut ausüben, hingewiesen (s. S. 9, 46, 76 u. 86). Ebenso wurde bereits angeführt, daß nach Ansicht von Valenti[11] auch parenteral applizierte Chaulmoograderivate teilweise durch den Verdauungskanal ausgeschieden werden und auf diese Weise Reizwirkungen auf diesen ausüben können (s. S. 78).

Was das Zustandekommen der brechenerregenden Wirkung der Chaulmoograpräparate anlangt, so sei auf die früheren Ausführungen (s. S. 78) hingewiesen. Die Feststellung von Read[12], daß nach Anwendung mehrfacher kleiner, an sich gut verträglicher Mengen der Chaulmoograpräparate Erscheinungen von seiten des Magens auftreten, spricht nach Ansicht des genannten Autors dafür, daß eine längere Retention der Einzeldosen und eine dadurch bedingte *Kumulationswirkung* auf das Zentralnervensystem eintritt (vgl. S. 94).

Hinsichtlich der Speicherung der parenteral einverleibten Chaulmoograderivate in der Leber vgl. S. 88ff. Nolasco[13] konnte bei seinen histochemischen Untersuchungen über die Resorption dieser Präparate und ihre Verteilung im Organismus Fettkügelchen zwar in den Lungen und auch in der Milz, nicht aber in der Leber und in den Nieren der behandelten Tiere nachweisen. Nach den polarimetrischen und chemischen Untersuchungsbefunden von Walker, MacArthur und Sweeney[14] sowie Read[12] dürfte aber wohl kein Zweifel darüber bestehen, daß die einverleibten Chaulmoograpräparate teilweise in der Leber zur Ablagerung gelangen. In diesem Sinne spricht auch die Angabe von Frazier[15], daß bei seinen lange Zeit hindurch mit zahlreichen Natriumchaulmoogratdosen behandelten Kaninchen pathologische Veränderungen in der Leber nachzuweisen waren (s. S. 86).

Aus der Feststellung, daß im Tierversuch (Kaninchen) zwar nach Einverleibung der ungesättigten Chaulmoograäthylester, nicht aber nach Anwendung der halogenierten (gesättigten) Äthylester eine Zunahme der Ätherschwefelsäuren im Urin eintritt (vgl. S. 99), daß aber bei Tieren nach vorausgegangener Behandlung mit großen Dosen halogenierter Äthylester im Anschluß an eine hernach

[1] Lie, H. P.: Dtsch. med. Wschr. **30**, 1381 (1904). — [2] Cadbury, W. W.: China med. J. **34**, 479 (1920). — [3] Wayson, N. E., u. L. F. Badger: Publ. Health Rep. **43**, 2883 (1928). — [4] Nakatani, M.: Zit. S. 87. — [5] Nolasco, J. O.: Zit. S. 76. — [6] Voegtlin, C., M. J. Smith u. J. M. Johnson: Zit. S. 74. — [7] Walker, E. L., C. G. MacArthur u. M. A. Sweeney: Zit. S. 74. — [8] Aoki, T., M. Kawamura, Y. Kamikawa u. T. Fukumachi: Zit. S. 52. — [9] Frazier, C. N., u. F. K. Chen: Zit. S. 75. — [10] Peirier, M.: J. Pharmacie [8] **14**, 426 (1931) — Ann. Méd. Pharm. colon. **29**, 852 (1931) — [11] Valenti, A.: Zit. S. 85. — [12] Read, B. E.: Zit. S. 86. — [13] Nolasco, J. O.: Zit. S. 88. — [14] Walker, E. L., C. G. MacArthur u. M. A. Sweeney: Zit. S. 88. — [15] Frazier, C. N.: Zit. S. 86.

erfolgte Einverleibung ungesättigter Äthylester diese Steigerung der Ätherschwefelsäuren im Urin nicht mehr erfolgt, schließt READ[1], daß die halogenierten
Ester, wenn sie dem Organismus in größerer Menge zugeführt werden, wahrscheinlich eine Schädigung der Leber bewirken.

11. Wirkungen auf das Urogenitalsystem.

Wenn auch unsere Kenntnisse über die Ausscheidung des Chaulmoograöls
und der anderen ihm nahestehenden Flacourtiaceenöle, sowie der daraus hergestellten Präparate noch recht dürftig sind (vgl. S. 78 u. 90), so ist doch auf
Grund der bisher vorliegenden klinischen und experimentellen Befunde anzunehmen, daß die genannten Substanzen bzw. die im Organismus aus ihnen entstehenden Umwandlungsprodukte teils durch den Darm und teils durch die
Nieren aus dem Körper wieder entfernt werden. In diesem Sinne sprechen hauptsächlich die Beobachtungen, welche auf eine Schädigung dieser Ausscheidungs-
organe besonders bei dem zur Abheilung lepröser Veränderungen erforderlichen
langdauernden Gebrauch der Chaulmoograderivate (vgl. S. 9) hinweisen und
darauf hindeuten, daß an sich gut verträgliche Einzeldosen durch *Kumulation*
zu Gewebsschädigungen führen können (vgl. auch S. 96, 98 u. 100). So geben
verschiedene Autoren (BRAULT[2], PATRON ESPADA[3], WADE[4], PINEDA[5], WADE,
LARA und NICOLAS[6], LARA, DE VERA, SAMSON und EUBANAS[7] u. a.) an, daß bei
den mit Chaulmoograöl behandelten Leprösen Erkrankungs- und Todesfälle an
Nephritis (Glomerulonephritis) verhältnismäßig häufig sind. Nach den Befunden
von WADE[4] sowie PINEDA[5] waren z. B. bei nicht besonders ausgesuchten behandelten Leprösen der Leprakolonie Culion (Philippinen) im Oktober 1923 in
95% Eiweiß, zum Teil allerdings nur in Spuren, und in 88% Zylinder im Urin
nachzuweisen.

Im Tierversuch (an Kaninchen) konnte FRAZIER[8] diese nephrotischen Veränderungen dadurch reproduzieren, daß er die Tiere ein Jahr lang mit kleinen
Dosen Natriumchaulmoograt (s. S. 52) behandelte (vgl. S. 86). Bei den nach
Abschluß der Behandlung getöteten Kaninchen waren vor allem Erscheinungen
von Desquamation und fettiger Degeneration der Tubularepithelien, stellenweises
Fehlen der Zellstruktur, sowie Erweiterungen der Lumina festzustellen; die Tubuli
contorti waren mit hyalinen Zylindern, Epithelien und Detritus angefüllt. In
der Rindensubstanz waren dagegen keine Anzeichen einer Entzündung nachzuweisen; die Gefäße zeigten hier ein vollkommen normales Aussehen. Über die
Nierenschädigungen durch größere Dosen Chaulmoograöl wurden von READ[9]
experimentelle Untersuchungen an Kaninchen angestellt. Nach seinen Befunden
waren bei Kaninchen, die toxische Mengen des Öls (2 mal in 10 tägigem Abstand
je 2 ccm pro Tier per os) oder der Äthylester (2 mal in 16 tägigem Abstand je
1 ccm pro Tier intravenös) erhielten, erhebliche Mengen Eiweiß und Aceton im
Urin, häufig auch Hämoglobinurie, zu konstatieren. Der Dijodchaulmoogra-
äthylester ließ in den Tierversuchen von READ[1] eine besonders starke nieren-
schädigende Wirkung erkennen.

Soweit sich bei den nur spärlich vorliegenden Untersuchungsergebnissen über
das Zustandekommen der Nierenschädigungen durch Chaulmoograpräparate etwas

---

[1] READ, B. C.: Zit. S. 78. — [2] BRAULT, J.: Ann. de Dermat. [4] **4**, 811 (1903) —
Arch. Schiffs- u. Tropenhyg. **12**, 205 (1908) — Lepra (Lpz.) **8**, 91 (1909) — Bull. Soc. franç.
Dermat. **21**, 207 (1910). — [3] PATRON ESPADA, J.: Lepra (Lpz.) **3**, 185 (1903). — [4] WADE,
H. W.: Monthly Bull. Philippine Health Serv. **4**, 13 (1924). — S. auch S. 94. — [5] PINEDA,
E. V.: Monthly Bull. Philippine Health Serv. **4**, 205 (1924). — [6] WADE, H. W., C. B. LARA
u. C. NICOLAS: Zit. S. 94. — [7] LARA, C. B., B. DE VERA, J. G. SAMSON u. F. C. EUBANAS:
Monthly Bull. Philippine Health Serv. **6**, 410 (1926). — [8] FRAZIER, C. N.: Zit. S. 86. —
[9] READ, B. E.: Zit. S. 86.

aussagen läßt, ist die Reizwirkung der einzelnen Zubereitungen auf die Harnwege offenbar ziemlich verschieden stark. So gibt Travers[1] an, daß die altchinesische Ta-fung-tse-Behandlung (s. S. 47) in dieser Beziehung recht gut vertragen wird; der genannte Autor konnte nur bei 2% der von ihm nach diesem Verfahren behandelten Leprösen Nierenreizungen beobachten. Da weiter nach den Angaben von Portugal[2] gereinigtes Hydnocarpusöl auch von Patienten mit Nierenaffektionen, sowie solchen Kranken, welche schon Nierenreizungen aufgewiesen haben, anscheinend vertragen wird, ist wohl anzunehmen, daß diese nephrotischen Erscheinungen weniger durch die therapeutisch wirksamen ungesättigten Fettsäuren des Chaulmoograöls verursacht werden, sondern ebenso wie auch die sonstigen Reizwirkungen der Chaulmoograpräparate auf die Gewebe, auf ihrem Gehalt an lactonartigen Verbindungen beruhen (vgl. S. 76).

In Anbetracht des Umstandes, daß es bei länger fortgesetztem Gebrauch von Chaulmoograpräparaten offenbar zu einer *Kumulation* (vgl. S. 100) und dadurch zu Nieren- und Leberschädigungen kommt, wie man sie auch nach einmaligen großen Dosen beobachten kann, dürfte es sich bei der Leprabehandlung jedenfalls empfehlen, auf die Dosierung und auch auf die Konzentration der Mittel zu achten; große Dosen stark konzentrierter Präparate sind sicher schädlich.

Zu erwähnen wäre noch, daß Read[3] bei einigen Kaninchen nach Einverleibung toxischer Dosen des Chaulmoograöls (10—15 ccm per os) oder der Äthylester (mehrfach 0,5—1,0 ccm in 8tägigen Abständen intravenös) Hodenschwellungen beobachtete.

12. Wirkungen auf die Muskulatur.

Untersuchungen über die Wirkung des Chaulmoograöls und seiner Derivate auf die quergestreifte und glatte Muskulatur wurden nur von Valenti[4] mit Chaulmoograäthylestern durchgeführt. Nach seinen Befunden am Gastrocnemius des Frosches bewirken schon kleine, in den dorsalen Lymphsack eingeführte Dosen (0,5 ccm) eine Steigerung des Tonus der quergestreiften Muskeln; etwas größere Mengen bedingen außerdem eine verzögerte Erschlaffung der Muskeln. Höhere Dosen (2—4 ccm) steigern indessen die Reizschwelle und setzen den Tonus herab. Nach den am Meerschweinchen- und Kaninchenuterus erhobenen Feststellungen wird schon durch 5—7 Minuten lange Einwirkung einer Äthylesteremulsion 1:1000 (in physiologischer Gummilösung) auch der Tonus der glatten Muskulatur erheblich gesteigert und eine erhebliche Verlangsamung der Erschlaffung bewirkt. Etwas stärkere Konzentrationen (1:800) bewirken hier eine Verminderung der Muskelkontraktion, während noch stärkere Konzentrationen (1:150—1:200) jede Kontraktion aufheben.

13. Wirkungen auf den Stoffwechsel; Gewöhnung.

Systematische Untersuchungen über die Beeinflussung des Stoffwechsels durch Chaulmoograderivate wurden nur von Read ausgeführt.

Was zunächst den *Kalkstoffwechsel* (vgl. auch S. 87 u. 93) anlangt, so erfährt nach den an Kaninchen erhaltenen Befunden des genannten Verf. (Read[5]) die Kalkausscheidung durch die Nieren nach parenteraler oder peroraler Zufuhr einmaliger größerer Dosen des Chaulmoograöls (10 ccm per os oder 1 ccm subcutan oder 5 ccm intraperitoneal) und der daraus gewonnenen Äthylester (0,25 ccm intravenös oder 0,5 ccm subcutan) eine vorübergehende beträchtliche Zunahme.

---

[1] Travers, E. A. O.: Proc. roy. Soc. Med., Sect. trop. Dis. **19**, 1 (1926). — [2] Portugal, H.: Zit. S. 63. — [3] Read, B. E.: Zit. S. 86. — [4] Valenti, A.: Zit. S. 85. — [5] Read, B. E.: J. of biol. Chem. **62**, 515 (1924) — Trans. far east. Assoc. trop. Med. (6th Congr., Tokyo 1925) **1**, 1015 (1926).

So stieg z. B. bei einem Kaninchen nach intraperitonealer Injektion von 5 ccm Chaulmoograöl die Calciummenge im Urin von etwa 4,2 mg auf 62,1 mg pro Tag. Im Gegensatz hierzu war bei Kaninchen nach Einverleibung von Olivenöl (5 ccm intraperitoneal) oder der daraus hergestellten Fettsäureäthylester (mehrfache Dosen zu je 0,5 ccm intramuskulär) kaum eine Veränderung, zum Teil sogar eine geringe Verminderung der Calciumausscheidung durch die Nieren nachweisbar. Ebenso gibt SJOLLEMA[1] an, daß er bei Kaninchen durch Zugabe von Lebertran zur Nahrung eine Kalkanreicherung im Organismus beobachtet habe. Bei Hunden war in den Versuchen von READ schon nach kleinen Mengen von Chaulmoograöl (0,06—0,2 ccm in emulgierter Form per os in 24stündigen bis mehrtägigen Abständen) oder Chaulmoograäthylestern (0,5 ccm 1mal wöchentlich subcutan) zunächst auch ein erhebliches Ansteigen des Calciumgehalts des Urins und auch der Faeces zu konstatieren; fortgesetzte Applikation dieser Dosen führte indessen zu einer Verminderung der Calciumausscheidung, d. h. zu einer Kalkretention im Organismus.

Die unter dem Einfluß einer Behandlung mit Chaulmoograpräparaten eintretenden Änderungen des Kalkstoffwechsels lassen, wie READ durch fortlaufende Analysen bei seinen Versuchstieren feststellte, keine Beziehungen mit dem Phosphorgehalt des Urins oder dem Phosphor- und dem Fettgehalt der Faeces erkennen; READ schließt aus dem Fehlen des normalerweise vorhandenen Parallelismus, daß besonders durch größere Dosen der Chaulmoograderivate die Kalkausscheidung erhebliche Störungen erfährt (vgl. auch WOOLEY und ROSS[2]). Die Beobachtung, daß im Tierversuch zwar die Behandlung mit kleinen Dosen von Chaulmoograöl und seinen Derivaten zu einer Anreicherung von Calcium im Organismus führt, daß aber durch große Dosen eine gesteigerte Calciumausscheidung bewirkt wird, bringt READ mit der Erfahrungstatsache in Zusammenhang, daß bei der Chaulmoograölbehandlung lepröser Patienten eine allmähliche Steigerung der Einzeldosen vorgenommen werden kann, daß aber die Anwendung großer Quantitäten gleich zu Beginn der Kur schädigend wirkt (vgl. besonders MUIR[3]).

Weiter hat sich durch die Untersuchungen von READ[4] an Hunden und Kaninchen ergeben, daß nach Anwendung von Chaulmoograpräparaten (Chaulmoograöl per os oder intraperitoneal, Äthylester subcutan) die Ausscheidung von *Stickstoff* (Ammoniak, Kreatinin, Gesamtstickstoff) infolge vermehrter Einschmelzung von Körperzellen ansteigt. Die fortgesetzte Applikation kleiner Chaulmoograöl- oder Äthylestermengen führte indessen zu einer mit Acidose einhergehenden Verminderung der Gesamtstickstoff- und Kreatininwerte, aber einer ziemlichen Zunahme der Ammoniakausscheidung.

Auch die *Schwefel*ausscheidung durch den Urin erfährt durch einmalige, parenteral oder peroral verabreichte große Mengen von Chaulmoograpräparaten nach den an Kaninchen (5 ccm Chaulmoograöl per os oder 0,5 ccm Äthylester intravenös) und Hunden (9 ccm Chaulmoograöl subcutan) erhobenen Befunden von READ[5] eine temporäre starke Zunahme. Bei einer etwa 10 Tage später vorgenommenen Wiederholung der betreffenden Dose war indessen keine solche Steigerung, sondern eine Verminderung der Schwefelausscheidung festzustellen. Die halogenierten Äthylester bewirken nach READ zwar eine vermehrte Aus-

---

[1] SJOLLEMA, B.: Arch. néerl. Physiol. **7**, 384 (1922) — Versl. Afd. Natuurk., Kon. Akad. Wetensch. Amsterd. **31**, 507 (1923) — J. of biol. Chem. **57**, 255 (1923). — [2] WOOLEY, J. G., u. H. Ross: Zit. S. 94. — [3] MUIR, E.: Zit. S. 12. — [4] READ, B. E.: Zit. S. 98 — s. insbesondere auch J. of biol. Chem. **62**, 541 (1924). — [5] READ, B. E.: Proc. Soc. exper. Biol. a. Med. **23**, 248 (1925) — Trans. far-east. Assoc. trop. Med. (6th Congr., Tokyo 1925) **1**, 1015 (1926) — Chin. J. Physiol. **1**, 345 (1927).

scheidung von neutralem Schwefel, nicht aber von Ätherschwefelsäuren (vgl. S. 96).

Aus seinen Untersuchungsresultaten, die eine mit Gewebseinschmelzung und Acidose verbundene Steigerung der Calcium-, Stickstoff- und Schwefelausscheidung nach der erstmaligen Applikation eines Chaulmoograpräparates, aber eine Verminderung der Werte nach mehrfacher Anwendung ergeben haben, schließt Read, daß hier offenbar eine gewisse Gewöhnung des Körpers eintritt. Seiner Ansicht nach versucht der mit Chaulmoograderivaten behandelte Organismus die Chaulmoografettsäuren dadurch zu entgiften, daß er sie oxydiert und den cyclischen Anteil (vgl. S. 30) nach Art des Phenols in Form von Ätherschwefelsäuren, die zunächst in erheblich vermehrter Menge im Urin auftreten, ausscheidet. Da indessen im Laufe weiterer Behandlung die Ausscheidung der Ätherschwefelsäuren abnimmt und auch die übrigen Stoffwechsel- (Oxydations-) Vorgänge eine Verminderung aufweisen, glaubt Read, daß der Körper diese schnelle Entgiftung der Chaulmoografettsäuren nicht mehr zu bewerkstelligen vermag. Zutreffendenfalls würde diese Annahme zusammen mit den von Read festgestellten Kumulationserscheinungen (s. S. 96, 97, u. 98) eine Erklärung für die besonders nach mehrfachen hohen Dosen von Chaulmoograderivaten eintretenden Intoxikationserscheinungen bilden. Hinsichtlich der Gewöhnung der Magenschleimhaut an die reizende Wirkung der Chaulmoograpräparate vgl. S. 79.

Anhangsweise sei hier noch darauf hingewiesen, daß sich nach den Befunden von Schöbl[1] säurefeste Bakterien durch Züchtung auf Nährböden mit einem steigenden Gehalt an Natriumchaulmoograt (s. S. 30 u. 67) an die entwicklungshemmende Wirkung des Salzes *gewöhnen* können. Schöbl gibt an, daß es ihm auf diese Weise gelungen sei, einen säurefesten Stamm noch in einem Nährboden, der das 10fache Multiplum der sonst hemmend wirkenden Konzentration des Natriumchaulmoograts enthielt, zum Wachstum zu bringen. Der genannte Autor nimmt dementsprechend an, daß die bei manchen zunächst mit Erfolg behandelten Leprösen zu beobachtenden Rückfälle (vgl. z. B. Heggs[2], Lamoureux[3]) vielleicht zum Teil auf die Ausbildung einer solchen Arzneifestigkeit seitens der Erreger zurückzuführen sind (vgl. auch S. 115).

14. Herd- und Allgemeinreaktionen.

Wie bereits oben (s. S. 62, 87 u. 94) angedeutet wurde, werden bei Leprakranken besonders unter dem Einfluß zu starker parenteraler Dosen von Chaulmoograpräparaten oder auch anderen Arzneimitteln sog. „*Leprareaktionen*" beobachtet; gelegentlich können diese Erscheinungen, wie ebenfalls schon betont wurde, auch ohne erkennbare Ursache, d. h. ohne jegliche Behandlung plötzlich und beliebig oft auftreten. Sie bestehen einerseits in Herdreaktionen, die zu einer Verstärkung der krankhaften Schwellungen, zu entzündlichen Vorgängen und Geschwürsbildung im Bereich der Krankheitsherde, sowie zum Auftreten neuer Läsionen führen, und gehen andererseits mit Allgemeinsymptomen (Muskel- und Gelenkschmerzen, Verdauungsstörungen, Übelkeit, Erbrechen, Kopfschmerzen, Ödeme, beschleunigte Senkungsgeschwindigkeit der roten Blutkörperchen usw.), meist auch mit mehr oder weniger lang anhaltender Temperatursteigerung einher (Muir[4],

---

[1] Schöbl, O.: Philippine J. Sci. **25**, 135 (1924). — [2] Heggs, T. B.: Brit. med. J. **1923 II**, 1253. — [3] Lamoureux, A.: Bull. Soc. Path. exot. Paris **16**, 227 (1923). — [4] Muir, E.: Zit. S. 12 — Ann. Rep. Calcutta School trop. Med. **1923**, 35 — Lancet **206**, 277 (1924) — Trans. South Indian Branch, Brit. med. Assoc. **17**, 105 (1925) — J. roy. sanit. Inst. **46**, 131 (1925) — Indian med. Gaz. **61**, 215 (1926) — Trans. far-east. Assoc. trop. Med. (7th Congr., Calcutta 1927) **2**, 305 (1929) — Trans. roy. Soc. trop. Med. **25**, 87 (1931) — Internat. J. Leprosy **1**, 407 (1933).

HORTA[1], WADE[2], LARA[3], WADE, LARA und NICOLAS[4], LARA und DE VERA[5], TIETZE[6], GALLI-VALERIO[7], LEVY[8], COCHRANE[9], PARDO-CASTELLÓ[10], HOFFMANN[11], HOFFMANN und RAMOS BÁEZ[12], ALEXIS und MENAUT[13] u. a.). Dieses plötzliche, sich unter Umständen häufiger wiederholende An- und Abschwellen der leprösen Krankheitsprodukte ist, wie MUIR und CHATTERJI[14] (im Gegensatz zu HOFFMANN, sowie HOFFMANN und RAMOS BÁEZ) hervorheben, nicht mit einer entsprechenden Zu- und Abnahme der in den Läsionen enthaltenen Leprabacillen verbunden.

Von manchen Autoren (McCANTS[15], HOFFMANN und RAMOS BÁEZ[16] u. a.) wurde schon die Ansicht vertreten, daß die vor allem nach parenteraler Einverleibung von Chaulmoograderivaten vielfach auftretenden Herd- und Allgemeinerscheinungen auf ein massenhaftes Zugrundegehen von Leprabacillen und die dadurch bedingte Ausschwemmung großer Endotoxinmengen zurückzuführen seien. Schon die Tatsache, daß die Reaktionen auch durch sicherlich nicht bactericid wirkende Substanzen, wie z. B. Arsenpräparate (HASSON[17], GOUGEROT[18]), Jodkalium (MUIR[19], OLPP[20]), Fibrolysin (HENDERSON und CHATTERJI[21]), Hirudin und die Quecksilberverbindung Mercurochrome (DENNEY[22]), Brechweinstein (OGILVIE[23]), kolloidalen Antimon (HEGGS[24]), Anilinfarbstoffe (SCHUJMAN[25]) u. a., ausgelöst werden, ja sogar spontan auftreten können, ist indessen mit einer solchen Auffassung nicht vereinbar. Auch die eben erwähnte Feststellung von MUIR und CHATTERJI, daß die Leprareaktionen nicht zu einer Verminderung der in den Krankheitsprodukten enthaltenen Erreger führen, spricht gegen eine derartige Erklärung. Vielmehr ist auch nach den bei Tuberkulose (vgl. SCHLOSSBERGER[26]) und anderen Krankheiten gemachten Erfahrungen anzunehmen, daß für die Reaktionserscheinungen der vermehrte Zerfall von leprösem Granulationsgewebe und der Übertritt der dabei freiwerdenden Abbaustoffe körpereigener Zellen in die Blutbahn verantwortlich gemacht werden müssen (MUIR[27] und a.). Mit dieser Betrachtungsweise steht auch die Feststellung von READ[28], daß schon der gesunde Organismus auf die Applikation von Chaulmoograpräparaten mit einer wohl durch vermehrte Einschmelzung von Körpergewebe bedingten Steigerung der Stickstoffausscheidung antwortet (s. S. 99), in Einklang, denn man kann sich sehr wohl vorstellen, daß das lepröse ebenso wie auch das tuberkulöse

[1] HORTA, P.: Rev. med.-cir. do Brazil 29, 67 (1921). — [2] WADE, H. W.: J. Philippine Isl. med. Assoc. 3, 236 (1923) — Philippine J. Sci. 25, 693 (1924); 26, 21 (1925). — [3] LARA, C. B.: J. Philippine Isl. med. Assoc. 3, 241 (1923); 7, 263 (1928); 10, 469 (1930). — [4] WADE, H. W., C. B. LARA u. C. NICOLAS: Philippine J. Sci. 25, 661 (1924). — [5] LARA, C. B., u. B. DE VERA: Trans. far-east. Assoc. trop. Med. (8th Congr., Bangkok 1930) 2, 548 (1932). — [6] TIETZE, S.: J. Phillippine Isl. med. Assoc. 3, 247 (1923) — Monthly Bull. Philippine Health Serv. 6, 355 (1926). — [7] GALLI-VALERIO, B.: Virchows Arch. 254, 765 (1925). — [8] LEVY, D. M.: Nederl. Tijdschr. Geneesk. 69 I, 1422 (1925). — [9] COCHRANE, R. G.: Leprosy Rev. 1, 19 (1930). — [10] PARDO-CASTELLÓ, V.: Rev. Dermat. 11, 101 (1926) — Arch. of Dermat. 33, 12 (1936). — [11] HOFFMANN, W. H.: Münch. med. Wschr. 73, 1269 (1926). — [12] HOFFMANN, W. H., u. P. RAMOS BÁEZ: Med. Argentina 5, 52 (1926) — Internat. J. Leprosy 3, 23 (1935). — [13] ALEXIS, M. L., u. B. MENAUT: Ann. Méd. Pharm. colon. 23, 201 (1925). — [14] MUIR, E., u. S. N. CHATTERJI: Indian J. med. Res. 24, 119 (1936). — [15] McCANTS, J. M.: U. S. Naval med. Bull. 20, 705 (1924). — [16] HOFFMANN, W. H., u. RAMOS BÁEZ: Internat. J. Leprosy 3, 23 (1935). — S. auch Fußnote 12. — [17] HASSON, J.: Bull. Soc. méd. Hôp. Paris [3] 38, 1356 (1922). — [18] GOUGEROT,: Bull. Soc. méd. Hôp. Paris [3] 38, 1379 (1922). — [19] MUIR, E.: Ann. Rep. Calcutta School trop. Med. 1923, 35. — [20] OLPP: Münch. med. Wschr. 76, 13 u. 486 (1929). — [21] HENDERSON, J. M., u. S. P. CHATTERJI: Indian med. Gaz. 63, 620 (1928). — [22] DENNEY, O. E.: Publ. Health Rep. 44, 528 u. 3169 (1929); 46, 5 (1931). — [23] OGILVIE, D. C.: Fiji ann. med. Rep. 1923, 24. — [24] HEGGS, T. B.: Brit. med. J. 1923 II, 1253. — [25] SCHUJMAN, S.: Internat. J. Leprosy 5, 77 (1937). — [26] SCHLOSSBERGER, H.: Chemotherapie der Tuberkulose. Handb. d. Tuberkulose, herausg. von L. BRAUER, G. SCHRÖDER u. F. BLUMENFELD, 3. Aufl. 2, 337. Leipzig: J. A. Barth 1923. — [27] MUIR, E.: Zit. S. 100 — s. außerdem Indian med. Gaz. 62, 211 (1927) u. 67, 121 (1932). — [28] READ, B. E.: J. of biol. Chem. 62, 541 (1924).

oder ein anderes Granulationsgewebe für die durch die Chaulmoograderivate bedingte Reizwirkung besonders empfindlich ist. Immerhin zeigt der lepröse Organismus im Gegensatz zum tuberkulösen Körper, der vielfach schon nach Zufuhr kleiner Mengen der Chaulmoograpräparate mit schwersten Herd- und Allgemeinerscheinungen antwortet, im allgemeinen eine wesentlich geringere Reaktionsfähigkeit. Nach Rogers[1] ist dieser Unterschied einmal durch die geringere Toxizität der Leprabacillen, vor allem aber dadurch bedingt, daß die Tuberkulose im Gegensatz zur Lepra meist in lebenswichtigen Organen lokalisiert ist. Immerhin kommen aber auch bei Lepra im Anschluß an die Einspritzung üblicher Dosen von Chaulmoograpräparaten gelegentlich stärkere und länger anhaltende Reaktionserscheinungen vor, die unter Umständen den Tod der Patienten zur Folge haben können (McDaniel[2], Lara, de Vera, Samson und Eubanas[3], Pardo-Castelló[4]; vgl. auch S. 87 u. 108).

Nach Muir[5] ist die Empfindlichkeit des leprösen Organismus gegenüber parenteral einverleibten Arzneistoffen während des durch eine außerordentliche Bacillenvermehrung charakterisierten 2. Stadiums der Erkrankung am stärksten ausgeprägt. Um Verschlimmerungen zu vermeiden, ist daher bei der Behandlung mit Chaulmoograderivaten während dieser Zeit besondere Vorsicht bei der Dosierung erforderlich. Demgegenüber ist die Reaktionsfähigkeit des lepra-infizierten Körpers in der Frühperiode, d. h. solange die Zahl der Erreger noch klein ist (s. auch Wade[6]), und auch im 3. Stadium, welches durch das Einsetzen von Immunitätsvorgängen und eine dadurch bedingte Verminderung der Lepra-bacillen gekennzeichnet ist, gering. Bei der Behandlung von Frühfällen ist deshalb im allgemeinen ein rascheres Ansteigen der Dosierung möglich.

Muir und seine Mitarbeiter[7] sowie Rogers[8], Wheatley[9], Rouillard[10], Tietze[11], Stein[12] u. a. stehen auf dem Standpunkt, daß bei der Behandlung der Lepra mit Chaulmoograpräparaten die Auslösung von häufigen, nicht zu starken Herdreaktionen absolute Vorbedingung für die Erzielung eines Heileffektes ist. Die genannten Autoren nehmen an, daß durch eine solche geringgradige Steige-rung der Entzündungserscheinungen in den Lepromen eine Mobilisierung der im Gewebe liegenden Erreger stattfindet und daß dadurch die bei Lepra während der ersten beiden Stadien fehlenden oder nur geringgradigen Immunitätsvorgänge angeregt werden. Um auch bei den vielfach gar nicht reagierenden vorgeschritte-nen Fällen des 3. Stadiums (s. auch Heggs[13]) eine Auslösung der nach seiner Ansicht notwendigen Reaktionserscheinungen durch die Chaulmoograpräparate zu erzielen, empfiehlt Muir die gleichzeitige innerliche Verabreichung von Jod-kalium, das nach seinen Erfahrungen die Reaktionsfähigkeit des Körpers steigert. Derselbe Effekt läßt sich nach seinen Angaben auch durch die zur lokalen Be-handlung der Leprome dienende Infiltrations- oder Planchamethode (s. S. 63), nach Correa Netto[14] durch Einspritzung von Terpentinöl in die Läsionen er-

[1] Rogers, L.: Lancet **200**, 1178 (1921); **206**, 1207, 1297, 1321 (1924) — Practitioner **107**, 77 (1921) — Brit. J. Tbc. **16**, 110 (1922) — Brit. med. J. **1923 II**, 1253 — Bristol med.-chir. J. **41**, 19 (1924) — Glasgow med. J. **101**, 109 (1924). — [2] McDaniel, F. L.: Zit. S. 87. — [3] Lara, C. B., B. de Vera, J. G. Samson u. F. C. Eubanas: Monthly Bull. Philippine Health Serv. **6**, 410 (1926). — [4] Pardo-Castelló, V.: Arch. of Dermat. **33**, 12 (1936). — [5] Muir, E.: Lancet **206**, 277 (1924). — [6] Wade, H. W.: Philippine J. Sci. **25**, 661 (1924). — [7] Muir, E., E. Landeman, T. N. Roy u. J. Santra: Indian J. med. Res. **11**, 543 (1923). — S. auch E. Muir: Indian med. Gaz. **67**, 121 (1932). — [8] Rogers, L.: Verh. 9. internat. Kongr. f. Dermat. (Budapest, Sept. 1935) **2**, 558 (1936). — S. auch L. Rogers u. E. Muir: Zit. S. 11. — [9] Wheatley, A. H.: Zit. S. 60. — [10] Rouillard, J.: Presse méd. **32**, 929 (1924). — [11] Tietze, S.: Monthly Bull. Philippine Health Serv. **6**, 355 (1926). — [12] Stein, A. A.: Dermat. Z. **63**, 393 (1932). — [13] Heggs, T. B.: Brit. med. J. **1923 II**, 1253. — [14] Correa Netto, O.: Z. ärztl. Fortbild. **20**, 703 (1923) — Brazil Medico **37 I**, 315 (1923).

zielen. Nach Muir[1], Strachan[2] u. a. ist auch das Betupfen der Leprome mit Trichloressigsäure sehr förderlich. Im Gegensatz zu Muir vertreten Wade[3], Lara[4] (s. auch Lara und de Vera[5]) u. a. die Auffassung, daß bei der Chaulmoograbehandlung das Auftreten der Leprareaktionen zur Erzielung einer Heilwirkung keinesfalls notwendig ist; nach ihren Feststellungen ist der Prozentsatz der klinischen Heilungen sogar bei denjenigen Leprakranken, die auf die Behandlung nicht reagieren, größer als bei denjenigen Patienten, die derartige Reaktionserscheinungen aufweisen.

Nach Ogilvie[6] lassen sich die starken Reaktionen durch Verabreichung von Urotropin abkürzen, das auch zur Linderung der Schmerzen bei Nervenlepra gute Dienste leisten soll. Gegen Fieber verwendet Rodriguez[7] das von Mitsuda empfohlene Calciumchlorid oder Natriumcarbonat (vgl. auch Haslé[8]); der Husten kann nach van Heutsz[9] mit Calciumlactat bekämpft werden.

In diesem Zusammenhang wäre dann noch darauf hinzuweisen, daß durch Chaulmoograderivate latente Infektionen der verschiedensten Art, vor allem ruhende *tuberkulöse* Erkrankungen, aktiviert werden können (Ogilvie[6], Lara[10], Lara, de Vera, Samson und Eubanas[11], Wade[12], Wade, Lara und Nicolas[13], Pineda[14] u. a.). Hier ist bei der Behandlung naturgemäß größte Vorsicht notwendig, da sonst Verschlimmerungen zu befürchten sind. In Anbetracht der starken Herd- und Allgemeinreaktionen, welche die Chaulmoograpräparate bei latent oder manifest tuberkulös Erkrankten hervorrufen können, wurde von Rogers[15] u. a. für die Behandlung Lepröser, die gleichzeitig an Tuberkulose leiden, sowie auch für die Therapie tuberkulöser Patienten überhaupt, die Verwendung der milder wirkenden Derivate der Lebertranfettsäuren (Natriummorrhuat, Äthylmorrhuat u. a.; vgl. auch S. 61) empfohlen (s. auch Ogilvie[6], Lara[4], sowie S. 119). Hinsichtlich der Aktivierung von Herpes zoster durch Chaulmoograbehandlung vgl. Labernadie[16].

15. Antigene Eigenschaften der Chaulmoograpräparate.

Von Murata und Tamiya[17] (s. auch Tamiya[18]), sowie Takesu[19] wird angegeben, daß die Sera lepröser Patienten mit Chaulmoograöl als Antigen eine spezifische *Komplementbindungsreaktion* geben. Eine Bestätigung dieser Befunde von anderer Seite liegt bis jetzt noch nicht vor.

Zu erwähnen wäre hier dann noch, daß die nach Anwendung von Chaulmoograpräparaten häufig auftretenden Reaktionserscheinungen (vor allem Schwellung an der Injektionsstelle, Temperatursteigerung usw.) von Sinclair[20] auf anaphylaktische Vorgänge bezogen wurden (vgl. auch Muir, De, Landeman, Roy und Santra[21]). Hinsichtlich der aktiven Immunisierung des Organismus mit kleinen Mengen Chaulmoograöls gegen starke Dosen des Fetts vgl. Busquet[22].

[1] Muir, E.: Zit. S. 102. — [2] Strachan, P. D.: S. afric. med. J. 7, 210 (1933) — Leprosy Rev. 5, 16 (1934). — [3] Wade, H. W.: J. Philippine Isl. med. Assoc. 3, 236 (1923). — [4] Lara, C. B.: J. Philippine Isl. med. Assoc. 8, 263 (1928). — [5] Lara, C. B., u. B. de Vera: Zit. S. 101. — [6] Ogilvie, D. C.: Zit. S. 57. — [7] Rodriguez, J.: Trans. far-east. Assoc. trop. Med. (6th Congr., Tokyo 1925) 2, 699 (1926). — [8] Haslé, G.: Bull. Soc. Path. exot. Paris 22, 11 (1929). — [9] van Heutsz, J. B.: Ann. Soc. belge Méd. trop. 12, 385 (1932). — [10] Lara, C. B.: J. Philippine Isl. med. Assoc. 3, 241 (1923). — [11] Lara, C. B., B. de Vera, J. G. Samson u. F. C. Eubanas: Zit. S. 102. — [12] Wade, H. W.: Monthly Bull. Philippine Health Serv. 4, 13 (1924). — [13] Wade, H. W., C. B. Lara u. C. Nicolas: Zit. S. 101. — [14] Pineda, E. V.: Monthly Bull. Philippine Health Serv. 4, 205 (1924). — [15] Rogers, L.: Brit. med. J. 1919 I, 147; 1919 II, 426 — Indian J. med. Res. 7, 236 (1919) — Indian med. Gaz. 54, 165 u. 218 (1919). — S. auch S. 102. — [16] Labernadie, V.: Bull. Soc. franç. Dermat. 34, 762 (1927). — [17] Murata, M., u. T. Tamiya: Hifuka Kiyo 10, Nr 5 (1927); 11, Nr 5 (1928). — [18] Tamiya, T.: Therapie (japan.) 10, 135 (1933). — [19] Takesu, K.: Lepro (Osaka) 4, 195 (1933). — [20] Sinclair, A. N.: Trans. med. Soc. Hawaii 1919. — [21] Muir, E., N. K. De, E. Landeman, T. N. Roy u. J. Santra: Indian J. med. Res. 12, 221 (1924). — [22] Busquet, H.: Zit. S. 95.

VI. Chemotherapeutische Wirksamkeit des Chaulmoograöls und der ihm nahestehenden vegetabilischen Fette bei Infektionskrankheiten.

1. Experimentelle Feststellungen.

Da die menschliche Lepra überhaupt nicht, oder wenigstens nicht mit der erforderlichen Regelmäßigkeit, auf Versuchstiere übertragen werden kann, haben verschiedene Autoren eine experimentelle Erprobung des Chaulmoograöls und anderer Flacourtiaceenöle, sowie einiger der aus ihnen hergestellten Derivate im Heil- und Schutzversuch an *tuberkuloseinfizierten* Meerschweinchen, Kaninchen und Mäusen durchzuführen versucht. Hierbei wurde teils das native Chaulmoograöl (Lindenberg[1], Lindenberg und Rangel Pestana[2], Kolmer, Davis und Jager[3], Voegtlin, Smith und Johnson[4], Klopstock[5]), teils das Heisersche Gemisch (s. S. 48; Walker[6]), das kreosothaltige „Chaulmugrin" (s. S. 50; Fischl[7]) oder emulgiertes Chaulmoograöl (Walker[6]), teils die Äthyl- bzw. Propylester der Gesamtfettsäuren verschiedener Flacourtiaceenöle (Taraktogenos kurzii, Hydnocarpus anthelmintica, Hydnocarpus laurifolia s. wightiana, Hydnocarpus venenata, Carpotroche brasiliensis; vgl. Tabelle 1 und 2) ohne und mit Jodzusatz (Walker[6], Voegtlin, Smith und Johnson[4], Klopstock[5], Ohlsson und Glimstedt[8], Fischl[7]), teils Natriumsalze der Chaulmoografettsäuren (Rogers[9], Lindenberg und Rangel Pestana[2], Biesenthal[10], Voegtlin, Smith und Johnson[4], Walker[6], Culpepper und Ableson[11], Leuret[12], Rogers, Cummins und Weatherall[13], Fischl[7]), letztere auch in Kombination mit Calciumlactat (Voegtlin, Smith und Johnson[4]), teils die Goldsalze (Kleeberg[14]), teils schließlich die Kupfersalze (Ostromysslenski und Petrow[15]) verwendet. Im allgemeinen bestand die Behandlung der Tiere in einer Reihe von Einspritzungen, mit denen meist schon kurze Zeit nach der experimentellen Tuberkuloseinfektion begonnen wurde.

Die Mehrzahl der Autoren (Rogers, Biesenthal, Lindenberg und Pestana, Kolmer, Davis und Jager, Voegtlin, Smith und Johnson, Leuret, Klopstock, Rogers, Cummins und Weatherall, Fischl) konnte im Heilversuch keinerlei Wirkung der geprüften Chaulmoograpräparate auf die Erkrankung feststellen. Demgegenüber glauben Ostromysslenski und Petrow[15], Walker[6] (s. auch Walker, MacArthur und Sweeney[16]), Kleeberg[14] sowie Ohlsson und Glimstedt[8] einen langsameren Verlauf oder eine geringere Ausdehnung der experimentellen Tuberkulose bei den behandelten Versuchstieren festgestellt zu haben; Culpepper und Ableson[11] berichten sogar, daß sie bei einigen der mit den Natriumsalzen der Chaulmoografettsäuren behandelten Meerschweinchen eine völlige Ausheilung der Tuberkulose nachweisen konnten. Bei prophylaktischer Anwendung der Chaulmoograderivate beobachteten Kolmer, Davis und

[1] Lindenberg, A.: Bol. Acad. Nac. Med. Rio de Janeiro **91**, Nr 22 (1920). — [2] Lindenberg, A., u. B. Rangel Pestana: Brazil Medico **34**, 603 (1920) — J. amer. med. Assoc. **75**, 1602 (1920) — Z. Immun.forsch. **32**, 66 (1921). — [3] Kolmer, J. A., L. C. Davis u. R. Jager: J. inf. Dis. **28**, 265 (1921). — [4] Voegtlin, C., M. J. Smith u. J. M. Johnson: J. amer. med. Assoc. **77**, 1017 (1921). — [5] Klopstock, F.: Z. Tbk. **41**, 119 (1924). — [6] Walker, E. L.: Trans. 17. ann. meeting Nat. Tbc. Assoc. **1921**, 392. — [7] Fischl, V.: Z. Immun.forsch. **85**, 71 (1935). — [8] Ohlsson, E., u. E. G. Glimstedt: Acta path. scand. (Københ.), Suppl. **16**, 280 (1933). — [9] Rogers, L.: Brit. med. J. **1919 I**, 147 — Lancet **200**, 1178 (1921) — Brit. J. Tbc. **16**, 110 (1922). — [10] Biesenthal, M.: Amer. Rev. Tbc. **4**, 84 u. 781 (1921). — [11] Culpepper, W. L., u. M. Ableson: J. Labor. a. clin. Med. **6**, 415 (1921). — [12] Leuret, F.: J. Méd. Bordeaux **94**, 789 (1922). — [13] Rogers, L., S. L. Cummins u. C. Weatherall: Brit. med. J. **1933 I**, 47. — [14] Kleeberg, J.: Klin. Wschr. **10**, 509 (1931). — [15] Ostromysslenski, J., u. D. Petrow: J. russ. phys.-chem. Ges. **47**, 335 (1915). — [16] Walker, E. L., C. G. MacArthur u. M. A. Sweeney: Trans. 18. ann. meet. Nat. Tbc. Assoc. **1922**, 553.

JAGER eine Lokalisierung der Tuberkulose in den regionären Lymphdrüsen (an Meerschweinchen), während VOEGTLIN, SMITH und JOHNSON auch im Schutzversuch (an Meerschweinchen) keinerlei Wirkung der Präparate nachweisen konnten.

Neuerdings wurden von MARKIANOS[1], WALKER und SWEENEY[2], SCHLOSSBERGER und KOCH[3] (vgl. auch KOCH[4], SCHLOSSBERGER[5]), TISSEUIL[6] sowie EMERSON, ANDERSON und LEAKE[7] (s. auch ANDERSON, EMERSON und LEAKE[8]) Heilversuche mit Chaulmoograderivaten an Ratten, die mit *Rattenlepra* infiziert waren, ausgeführt. Ebenso wie MARKIANOS mit Alepol (Natriumsalze der Chaulmoografettsäuren; s. S. 52), konnten auch SCHLOSSBERGER und KOCH durch mehrfache Behandlung mit den Äthylestern der Gesamtfettsäuren von Hydnocarpus anthelmintica ohne und mit Jodzusatz (Government Laboratory, Bangkok, Siam) bei leprainfizierten Ratten mehrfach eine rasche Erweichung und Entleerung der Leprome, allerdings keine vollkommene Ausheilung, beobachten. Über ähnliche günstige Ergebnisse mit den Äthylestern des Chaulmoograöls und mit Alepol berichten auch WALKER und SWEENEY sowie EMERSON, ANDERSON und LEAKE (s. auch ANDERSON, EMERSON und LEAKE). Die beschleunigte Einschmelzung des leprösen Gewebes und die Eliminierung der bacillenreichen nekrotischen Massen stellt zweifellos eine deutliche Beeinflussung des Krankheitsprozesses dar, die mit der Wirkung der Chaulmoograpräparate auf die menschliche Lepra wohl in Parallele gesetzt werden kann. Demgegenüber konnte jedoch TISSEUIL mit Chaulmoograäthylestern bei leprösen Ratten zwar eine günstige Beeinflussung des Allgemeinzustandes, aber eher ein beschleunigtes Wachstum der Leprome feststellen. Es erscheint nicht ausgeschlossen, daß es sich hierbei um die Wirkung einer Unterdosierung handelt.

Als unwirksam erwiesen sich in den Versuchen von MARKIANOS die Äthylester der Phenyldihydrohydnocarpussäure (Präparat 541 von FOURNEAU und BARANGER[9]; s. S. 64), der Methoxyphenyldihydrohydnocarpussäure, der Phenylundecylensäure und ihres Methoxyderivats. Nach den Ergebnissen von ANDERSON, EMERSON und LEAKE[8] haben die Äthylester der von ADAMS und seinen Mitarbeitern synthetisch dargestellten Di-n-heptylessigsäure (s. S. 45, 64 u. 93), ferner zwei weitere synthetische Präparate, das chaulmoogryl-p-phenetidinsulfosaure Natrium (Präparat 921; s. S. 64) und das dihydrochaulmoogryl-p-phenetidinsulfosaure Natrium (Präparat 923; s. S. 64) bei Rattenlepra nur eine verhältnismäßig geringe Heilwirkung erkennen lassen. Dagegen erwiesen sich in den Versuchen von EMERSON, ANDERSON und LEAKE[7] einige andere, von R. WRENSHALL in Honolulu hergestellte Präparate, nämlich das Kaliumjododihydrochaulmoograt (Präparat 661 K; s. S. 64 u. 76) und das Natriumchaulmoogrylglycinat (Präparat 1141; s. S. 64 u. 76), dem Alepol etwa gleichwertig; eine noch stärkere Wirksamkeit zeigte das als „Chaulphosphate" bezeichnete dichaulmoogroyl-β-glycerinphosphorsaure Natrium (s. S. 64 u. 76).

Auch bei einer Reihe weiterer Infektionskrankheiten wurden schon Chaulmoograpräparate experimentell auf eine etwaige Heilwirkung geprüft; die Resultate dieser Untersuchungen waren aber bisher großenteils vollkommen

---

[1] MARKIANOS, J.: Bull. Soc. Path. exot. Paris **22**, 17 (1929); **23**, 268 (1930). — [2] WALKER, E. L., u. M. A. SWEENEY: J. prevent. Med. **3**, 325 (1929). — [3] SCHLOSSBERGER, H., u. F. KOCH: Zbl. Bakter. I Ref. **106**, 382 (1932) — Gedenkschr. f. Prof. JOANNOVIĆ, Srpski Arch. Lekarst. (Belgrad) **34**, 364 (1932). — [4] KOCH, F.: Zbl. Hautkrkh. **40**, 433 (1932). — [5] SCHLOSSBERGER, H.: Zbl. Tbk.forsch. **42**, 545 (1935). — [6] TISSEUIL, J.: Bull. Soc. Path. exot. Paris **25**, 969 (1932); **26**, 579 (1933). — [7] EMERSON, G. A., H. H. ANDERSON u. C. D. LEAKE: Proc. Soc. exper. Biol. a. Med. **31**, 274 (1933) — Arch. internat. Pharmacodynamie **48**, 247 (1934). — [8] ANDERSON, H. H., G. A. EMERSON u. C. D. LEAKE: Internat. J. Leprosy **2**, 39 (1934). — [9] FOURNEAU, E., u. P. M. BARANGER: Zit. S. 35.

negativ. So hat nach den Befunden von Smyly[1] Äthylhydnocarpat keinen Einfluß auf die experimentelle *Kala azar*-Infektion des chinesischen Hamsters, und Natriumchaulmoograt ist nach den Feststellungen von Schlossberger[2] ohne Wirkung bei der Infektion der Mäuse mit den Spirillen des *Rattenbißfiebers* (*Soduku*). Beim experimentellen *Fleckfieber* des Meerschweinchens soll dieses Natriumsalz der Chaulmoograsäure ebenso wie auch andere kolloidale Substanzen (Tusche, Trypanblau, Kollargol) nach den Angaben von Reimann[3] infolge Blockierung oder Stimulierung des Reticuloendothels eine schwache prophylaktische Wirkung entfalten. Jungeblut[4] (s. auch Jungeblut und Thompson[5]), der vier mit *Poliomyelitis* experimentell infizierte Affen während der Inkubationszeit mehrfach mit Chaulmoograäthylestern („Chaulmestrol"; s. S. 57) behandelte, konnte bei 2 Tieren ein völliges Ausbleiben der Krankheitserscheinungen, bei den beiden anderen Affen eine nur teilweise Lähmung feststellen, während die Kontrollen in typischer Weise erkrankten. Bei der Infektion der Mäuse mit dem *Herpes*virus (vgl. Gildemeister und Ahlfeld[6]) ließen die nicht jodierten und die jodierten Äthylester der Gesamtfettsäuren des Öls von Hydnocarpus anthelmintica (Government Laboratory, Bangkok) keine therapeutische Wirksamkeit erkennen (Gildemeister und Schlossberger uned.).

2. Klinische Erfahrungen mit Chaulmoograöl und den ihm nahestehenden vegetabilischen Fetten, sowie deren Derivaten bei Lepra, Tuberkulose und anderen Erkrankungen.

a) Lepra.

Über die mit den verschiedenen Flacourtiaceenölen und deren Derivaten bei der Behandlung der menschlichen Lepra erzielten klinischen Ergebnisse hat sich im Laufe der Jahre ein außerordentlich großes Schrifttum angesammelt. Betreffs Einzelheiten sei insbesondere auf die zusammenfassenden Darstellungen von Desprez[7], Sée[8], Jeanselme[9], Mercado y Donato[10], McCoy und Hollmann[11], Rogers[12], Rogers und Muir[13], Muir[14], Muir und Lowe[15], Bloch und Bouvelot[16] (s. auch Bloch[17]), Warren[18], Olpp[19], Pringault und Vigne[20], Padua[21], Noel[22], Fowler[23], Noc[24], Wade[25], Wade und Rodriguez[26], Schlossberger[27], Rouil-

[1] Smyly, H. J.: Trans. roy. Soc. trop. Med. Lond. **20**, 104 (1926). — [2] Schlossberger, H.: Z. Hyg. **108**, 627 (1928). — [3] Reimann, H. A.: J. of Immun. **18**, 153 (1930.) — [4] Jungeblut, C. W.: Proc. Soc. exper. Biol. a. Med. **28**, 176 (1930). — [5] Jungeblut, C. W., u. R. Thompson: Immunität usw. **3**, 1 (1931). — [6] Gildemeister, E., u. J. Ahlfeld: Zbl. Bakter. I Orig. **137**, 241 (1936); **139**, 325 (1937). — [7] Desprez, G.: Zit. S. 3. — [8] Sée, M.: Zit. S. 3. — [9] Jeanselme, E.: Zit. S. 9. — S. auch E. Jeanselme: La lèpre. Paris: G. Doin et Cie. 1934 — Rev. Hyg. et Méd. prévent. **56**, 321 (1934). — [10] Mercado y Donato, E.: Mem. y Com. de la 2. Asamblea Region. Med. y Farm. de Filipinas (Manila) **2**, 105 (1914). — S. auch S. 12. — [11] McCoy, G. W., u. H. T. Hollmann: U. S. Publ. Health Bull. **75**, 3 (1916). — [12] Rogers, L.: Zit. S. 10. — [13] Rogers, L., u. E. Muir: Leprosy. Bristol: J. Wright and Sons Ltd. 1925. — [14] Muir, E.: Zit. S. 101. — S. auch Trans. South Indian Branch, Brit. med. Assoc. **17**, 105 (1925) — J. roy. Sanit. Inst. **46**, 131 (1925) — Indian J. med. Res. **14**, 125 (1926) — Indian med. Gaz. **62**, 211 (1927) — Trans. roy. Soc. trop. Med. Lond. **25**, 87 (1931) — Internat. J. Leprosy **1**, 407 (1933). — [15] Muir, E., u. J. Lowe: Indian med. Gaz. **68**, 88 (1933). — [16] Bloch, A., u. M. Bouvelot: Ann. Méd. Pharm. colon. **19**, 181 (1921). — [17] Bloch, A.: Rev. colon. Méd. Chir. **1933**, Nr 44 u. 45. — [18] Warren, L. E.: J. amer. pharmaceut. Assoc. **10**, 510 (1921). — [19] Olpp: Klin. Wschr. **1**, 2336 (1922); **7**, 1869 (1928) — Arch. Schiffs- u. Tropenhyg. **26**, 322 (1922) — Rev. méd. germ.-ibero-americ. **1**, 170 (1928). — [20] Pringault, E., u. P. Vigne: Congrès de la Santé publ. et de la Prévoyance sociale, Marseille 1922, Verhandlungen, S. 130. — [21] Padua, R. G.: Monthly Bull. Philippine Health Serv. **2**, 105 (1922). — [22] Noel, P.: Ann. de Dermat. [6] **3**, 644 (1922). — [23] Fowler, H.: China med. J. **36**, 115 (1922); **39**, 594 (1925). — [24] Noc, F.: Rev. d'Hyg. **44**, 955 (1922). — [25] Wade, H. W.: Trans. far-east. Assoc. trop. Med. (5th Congr., Singapore 1923) S. 363. — [26] Wade, H. W., u. J. N. Rodriguez: Zit. S. 12. — [27] Schlossberger, H.: Z. angew. Chem. **37**, 4 (1924) — Umschau **28**, 176 (1924) — Zbl. Tbk.forsch. **42**, 545 (1935).

LARD[1], BANTUG[2], VURPILLAT[3], DE MELLO[4], GAVINO und TIETZE[5], CALLENDER und BITTERMANN[6] (s. auch CALLENDER[7]), RAMOS E SILVA[8], HOFFMANN[9], DEYCKE[10], DE SOUZA-ARAUJO[11], UNNA[12], E. V. PINEDA, E. R. PINEDA und DAYRIT[13], MARRAS[14], CUERVO[15], GONZALEZ MEDINA[16], BRAY[17], MAXWELL[18], KLINGMÜLLER[19], EUBANAS[20], WATSON[21], LOWE[22], LULL[23], COCHRANE[24], BENCHE-TRIT[25], TAMIYA[26], NAGAYO[27], POTTIER[28], FIDANZA[29], BERNARD[30], ORLANDINI[31], TOMB[32], BOUILLAT[33], WELCH[34], VAN CAMPENHOUT[35], CALCAGNO[36], GAY[37], ARCOS[38] und die dort angeführte Literatur verwiesen (vgl. auch Editorial im Brit. med. J.[39] und Report of the Leonard Wood Memorial Conference on leprosy in Manila, 1931[40]).

Im allgemeinen wird die Leprabehandlung mit den Chaulmoograpräparaten in der Weise durchgeführt, daß in gewissen Zeitabständen zunächst allmählich ansteigende Dosen der betreffenden Zubereitung appliziert werden, und daß dann, sobald die auf Grund empirischer Erfahrung für eine wirksame Dauer-behandlung als ausreichend betrachtete, gut verträgliche Höchstmenge erreicht ist, diese längere Zeit hindurch weiter verabfolgt wird. Die Dosierung richtet sich im Einzelfalle nach der Intensität der im Anschluß an die erstmaligen Dar-

[1] ROUILLARD, J.: Presse méd. **32**, 929 (1924). — [2] BANTUG, J. P.: Monthly Bull. Philippine Health Serv. **4**, 545 (1924). — [3] VURPILLAT, F. J.: U. S. nav. med. Bull. **22**, 587 (1925). — [4] DE MELLO, F.: Presse méd. **29**, 861 (1921); **33**, 1348 (1925) — Bol. Geral de Med. e Farm. (Nova Goa) [10] Nr **3—6**, 62 (1925) — Rev. españ. Urol. **28**, 513 (1926). — [5] GAVINO, C., u. S. TIETZE: J. Philippine Isl. med. Assoc. **5**, 50 (1925). — [6] CALLENDER, G. R., u. TH. BITTERMANN: Philippine J. Sci. **27**, 9 (1925). — [7] CALLENDER, G. R.: Amer. J. trop. Med. **5**, 351 (1925). — [8] RAMOS E SILVA, J.: Ann. brasil. Dermat. **2**, 17 (1926). — [9] HOFF-MANN, W. H.: Rev. Med. y Cir. (Habana) **31**, 119 (1926); **40**, 310 (1935) — Leprosy Rev. **1**, 15 (1930) — Arch. ital. Sci. med. colon. **11**, 670 (1930) — O tratamento precoce da lepra. Distribução da Soc. de Assistencia aos lazaros e Defesa contra a lepra, São Paulo 1931 — Bol. Soc. de Defesa contra a lepra São Paulo **4**, 27 (1932) — Jb. Missionsärztl. Inst. Würzburg **9**, 39 (1932) — Africa, J. of internat. Inst. of African languages a. cultures **5**, 455 (1932). — [10] DEYCKE, G.: Rev. médica Hamb. **8**, 42 (1927). — [11] DE SOUZA-ARAUJO, H. C.: Rev. médica Hamb. **8**, Nr 5 u. 6 (1927) — Tratamento moderno da lepra. Rio de Janeiro: Typ. do Instituto Oswaldo Cruz 1928 — Brux. méd. **11**, 630 (1931) — Trans. roy. Soc. trop. Med. Lond. **24**, 599 (1931) — Rev. med.-cir. do Brazil **41**, 329 (1933). — [12] UNNA, P.: Dermat. Wschr. **86**, 383 (1928). — [13] PINEDA, E. V., E. R. PINEDA u. A. DAYRIT: J. Philippine Isl. med. Assoc. **9**, 443 (1929). — [14] MARRAS, A.: La terapia della lepra ed i resultati ottenuti coi moderni trattamenti. Terapia fisica, Chaulmoograti, Vaccinoterapia. Sassari: Libreria italiana e straniera 1929. — [15] CUERVO, L. H.: Arch. de Lepra (Bogotá) **1**, 269 (1929). — [16] GONZALEZ MEDINA, R.: Actas dermo-sifilogr. **22**, 132 u. 202 (1929). — [17] BRAY, G. W.: Proc. roy. Soc. Med. **23**, 1370 (1930). — [18] MAXWELL, J. L.: China med. J. **44**, 37 (1930). — [19] KLINGMÜLLER, V.: Die Lepra. Handb. d. Haut- u. Geschlechts-krankheiten, herausg. von J. JADASSOHN **10 II**. Berlin: Julius Springer 1930. — [20] EUBANAS, F.: J. Philippine Isl. med. Assoc. **10**, 300 (1930). — [21] WATSON, A. J.: China med. J. **44**, 803 (1930). — [22] LOWE, J.: Indian med. Gaz. **67**, 208 (1932). — [23] LULL, G. F.: Mil. Surgeon **70**, 138 (1932). — [24] COCHRANE, R. G.: Brit. J. Dermat. **42**, 125 (1930); **44**, 132 (1932) — J. State Med. **39**, 583 (1931). — [25] BENCHETRIT, A.: Informe que el Dr. Benchetrit rinde al gobernador de Valle del Cauca (República de Colombia) en relación con los enfermos de lepra vallecaucanos confiados a sus cuidados y recluídos en el lazareto de Agua de Dios. Bogotá: Edit. Minerva 1931 — El primer centenar de enfermos de lepra curados. Bogotá: Edit. Minerva 1933 — Disertaciones acerca de la lepra. Primera serie. Caracas: Tipografia Vargas 1922. — [26] TAMIYA, T.: Jap. J. exper. Med. **9**, 483 (1931). — [27] NAGAYO, M.: Jap. J. exper. Med. **9**, 403 (1931). — [28] POTTIER, R.: Ann. Soc. belge Méd. trop. **12**, 143 (1932). — [29] FIDANZA, E. P.: Semana méd. **40**, 1325 (1933). — [30] BERNARD, P. N.: Rev. colon. de Méd. et Chir. **1933**, Nr 43. — [31] ORLANDINI, P.: Marseille-Méd. **70**, 232 (1933). — [32] TOMB, J. W.: J. trop. Med. **36**, 170, 186, 201 (1933). — [33] BOUILLAT: Ann. Méd. Pharm. colon. **32**, 17 (1934). — [34] WELCH, T. B.: East African med. J. **11**, 76 (1934). — [35] VAN CAMPEN-HOUT, E.: Bull. Office internat. Hyg. publ. **26**, 497 (1934). — [36] CALCAGNO, O.: Rev. méd. lat.-amer. **20**, 201 (1935). — [37] GAY, F. P.: Science (N. Y.) **81**, 283 (1935). — [38] ARCOS, G.: An. Univ. Central (Quito) **57**, 203 (1936). — [39] Brit. med. J. **1921 II**, 851. — [40] Philippine J. Sci. **44**, 449 (1931).

reichungen eintretenden Herd- und Allgemeinreaktionen (s. S. 100). Sind diese
Erscheinungen zu stark, so muß die nächstfolgende Dose entsprechend herabgesetzt, evtl. die Behandlung für kürzere Zeit unterbrochen werden. Unter
Umständen ist in solchen Fällen auch ein Wechsel des verwendeten Präparats
angezeigt. Behandlungsversuche von Bartman[1] haben gezeigt, daß durch eine
forcierte Therapie mit starken Dosen die Heilerfolge nicht verbessert werden
können.

Bei Überdosierung, besonders der Äthylester, wurden Dyspnoe, Husten,
Larynxspasmus, Brennen auf der Brust (s. S. 95), sowie Nierenschädigungen
(s. S. 97), bei längerem Gebrauch der Ester außerdem Trockenheit der Haut,
Augenstörungen mit Beeinträchtigung des Sehvermögens, allgemeine Schwäche,
Kopf- und Muskelschmerzen beobachtet (Muir[2], Wilson[3], Wade, Lara und
Nicolas[4], Ortiz[5], Aoki, Kawamura, Kamikawa und Fukumachi[6], Parra und
Santos[7], Pineda[8], Lissner[9], Travers[10] u. a.). Auf Grund der vorliegenden
Erfahrungen hat die Therapie der Lepra mit Chaulmoograpräparaten nur dann
Aussicht auf Erfolg, wenn sie die größtmögliche Rücksicht auf die Widerstands-
fähigkeit der Patienten nimmt (vgl. insbesondere Muir[11], sowie Hoffmann[12]).
Bei zu intensiver Behandlung kann es, abgesehen von den teils schon genannten
Organschädigungen, zu einem Fortschreiten des Krankheitsprozesses kommen
(Lara, de Vera, Samson und Eubanas[13], Pardo-Castelló[14], Kerr[15]; vgl. auch
S. 87 u. 102); diese letztere Gefahr besteht in erster Linie bei akuter Knotenlepra,
weshalb hier die Dosierung der Präparate sehr vorsichtig erfolgen muß. Be-
sonderes Augenmerk ist außerdem auf die Möglichkeit einer gleichzeitig bestehenden Tuberkulose zu richten, da tuberkulöse Prozesse, welche die häufigste
Komplikation der Lepra darstellen (Engel[16], Rogers[17], Tietze[18], Pineda[19],
Austin[20]; vgl. auch S. 103), durch die Behandlung mit Chaulmoograderivaten
leicht zum Aufflackern gebracht werden. Nach Rogers[17] (s. auch S. 103) sollen
sich für diese Erkrankungsfälle die milder wirkenden Natriumsalze oder Äthylester der Lebertranfettsäuren besser eignen; diese üben indessen nach Rodriguez[21]
bei Lepra starke Reizwirkungen aus. Hinsichtlich des Zustandekommens der
Herdreaktionen und ihrer Bedeutung in therapeutischer Beziehung vgl. S. 101
und 102.

Bei der Behandlung der Lepra finden von den zahlreichen im Abschnitt IV
(S. 45) angeführten Zubereitungen und Derivaten des Chaulmoograöls und der
anderen ihm nahestehenden Flacourtiaceenöle heutzutage hauptsächlich die
Äthylester, sowie die rohen Öle mit verschiedenen Zusätzen, ausgiebige Verwendung. Um eine Steigerung der Wirkung zu erzielen, wird von manchen
Autoren eine kombinierte Behandlung der Leprakranken in der Weise durchgeführt, daß neben Chaulmoograpräparaten noch andere Substanzen, wie *Ar-*

---

[1] Bartman, J.: Ann. Soc. belge Méd. trop. **14**, 7 (1934). — [2] Muir, E.: Zit. S. 100. —
[3] Wilson, R. M.: Leprosy Rev. **5**, 166 (1934). — [4] Wade, H. W., C. B. Lara u. C. Nicolas:
Zit. S. 101. — [5] Ortiz, P. N.: Zit. S. 58. — [6] Aoki, T., M. Kawamura, Y. Kamikawa
u. T. Fukumachi: Zit. S. 52. — [7] Parra, R. F., u. J. E. Santos: Zit. S. 95. —
[8] Pineda, E. V.: Monthly Bull. Philippine Health Serv. **4**, 205 (1924). — [9] Lissner, H. H.:
Amer. Rev. Tbc. **7**, 257 (1923). — [10] Travers, E. A. O.: Proc. roy. Soc. Med., Sect. trop.
Dis. **19**, 1 (1926). — [11] Muir, E.: Lancet **206**, 277 (1924). — [12] Hoffmann, W. H.:
Bull. méd. Katanga **6**, 7 (1929). — [13] Lara, C. B., B. de Vera, J. G. Samson u. F. C.
Eubanas: Zit. S. 102. — [14] Pardo-Castelló, V.: Zit. S. 102. — [15] Kerr, J.: Lancet **209**,
373 (1925). — [16] Engel-Bey, F.: Zit. S. 10. — [17] Rogers, L.: Zit. S. 103. — [18] Tietze, S.:
Monthly Bull. Philippine Health Serv. **6**, 355 (1926). — [19] Pineda, E. V.: S. Fußnote 8. —
[20] Austin, C. J.: Fiji ann. med. a. Health Rep. **1930**, 58 u. 63; **1931**, 36 — J. trop. Med.
35, 113 (1932). — [21] Rodriguez, J. N.: J. Philippine Isl. med. Assoc. **6**, 42 (1926). —
S. auch S. 103.

senikalien [Arrhenal und Atoxyl (MONTEL[1], ROBINEAU[2]), Neosalvarsan (DELA-NOË[3], DE VERA[4]), Eparséno (GOUGEROT[5], GENEVRAY[6])], *Antimonverbindungen* [Brechweinstein (TREUHERZ[7], STEIN[8]), Antimosan, Stibenyl, Stibosan (DE MELLO[9], HOFFMANN und RAMOS BÁEZ[10])], *Goldpräparate* [Krysolgan, Solganal (HOFFMANN[11], HOFFMANN und RAMOS BÁEZ[12], SÜLK[13], VAN BREUSEGHEM[14]), Solganal B (WOILAS und DIAMANTOPOULOS[15]), Goldsalvarsan (v. ORTENBERG[16]), sonstige Goldsalze (CURTI[17])] und *andere Metallverbindungen* [Kupferpräparate (CURTI[17]), Silbersalvarsan (v. ORTENBERG[16]), Mercurochrome (DE MELLO[18])], *Calciumchlorid* (RODRIGUEZ[19], VAN BREUSEGHEM[20]), *Jod* (BARTMAN[21]) oder *Jodkalium* (MUIR[22], MOHANTY[23], MAXWELL[24], FIDANZA, SCHUJMAN und FERNANDEZ[25]), *Thymol* (GUERRERO[26], KAISER[27], SOETOPO[28]), neuerdings insbesondere *Farbstoffe* [Trypaflavin (LEGER[29]), Methylenblau (MONTEL[30], MONTEL und Mitarbeiter[31], DOROLLE und Mitarbeiter[32], LÉPINE und MARKIANOS[33], GOUGEROT und BLUM[34]) oder Eosin (ALFRED[35])], zur Anwendung gelangen. Die Urteile über den Wert einer solchen kombinierten Therapie lauten indessen zum Teil recht widersprechend. Zu erwähnen wäre hier noch, daß nach der Angabe mancher Autoren (MUIR[36], BANTUG[37] u. a.) bei solchen Leprösen, deren Erkrankung nach anfänglicher günstiger Beeinflussung durch fortgesetzte Behandlung mit demselben Chaulmoograderivat keine weitere Besserung erfährt, vielfach ein Wechsel des Präparats zum Ziele führt (vgl. S. 108).

Neben der Anwendung der Chaulmoograpräparate haben bei der Leprabehandlung noch geeignete *hygienisch-diätetische Maßnahmen* zwecks Erhöhung der Widerstandsfähigkeit der Erkrankten einherzugehen. Vor allen Dingen ist

---

[1] MONTEL, L. R.: Bull. Soc. Path. exot. Paris **4**, 48 (1911). — [2] ROBINEAU, M.: Zit. S. 49 u. 50. — [3] DELANOË, E.: Bull. Soc. Path. exot. Paris **20**, 953 (1927). — [4] DE VERA, B.: J. Philippine Isl. med. Assoc. **9**, 318 (1929). — [5] GOUGEROT, H.: Rev. prat. Mald. Pays chauds **7**, 501 (1927). — [6] GENEVRAY, J.: Bull. Soc. Path. exot. Paris **19**, 441 (1926). — [7] TREUHERZ, W.: Dermat. Wschr. **84**, 394 (1927). — [8] STEIN, A. A.: Trop. Med. i Vet. (Moskau) **9**, 442 (1931). — S. auch S. 102. — [9] DE MELLO, F.: Zit. S. 107. — [10] HOFFMANN, W. H., u. P. RAMOS BÁEZ: Med. Argentina **5**, 52 (1926). — [11] HOFFMANN, W. H.: Dermat. Wschr. **86**, 394 (1928) — J. trop. Med. **32**, 328 (1929) — Bull. méd. Katanga **6**, 7 (1929) — Arch. ital. Sci. med. colon. **11**, 670 (1930) — Leprosy Rev. **2**, 43 (1931) — Bol. Soc. de defesa contra a lepra, São Paulo **4**, 27 (1932) — Jb. Missionsärztl. Inst. Würzburg **9**, 39 (1932) — Rev. Med. y Cir. (Habana) **40**, 310 (1935). — [12] HOFFMANN, W. H., u. P. RAMOS BÁEZ: J. Clin. (Rio de Janeiro) **11**, 225 (1930). — [13] SÜLK, N.: Dermat. Wschr. **88**, 99 (1929). — [14] VAN BREUSEGHEM, R.: Ann. Soc. belge Méd. trop. **16**, 379 (1936). — [15] WOILAS u. DIAMANTOPOULOS: Iatrika Chronika **1930**, Nr 3. — [16] v. ORTENBERG, H.: Zit. S. 57. — [17] CURTI, O. P.: Riv. Hig. y Tbc. **18**, 71 (1925) — Gaz. méd.-farmaceut. (Buenos Aires), **1925**, Febr. — [18] DE MELLO, J. F.: Verh. 9. internat. Kongr. f. Dermat. (Budapest, Sept. 1935) **2**, 570 (1936). — [19] RODRIGUEZ, J.: Zit. S. 103. — [20] VAN BREUSEGHEM, R.: Zit. S. 94. — [21] BARTMAN, J.: Zit. S. 108. — [22] MUIR, E.: Ann. Rep. Calcutta School trop. Med. **1923**, 35 — Lancet **206**, 277 (1924) — Indian med. Gaz. **59**, 297 (1924). — S. auch S. 101. — [23] MOHANTY, L. N.: Zit. S. 58. — [24] MAXWELL, J. L.: Zit. S. 107. — [25] FIDANZA, E. P., S. SCHUJMAN u. J. M. FERNANDEZ: Rev. argent. Dermato-Sifilol. **16**, 568 (1932) — Rev. méd. lat.-amer. (Buenos Aires) **20**, 205 u. 206 (1935). — [26] GUERRERO, G. L.: Rep. Med. y Cir. (Bogotá) **17**, 194 (1926). — [27] KAISER, L.: Geneesk. Tijdschr. Nederl.-Indië **70**, 712 (1930). — [28] SOETOPO: Geneesk. Tijdschr. Nederl.-Indië **73**, 885 (1933). — [29] LEGER, M.: Bull. Soc. Path. exot. Paris **23**, 1009 (1930). — [30] MONTEL, L. R.: Bull. Soc. méd.-chir. Indochine **12**, 559, 622, 623 (1934) — Bull. Acad. Méd. Paris **112**, 208 (1934) — Bull. Soc. Path. exot. Paris **28**, 616 (1935); **29**, 243, 361 (1936). — [31] MONTEL, L. R., J. BABLET, NGUYEN NGOG NHUAN u. DO VAN HOANH: Bull. Soc. Path. exot. Paris **29**, 560 (1936). — MONTEL, R., u. LE-VAN-PHUNG: Bull. Soc. Path. exot. Paris **29**, 23 (1936). — MONTEL, R., u. G. MONTEL: Bull. Soc. Path. exot. Paris **29**, 857 (1936). — MONTEL, M. L. R., u. TRUONG-VAN-QUE: Bull. Soc. méd.-chir. Indochine **12**, 566 (1934). — [32] DOROLLE, P., NGO-QUANG-LY, HUYNH-VAN-HUY u. TRAN-VAN-TAM: Bull. Soc. Path. exot. Paris **28**, 839 (1935). — [33] LÉPINE, P., u. J. MARKIANOS: Bull. Soc. Path. exot. Paris **29**, 28 (1936). — [34] GOUGEROT, H., u. P. BLUM: Bull. Soc. franç. Dermat. **43**, 1459 (1936). — [35] ALFRED, E. S. R.: Leprosy Rev. **6**, 179 (1935). — [36] MUIR, E.: Zit. S. 12. — [37] BANTUG, J. P.: Zit. S. 107.

für eine ausreichende Ernährung Sorge zu tragen, da nur bei kräftigen Patienten die außerordentlich anstrengende Chaulmoograölbehandlung genügend lange durchgeführt werden kann (Embrey[1], Davison[2], Keil[3] u. a.; vgl. auch Société des Nations[4]). Manche Autoren empfehlen besonders bei unterernährten und anämischen Kranken die Verordnung tonischer Medikamente, z. B. Kreosot oder Kombinationen von Eisen, arseniger Säure und Strychnin, oder von Eisen, Chinin und Strychnin zur Unterstützung der spezifischen Behandlung (Montel[5], McCants[6], Wade[7]; vgl. auch S. 46). Besondere Beachtung ist auch etwaigen akzidentellen Erkrankungen zu schenken, so besonders der in den tropischen und subtropischen Gegenden häufigen Ankylostomiasis, die am besten mit Tetrachlorkohlenstoff behandelt wird (Ogilvie[8], Austin[9]), ferner der Syphilis, der Malaria und, wie bereits hervorgehoben wurde, der Tuberkulose.

Auf Grund der aus sämtlichen Ländern mit endemischer Lepra vorliegenden günstigen Berichte zahlreicher Autoren kann an der therapeutischen Wirksamkeit der Chaulmoograpräparate bei Lepra heute wohl kaum noch gezweifelt werden. Fast sämtliche Autoren erzielten bei einem mehr oder weniger hohen Prozentsatz der von ihnen behandelten Patienten Besserungen; die zwischen den Angaben der einzelnen Autoren bestehenden Unterschiede dürften wohl durch die Verschiedenheiten des Krankenmaterials, der benützten Präparate und ihrer Anwendung zu erklären sein (vgl. Calcagno[10]). Nach den ziemlich übereinstimmenden Mitteilungen der Mehrzahl der Autoren hat es insbesondere den Anschein, daß es bei genügend langer Behandlung mit Chaulmoograpräparaten gelingt, die für die Verbreitung der Lepra in erster Linie in Betracht kommenden nodösen Fälle großenteils ihrer Infektiosität zu berauben.

Die *Beeinflussung des Krankheitsprozesses* besteht in einem Verschwinden der Maculae, einem anfänglichen Anschwellen, dann Weicherwerden und einer Zusammenziehung, schließlich in einer vollständigen Vernarbung der Knoten, einem erneuten Haarwuchs, einem Nachlassen oder gänzlichen Aufhören des Nasenblutens, in einer Besserung der Gefühlsempfindungen, in einer Verminderung oder einem Verschwinden der Nervenverdickungen, in einer Abheilung der Geschwüre, einem Verschwinden der Bacillen aus dem Nasenschleim und aus dem Blute der Maculae, und einer Besserung des Allgemeinbefindens. Die Blutkörperchensenkungsgeschwindigkeit, die bei manchen Formen der Lepra und besonders bei den Leprareaktionen (s. S. 100) eine Beschleunigung aufweist, kann im Laufe der Behandlung wieder normal werden (Maurano[11], de Moura Costa[12]); nach den Angaben von Ribeiro[13], der bei Lepra eine Änderung der Papillarleisten der Haut nachweisen konnte, soll sich unter dem Einfluß einer wirksamen Chaulmoograbehandlung wieder der alte Zustand herstellen lassen.

Der Erfolg der Chaulmoograbehandlung ist, wie fast alle Autoren hervorheben, vor allem von der Dauer der Erkrankung und von der Dauer der Behandlung abhängig. Für die Therapie ganz besonders geeignet sind nach der

---

[1] Embrey, H.: Philippine J. Sci. **22**, 365 (1923). — [2] Davison, A. R.: Leprosy Rev. **2**, 147 (1931). — [3] Keil, E. C.: Internat. J. Leprosy **1**, 393 (1933). — [4] Société des Nations: Principes de la prophylaxie de la lèpre. Premier rapport général de la Commission de la lèpre. C. H. 970. Genf 1931. — [5] Montel, L. R.: Bull. Soc. Path. exot. Paris **4**, 48 (1911). — [6] McCants, J. M.: Zit. S. 101. — [7] Wade, H. W.: Monthly Bull. Philippine Health Serv. **4**, 13 (1924). — [8] Ogilvie, D. C.: Zit. S. 101. — [9] Austin, C. J.: Zit. S. 108. — [10] Calcagno, O.: Semana méd. **32**, 1435 (1925). — [11] Maurano, F.: Rev. Leprologia São Paulo **1**, 84 (1934). — [12] de Moura Costa, H.: Rev. brasil. Leprologia **5**, 67 (1937). — [13] Ribeiro, L.: Bull. Acad. Méd. Paris **112**, 821 (1934) — Arch. Méd. leg. **5**, 291 (1936).

Meinung der meisten Autoren (PATRON ESPADA[1], ROGERS[2], MUIR[3], HASSELTINE[4], WILSON[5], FOWLER[6], VAN GAASBEEK[7], DUBREUILH[8], LARA[9], PAGÉ[10], McCANTS[11], SARRAUT[12], DE MELLO[13] u. a.) die frühen Fälle. So gibt z. B. LARA an, daß bei Frühfällen die Krankheitserscheinungen unter dem Einfluß einer wirksamen Behandlung vielfach schon nach 3 Monaten vollständig verschwinden, während dies bei mäßig vorgeschrittenen Fällen erst nach 3—6 Monaten der Fall ist, und bei vorgeschrittenen Fällen (besonders von Lepra nodosa oder Lepra mixta) selbst nach 6 Monate langer Kur meist noch keine Änderung, manchmal sogar eine Verschlimmerung, eintritt. Die Frühdiagnose der Erkrankung muß daher als notwendige Vorbedingung einer wirksamen Leprabekämpfung angesehen werden. Vor allem bei den Frühfällen tritt unter dem Einfluß der Chaulmoograbehandlung ein Ansteigen des besonders bei Knotenlepra vielfach verminderten Lipoid- (s. S. 91) und auch des Calciumgehalts (s. S. 93), vielleicht auch der Alkalireserve des Blutes ein (s. S. 94); außerdem soll der bei Lepra erhöhte Globulingehalt des Serums durch die Therapie eine Abnahme erfahren (s. S. 91).

In einem gewissen Gegensatz zu den eben genannten Autoren steht RODRIGUEZ[14] auf Grund seiner klinischen Erfahrungen auf dem Standpunkt, daß die Chaulmoograpräparate im ganz frühen Stadium der Lepraerkrankung, d. h. zu einer Zeit, in der noch keine Bacillen in den Maculae nachzuweisen sind, nur eine geringe Wirksamkeit besitzen, daß sie dagegen nach Auftreten der Bacillen eine gute therapeutische Wirkung entfalten. Damit hängt es wohl auch zusammen, daß bei anfänglich bakteriologisch negativen Kindern die dauernde Behandlung mit Chaulmoograpräparaten keinen vorbeugenden Einfluß auf das spätere Auftreten der säurefesten Bacillen ausübt (RODRIGUEZ und PLANTILLA[15], MUIR[16]).

Wenn daher auch vielleicht das Vorhandensein von leprösem Granulationsgewebe eine Vorbedingung für die therapeutische Wirksamkeit der Derivate des Chaulmoograöls darstellt, so dürfte aber doch kein Zweifel darüber bestehen, daß die Frühbehandlung für eine Heilung der Erkrankung die größeren Chancen bietet. So wurden in Honolulu nach einer von ROGERS[17] mitgeteilten Aufstellung von den Frühfällen, bei denen die Krankheit noch nicht länger als 6 Monate bestanden hatte, 44%, andererseits von vorgeschrittenen Kranken, die erst nach mehr als 10 jähriger Erkrankungsdauer der Behandlung zugeführt wurden, nur 9,5% durch die Äthylestertherapie klinisch geheilt. Immerhin geben aber WADE und LARA[18] (vgl. auch DE VERA[19]) an, daß selbst von den vorgeschrittenen 6000 Leprakranken, die in der Culion Leper Colony (Philippinen) behandelt werden, jährlich etwa 10,5% als klinisch und bakteriologisch geheilt auf Widerruf („auf Parole")

---

[1] PATRON ESPADA, J.: Lepra (Lpz.) **3**, 185 (1903). — [2] ROGERS, L.: Zit. S. 10. — S. insbesondere Verh. 9. internat. Kongr. f. Dermat. (Budapest 1935) **2**, 558 (1936). — [3] MUIR, E.: Zit. S. 100. — S. insbesondere auch Indian med. Gaz. **59**, 297 (1924). — [4] HASSELTINE, H. E.: U. S. Publ. Health Bull. **130**, 1 u. 12 (1922). — [5] WILSON, R. M.: South. med. J. **16**, 507 (1923). — [6] FOWLER, H.: China med. J. **36**, 115 (1922); **39**, 594 (1925). — [7] VAN GAASBEEK, C. B.: U. S. Naval Med. Bull. **18**, 50 (1923). — [8] DUBREUILH, W.: J. méd. Bordeaux **95**, 151 (1923). — [9] LARA, C. B.: J. Philippine Isl. med. Assoc. **3**, 241 (1923); **10**, 469 (1930). — [10] PAGÉ, J. D.: Canad. med. Assoc. J. **14**, 824 (1924). — [11] McCANTS, J. M.: Zit. S. 101. — [12] SARRAUT, A.: Ann. Méd. Pharm. colon. **22**, 121 (1924). — [13] DE MELLO, J. F.: Verh. 9. internat. Kongr. f. Dermat. (Budapest 1935) **2**, 570 (1936). — [14] RODRIGUEZ, J.: Leprosy Rev. **5**, 102 (1934) — Rev. Leprologia São Paulo **1**, 260 (1934) — Leprosy India **7**, 67 (1935). — [15] RODRIGUEZ, J., u. F. C. PLANTILLA: Internat. J. Leprosy **3**, 453 (1935) — Monthly Bull. Bur. Health (Manila) **15**, 97 (1935). — [16] MUIR, E.: Internat. J. Leprosy **4**, 45 (1936). — [17] ROGERS, L.: Ann. trop. Med. **18**, 267 (1924). — [18] WADE, H. W., u. C. B. LARA: Proc. roy. Soc. Med. **20**, 136 (1927). — [19] DE VERA, B.: J. Philippine Isl. med. Assoc. **7**, 361 (1927).

zur Entlassung kommen. Über ähnliche günstige Resultate wird von zahlreichen anderen Autoren berichtet [vgl. S. 7, 12, 106 u. 111, sowie Abschnitt IV; s. ferner Oro[1], Pernet[2], Gomez[3], Hopkins[4] (s. auch Hopkins und Denney[5]), Sakurane[6], Hutchinson[7], Rogers[8], Wayson[9], Robineau[10], Sasportas[11], Parra und Santos[12], Rutowitcz[13], Yoneda[14], Wilson[15], Galli-Valerio[16], Baujean[17], Malcomson[18], Dörner[19], de Langen[20], Shiga[21], Pardo-Castelló[22], Denney[23] (s. auch Denney, Hopkins und Johansen[24]), Wade und Lara[25], Lara[26], Marneffe[27], Rose[28], Eubanas[29], Lampe und Simons[30], Mohanty[31], E. V. Pineda, E. R. Pineda und Dayrit[32], Austin[33], Baliña[34], Canaan[35], Dixey[36], Chiyuto und Velasco[37], Davison[38], Fidanza, Schujman und Fernández[39] (s. auch Fernández[40], Montel[41], Ryrie[42], Smart[43], Strachan[44], Welch[45], Junior und Portugal[46], Lagrosa, Alonso, Tiong und Parras[47], Lehmann und Pipkin[48], Oppenheim[49], Tolentino[50], MacKenzie[51], Lagoudaky[52], Ebert und Beeson[53] und zahlreiche andere Autoren]. Angaben über ein völliges Versagen der Chaulmoogratherapie der Lepra liegen nur in spärlicher Anzahl vor (Morrow, Walker

---

[1] Oro, M.: Gaz. Cliniche 1892, Nr 13. — [2] Pernet, G.: Lepra (Lpz.) 11, 239 (1910). — [3] Gomez, A.: Lepra. Bucaramanga (Columbien) 1910. — [4] Hopkins, R.: Lepra (Lpz.) 5, 187 (1905) — New Orleans med. J. 69, 223 (1916). — [5] Hopkins, R., u. O. E. Denney: Publ. Health Rep. 44, 695 (1929). — [6] Sakurane, K.: Lepra (Lpz.) 5, 134 (1905) — Med. Klin. 4, 265 (1908). — [7] Hutchinson, J.: 2. Internat. Leprakonferenz Bergen 1909, Verh. 3, 304 (1910) — Lancet 1909 I, 217. — [8] Rogers, L.: Indian med. Gaz. 55, 125 (1920). — [9] Wayson, J. T.: Arch. of Dermat. 3, 45 (1921). — [10] Robineau, M.: Zit. S. 49 u. 50. — [11] Sasportas: Biologie méd. 13, 295 (1923). — [12] Parra, R. F., u. J. E. Santos: Zit. S. 95. — S. auch R. F. Parra: Repert. Med. y Cir. (Bogotá) 17, 260 (1926) — Gac. med. Caracas 33, 156 (1926). — [13] Rutowitcz, B. L.: Sci. med. (Rio de Janeiro) 1, 173 (1923). — [14] Yoneda, T.: Hifuka Hinyôka Zasshi 23, 473 (1923). — [15] Wilson, R. M.: Zit. S. 49 — s. auch Leprosy Rev. 5, 166 (1934). — [16] Galli-Valerio, B.: Zit. S. 101. — [17] Baujean, R.: Bull. Soc. Path. exot. Paris 18, 90 (1925) — Ann. Méd. Pharm. colon. 23, 115 (1925). — [18] Malcomson, J. E.: U. S. Naval med. Bull. 22, 594 (1925). — [19] Dörner, H.: Inaug.-Diss. Tübingen 1925. — [20] de Langen, C. D.: Geneesk. Tijdschr. Nederl.-Indië 62, 212 (1922) — Nederl. Tijdschr. Geneesk. 70 II, 1948 (1926) — Acta Leidensia 2, 143 (1927). — [21] Shiga, K.: Trans. far-east. Assoc. trop. Med. (6 th Congr., Tokyo 1925) 2, 691 (1926) — Chûgai Iji Shimpô 1926, Nr 6097. — [22] Pardo-Castelló, V.: Zit. S. 101. — [23] Denney, O. E.: Publ. Health Rep. 41, 2593 (1926); 44, 528 u. 3169 (1929); 46, 5 (1931); 47, 601 (1932); 49, 1359 (1934) — Internat. J. Leprosy 1, 399 (1933) — Leprosy Rev. 6, 102 (1935). — [24] Denney, O. E., R. Hopkins u. F. A. Johansen: Publ. Health Rep. 45, 667 (1930) — Amer. J. trop. Med. 10, 83 (1930). — [25] Wade, H. W., u. C. B. Lara: Proc. roy. Soc. Med. 20, 136 (1927). — [26] Lara, C. B.: J. Philippine Isl. med. Assoc. 8, 56 u. 263 (1928). — [27] Marneffe, H.: Bull. Soc. Path. exot. Paris 21, 831 (1928). — [28] Rose, F. G.: Brit. med. J. 1929 I, 148 — Brit. Guiana med. Ann. 1932, 35 — Leprosy Rev. 4, 4 (1933); 7, 11 (1936) — Internat. J. Leprosy 1, 337 (1933). — [29] Eubanas, F.: J. Philippine Isl. med. Assoc. 9, 452 (1929); 10, 300 (1930) — Monthly Bull. Philippine Health Serv. 8, 689 (1930). — [30] Lampe, P. H. J., u. Ch. Simons: Nederl. Tijdschr. Geneesk. 73 II, 4903 (1929). — [31] Mohanty, L. N.: Zit. S. 58. — [32] Pineda, E. V., E. R. Pineda u. A. Dayrit: Zit. S. 107. — [33] Austin, C. J.: Zit. S. 108. — [34] Baliña, P. L.: Semana méd. 37, 777 (1930). — [35] Canaan, T.: Arch. Schiffs- u. Tropenhyg. 35, 643 (1931). — [36] Dixey, M. B. D., West African med. J. (Lagos) 5, 3 (1931). — [37] Chiyuto, S., u. F. Velasco: J. Philippine Isl. med. Assoc. 11, 457 (1931). — [38] Davison, A. R.: Zit. S. 110. — [39] Fidanza, E. P., S. Schujman u. J. M. Fernández: Zit. S. 109. — [40] Fernández, J. M. M.: Rev. méd. lat.-amer. 20, 199 (1935). — [41] Montel, M. L. R.: Bull. Soc. Path. exot. Paris 25, 404 (1932). — S. auch S. 109. — [42] Ryrie, G. A.: Leprosy Rev. 4, 138 (1933). — [43] Smart, A. G. H.: Malayan med. J. 8, 211 (1933). — [44] Strachan, P. D.: Zit. S. 103. — [45] Welch, T. B.: East African med. J. 11, 76 (1934). — [46] Junior, R., u. H. Portugal: Ann. brasil. Dermat. 10, 71 (1935). — [47] Lagrosa, M., J. M. Alonso, J. O. Tiong u. A. Parras: J. Philippine Isl. med. Assoc. 15, 87 (1935). — [48] Lehmann, C. F., u. J. L. Pipkin: Arch. of Dermat. 31, 584 (1935). — [49] Oppenheim, M.: Verh. 9. internat. Kongr. f. Dermat. (Budapest 1935) 2, 574 (1936). — [50] Tolentino, J. G.: Philippine J. Sci. 59, 163 (1936). — [51] MacKenzie, J. N.: Internat. J. Leprosy 4, 215 (1936). — [52] Lagoudaky, S.: J. trop. Med. 39, 81 (1936); 40, 77 (1937). — [53] Ebert, M. H., u. B. B. Beeson: Arch. of Dermat. 36, 213 (1937).

und MILLER[1], NICHOLLS[2], R. M. ROGERS[3], WAYSON[4], SERGEEV[5], SCHWETZ[6], EASMON[7], PALDROCK[8], VAN HEUTSZ[9], CHARAMIS[10], LIE[11] u. a.); vielfach handelte es sich hierbei um lepröse Augenaffektionen. Daß auch nach den Angaben der anderen Autoren nur ein Teil der Leprakranken, insbesondere die Frühfälle, auf die Chaulmoograbehandlung günstig reagieren, daß dagegen bei den Spät-erkrankungen vielfach keine Heilwirkungen zu erzielen sind, wurde bereits er-wähnt (vgl. insbesondere noch OHMANN-DUMESNIL[12], SANDES[13], McCOY und HOLL-MANN[14], FOWLER[15], HASSELTINE[16], DE LANGEN[17], WADE[18], WADE und LARA[19], HEGGS[20], MUIR[21], RODRIGUEZ[22], SHIGA[23], AUDIBERT[24], DE VERA[25], NICOLAS und ROXAS-PINEDA[26], KAISER[27], SHARP[28], COCHRANE[29], LOWE[30], TOLENTINO[31].

Wenn auch bei der Lepra besonders in den Frühstadien (CURRIE, CLEGG und HOLLMANN[32], NICHOLLS[2], DUBREUILH[33], SHAW-MACKENZIE[34], WAYSON[4], CO-CHRANE[29], ROSE[35], WOODMAN[36] u. a.) oder unter der Wirkung akzidenteller fieberhafter Erkrankungen, wie Pocken (CORREA NETTO[37]) oder Kala azar (MUIR, LANDEMAN, ROY und SANTRA[38]), auch ohne jede medikamentöse Behandlung Remissionen oder gar Spontanheilungen vorkommen, so handelt es sich hierbei doch wohl nur um Ausnahmen. Die bei Leprösen nach sachgemäßer und genügend lange fortgesetzter Anwendung der Chaulmoograpräparate zu beobachtenden Besserungen und Heilungen müssen deshalb auf die Wirkung dieser Substanzen bezogen werden; allerdings kann diese Wirkung der Mittel durch interkurrente fieberhafte Krankheiten (z. B. Pneumonie) vielleicht gesteigert werden (BALIÑA[39]; hinsichtlich des noch umstrittenen therapeutischen Wertes der Herd- und All-gemeinreaktionen vgl. S. 102).

Bezüglich der *Dauerhaftigkeit* der durch das Chaulmoograöl und seine Derivate bewirkten Heilerfolge äußert sich die Mehrzahl der Autoren zurückhaltend (vgl. ROGERS[40], MUIR[41], DE LANGEN[42], FRENDO[43], FOWLER[44], VAN DRIEL[45],

---

[1] MORROW, H., E. L. WALKER u. H. E. MILLER: J. amer. med. Assoc. **79**, 434 (1922). — [2] NICHOLLS, L.: Brit. med. J. **1922 II**, 892. — [3] ROGERS, R. M.: Amer. J. Ophthalm. **10**, 503 (1927). — [4] WAYSON, N. E.: Publ. Health Rep. **44**, 3095 (1929) — Ann. Rep. Surgeon Gen. U. S. Publ. Health Serv. **1934**, 19. — [5] SERGEEV, J.: Russk. Ž. trop. Med. **7**, 412, 490 u. 566 (1929). — [6] SCHWETZ, J.: Ann. Soc. belge Méd. trop. **9**, 319 (1929). — [7] EASMON, M. C. F.: Sierra Leone Ann. Rep. Med. a. Sanit. Dept. **1930**, 38. — [8] PALDROCK, A.: Arch. Schiffs- u. Tropenhyg. **34**, 237 (1930); **35**, 298 (1931). — [9] VAN HEUTSZ, J. B.: Zit. S. 103. — [10] CHARAMIS, J. S.: Bull. Soc. Ophtalm. Paris **1934**, 418. — [11] LIE, H. P.: Internat. J. Leprosy **3**, 1 (1935). — [12] OHMANN-DUMESNIL, A. H.: J. amer. med. Assoc. **40**, 1351 (1903). — [13] SANDES, T. L.: J. trop. Med. **15**, 65 (1912) — Lepra (Lpz.) **12**, 246 (1912). — [14] McCOY, G. W., u. H. T. HOLLMANN: U. S. Publ. Health Bull. **75**, 3 (1916). — [15] FOWLER, H.: Zit. S. 111. — [16] HASSELTINE, H. E.: Zit. S. 111. — [17] DE LANGEN, C. D.: Zit. S. 112. — [18] WADE, H. W.: J. Philippine Isl. med. Assoc. **3**, 236 (1923) — Monthly Bull. Philippine Health Serv. **4**, 13 (1924). — [19] WADE, H. W., u. C. B. LARA: Zit. S. 111. — [20] HEGGS, T. B.: Zit. S. 101. — [21] MUIR, E.: Indian med. Gaz. **59**, 297 (1924). — [22] RODRIGUEZ, J.: J. Philippine Isl. med. Assoc. **5**, 40 (1925). — [23] SHIGA, K.: Zit. S. 112. — [24] AUDIBERT: Bull. Off. internat. Hyg. publ. **18**, 521 (1926). — [25] DE VERA, B.: J. Philippine Isl. med. Assoc. **7**, 361 (1927). — [26] NICOLAS, C., u. E. ROXAS-PINEDA: J. Philippine Isl. med. Assoc. **8**, 135, 314 (1928). — [27] KAISER, L.: Geneesk. Tijdschr. Nederl.-Indië **70**, 712 (1930). — [28] SHARP, L. E. S.: Leprosy Rev. **4**, 151 (1933); **6**, 72 (1935). — [29] COCHRANE, R. G.: Leprosy Rev. **5**, 28 (1934). — [30] LOWE, J.: Leprosy Rev. **5**, 40 (1934). — [31] TOLENTINO, J. G.: Monthly Bull. Bur. Health (Manila) **16**, 48 (1936). — [32] CURRIE, D. H., M. T. CLEGG u. H. T. HOLLMANN: U. S. Publ. Health Bull. **47**, 23 (1911). — [33] DUBREUILH, W.: Zit. S. 111. — [34] SHAW-MACKENZIE, J. A.: Lancet **206**, 517 (1924). — [35] ROSE, F. G.: Leprosy Rev. **7**, 11 (1936). — [36] WOODMAN, H. M.: Trans. roy. Soc. trop. Med. Lond. **30**, 631 (1937). — [37] CORREA NETTO, O.: Brazil Medico **371**, 315 (1923). — [38] MUIR, E., E. LANDEMAN, T. N. ROY u. J. SANTRA: Indian J. med. Res. **11**, 543 (1923). — Vgl. auch E. MUIR: Lancet **206**, 277 (1924). — [39] BALIÑA, P. L.: Zit. S. 112. — [40] ROGERS, L.: Zit. S. 10. — [41] MUIR, E.: Zit. S. 100. — [42] DE LANGEN, C. D.: Zit. S. 112. — [43] FRENDO, J. A.: Rep. Surgeon Gen., British Guiana **1922**, 28. — [44] FOWLER, H.: Zit. S. 111. — [45] VAN DRIEL, B. M.: Geneesk. Tijdschr. Nederl.-Indië **62**, 149 (1922).

Dubreuilh[1], Wade und Lara[2] und viele andere), wenn auch zahlreiche Fälle von klinischer und bakteriologischer Heilung, besonders in der Frühperiode, festgestellt und mitgeteilt worden sind und die Möglichkeit von Dauerheilungen wahrscheinlich machen (vgl. die zusammenfassenden Darstellungen, zit. S. 106, sowie Gomes[3], Hagman[4], van Gaasbeek[5], Lara[6], Wade[7], Wade und Lara[2], Wade und Solis[8], McCants[9], Maples[10], Muir[11], Ortiz[12], Pagé[13], Wilson[14], Robineau[15], Travers[16], Kerr[17], de Mello[18], Pardo-Castelló[19], Levy[20], O'Brien und Runchaiyon[21], de Aguiar Pupo[22], Rodriguez[23], Genevray[24], Nicolas und Roxas-Pineda[25], Davison[26], Oppenheim[27] u. a.). Es zeigte sich nämlich, daß bei manchen Fällen, die unter dem Einfluß der Therapie zunächst einen erheblichen oder vollständigen Rückgang der Krankheitserscheinungen aufwiesen, oft erst längere Zeit nach Beendigung selbst einer mehrjährigen Behandlung mit Chaulmoograpräparaten wieder Rezidive und progrediente Prozesse auftraten (Heggs[28], Wade[29], Wade und Solis[8], Wade und Lara[30], Lamoureux[31], McCants[9], Samson und Lara[32], Hopkins und Denney[33], Denney, Hopkins und Johansen[34], Gomez[35], Chiyuto[36], Chiyuto und Velasco[37], Eubanas[38], Hasselmann[39], Rodriguez[40], Rodriguez, Mabalag und Tolentino[41], Rodriguez und Plantilla[42], Rose[43], Lara[44], Lara und de Vera[45], Samson[46] u. a.; s. auch Report der Philippine leprosy commission 1935[47]). Nach den Angaben der

[1] Dubreuilh, W.: Zit. S. 111. — [2] Wade, H. W., u. C. B. Lara: Zit. S. 111. — [3] Gomes, J. M.: Bol. Soc. Med. e Cir. São Paulo [3] 6, 140 (1924) — Ann. Paulistas Med. e Cir. (São Paulo) 15, 77 (1924). — [4] Hagman, G. L.: China med. J. 37, 568 (1923). — [5] van Gaasbeek, C. B.: Zit. S. 111. — [6] Lara, C. B.: J. Philippine Isl. med. Assoc. 3, 241 (1923); 8, 56 u. 263 (1928). — [7] Wade, H. W.: J. Philippine Isl. med. Assoc. 3, 236 (1923) — Monthly Bull. Philippine Health Serv. 4, 13 (1924). — [8] Wade, H. W., u. F. Solis: J. Philippine Isl. med. Assoc. 7, 111 (1927). — [9] McCants, J. M.: Zit. S. 101. — [10] Maples, E. E.: Nigeria Ann. Med. a. Sanit. Rep. 1919—1921, 33; 1922, 31. — [11] Muir, E.: Zit. S. 106. — [12] Ortiz, P. N.: Bol. Assoc. méd. Puerto Rico (San Juan) 17, 27 (1923). — [13] Pagé, J. D.: Zit. S. 111. — [14] Wilson, R. M.: China med. J. 38, 743 (1924) — South. med. J. (Birmingham, Alab.) 19, 603 (1926) — J. amer. med. Assoc. 87, 1211 (1926). — [15] Robineau, M.: Zit. S. 49 u. 50. — [16] Travers, E. A. O.: Zit. S. 47. — [17] Kerr, J.: Lancet 209, 373 (1925). — [18] de Mello, F.: Zit. S. 107 u. 109. — [19] Pardo-Castelló, V.: Rev. Dermat. 11, 101 (1926). — [20] Levy, D. M.: Nederl. Tijdschr. Geneesk. 69 I, 1422 (1925). — [21] O'Brien, H. R., u. Runchaiyon: China med. J. 39, 600 (1925). — [22] de Aguiar Pupo, J.: Ann. Paulist. Med. e Cir. 16, 1 (1925) — Sci. med. (Rio de Janeiro) 4, 679 (1926) — Ann. Fac. Med. São Paulo 1, 331 (1926) — Brazil Medico 40 II, 69, 85 (1926). — [23] Rodriguez, J.: Leprosy India 7, 67 (1935). — [24] Genevray, J.: Zit. S. 109. — [25] Nicolas, C., u. E. Roxas-Pineda: Zit. S. 113. — [26] Davison, A. R.: Zit. S. 110. — [27] Oppenheim, M.: Zit. S. 112. — [28] Heggs, T. B.: Zit. S. 101. — [29] Wade, H. W.: Trans. far east. Assoc. trop. Med. (5th Congr., Singapore 1923) 1924, 363 — Monthly Bull. Philippine Health Serv. 4, 13 (1924). — [30] Wade, H. W., u. C. B. Lara: Zit. S. 111. — S. auch H. W. Wade u. C. B. Lara: Monthly Bull. Philippine Health Serv. 6, 568 (1926) — J. Philippine Isl. med. Assoc. 7, 115 (1927). — [31] Lamoureux, A.: Bull. Soc. Path. exot. Paris 16, 227 (1923). — [32] Samson, J. G., u. C. B. Lara: J. Philippine Isl. med. Assoc. 9, 201 (1929). — [33] Hopkins, R., u. O. E. Denney: Zit. S. 112. — [34] Denney, O. E., R. Hopkins u. F. A. Johansen: Zit. S. 112. — [35] Gomez, L. B.: J. Philippine Isl. med. Assoc. 10, 322 (1930). — [36] Chiyuto, S.: Monthly Bull. Philippine Health Serv. 10, 321 (1930). — [37] Chiyuto, S., u. F. Velasco: Zit. S. 112. — [38] Eubanas, F.: Monthly Bull. Bur. Health (Manila) 15, 57 (1935). — [39] Hasselmann, C. M.: Chin. med. J. 47, 270 (1933). — [40] Rodriguez, J. N.: J. Philippine Isl. med. Assoc. 6, 42 (1926) — Philippine J. Sci. 47, 245 (1932) — Leprosy Rev. 6, 143 (1935) — Internat. J. Leprosy 3, 333 (1935) — Leprosy India 7, 67 (1935). — [41] Rodriguez, J., E. Mabalag u. J. G. Tolentino: Monthly Bull. Bur. Health (Manila) 15, 400 (1935). — [42] Rodriguez, J., u. F. C. Plantilla: Monthly Bull. Bur. Health (Manila) 15, 97 (1935). — [43] Rose, F. G.: Leprosy Rev. 7, 11 (1936). — [44] Lara, C. B.: J. Philippine Isl. med. Assoc. 12, 476 (1932) — Monthly Bull. Bur. Health (Manila) 16, 39 (1936). — [45] Lara, C. B., u. B. de Vera: Trans. far-east. Assoc. trop. Med. (8th Congr., Bangkok 1930) 2, 548 (1932). — [46] Samson, J. G.: Monthly Bull. Bur. Health (Manila) 16, 180 (1936). — [47] Report of the Philippine leprosy commission presented to the Governor-general, September 1935. Internat. J. Leprosy 3, 389 (1935).

Autoren schwankt die Häufigkeit solcher Rückfälle bei klinisch Geheilten zwischen 2 und 75%; nach den Angaben von RODRIGUEZ[1] wurde gelegentlich noch $10^1/_2$ Jahre nach erfolgreichem Abschluß der Behandlung ein Wiederaufflackern des Prozesses beobachtet.

Diese *Rezidive* beruhen offenbar darauf, daß bei klinisch und anscheinend auch bakteriologisch geheilten Leprösen in tiefergelegenen Geweben, z. B. in Nerven, Lymphknoten, Hoden, Milz, Leber, Tonsillen, vor allem aber in scheinbar ganz gesunden Hautpartien (Fußsohlen, hinter den Ohren und Inguinalgegend) doch noch Leprabacillen, zum Teil sogar histopathologische Veränderungen, nachzuweisen sind (PINEDA[2], NOLASCO[3], MANALANG[4]). Nach LARA[5] sind für das Wiederauftreten der leprösen Manifestationen wohl dieselben Momente, welche nach ROGERS und MUIR[6] sowie MERCADO Y DONATO[7] den Ausbruch einer Lepra begünstigen, vor allem akzidentelle andersartige Erkrankungen und sonstige resistenzvermindernde Faktoren (Syphilis, Malaria, Tuberkulose, Influenza, Krankheiten des Verdauungskanals, Unterernährung, ungünstige klimatische Verhältnisse, Übermüdung u. dgl.), verantwortlich zu machen; vielleicht spielt dabei, entsprechend einer von SCHÖBL[8] geäußerten Annahme, auch die Ausbildung einer Arzneifestigkeit seitens der Erreger (s. S. 100) eine Rolle. Um Rückfälle möglichst zu vermeiden, hält es daher die Mehrzahl der Autoren (ROGERS[9], MUIR, LANDEMAN, ROY und SANTRA[10], LAMOUREUX[11], McCANTS[12] u. a.) für notwendig, die spezifische Behandlung auch nach anscheinend vollständigem Verschwinden der Bacillen noch längere Zeit hindurch fortzusetzen.

In diesem Zusammenhang wäre kurz darauf hinzuweisen, daß bei der Behandlung der Lepra außer den verschiedenen Flacourtiaceenölen und ihren Derivaten auch schon zahlreiche andere vegetabilische und vor allem tierische Öle und Fette therapeutische Anwendung gefunden haben (Literatur s. bei FISCHL und SCHLOSSBERGER[13], CHOPRA[14]). So erwähnt schon der bekannte spanische Forschungsreisende ALVAR NÚÑEZ CABEZA DE VACA[15] in der Beschreibung seiner im Jahre 1527 nach Südamerika unternommenen Expedition, daß die Lepra von den dortigen Eingeborenen mit Fleischbrühe von Goldbrassen behandelt wurde; CALCAGNO[16] nimmt an, daß es die fettigen Bestandteile dieser Fischabkochungen waren, welche eine Heilwirkung bei Lepra auszuüben vermögen. In neuerer Zeit war es vor allem ROGERS[17], der in der Annahme, daß lediglich der geringe Sättigungsgrad der Chaulmoografettsäuren als Ursache ihrer therapeutischen Wirksamkeit bei Lepra und auch bei Tuberkulose anzusehen ist (vgl. S. 121), auch die Natriumsalze und Ester der ungesättigten Fettsäuren anderer Öle, vor allem des *Lebertrans* („Natriummorrhuat", „Äthylmorrhuat"), des *Leinsamen-* („Natriumlinat") und des *Sojabohnenöls* („Natriumsojat") zur

---

[1] RODRIGUEZ, J.: Zit. S. 114. — [2] PINEDA, E. V.: J. Philippine Isl. med. Assoc. **7**, 109 (1927). — [3] NOLASCO, J. O.: Trans. Meeting Leprosy Advisory Board, Philippine Health Serv. Manila **1932**, 12 — Trans. far-east. Assoc. trop. Med. (9th Congr., Nanking 1934) **1**, 705 (1935) — Monthly Bull. Bur. Health (Manila) **14**, 213 (1934) — Internat. J. Leprosy **3**, 345 (1935). — [4] MANALANG, C.: Monthly Bull. Bur. Health (Manila) **15**, 361, 391 (1935). — [5] LARA, C. B.: J. Philippine Isl. med. Assoc. **12**, 476 (1932). — [6] ROGERS, L., u. E. MUIR: Zit. S. 11. — [7] MERCADO y DONATO, E.: Zit. S. 106. — [8] SCHÖBL, O.: Zit. S. 100. — [9] ROGERS, L.: Zit. S. 10. — [10] MUIR, E., E. LANDEMAN, T. N. ROY u. J. SANTRA: Zit. S. 113. — [11] LAMOUREUX, A.: Zit. S. 114. — [12] McCANTS: Zit. S. 101. — [13] FISCHL, V., u. H. SCHLOSSBERGER: Zit. S. 2. — [14] CHOPRA, R. N.: Zit. S. 2. — [15] NÚÑEZ CABEZA DE VACA, ALVAR: Relación de los naufragios y comentarios. 1. Ausgabe Valladolid 1555. — [16] CALCAGNO, O.: Rev. argent. Dermato-Sifilol. **19**, 256 (1935) — Semana méd. **42**, 557 (1935). — [17] ROGERS, L.: Brit. med. J. **1919 I**, 147; **1923 II**, 11 — Indian J. med. Res. **7**, 236 (1919) — Indian med. Gaz. **54**, 218 (1919); **55**, 125 (1920) — Lancet **200**, 1178 (1921); **206**, 1207, 1297, 1321 (1924) — Practitioner **107**, 77 (1921) — 3. Confér. internat. de la lèpre, Straßburg **1923**, 281 — Ann. trop. Med. **18**, 267 (1924). — S. auch S. 10.

Behandlung der genannten beiden Erkrankungen mit Erfolg verwendet und daraufhin zu weiterer Erprobung empfohlen hat (s. auch Rogers und Muckerjee[1]).

In Übereinstimmung mit Rogers konnte eine Reihe von Autoren tatsächlich eine Heilwirkung derartiger Natriumsalze und Ester der Fettsäuren des Lebertrans (hinsichtlich der Herstellung des Natriummorrhuats vgl. Rogers[2], Slovtzov und Astanin[3]), des Sojabohnenöls und des Cocosnußöls bei Lepra feststellen (Muir[4], Neve[5], Ganguli[6], Davies[7], Marchoux[8], Harper[9], Ogilvie[10], Lara[11], Wade[12], Rouillard[13], Calcagno[14], Perkins[15], Vurpillat[16], de Vera[17], de Mello[18], Parra[19], Hernández[20]). Ebenso ließen auch entsprechende Zubereitungen des *Baumwollsamenöls* (Wayson[21]), des durch seine hohe Jodzahl ausgezeichneten, von Perilla ocygoides gewonnenen *Perillöls* („Perigrol" = Äthylester; Ždan-Puškin und Kuznecov[22]), des *Öls von Pongamia glabra* (Rao[23]), des von Melia azadirachta stammenden *Margosa- oder Nimöls* (Chatterjee[24], Chatterji und Sen[25], Muir, Landeman, Roy und Santra[26]), des aus den Früchten von Calophyllum bigator hergestellten *Diloöls* (Neff[27]), sowie des von verschiedenen indischen Dipterocarpusarten gewonnenen *Gurjunbalsams* („Balsamum Gurjun"; Muir, Landeman, Roy und Santra[26]) eine gewisse therapeutische Wirksamkeit bei Lepra erkennen. Dagegen erwiesen sich die mit Leinöl, Olivenöl, Kakaoöl und Stearinsäure hergestellten Präparate, die nur wenig oder keine ungesättigten Fettsäuren enthalten, bei Lepra nur als wenig wirksam oder als völlig wertlos, trotzdem sie bei lokaler Anwendung („Plancha-Methode"; s. S. 63) zum Teil sehr starke Entzündungsreaktionen hervorriefen (Muir, Landeman, Roy und Santra[26], de Vera[17], Kerr[28], Kamat und Ranadive[29], Lara[30], Lara und Lagrosa[31], Lara und Samson[32], Lagrosa und Ignacio[33]). Nach den vergleichenden Heilversuchen von Muir[4], Muir, Landeman, Roy und Santra[26], Wade[34], de Vera[17], Lara[11], Lagrosa und Ignacio[33] sowie Rao[35] (s. auch Perkins[15]) ist aber auch die Heilwirkung der von Lebertran usw. gewonnenen Präparate zweifellos wesentlich geringer als diejenige der Chaulmoograderivate. Hinsichtlich des lipoidhaltigen Pankreasextraktes Javanin, der sich bei Lepra als therapeutisch wirkungslos erwiesen hat, vgl. S. 93.

[1] Rogers, L., u. J. Ch. Mukerjee: Indian med. Gaz. **54**, 165 (1919). — [2] Rogers, L.: Brit. med. J. **1919** II, 426. — [3] Slovtzov, B. J., u. P. P. Astanin: Arch. biol. Nauk. (Leningrad) **24**, 73 (1925). — [4] Muir, E.: Indian med. Gaz. **55**, 121, 139 (1920). — S. auch S. 12 u. 109. — [5] Neve, E. F.: Indian med. Gaz. **55**, 128 (1920). — [6] Ganguli, P.: Indian med. Gaz. **55**, 131, 284 (1920). — [7] Davies, C.: Indian med. Gaz. **56**, 283 (1921). — [8] Marchoux, E.: Bull. Soc. Path. exot. Paris **14**, 520 (1921). — [9] Harper, P.: J. trop. Med. **26**, 7 (1923). — [10] Ogilvie, D. C.: Zit. S. 57. — [11] Lara, C. B.: J. Philippine Isl. med. Assoc. **3**, 241 (1923). — S. auch S. 45. — [12] Wade, H. W.: J. Philippine Isl. med. Assoc. **3**, 236 (1923). — [13] Rouillard, J.: Zit. S. 102. — [14] Calcagno, O.: Semana méd. **32**, 1435 (1925). — [15] Perkins, G. A.: J. Philippine Isl. med. Assoc. **5**, 369 (1925). — [16] Vurpillat, F. J.: U. S. Nav. med. Bull. **22**, 587 (1925). — [17] de Vera, B.: J. Philippine Isl. med. Assoc. **5**, 374 (1925). — [18] de Mello, F.: Presse méd. **33**, 1348 (1925). — [19] Parra, R. F.: Zit. S. 112. — [20] Hernández, J. G.: Archivos Lepra **1**, 215 (1929). — [21] Wayson, N. E.: Ann. Rep. Surgeon Gen., U. S. Publ. Health Serv. **1934**, 19. — [22] Ždan-Puškin, M., u. V. Kuznecov: Zit. S. 3. — [23] Rao, G. R.: Leprosy Rev. **5**, 127 (1934). — [24] Chatterjee, K. K.: Indian med. Gaz. **54**, 171 (1919) — Calcutta med. J. **14**, Nr 8 (1920) — Indian J. Med. **1**, Nr 2 u. Nr 3 (1920). — [25] Chatterji, K. K., u. R. N. Sen: Indian J. med. Res. **8**, 356 (1920). — [26] Muir, E., E. Landeman, T. N. Roy u. J. Santra: Zit. S. 113. — [27] Neff, M. E. A.: J. trop· Med. **32**, 241 (1929). — [28] Kerr, J.: Lancet **209**, 373 (1925). — [29] Kamat, D. D., u. V. Y. Ranadive: Trans. far east. Assoc. trop. Med. (7th Congr. in Brit. India 1927) **2**, 329 (1928). — [30] Lara, C. B.: Zit. S. 45. — [31] Lara, C. B., u. M. Lagrosa: J. Philippine Isl. med. Assoc. **12**, 599 (1932). — [32] Lara, C. B., u. J. G. Samson: J. Philippine Isl. med. Assoc. **12**, 485 (1932). — [33] Lagrosa, M., u. J. Ignacio: J. Philippine Isl. med. Assoc. **15**, 220 (1935). — [34] Wade, H. W.: Monthly Bull. Philippine Health Serv. **4**, 13 (1924). — [35] Rao, G.: Leprosy Rev. **6**, 120 (1935).

Weiter wäre hier auch noch die von LARA und FERNÁNDEZ[1] durchgeführte klinische Erprobung des Äthylesters der von ADAMS und seinen Mitarbeitern synthetisch dargestellten und bei der Prüfung auf bactericide Eigenschaften gegenüber säurefesten Bacillen in vitro als besonders wirksam erkannten *Di-n-heptylessigsäure* [$CH_3 \cdot (CH_2)_6 \cdot CH(COOH) \cdot (CH_2)_6 \cdot CH_3$; vgl. S. 45, 64, 72, 75, 86, 93 u. 105] zu erwähnen. Wegen ihrer entzündungserregenden Eigenschaften (s. S. 75) konnte die Substanz nicht in reiner Form, sondern nur gemischt mit der gleichen Menge Olivenöl und mit einem Zusatz von 2% Benzocain (= Anästhesin) lokal-intracutan und intramuskulär injiziert werden (Anfangsdosis 1 ccm); trotzdem wurde das Präparat aber anscheinend vielfach nicht gut vertragen. Daher kommt es nach der Ansicht von LARA und FERNÁNDEZ, daß die mit diesen Äthylestern erhaltenen therapeutischen Resultate den mit Hydnocarpusestern erzielten Heilerfolgen nicht gleichwertig waren. Immerhin konnten aber 6 von 29 Leprösen durch 15 Monate lang fortgesetzte Behandlung mit den Äthylestern der Di-n-heptylessigsäure klinisch und bakteriologisch geheilt werden; bei 7 war keine Veränderung und bei 16 eine Verschlimmerung des Leidens festzustellen. Demgegenüber wurden von 52 mit Hydnocarpusestern behandelten Leprakranken 39 gebessert (davon 7 bakteriologisch negativ); 7 blieben unverändert und bei 6 trat eine Verschlechterung des Zustandes ein. LARA und FERNÁNDEZ sind auf Grund ihrer Beobachtungen der Ansicht, daß die Di-n-heptylessigsäure in einer weniger irritierend wirkenden Form weiter erprobt werden sollte.

Was schließlich noch die klinische Erprobung der Natriumsalze der Δ_2-*Cyclopentenylessigsäure* (s. S. 41, 45 u. 124) und der *Dicyclopentenylessigsäure* (s. S. 45 u. 124), zweier ebenfalls von ADAMS und seinen Mitarbeitern synthetisierter Cyclofettsäuren anlangt, so waren die an einem kleinen Krankenmaterial erhaltenen Resultate nach den Angaben von LARA[2] nicht besonders günstig; von 6 bzw. 5 Kranken, die mit 2proz. Lösungen dieser Salze 10 Monate lang behandelt worden waren, zeigten 4 bzw. 3 nur geringgradige Besserung.

b) Tuberkulose.

In Anbetracht der nahen Verwandtschaft der Lepra- mit den Tuberkelbacillen wurden Chaulmoograöl und andere Flacourtiaceenöle, sowie die aus diesen Fetten bereiteten Präparate auch schon häufig bei der Tuberkulosetherapie verwendet (hinsichtlich der experimentellen Erprobung der Chaulmoograderivate bei Tuberkulose vgl. S. 104). Diese schon vor 50—60 Jahren von MURRELL[3], LION[4] u. a. (weitere Literatur bei DESPREZ[5]), später von zahlreichen anderen Autoren versuchte Behandlung tuberkulöser Erkrankungen mit Chaulmoograderivaten hat jedoch bis heute keine ganz eindeutigen, im allgemeinen noch wenig befriedigende Resultate ergeben. Dies beruht vermutlich darauf, daß schon recht kleine, parenteral einverleibte Dosen dieser Präparate im tuberkulösen Organismus *starke Herdreaktionen*, wie sie nach hohen Tuberkulingaben aufzutreten pflegen, auslösen und dadurch zu einer Verschlimmerung des Krankheitsprozesses Veranlassung geben können (vgl. S. 102; s. auch ROGERS[6], LINDENBERG und PESTANA[7], BEASLEY[8], LISSNER[9], LARA[10], ROUILLARD[11], PERNET, MINVIELLE und POMARET[12] u. a.).

[1] LARA, C. B., u. G. FERNÁNDEZ: Zit. S. 64. — [2] LARA, C. B.: Zit. S. 45. — [3] MURRELL, W.: Zit. S. 8. — [4] LION, G.: Zit. S. 8. — [5] DESPREZ, G.: Zit. S. 3. — [6] ROGERS, L.: Brit. med. J. 1921 I, 640 — Lancet 200, 1178 (1921); 206, 1207, 1297, 1321 (1924) — Practitioner 107, 77 (1921) — Brit. J. Tbc. 16, 110 (1922); 19, 69 (1925). — [7] LINDENBERG, A., u. B. RANGEL PESTANA: Zit. S. 66. — [8] BEASLEY, T. J.: N. Y. med. J. 114, 396 (1921). — [9] LISSNER, H. H.: Amer. Rev. Tbc. 7, 257 (1923). — [10] LARA, C. B.: J. Philippine Isl. med. Assoc. 3, 241 (1923). — [11] ROUILLARD, J.: Zit. S. 102. — [12] PERNET, J., M. MINVIELLE u. M. POMARET: Zit. S. 61.

Während Lukens[1] bei *Kehlkopftuberkulose* durch intratracheale Injektionen einer 10—20proz. Lösung von Chaulmoograöl in Olivenöl gute Heilerfolge erzielte, berichten Peers und Shipman[2] sowie Bronfin und Markel[3] über ziemlich negative Resultate dieser lokalen Therapie. Bronfin und Markel, die zu ihren Behandlungsversuchen teils Chaulmoograöl, teils Chaulmestrol (s. S. 57) in verschiedenen, allmählich ansteigenden Konzentrationen (5—100%; reines Paraffin als Verdünnungsflüssigkeit) verwendeten, konnten trotz der 4 Monate lang fortgeführten Behandlung in keinem Falle eine Heilwirkung, bei einer Reihe von Patienten infolge der gewebsreizenden Wirkung der Präparate sogar ein Fortschreiten der Ulcerationen feststellen. Dagegen haben dann wieder Alloway und Lebensohn[4], Lissner[5], Larue[6] sowie Snapp[7] bei leichten und schweren Fällen von tuberkulöser Laryngitis nach lokaler Anwendung von Chaulmoograöl oder Chaulmoograäthylestern gute Wirkungen, vor allem Reinigung, häufig völlige Vernarbung der Geschwüre, sowie regelmäßig Linderung der Beschwerden beobachten können. Eine durch die Chaulmoograbehandlung bedingte Besserung der Schluckbeschwerden haben übrigens auch Peers und Shipman[2] festgestellt, die, wie bereits erwähnt, sonst keine Wirkung dieser Lokaltherapie nachweisen konnten.

Auch bei *Lungentuberkulose* wurden mit der Chaulmoograbehandlung [Chaulmoograöl, Äthyl- und Benzylester, Natriumsalze, Heisersches Gemisch (s. S. 48) u. a.] von einigen Autoren [Hernández[8], Cowen[9], Lissner[5], Ferreira[10], Milne[11], Curti[12] (in Kombination mit Gold- und Kupfersalzen), Gennari[13], Kühn[14], Bahn und Tomaševič[15], Rignani[16], Alwens[17] u. a.; vgl. auch Vurpillat[18]) gewisse Heilerfolge erzielt. Lissner gab die Äthylester zunächst zwecks Feststellung der Toleranz der Patienten innerlich, hierauf intramuskulär, schließlich jedoch wegen der großen Schmerzhaftigkeit der hierbei entstehenden lokalen Infiltrate intravenös und konnte anfänglich eine Steigerung der Symptome (vermehrten Husten und Auswurf), dann aber ein Nachlassen der Krankheitserscheinungen, unter anderem auch eine Verminderung der Bacillenmenge im Sputum, beobachten. Mit den Benzylestern, die peroral, intramuskulär und intravenös sehr gut vertragen werden, konnte Alwens bei einigen Fällen von Lungentuberkulose ähnliche günstige Heilwirkungen erzielen. André[19], André und Labernadie[20] sowie Rignani[16] beobachteten bei derartigen Kranken nach intravenöser Injektion von reinem oder in Gummilösung emulgiertem Öl von Hydnocarpus laurifolia s. wightiana vor allem eine Besserung des Allgemeinbefindens. Dagegen hatten Biesenthal[21], Beasley[22], Leuret[23] sowie Kriech[24] bei der Behandlung von Lungentuberkulose mit Natriumchaulmoograt, Chaulmoograöl und Antileprol (s. S. 57) fast vollkommen negative Ergebnisse, zum Teil sogar Verschlimmerungen

[1] Lukens, R. M.: J. amer. med. Assoc. **78**, 274 (1922). — [2] Peers, R. A., u. S. J. Shipman: J. amer. med. Assoc. **79**, 461 (1922). — [3] Bronfin, J. D., u. C. Markel: Amer. Rev. Tbc. **8**, 214 (1923). — [4] Alloway, F. L., u. J. E. Lebensohn: J. amer. med. Assoc. **79**, 462 (1922). — [5] Lissner, H. H.: Zit. S. 117. — [6] Larue, C. L.: Ann. of Otol. **34**, 122 (1925). — [7] Snapp, C. F.: J. Michigan State med. Soc. **26**, 719 (1927). — [8] Hernández, J.: Rev. Hig. y Tbc. **11**, Nr 125 (1918). — [9] Cowen, R. L.: Urologic Rev. **26**, 768 (1922). — [10] Ferreira, C.: Liga Paulista contra a tuberculose. Exercicio de 1921, 1923. — [11] Milne, C.: Tubercle **8**, 360 (1927). — [12] Curti, P. O., Rev. Hig. y Tbc. **18**, 71 (1925). — [13] Gennari, C.: Boll. Special. med.-chir. **2**, 187 (1928). — [14] Kühn, A.: Fortschr. Ther. **5**, 110 (1929). — [15] Bahn, C., u. V. M. Tomaševič: Beitr. Klin. Tbc. **76**, 715 (1931). — [16] Rignani, M.: Giorn. Clin. med. **17**, 52 (1936). — [17] Alwens, W.: Beitr. Klin. Tbk. **89**, 711 (1937). — [18] Vurpillat, F. J.: Zit. S. 116. — [19] André, Z.: Bull. Soc. Path. exot. Paris **26**, 991 (1933). — [20] André, Z., u. V. Labernadie: Bull. Soc. Path. exot. Paris **26**, 1234 (1933). — [21] Biesenthal, M.: Amer. Rev. Tbc. **4**, 84 (1920). — [22] Beasley, T. J.: Zit. S. 117. — [23] Leuret, F.: J. Méd. Bordeaux **94**, 789 (1922). — [24] Kriech, H.: Med. Klin. **31**, 450 (1935).

durch Aktivierung des Prozesses zu verzeichnen. Nach den Angaben von PERNET, MINVIELLE und POMARET[1] sowie JUGE[2] verursacht die Injektion von Natriumsalzen der Fettsäuren des Chaulmoograöls und auch des Lebertrans bei Lungentuberkulösen starke Lokal- und Allgemeinreaktionen; nach ihren Angaben werden indessen die ungereinigten und die durch Destillation gereinigten Äthylester sowie Gemische der Äthyl- und Benzylester der Chaulmoogra- und der Lebertranfettsäuren, sowie das von POMARET[3] dargestellte Chaulmoograöl-Lebertranpräparat (s. S. 61) gut vertragen. Nach der Mitteilung einer Reihe von Autoren sollen sich, wie hier der Vollständigkeit halber erwähnt sei, die bereits oben (S. 116) erwähnten Natriumsalze (Natriummorrhuat) und Äthylester der Lebertranfettsäuren (Äthylmorrhuat) für die Behandlung tuberkulöser Erkrankungen gut eignen (ROGERS[4], MUIR[5], GANGULI[6], CHATTERJI[7], DAVIES[8], LEBER[9], TEWKSBURY[10], FINE[11], BOELKE[12], HUME[13], GRIGAUT und TARDIEU[14], CAUSSADE, TARDIEU und GRIGAUT[15], RENAULT[16], RENAULT und RICHARD[17], BURGESS[18] u. a.); diese Angaben sind indessen auch nicht unwidersprochen geblieben (BIESENTHAL[19], JESSEL[20], FERREIRA[21] u. a.; weitere Literatur s. bei ROUILLARD[22]).

Bei *Lupus vulgaris* erzielten ROGERS, CUMMINS und WEATHERALL[23] mit den Estern der Fettsäuren des Lebertrans („Ester morrhuate") und besonders mit kreosothaltigem Moogrol (s. S. 57; Zusatz von 4% Kreosot) gute Heilwirkungen. Auch ARONSTAM[24] berichtet über Erfolge mit den Äthylestern der Chaulmoografettsäuren bei tuberkulösen Hautaffektionen. Wie sodann noch FOUQUET[25] angibt, konnte er bei Fällen von Lupus vulgaris durch lokale Behandlung mit einer Chaulmoograölsalbe („Chaulmoogra lipolé"; Gemenge von Chaulmoograöl mit der gut resorbierbaren, nicht reizend wirkenden Elaidinsäure; s. auch S. 65) einen raschen Rückgang der Entzündungserscheinungen und eine damit einhergehende Vernarbung der Herde feststellen. Seiner Ansicht nach übertrifft die Paste an therapeutischer Wirksamkeit sämtliche sonst empfohlenen Lupusheilmittel.

Neuerdings wurde das Antileprol (s. S. 57) von LOMHOLT[26] bei *Lupus erythematodes, Boeckschem Sarkoid, Mycosis fungoides* und einigen anderen Dermatosen mit gutem therapeutischem Resultat zur Anwendung gebracht. Von SEMON[27] u. a. wurden diese Angaben bestätigt.

---

[1] PERNET, J., M. MINVIELLE u. M. POMARET: Zit. S. 61. — [2] JUGE, J.: Zit. S. 61. — [3] POMARET, M.: Zit. S. 61. — [4] ROGERS, L.: Brit. med. J. **1919** I, 147; **1919** II, 426; **1923** II, 11 u. 1253 — Indian J. med. Res. **7**, 236 (1919) — Lancet **200**, 1178 (1921); **206**, 1207, 1297, 1321 (1924) — Practitioner **107**, 77 (1921) — Brit. J. Tbc. **16**, 110 (1922); **19**, 69 (1925) — Bristol med.-chir. J. **41**, 19 (1924) — Glasgow med. J. **101**, 109 (1924). — [5] MUIR, E.: Indian med. Gaz. **55**, 121 (1920). — [6] GANGULI, P.: Indian med. Gaz. **55**, 131 (1920). — [7] CHATTERJI, K. K.: Zit. S. 116. — [8] DAVIES, C.: Zit. S. 116. — [9] LEBER, A.: Trans. far east. Assoc. trop. Med. (4th Congr.) **2**, 211 (1921). — [10] TEWKSBURY, W. D.: Amer. Rev. Tbc. **6**, 929 (1922). — [11] FINE, M. J.: Amer. Rev. Tbc. **6**, 934 (1922). — [12] BOELKE, P. W. R.: Brit. med. J. **1923** II, 1249. — [13] HUME, J.: Lancet **207**, 162 (1924). — [14] GRIGAUT, A., u. A. TARDIEU: Bull. Soc. Thér. **1924** — Paris méd. **16**, 612 (1926). — [15] CAUSSADE, G., A. TARDIEU u. A. GRIGAUT: Bull. Soc. méd. Hôp. Paris **41**, 28 (1925) — Progrès méd. **53**, 1519 (1925). — [16] RENAULT, P.: Progrès méd. **53**, 1911 (1925). — [17] RENAULT, P., u. J. RICHARD: J. Méd. Paris **1925**, Nr 36. — [18] BURGESS, J. F.: Canad. med. Assoc. J. **20**, 392 (1929). — [19] BIESENTHAL, M.: Amer. Rev. Tbc. **4**, 781 (1921). — [20] JESSEL, G.: Tubercle **6**, 223 (1925). — [21] FERREIRA, C.: Bol. Acad. Nac. Med. (Rio de Janeiro) **91**, 802 (1920) — Brazil Medico **36**, 1 (1922) — Liga Paulista contra a tuberculose. Exercicio de 1921, 1922, 1923, 1924. — [22] ROUILLARD, J.: Zit. S. 102. — [23] ROGERS, L., S. L. CUMMINS u. C. WEATHERALL: Brit. med. J. **1933** I, 47. — [24] ARONSTAM, N.: Urologic Rev. **26**, 770 (1922). — [25] FOUQUET, CH.: Zit. S. 65. — [26] LOMHOLT, S.: Hosp.tid. (dän.) **77**, 187 (1934); **78**, 793 (1935) — Bull. Soc. franç. Dermat. **41**, 1354 (1934) — Arch. f. Dermat. **170**, 467 (1934) — Zbl. Hautkrkh. **50**, 103 (1935); **52**, 133, 407, 482 (1936) — Dermat. Z. **70**, 57 (1934) — Dermat. Wschr. **101**, 817 (1935). — [27] SEMON, H.: Proc. roy. Soc. Med. **29**, 90 (1936).

c) Sonstige Erkrankungen.

Abgesehen von Lepra und Tuberkulose wurden auch schon verschiedene sonstige Erkrankungen mit Chaulmoograöl behandelt. Von besonderem Interesse ist hier die Angabe von Williams[1], daß die ebenfalls durch säurefeste Bacillen hervorgerufene *Enteritis hypertrophica specifica* der Rinder, die sog. Johnesche Krankheit, durch perorale Behandlung mit Chaulmoograöl klinisch geheilt werden kann.

Daß das Chaulmoograöl früher auch schon bei *Syphilis* angeblich mit Erfolg verwendet wurde, und daß es auch verschiedene *Hautaffektionen*, wie Psoriasis, Pruritus u. dgl., günstig beeinflussen soll, wurde bereits oben (s. S. 8) erwähnt.

Bei *Trachom* wurde Chaulmoograöl (zum Teil auch Hydnocreol; s. S. 58) von Orlov[2], Gabrielidès[3], Wilson[4] (zum Teil in Kombination mit Kupfersulfat), Labernadie[5], Dominguez[6] (in Kombination mit Quecksilbercyanid), Milewska[7], Pagès[8], Tiong[9], Delanoé[10] mit mehr oder weniger deutlichem Heilerfolg lokal angewandt. Da indessen auch Olivenöl, Borvaseline und Essigsäure einen ähnlichen Einfluß auf den Krankheitsprozeß ausüben, handelt es sich zweifellos nicht um eine spezifische Wirkung des Chaulmoograöls (s. auch Mackenzie[11]).

3. Mechanismus der Heilwirkung des Chaulmoograöls und seiner Derivate.

Die Frage, wie die therapeutische Wirkung des Chaulmoograöls und der anderen Flacourtiaceenöle, sowie der aus diesen Fetten hergestellten Präparate besonders bei der Lepra zustande kommt, ist noch nicht restlos geklärt. Nach einer erstmals von Talwik[12] ausgesprochenen, später besonders von Mercado[13] vertretenen Annahme soll der Heileffekt der Öle und ihrer Derivate darauf beruhen, daß sie den erkrankten Organismus zu einer gesteigerten Bildung von weißen Blutkörperchen und zu einer Verstärkung auch seiner sonstigen Abwehrmaßnahmen anregen; auf diese Weise soll eine intensivere Phagocytose und Bakteriolyse und damit ein vermehrtes Zugrundegehen der Krankheitserreger bewirkt werden. Im Hinblick darauf, daß Lepraerkrankungen besonders unter dem Einfluß interkurrierender Misch- und Sekundärinfektionen gelegentlich zur spontanen Abheilung kommen (s. S. 113), ist die Möglichkeit einer ähnlichen Anregung der spezifischen Immunitätsvorgänge durch die Chaulmoograpräparate, besonders auch in Anbetracht ihrer Einwirkung auf die Stoffwechselprozesse (s. S. 98), zwar nicht ohne weiteres abzulehnen. Irgendwelche klinischen oder experimentellen Anhaltspunkte für die Richtigkeit dieser Vorstellungen liegen jedoch bisher nicht vor; auch ist diese Hypothese nicht imstande, die *Spezifität* der Wirkung des Chaulmoograöls auch nur einigermaßen zu erklären.

Heutzutage steht wohl die Mehrzahl der Autoren auf dem Standpunkt, daß die im Chaulmoograöl und in den anderen Flacourtiaceenölen enthaltenen *cyclischen Fettsäuren* das eigentliche therapeutisch wirksame Prinzip darstellen. Diese Annahme entspricht der von zahlreichen Autoren gemachten Feststellung, daß bei Lepra mit den rein dargestellten Säuren in Form der Natriumsalze oder der Ester fast dieselben oder sogar noch günstigere therapeutische Ergebnisse

---

[1] Williams, W. W.: J. amer. vet. med. Assoc. **72**, 1070 (1928). — [2] Orlov: Russk. oftalm. Ž. **6**, 694 (1927). — [3] Gabrielidès, C.: Soc. méd. d'Athènes 1927. — [4] Wilson, R. P.: Bull. ophthalm. Soc. Egypt **21**, 27 (1928) — 7th Ann. Rep. of the Giza Memorial Ophthalmic Labor., Cairo 1932. — [5] Labernadie, V., u. Govindaradjassamy: Ann. Méd. Pharm. colon. **28**, 69 (1930). — [6] Dominguez, D. D.: Rev. cub. Oftalm. **1930**, 441. — [7] Milewska: Klin. oczna (poln.) **9**, 98 (1931). — [8] Pagès, R.: Rev. internat. Trachome **9**, 167 (1932). — [9] Tiong, J. O.: J. Philippine Isl. med. Assoc. **12**, 502 (1932). — [10] Delanoé, E.: Rev. internat. Trachome **10**, 87 (1933); **13**, 142 (1936). — [11] Mackenzie, M. D.: Société des Nations, Rapport épidémiol. **14**, 41 (1935). — [12] Talwik, S.: St. Petersburger med. Wschr. **28**, 463 u. 478 (1903). — [13] Mercado y Donato, E.: Zit. S. 48.

erzielt werden wie mit den rohen oder gereinigten Ölen. Hinsichtlich der Wirkungsweise der Cyclosäuren im leprösen Körper besteht jedoch noch keine Übereinstimmung zwischen den Ansichten der verschiedenen Autoren.

In Anbetracht der Feststellung, daß die therapeutisch wirksamen Flacourtiaceenöle bzw. deren Derivate im Reagensglasversuch noch in starker Verdünnung das Wachstum säurefester Bakterien, vor allem der Tuberkelbacillen, nicht aber die Entwicklung anderer Bakterienarten unterdrücken (s. S. 66), während das bei Lepra unwirksame Öl von Gynocardia odorata (s. S. 23), dem die ungesättigten cyclischen Fettsäuren fehlen, und andere Öle auch in vitro selbst in hoher Konzentration vollkommen wirkungslos sind (s. S. 69 sowie Tabelle 5), wird heutzutage, entsprechend der erstmals von WALKER und SWEENEY[1] ausgesprochenen Vermutung, vielfach angenommen, daß die Heilwirkung der zur Leprabehandlung geeigneten Pflanzenöle auf einer *direkten Beeinflussung der spezifischen Erreger* durch die Cyclofettsäuren beruht. Die beiden eben genannten Autoren sind der Ansicht, daß die durch einen erheblichen Fett- und Wachsgehalt ihres Protoplasmas ausgezeichneten säurefesten Bacillen die dem kranken Organismus mit dem Öl oder in anderer Form zugeführten Fettsäuren auf Grund besonderer Affinitäten an sich reißen und zum Aufbau ihrer Leibessubstanz in sich speichern, dann aber durch die spezifische toxische Wirkung der Cyclosäuren abgetötet werden.

Im Gegensatz hierzu steht ROGERS[2] auf dem Standpunkt, daß die therapeutische Wirksamkeit der Chaulmoograpräparate besonders bei der Lepra nicht auf einer spezifischen Affinität der Chaulmoografettsäuren zu den Erregern beruht. Er nimmt zwar auch an, daß die ungesättigten Fettsäuren das wirksame Prinzip der Flacourtiaceenöle darstellen. Da jedoch nach seinen Befunden auch nach Anwendung der Natriumsalze und Ester der ungesättigten Fettsäuren anderer Öle, vor allem des Lebertrans, des Leinsamen- und des Sojabohnenöls, eine günstige Wirkung auf lepröse und tuberkulöse Krankheitsprozesse festzustellen war (s. S. 115 u. 119), ist er der Auffassung, daß *ungesättigte* Fettsäuren ganz allgemein bei Lepra und Tuberkulose therapeutisch wirksam sind, daß also den durch ihre cyclische Molekularstruktur gekennzeichneten ungesättigten Fettsäuren des Chaulmoograöls keine spezifische Wirkung bei den genannten Erkrankungen innewohnt. Eine direkte Abtötung der säurefesten Erreger lehnt er vor allem deshalb ab, weil nach seinen Beobachtungen der durch Chaulmoograpräparate bei Lepra und Tuberkulose bewirkte Heileffekt nicht momentan, sondern meist erst im Anschluß an eine Fieberreaktion von längerer Dauer manifest wird. ROGERS stellt sich die Wirkungsweise der Chaulmoograpräparate und auch entsprechender Zubereitungen anderer Fette bei Lepra und Tuberkulose in der Art vor, daß die ungesättigten Fettsäuren mit den Wachsstoffen der Erreger irgendwie in Reaktion treten, und daß dadurch die Bacillen für die Abwehrkräfte des infizierten Organismus zugänglicher werden; die Leibessubstanz der auf diese Weise abgetöteten zahlreichen Bacillen soll dann als antigener Reiz wirken und eine Steigerung der spezifischen Immunitätsvorgänge veranlassen. Außerdem nimmt ROGERS aber dann noch an, daß die dem kranken Menschen zugeführten ungesättigten Fettsäuren eine Vermehrung bzw. Stimulierung der Blutlipase im Sinne von SHAW-MACKENZIE[3] (vgl. S. 92) bedingen, wodurch ebenfalls eine vermehrte Abtötung und Auflösung von Krankheitserregern bewirkt werden soll.

Demgegenüber konnten aber einerseits verschiedene Autoren durch vergleichende Behandlung lepröser Patienten mit Estern von Lebertran, Leinsamen-,

---

[1] WALKER, E. L., u. M. A. SWEENEY: Zit. S. 66. — [2] ROGERS, L.: Zit. S. 115 u. 117. — S. auch S. 10. — [3] SHAW-MACKENZIE, J. A.: Zit. S. 92.

Cocosnuß- und anderen Ölen sowie mit entsprechenden Zubereitungen aus Flacourtiaceenölen zeigen, daß zwischen den beiden Gruppen von Präparaten hinsichtlich ihrer therapeutischen Wirksamkeit recht erhebliche Unterschiede bestehen, und daß die durch ihren Gehalt an cyclischen Fettsäuren gekennzeichneten Chaulmoograderivate doch eine ausgesprochene *Überlegenheit* aufweisen (s. S. 116). Andererseits sind, wie ebenfalls bereits erwähnt wurde (s. S. 92), die bisherigen Untersuchungsergebnisse über die Wirkung der ungesättigten Fettsäuren auf den Lipasegehalt des Blutes noch recht unsicher und wenig beweisend. Insbesondere fehlen Anhaltspunkte dafür, daß die in der üblichen Weise nachgewiesene Blutlipase irgendeine schädigende Wirkung auf säurefeste Bacillen auszuüben vermag.

Dafür, daß der *Molekularstruktur*, d. h. dem aus 5 Kohlenstoffatomen bestehenden Ring der Chaulmoografettsäuren (vgl. die Formeln auf S. 30) in therapeutischer Hinsicht eine besondere Bedeutung zukommt, hat sich vor allem auch Schöbl[1] eingesetzt (s. S. 69). Nach seiner Meinung ist neben dem fünfgliedrigen Kohlenstoffring die in ihm enthaltene Doppelbindung für den Heilwert der Cyclofettsäuren maßgebend. Er konnte nämlich feststellen, daß die entwicklungshemmende Wirkung der therapeutisch brauchbaren Flacourtiaceenöle in vitro ziemlich verlorengeht, wenn durch Einwirkung von Wasserstoff die im Molekül der cyclischen Fettsäuren vorhandene Olefinbindung (—C=C—) aufgehoben wird (vgl. auch Lindenberg und Rangel Pestana[2]). In ähnlicher Weise haben dann auch McDonald und Dean[3], Nord und Schweitzer[4], Aguiar Pupo[5], Hoffmann[6] u. a. bei den hierhergehörigen Ölen einen Zusammenhang zwischen optischer Aktivität und ihrem Heilwert bei Lepra angenommen. Mit einer solchen Auffassung ist jedoch die Angabe von Hasseltine[7] nicht vereinbar, daß die Äthylester der durch Oxydation der Chaulmoograsäure gewonnenen Dihydrochaulmoograsäure (s. Formel S. 33), welcher die Doppelbindung fehlt, noch eine deutliche Heilwirkung bei Lepra entfalten (s. S. 64); auch die Tatsache, daß die mit Jod versetzten und dadurch auch mehr oder weniger abgesättigten Ester therapeutisch sehr wirksam sind, spricht in demselben Sinne. Ferner hat sich noch gezeigt, daß das brasilianische Sapucainhaöl (s. S. 38) und das westafrikanische Gorliöl (s. S. 37 u. 124) trotz ihres stärkeren Drehungsvermögens einen geringeren Heilwert bei Lepra aufweisen als das Öl von Taraktogenos kurzii und manche Hydnocarpusöle (vgl. Henry[8]).

Allerdings nur auf Grund von Entwicklungshemmungs- und Abtötungsversuchen im Reagensglas, denen, wie bereits hervorgehoben wurde (s. S. 65), für die Beurteilung des Wirkungsmechanismus chemotherapeutischer Substanzen im allgemeinen nur eine sehr bedingte Bedeutung zukommt, sind Adams und seine Mitarbeiter (vgl. insbesondere Stanley, Coleman, Greer, Sacks und Adams[9]) der Ansicht, daß die Wirkung der Chaulmoografettsäuren auf säurefeste Bacillen weder von der Doppelbindung noch auch von dem Vorhandensein des Fünferrings, sondern in erster Linie oder ausschließlich von den mit dem Molekulargewicht zusammenhängenden *physikalischen Eigenschaften* abhängig ist. Die genannten amerikanischen Autoren konnten nämlich, wie oben (s. S. 69) ausführlich dargelegt wurde, feststellen, daß sowohl in der Reihe der Cyclo-

---

[1] Schöbl, O.: Zit. S. 68. — [2] Lindenberg, A., u. B. Rangel Pestana: Zit. S. 66. — [3] McDonald, J. T., u. A. L. Dean: J. amer. med. Assoc. 76, 1470 (1921). — [4] Nord, F. F., u. G. G. Schweitzer: Zit. S. 35. — [5] de Aguiar Pupo, J.: Sci. med. (Rio de Janeiro) 4, 679 (1926). — [6] Hoffmann, W. H.: Sci. med. (Rio de Janeiro) 5, Nr 7 (1927). — [7] Hasseltine, H. E.: Zit. S. 59. — [8] Henry, T. A.: Zit. S. 36. — [9] Stanley, W. M., G. H. Coleman, C. M. Greer, J. Sacks u. R. Adams: Zit. S. 66.

pentenylsäuren, der die Chaulmoogra- und die Hydnocarpussäure angehören, als auch bei den Cyclopentylsäuren, denen die Olefinbindung im Ring fehlt (vgl. Formeln S. 43), ferner bei den anderen Reihen der von ihnen synthetisch dargestellten cyclischen (Cyclohexyl-, Cyclopropyl-, Cyclobutylsäuren) und acyclischen Fettsäuren (Dodecyl-, Tridecyl-, Tetradecyl-, Pentadecyl-, Hexadecyl-, Heptadecyl-, Octadecyl- und Nonadecylsäuren sowie Dialkylessigsäuren) sowie deren Aminen das Maximum der bactericiden Eigenschaften gegenüber säurefesten Bakterien bei denjenigen Verbindungen erreicht ist, die 16—18 Kohlenstoffatome in ihrem Molekül enthalten, und daß von einer ausgesprochenen Überlegenheit der einen oder anderen Reihe nicht gesprochen werden kann. Nach den Ergebnissen der klinischen (LARA und FERNÁNDEZ[1], LARA[2]; s. S. 117) und der experimentellen Erprobung (ANDERSON, EMERSON und LEAKE[3]; s. S. 105) der von ADAMS und seinen Mitarbeitern im Vitroversuch als besonders wirksam erkannten Di-n-heptylessigsäure (s. S. 45) hat es indessen den Anschein, daß auch hier, wie auf anderen Gebieten der Chemotherapie, die Wirkungen der Substanzen in vitro und in vivo nicht parallel gehen, und daß bei der Leprabehandlung, entgegen der Hypothese von ADAMS und seinen Mitarbeitern, doch eine Überlegenheit der Chaulmoograderivate, d. h. der Cyclofettsäuren, über die acyclischen Verbindungen besteht.

Wenn man versucht, an Hand des vorliegenden experimentellen und klinischen Tatsachenmaterials unter Berücksichtigung der eben dargelegten Hypothesen und der beim Studium anderer Chemotherapeutica gemachten Erfahrungen und Feststellungen (vgl. SCHLOSSBERGER[4]) sich ein eigenes Bild von dem therapeutischen Wirkungsmechanismus des Chaulmoograöls und der sonstigen in Betracht kommenden Flacourtiaceenöle sowie ihrer Derivate zu machen, so wird man zunächst, in Übereinstimmung mit der von der Mehrzahl der Autoren vertretenen Annahme, daran festhalten müssen, daß die Heilwirkung der genannten Substanzen bei Lepra zweifellos auf ihrem Gehalt an *bestimmten* Fettsäuren beruht. Weiterhin weisen aber die vorliegenden Beobachtungen zahlreicher Forscher darauf hin, daß diese therapeutische Wirkung anscheinend nicht einheitlich ist, sondern sich aus *zwei Faktoren* zusammensetzt, nämlich einer mehr *unspezifischen*, auch bei anderen ungesättigten Fettsäuren vorhandenen Quote, und einem mehr *spezifischen* Moment, das offenbar eine Eigentümlichkeit der cyclischen Chaulmoografettsäuren darstellt. In diesem Sinne spricht einerseits die oben erwähnte Feststellung, daß die Chaulmoograpräparate hinsichtlich ihres Heilwertes den aus andersartigen Ölen hergestellten Zubereitungen erheblich überlegen sind, trotzdem diese zum Teil eine höhere Jodzahl aufweisen (s. S. 116; vgl. auch S. 69), und andererseits die oben (s. S. 122) betonte Tatsache, daß die Chaulmoografettsäuren auch nach Absättigung (als Dihydrochaulmoograsäure oder in jodierter Form) noch eine ausgesprochene therapeutische Wirksamkeit bei Lepra ausüben (s. auch S. 64 sowie S. 68). Daß zwischen der therapeutischen Wirkung der Fettsäuren des Chaulmoograöls und gewisser anderer Fette tatsächlich nicht nur quantitative, sondern auch qualitative Unterschiede bestehen, wurde übrigens schon von ROGERS[5], der sich ja sonst für die Gleichartigkeit des Wirkungsmechanismus ausgesprochen hat (s. S. 121), wohl unbeabsichtigt anerkannt, wenn er sagte, daß sich die Chaulmoografettsäuren wegen ihrer intensiveren Wirkung für die Behandlung der Tuberkulose nicht eignen, daß hierfür vielmehr besser

[1] LARA, C. B., u. G. FERNÁNDEZ: Zit. S. 64. — [2] LARA, C. B.: Zit. S. 45. — [3] ANDERSON, H. H., G. A. EMERSON u. C. D. LEAKE: Zit. S. 105. — [4] SCHLOSSBERGER, H.: 2. Internat. Kongr. f. Mikrobiol., London 1936, Report of Proc. **1937**, 287 — Klin. Wschr. **16**, 73 (1937) — Beitr. Klin. Tbk. **89**, 614 (1937) — Angew. Chem. **50**, 407 (1937) — Orv. Hetil. **1937**. — [5] ROGERS, L.: Zit. S. 103.

die milder wirkenden Lebertranfettsäuren verwendet werden (vgl. S. 103). Die vorliegenden Untersuchungsergebnisse sprechen also dafür, daß, auch im Gegensatz zu der Annahme von Adams und seinen Mitarbeitern (s. S. 122), die eigenartige Molekularstruktur der Chaulmoografettsäuren für die therapeutische Wirksamkeit der Chaulmoograpräparate von wesentlicher Bedeutung ist, daß dagegen das Vorhandensein der Olefinbindung im Ring für das Zustandekommen des Heileffektes allem Anschein nach kein unbedingtes Erfordernis darstellt.

Weiterhin läßt sich auf Grund des vorliegenden Tatsachenmaterials sagen, daß der den Chaulmoografettsäuren eigentümliche *Fünferring* zwar vermutlich der Träger ihrer therapeutischen Wirksamkeit ist, aber allein einen Heileffekt bei Lepra offenbar nicht zu bewirken vermag. Vielmehr wird man Adams darin zustimmen dürfen, daß hierfür eine gewisse *Molekulargröße*, d. h. also eine entsprechend lange, aber doch nicht zu große *Seitenkette* Vorbedingung ist. So hat es sich gezeigt, daß die synthetisch dargestellte Δ_2-Cyclopentenylessigsäure (s. S. 41, 45 u. 117), welche nur eine ganz kurze Seitenkette aufweist, sowie die Dicyclopentenylessigsäure (s. S. 45 u. 117), die aus zwei durch ein kurzes Zwischenstück verbundenen Fünferringen besteht, bei Lepra nur eine geringe Heilwirkung entfalten (Lara[1]; s. S. 117). Andererseits besitzt nach den Angaben verschiedener Autoren (McDonald und Dean[2], Rogers[3], Muir[4], Read[5], Rouillard[6], Henry[7] u. a.) die mit einer aus 10 CH_2-Gruppen bestehenden Seitenkette ausgestattete Hydnocarpussäure in Form des Natriumsalzes oder des Äthylesters bei Lepra eine stärkere therapeutische Wirksamkeit als die Chaulmoograsäure, die in ihrer Seitenkette 2 CH_2-Gruppen mehr aufweist (vgl. die Formeln auf S. 30). Darauf beruht nach der Annahme von Henry[7] die im Vergleich mit den Ölen von Taraktogenos kurzii und manchen Hydnocarpusarten, vor allem mit dem fast nur Hydnocarpussäure enthaltenden Öl von Hydnocarpus laurifolia s. wightiana, geringe therapeutische Wirksamkeit des westafrikanischen Gorliöls (von Caloncoba echinata), da dieses nur Chaulmoograsäure, aber keine Hydnocarpussäure aufweist (s. S. 36). Auch Schöbl[8] fand bei der Prüfung der beiden Säuren auf ihre entwicklungshemmenden Eigenschaften gegenüber Tuberkelbacillen in vitro ähnliche Unterschiede (s. S. 67). Wenn daher auch de Vera und Lara[9] auf Grund ihrer Behandlungsversuche an Leprösen die Ansicht vertreten, daß die beiden Fettsäuren hinsichtlich ihrer Heilwirkung einander ungefähr gleichwertig sind, so deuten aber doch die Befunde der oben genannten Autoren darauf hin, daß in der Reihe der Chaulmoografettsäuren hinsichtlich der Länge der Seitenkette auch eine obere Grenze im Sinne von Adams und seinen Mitarbeitern (s. Stanley, Coleman, Greer, Sacks und Adams[10]) besteht, jenseits welcher die therapeutische Wirksamkeit abnimmt und schließlich völlig verschwindet. Entsprechend der Auffassung von Adams handelt es sich bei diesem Einfluß der Molekülgröße wohl in erster Linie um physikalische Faktoren, die ihrerseits vermutlich für die Verteilung der Substanzen im Organismus, vielleicht für ihre von Read[11] sowie Nolasco[12] nachgewiesene Aufnahme durch die großen Monocyten und ihren dadurch ermöglichten Transport nach den Krankheitsherden (s. S. 88 u. 90), eventuell auch für die Aufnahme und Verwertung der Fettsäuren durch die Krankheitserreger maßgebend sind. Darüber, ob die therapeutisch

---

[1] Lara, C. B.: Zit. S. 45. — [2] McDonald, J. T., u. A. L. Dean: J. amer. med. Assoc. **76**, 1470 (1921). — [3] Rogers, L.: Brit. J. Tbc. **16**, 110 (1922). — [4] Muir, E.: Zit. S. 12 u. 106. — S. auch E. Muir: Indian J. med. Res. **15**, 501 (1927). — [5] Read, B. E.: Pharmaceut. J. **57**, 412 (1923) — China med. J. **38**, 25 (1924). — [6] Rouillard, J.: Zit. S. 102. — [7] Henry, T. A.: Kew Bull. **1926**, 17 — Proc. roy. Soc. Med. **20**, 995 (1927). — [8] Schöbl, O.: Philippine J. Sci. **23**, 533 (1923). — [9] de Vera, B., u. C. B. Lara: J. Philippine Isl. med. Assoc. **9**, 307 (1929). — [10] Stanley, W. M., G. H. Coleman, C. M. Greer, J. Sacks u. R. Adams: Zit. S. 66. — [11] Read, B. E.: Zit. S. 88. — [12] Nolasco, J. O.: Zit. S. 88.

wirksamen Fettsäuren im Organismus in unveränderter Form ihre Wirkung entfalten oder zuvor eine Umwandlung erfahren, liegen bis jetzt noch keine Untersuchungen vor.

Für das Verständnis des Wirkungsmechanismus der Chaulmoograpräparate ist ferner die Angabe von RODRIGUEZ[1] von Wichtigkeit, daß die Chaulmoograbehandlung im ganz frühen Stadium der Lepra, d. h. noch vor dem nachweisbaren Auftreten der Leprabacillen in den Maculae, wenig wirksam ist (s. S. 111). Diese Feststellung, daß also die Chaulmoograpräparate die Erkrankung nicht zu verhüten mögen, deutet darauf hin, daß eine Einwirkung der Substanzen auf die Erreger vorzugsweise oder ausschließlich *im krankhaft veränderten Gewebe*, d. h. in den Lepromen, erfolgt. Man hätte sich dementsprechend und auf Grund der Befunde von READ sowie NOLASCO (s. S. 88) vorzustellen, daß die dem Organismus enteral oder parenteral zugeführten wirksamen Fettsäuren durch Zellen des Reticuloendothels an den Ort des pathologischen Geschehens gebracht werden und dort zur Wirkung gelangen. Daß tatsächlich eine solche Anreicherung der wirksamen Substanzen im entzündlichen Gewebe stattfindet, wird auch durch die Untersuchungen von MAGAT[2], der bei tuberkulösen Meerschweinchen nach Injektion einer Lecithinemulsion eine vermehrte perifokale Lipoidspeicherung nachweisen konnte, wahrscheinlich gemacht.

Was nun die Wirkung selbst anlangt, so hat man in dem gelungenen Nachweis von Leprabacillen bei scheinbar vollkommen geheilten Leprakranken (s. S. 115) schon einen Beweis gegen die direkte Beeinflussung der Leprabacillen durch die Chaulmoograpräparate, ja gegen deren Heilwert bei Lepra überhaupt erblicken wollen. Wenn es auch zweifellos stets das Ziel chemotherapeutischer Forschung sein muß, für jede infektiöse Erkrankung Substanzen aufzufinden, welche auf Grund spezifischer Affinitäten eine Vernichtung sämtlicher im erkrankten Organismus vorhandener Erreger zu bewirken vermögen, so ist aber damit doch keineswegs gesagt, daß eine chemotherapeutische Wirkung nur in einer solchen Abtötung der pathogenen Mikroorganismen zu bestehen braucht. Vielmehr ist es, besonders wenn es sich um chronische Infektionskrankheiten, wie gerade Lepra, handelt, sehr wohl denkbar, daß schon eine *geringgradige Schädigung* der Mikroben und eine dadurch bedingte Einschränkung ihrer Vermehrung einen therapeutischen Nutzen bedeuten und durch Ausbildung eines Gleichgewichtszustandes zwischen Erreger und Wirtsorganismus (vgl. SCHLOSSBERGER[3]) zum Rückgang und zur Abheilung der Krankheitsprodukte führen kann. Solange man bei einer bestimmten Infektionskrankheit über ein sterilisierend wirkendes Heilmittel nicht verfügt, wird man sich daher auch mit einer auf die betreffenden pathogenen Keime nur *entwicklungshemmend* wirkenden Substanz begnügen.

Ein solcher Mechanismus liegt z. B. aller Wahrscheinlichkeit nach der Heilwirkung des Quecksilbers, vielleicht auch des Wismuts, bei der Syphilis zugrunde, während die Salvarsanpräparate besonders bei frühzeitiger Anwendung infolge ihrer ausgesprochenen spirochäticiden Eigenschaften tatsächlich eine Sterilisation des syphilitischen Organismus herbeizuführen vermögen (vgl. FISCHL und SCHLOSSBERGER[4]). Im Gegensatz zu derartigen stark parasiticid wirkenden Chemotherapeutica ist der durch die vorzugsweise nur entwicklungshemmend, nicht sterilisierend wirkenden Substanzen erreichbare Heileffekt dadurch charakterisiert, daß er einerseits nur bei lange Zeit fortgesetzten Kuren in die Erscheinung tritt, und daß andererseits nach Aufhören der Behandlung Rückfälle zu befürchten sind.

---

[1] RODRIGUEZ, J.: Zit. S. 111. — [2] MAGAT, J.: Virchows Arch. **267**, 477 (1928). — [3] SCHLOSSBERGER, H.: Zit. S. 123. — [4] FISCHL, V., u. H. SCHLOSSBERGER: Zit. S. 2.

Beides trifft nun aber für die *Wirkungsweise der Chaulmoograpräparate* unbedingt zu. Ebenso wie der lange Zeit hindurch nur mit Quecksilber behandelte und dadurch erscheinungsfrei gewordene Luetiker im allgemeinen noch Spirochäten beherbergt, die eines Tages zum Wiederaufflackern des Prozesses führen können, kommt es nach den vorliegenden klinischen Beobachtungen auch beim Leprakranken durch eine Jahre lang fortgesetzte Zufuhr von Chaulmoograpräparaten in der Mehrzahl der Fälle offenbar nur zu einer Unterdrückung, nicht zu einer völligen Ausmerzung der Infektion (s. S. 114). Diese Unterbindung der Mikrobenvermehrung durch das Chemikale kann aber, wenn sie genügend lange aufrechterhalten wird, *sekundär* zu einer stärkeren Entfaltung der Abwehrkräfte, d. h. der natürlichen Heilungsvorgänge, und dadurch zu einer Rückbildung der Läsionen, eventuell auch zu einer Abkapselung der Erreger führen.

Daß bei klinisch geheilten Leprösen unter Umständen noch Leprabacillen, besonders in anscheinend gesunden Gewebspartien, nachzuweisen sind (s. S. 115), ist bei dieser Betrachtungsweise und unter Berücksichtigung der vorhin erwähnten Befunde von Read und Nolasco, nach denen die Chaulmoograderivate durch Histiocyten nach den entzündlich veränderten Gewebspartien gebracht werden, nicht verwunderlich. Auch die Tatsache, daß für die Behandlung der Lepra mit Chaulmoograpräparaten ebenso wie für die Chemotherapie der Syphilis die Heilungsaussichten in der Frühperiode, solange die Zahl der Erreger noch gering ist und größere Läsionen noch fehlen, am günstigsten sind (s. S. 111 u. 113), steht mit dieser Interpretation in vollkommener Übereinstimmung.

Schließlich sprechen auch noch die Ergebnisse der mit Chaulmoograpräparaten angestellten Reagensglasversuche im Sinne dieser Auffassung. Wie nämlich bereits eingehend dargelegt wurde (s. S. 66), üben die Chaulmoograpräparate in vitro eine stark hemmende Wirkung auf das Wachstum säurefester Bacillen aus, während ihre abtötende Wirkung auf derartige Bakterien anscheinend außerordentlich gering ist (s. S. 72). Man kann sich daher sehr wohl vorstellen, daß durch die Chaulmoograderivate bei den Angehörigen der säurefesten Bakteriengruppe auch in vivo eine Beeinträchtigung der Stoffwechselvorgänge und dadurch eine Verminderung oder gar ein vollständiges Aufhören der Proliferationsvorgänge bewirkt wird.

Entsprechend den hier entwickelten Gedankengängen würde die Heilwirkung der Chaulmoograpräparate bei Lepra und ebenso auch bei anderen, durch säurefeste Bakterien hervorgerufenen Erkrankungen (Tuberkulose, s. S. 117; Johnesche Krankheit (s. S. 120) also darin bestehen, daß sie vermutlich durch zellige Elemente auf dem Blut- oder Lymphwege nach den Krankheitsprodukten gebracht werden und dort durch *direkte Einwirkung* auf die hier befindlichen Erreger deren *Vermehrung hemmen*; diese *primäre* Beeinflussung der krankmachenden Bakterien hätte dann *sekundär* eine *vermehrte Aktivität der Abwehrmaßnahmen* des erkrankten Organismus zur Folge, wodurch es dann zu einer Einschmelzung und Resorption des Granulationsgewebes kommt. Nach diesen Vorstellungen würde also der kranke Körper durch die Schwächung der Erreger unter Umständen in die Lage versetzt, mit der Infektion ebenso fertig zu werden, wie dies bei der Spontanheilung ohne Unterstützung der Fall ist.

Zutreffendenfalls wäre der besonders von Wade[1], Lara[2] sowie Lara und de Vera[3] vertretene Standpunkt ohne weiteres verständlich, daß bei der Leprabehandlung mit Chaulmoograderivaten das Auftreten von Herdreaktionen zum Zustandekommen des Heileffektes nicht erforderlich ist (s. S. 103). Es soll damit die Möglichkeit, daß derartige entzündliche Vorgänge in den Krankheitsprodukten

---

[1] Wade, H. W.: Zit. S. 103. — [2] Lara, C. B.: Zit. S. 103. — [3] Lara, C. B., u. B. de Vera: Zit. S. 103.

nach Art der Tuberkulinreaktionen unter Umständen einen therapeutischen Nutzen haben und etwa die Abbau- und Vernarbungsvorgänge in den Läsionen in Gang bringen oder fördern können (vgl. MUIR[1]), keineswegs abgelehnt werden, obwohl durch derartige Reaktionen, wie dies bereits dargelegt wurde (s. S. 87, 102 u. 108), mitunter auch das gerade Gegenteil, nämlich ein Fortschreiten des Prozesses bewirkt werden kann. Nach den vorliegenden Forschungsergebnissen hat es indessen den Anschein, daß die eigentliche spezifische Wirkung des Chaulmoograöls mit diesen Reaktionen nichts zu tun hat, daß diese vielmehr als Ausdruck des oben (S. 123) erwähnten unspezifischen Anteils der Wirkung der Chaulmoograpräparate anzusehen sind, aber auch durch andere ungesättigte Fettsäuren hervorgerufen werden können und in der Hauptsache auf einer Reizung des reizempfindlichen Granulationsgewebes beruhen. Außerdem besteht dann natürlich auch noch die Möglichkeit, daß die ungesättigten Fettsäuren sonst noch gewisse Wirkungen auf den behandelten Organismus ausüben. So hat z. B. McCARRISON[2] bei seinen experimentellen Untersuchungen eine ziemlich starke Beeinflussung der endokrinen Drüsen und des Stoffwechsels nachweisen können; bei dem engen Zusammenhang zwischen Immunitäts- und Stoffwechselprozessen erscheint es daher nicht ausgeschlossen, daß bei der Chaulmoograbehandlung neben der spezifischen Wirkung auf bestimmte Krankheitserreger auch eine solche unspezifische Förderung der Abwehrvorgänge seitens des erkrankten Körpers erfolgt.

Inwieweit die hier dargelegten Überlegungen zutreffen, wird das weitere Studium des Wirkungsmechanismus der Chaulmoograderivate ergeben. Zusammenfassend läßt sich wohl sagen, daß das Chaulmoograöl und die ihm nahestehenden Öle anderer Flacourtiaceenarten als wirksame Mittel zur Therapie der Lepra angesehen werden müssen, und daß es sich hierbei offenbar um eine *spezifische* Beeinflussung des Krankheitsprozesses handelt. Wenn auch die Behandlungsresultate bisher nur zum Teil befriedigen, so hat es doch den Anschein, daß sich durch enge Zusammenarbeit von Klinik und Laboratorium weitere Verbesserungen auf diesem Gebiete erzielen lassen. Ob und inwieweit daraus auch Anhaltspunkte für eine wirksame Chemotherapie der Tuberkulose gewonnen werden können, muß indessen vorderhand dahingestellt bleiben.

---

[1] MUIR, E.: Lancet **206**, 277 (1924). — [2] McCARRISON, R.: Indian J. med. Res. **11**, 1 (1923).

Pyridin-β-carbonsäurediäthylamid (Coramin)[1].

Von

F. HILDEBRANDT-Gießen.

Mit 3 Abbildungen.

Die Grundsubstanz, von der sich das Coramin herleitet, ist die Pyridin-β-carbonsäure oder Nicotinsäure. Es gibt bekanntlich 3 Pyridincarbonsäuren[2,3]: 1. die Pyridin-α-carbonsäure oder Picolinsäure, 2. die Pyridin-β-carbonsäure oder Nicotinsäure, 3. die Pyridin-γ-carbonsäure oder Isonicotinsäure. Sie sind recht wenig giftig und haben am Kaninchen nur eine schwache narkotische Wirkung. Am Frosch wirken sie lähmend. Eine Verstärkung der Wirkung tritt bei den Alkylestern der Pyridincarbonsäuren auf. Die Amide der Pyridincarbonsäuren zeigen ebenfalls eine leicht narkotische Wirkung, ohne Atmung und Kreislauf stärker zu beeinflussen; ihre Giftigkeit ist gering. Durch Eintritt von Alkylgruppen in die Amidogruppe wird nicht etwa die narkotische Grundwirkung verstärkt, sondern vielmehr die narkotische in eine hauptsächlich erregende Wirkung umgewandelt[2,3]. Das Monoäthylamid hat dabei noch stark narkotische Eigenschaften, während das Diäthylamid stärker erregend wirkt. Nach UHLMANN[3] nimmt das Pyridin-β-carbonsäurediäthylamid (Coramin) innerhalb der ganzen Gruppe eine dominierende Stellung ein, indem es eine dem Campher fast identische Wirkung besitzt.

$$\text{CO} \cdot \text{N(C}_2\text{H}_5)_2$$

Es ist ein helles, dickflüssiges, fast geruchloses Öl, das bei 150° und 2 mm Druck unzersetzt destilliert; in Wasser wie in organischen Lösungsmitteln ist es leicht löslich, mit Wasser in jedem Verhältnis mischbar. Der Teilungskoeffizient beträgt nach SCHÜBEL und GEHLEN[4] 1:40.

Chemische Reaktionen. Nach SCHÜBEL[5] gibt eine Coraminlösung mit Gerbsäurelösung einen flockigen Niederschlag. Beim Versetzen einer Coraminlösung mit gesättigter Natronlauge scheidet sich das Coramin als blaßgelbe ölige Flüssigkeit ab. BUZZO und CARRATALA[6] geben eine Reihe von Farbreaktionen an: Coramin gibt mit 10% Silbernitrat- und darauf mit 10% Pikrinsäurelösung versetzt einen orangeroten Niederschlag (Empfindlichkeitsgrenze 1:150). Weniger empfindlich ist die Blaufärbung mit 10% Kupfersulfatlösung. Mit 10% Tanninlösung gibt Coramin bis zu einer Verdünnung 1:250 einen weißen Niederschlag, mit Platinchlorid einen gelblichen und mit Jod in 0,25proz. Lösung einen kastanienbraunen Niederschlag. Die empfindlichste Reaktion ist die folgende: Eine Coraminlösung wird in der Kälte mit 10 Tropfen $n/10$ Jodlösung und 5 Tropfen 10proz. Platinchloridlösung versetzt.

---

[1] Abgeschlossen am 1. VIII. 1937.

[2] FAUST, E. ST.: Schweiz. med. Wschr. **1924**, 229.

[3] UHLMANN, FR.: Z. exper. Med. **43**, 556 (1924).

[4] SCHÜBEL, K., u. W. GEHLEN: Arch. f. exper. Path. **133**, 295 (1928).

[5] SCHÜBEL, K.: Z. exper. Med. **48**, 593 (1926).

[6] BUZZO, A., u. R. E. CARRATALA: Rev. Asoc. méd. argent. **48**, 615 (1934) (Spanisch) — Ber. Physiol. **83**, 235 (1935).

Es entsteht sofort ein schokoladenbrauner Niederschlag, der allmählich, besonders bei starken Verdünnungen, in violett übergeht. Diese Reaktion wird von Coraminlösungen bis zu einer Verdünnung von 1 : 1000000 gegeben.

Akute Allgemeinwirkung.

Seiner pharmakologischen Wirkung nach, die in erster Linie das Zentralnervensystem betrifft, weist das Coramin Verwandtschaft mit dem Campher, aber auch mit dem Nicotin auf. Seine Wirkung ist erregend und lähmend.

Frosch. Injiziert man einem Frosch die Dosis von 0,3—0,4 mg/g in den Brustlymphsack, so zeigen sich bereits nach einigen Minuten die ersten Anzeichen der Wirkung. Nach kurzdauernder Erregung wird das Tier ruhiger und zieht beim Sprung seine Hinterbeine anfänglich nur unvollkommen, später gar nicht mehr nach. Spontanbewegungen fehlen, der Frosch reagiert aber noch prompt auf Kneifen und Lageveränderungen. Nach einiger Zeit wird die Haltung des Tieres eigenartig; der Kopf ist stark gesenkt und die Brustwirbelsäule geknickt. Die Vorderbeine sind krampfartig auf die Brust geschlagen, sie werden nicht bewegt, während die Hinterbeine schlaff sind. Aus der Rückenlage wendet sich der Frosch noch um, später wird sie dauernd vertragen. In diesem Stadium treten bei stärkeren Reizen oder Lageveränderungen klonisch-tonische Krämpfe des ganzen Körpers auf, die aber nur kurz andauern und niemals zu einem dauernden Tetanus, wie nach Strychnin, führen. Nach großen Dosen sind die Krämpfe nur von kurzer Dauer, es besteht schlaffe Lähmung; nur die Vorderbeine bleiben

Tabelle 1. Krampfdosen: Coramin in mg/kg.

Tierart	Intra-venös	Intra-muskulär	Sub-cutan	Per os	Intra-peritoneal	Bemerkungen	Literaturangabe
Katze dekapit.	50						BLUME[1]
Kaninchen	125	250	350	650			KOHLHOFF[2]
	50		200				SCHÜBEL u. GEHLEN[3]
	über 125		350	600			SCHOEN[4]
	135		296			Mittelwert aus größ. Versuchsreihen	HILDEBRANDT u. MÜGGE[5]
		310					AXMACHER[6]
Meerschweinchen					150		SCHWAB u. JUNG[7]
Ratte					200		HAAS[8]
					250	minim. Krampfdosis	KOHN u. JACOBI[9]
					450-500	sichere Krampfdosis	KOHN u. JACOBI[9]
			300-350				TARTLER[10]
	95						ZIPF, WINDSCHUS u. KOKOSCHKA[11]
			360				ALBUS[12]
Taube		200					WINNIWARTER[13]

[1] BLUME, W.: Arch. f. exper. Path. **116**, 234 (1926).
[2] KOHLHOFF, H.: Arch. f. exper. Path. **136**, 331 (1928).
[3] SCHÜBEL, K., u. W. GEHLEN: Arch. f. exper. Path. **133**, 295 (1928).
[4] SCHOEN, R.: IX. Fortbild.-Lehrgang Bad-Nauheim 1932.
[5] HILDEBRANDT, F., u. H. MÜGGE: Schmerz usw. **9**, 95 (1936).
[6] AXMACHER, FR.: Arch. f. exper. Path. **183**, 478 (1936).
[7] SCHWAB, R., u. J. JUNG: Z. exper. Med. **99**, 749 (1936).
[8] HAAS, H. T. A.: Arch. f. exper. Path. **184**, 468 (1937).
[9] KOHN, R., u. M. JACOBI: Arch. f. exper. Path. **179**, 448 (1935).
[10] TARTLER, O. P.: Diss. Gießen 1929.
[11] ZIPF, K., W. A. WINDSCHUS u. F. KOKOSCHKA: Arch. f. exper. Path. **185**, 113 (1937).
[12] ALBUS, G.: Arch. f. exper. Path. **182**, 471 (1936).
[13] WINNIWARTER, FR.: Arch. f. exper. Path. **185**, 95 (1937).

Tabelle 2. Tödliche Dosen: Coramin in mg/kg.

Tierart	Intra-venös	Intra-muskulär	Sub-cutan	Per os	Intra-peri-toneal	Bemerkungen	Literaturangabe
Hund	150—200	150-200					MASSART[1]
Kaninchen	über 200		400	650			SCHOEN[2]
			300-400				BEHRENS u. REICHELT[3]
					225	mittlere let. Dosis	MALONEY[4]
Meerschwein-chen			300		250		SCHWAB u. JUNG[5]
Ratte			500			minim. let. Dosis	HAAS[6]
			470				ALBUS[7]
					450	sichere let. Dosis	HAAS[6]
					450		KOHN u. JACOBI[8]
			300				ZIPF, WINDSCHUS u. KOKOSCHKA[9]
					300	mittlere let. Dosis	MALONEY[4]
Maus			295				BEHRENS u. REICHELT[3]
			300				ZOPF, WINDSCHUS u. KOKOSCHKA[9]
Frosch			1000				ZIPF, WINDSCHUS u. KOKOSCHKA[9]

steif. Tötet man das Tier in diesem Stadium, so findet man die Muskulatur des Thorax und der Vorderbeine tetanisch kontrahiert, während die andere Muskulatur schlaff ist. Beim Kaltblüter steht demnach die Lähmung im Vordergrunde, das Coramin wirkt bei diesem Tier ähnlich wie Campher. Die eigenartige Haltung der Vorderbeine erinnert andererseits an die durch Nicotin hervorgerufene Vergiftung[10].

Warmblüter. Am Kaninchen hat UHLMANN[11] als erster die Wirkung des Coramins eingehend beschrieben. Injiziert man einem Kaninchen intravenös etwa 50 mg Coramin, so beobachtet man als erstes Symptom nach der Einspritzung eine starke Beschleunigung und Vertiefung der Atmung. Gleichzeitig wird das Tier erregt, springt umher, stellt sich auf die Hinterbeine, schrickt zurück. Bisweilen klopft es mit den Hinterläufen auf den Boden. Berühren der Schnauze oder der Tasthaare löst lebhafte Abwehrbewegungen mit Beißen und Schlagen der Vorderextremitäten aus. Die Reflexe sind deutlich gesteigert und oft tritt allgemeines Zittern auf. Nach 15—20 Minuten ist der Höhepunkt der Wirkung erreicht, dann beruhigt sich das Tier wieder, die Atmung wird wieder langsamer und das Zittern hört auf. Nach 1—2 Stunden sind alle Symptome verschwunden. Werden die Dosen gesteigert, so treten nach 10 bis 15 Minuten Krämpfe auf, die sich zunächst in Trismus und Opisthotonus äußern. Nach einiger Zeit folgen klonisch-tonische Krämpfe, die einige Minuten dauern und dann etwas nachlassen oder zum Tode führen. Die Krämpfe können sich nach einer kurzen Pause wiederholen. Die höchst ertragenen Dosen betragen nach UHLMANN[11] für das Kaninchen 0,2 g/kg intravenös, subcutan 0,5, per os 1,2. Hunde, Meerschweinchen und Ratten zeigen prinzipell das gleiche Bild.

---

[1] MASSART, J.: Arch. internat. Pharmacodynamie **37**, 34 (1930).
[2] SCHOEN, R.: IX. Fortbild.-Lehrgang Bad-Nauheim 1932.
[3] BEHRENS, B.: u. E. REICHELT, Klin. Wschr. **1933**, 1860.
[4] MALONEY, A. H.: Quart. J. exper. Physiol. **25**, 155 (1935).
[5] SCHWAB, R., u. J. JUNG: Z. exper. Med. **99**, 749 (1936).
[6] HAAS, H.: Arch. f. exper. Path. **184**, 468 (1937).
[7] ALBUS, G.: Arch. f. exper. Path. **182**, 471 (1936).
[8] KOHN, R., u. M. JACOBI: Arch. f. exper. Path. **179**, 448 (1935).
[9] ZIPF, K., W. A. WINDSCHUS u. F. KOKOSCHKA: Arch. f. exper. Path. **185**, 113 (1937).
[10] DIXON, W.: Dies. Handb. **2 II**, 660.
[11] UHLMANN, FR.: Z. exper. Med. **43**, 556 (1924).

Resorption und Entgiftung.

Die Resorption des Coramins aus dem Muskel- oder subcutanen Bindegewebe erfolgt sehr schnell. Dies ergibt sich schon aus dem geringen Abstand der subcutanen Krampfdosis von der intravenösen, die nur gut das Doppelte beträgt[1]. Auch aus dem Magen-Darmkanal wird es gut resorbiert, denn die perorale Krampfdosis ist nur rund 5mal höher als die intravenöse. Nach KOHLHOFF[2] wird es bereits von der Magenschleimhaut aufgenommen, denn auch nach Abbinden des Pylorus treten bei Kaninchen nach entsprechend hoher Dosis typische Krämpfe auf.

Genau messende Untersuchungen liegen von HILDEBRANDT und MÜGGE[3] für das Kaninchen vor, bei dem die mittlere subcutane Krampfdosis in 84 Einzelversuchen mit verschiedenen, nahe beieinanderliegenden Dosen ermittelt wurde. Es ergab sich ein Wert von 296 mg/kg gegenüber einer mittleren intravenösen Krampfdosis von 135 mg/kg. Der Mittelwert bis zum Auftreten der Krämpfe bei den subcutanen Krampfdosen betrug 31 Minuten.

Von den gleichen Autoren[3] wurde auch die Entgiftungsgeschwindigkeit des Coramins für das Kaninchen ermittelt: Unter Variierung der Zeit ließen sie bestimmte Coraminmengen durch Dauerinfusion intravenös einfließen bis zum Auftreten des ersten Krampfanfalls. Zu diesem Zeitpunkt ist der Wert der intravenösen Krampfdosis von 135 mg Coramin im Blut erreicht. Zieht man diesen Wert von der Gesamtmenge des eingelaufenen Coramins ab, so kann man die pro Minute und Kilogramm entgiftete Coraminmenge berechnen. Es ergibt sich eine Entgiftungsgeschwindigkeit von 2 mg/kg/Min. in guter Übereinstimmung mit den in Tierversuchen erhobenen Befunden über die Dauer der Coraminwirkung.

Über die Entgiftung selbst ist praktisch nichts bekannt, wahrscheinlich wird das Coramin durch die Niere, aber nicht als solches, ausgeschieden[4].

Wirkung auf das Zentralnervensystem.

Die Wirkung des Coramins auf das Zentralnervensystem ist sehr von der Dosierung abhängig. Kleine Dosen wirken praktisch rein erregend, mit steigender Dosierung schlägt aber diese Erregung allmählich in eine Lähmung um.

Die Prüfung der Körperstell- und Labyrinthstellreflexe nach MAGNUS[5] durch KOHLHOFF[2] ergab, daß kleine Dosen (25—100 mg intravenös, bis zu 300 mg/kg subcutan) rein erregend wirken. Die Reflexe der Lage der Bewegung (Progressivreaktionen, tonische Labyrinth- und Halsreflexe auf Extremitäten, Halsstellreflexe und Körperstellreflexe auf den Körper) sind gesteigert; bei höheren Dosen (125 mg/kg intravenös, 250 mg/kg intramuskulär oder ab 350 mg/kg subcutan) treten heftige Krämpfe in Seitenlage auf, wobei der Streckkrampf überwiegt und das Tier in völliger Seitenlage mit Opisthotonus daliegt. Die Körperstellreflexe sind dabei gelähmt, sie kehren nach Abklingen der Krämpfe wieder langsam zurück. Je nach der Höhe der angewandten Krampfdosis erholen sich die Tiere allmählich innerhalb 1—2 Stunden oder gehen während eines Anfalls in einem maximalen Streckkrampf zugrunde.

Die folgende, aus der Arbeit KOHLHOFFs entnommene Tabelle gibt näheren Aufschluß über die erregenden und lähmenden Dosen bei den verschiedenen Applikationsarten, und weiter über den Eintritt und die Dauer der Wirkung.

---

[1] SCHOEN, R.: IX. Fortbild.-Lehrgang Bad-Nauheim **1932**, 76.
[2] KOHLHOFF, H.: Arch. f. exper. Path. **136**, 331 (1928).
[3] HILDEBRANDT, F., u. H. MÜGGE: Schmerz usw. **1936**, H. 3.
[4] SCHÜBEL, K., u. W. GEHLEN: Arch. f. exper. Path. **133**, 295 (1928).
[5] MAGNUS: Körperstellung. Berlin 1924.

Applikationsart	Wirkungseintritt nach Minuten	Rein erregende Wirkung (Dosis in mg/kg)		Wirkungsdauer in Minuten	Krampfdosis in mg/kg Lähmung der Stellreflexe
		untere Grenze	obere Grenze		
Intravenös . . .	sofort	25	100	18—30	125
Intramuskulär .	6—10	100	200	12—90	225
Subcutan . . .	2— 3	200	300	10—45	350*
Per os.	10	200	600	15—120	650*

* Zugleich tödliche Dosis. Die auffallende Raschheit des Todes — sie wurde auch am doppelseitig vagotomierten Tier beobachtet — läßt sich nicht durch reflektorischen Herzstillstand erklären.

Bis zur Krampfdosis ist allen Arten der Applikation eine rein erregende Wirkung gemeinsam. Bei subcutaner und peroraler Zufuhr fallen Krampf- und Toddosen zusammen.

Weiter hat Kohlhoff[1] durch Abtragung einzelner Hirnpartien beim Kaninchen den Angriffspunkt näher festzulegen versucht. Dabei ergab sich, daß nach Entfernung des Großhirns vor den Thalami die Coraminwirkung keinerlei Änderung erfährt. Auch die Decerebrierung zwischen den Vierhügeln ist ohne Einfluß, die Krampfdosis bleibt die gleiche.

Daß das Coramin auch am Rückenmark angreift, geht aus weiteren Versuchen von Kohlhoff[1] am Kaninchen hervor, bei denen das Rückenmark unterhalb der Membrana atlanto-occipitalis durchtrennt war. Die Krämpfe treten auch in diesem Falle bei der Dosis, die beim normalen Tier Krämpfe hervorruft, auf, allerdings ist ihr Charakter mehr tonisch. Dieser Befund steht in Übereinstimmung mit den Ergebnissen von Blume[2] an der dekapitierten Katze, denn dieser beobachtete nach intravenöser Injektion von 40—50 mg Coramin pro Kilogramm eine Reflexsteigerung bei Auslösung des homolateralen Beugereflexes durch Reizung des zentralen Stumpfes des Nervus peronaeus. An der Taube glaubt Winniwarter[3] nach Großhirnentfernung eine Verminderung der Empfindlichkeit gegenüber Coramin feststellen zu sollen, doch ist die Heraufsetzung der Krampfdosis gegenüber dem normalen Tier (70 mg gegen 60 mg/kg) so gering, daß sie noch in die Streuung der Krampfdosen fällt.

Nach den bisher angeführten Versuchen kann man von einer besonderen Prädilektionsstelle der Coraminwirkung am Zentralnervensystem kaum sprechen. Alle Abschnitte des Gehirns wie Rückenmarks scheinen ungefähr gleich empfindlich zu sein.

Den Angriffspunkt des Coramins am Rückenmark verlegt Blume[2] in den sensiblen Teil des Reflexbogens, und zwar deswegen, weil am durch Querschnitt nach oben und unten isolierten Rückenmarksschnitt nach Durchschneidung der hinteren Wurzeln des Plexus brachialis die Vorderextremitäten der dekapitierten Katze sich nicht mehr an den Coraminkrämpfen beteiligen. Mit der gleichen Versuchsanordnung, mit welcher Koll[4] den Angriffspunkt des Cardiazols am Rückenmark näher zu lokalisieren versucht hat (vgl. dieses Handbuch, „Cardiazol" von F. Hildebrandt), versucht Koll auch den für Coramin festzulegen. Allerdings liegt für das Coramin noch keine ausführliche Mitteilung vor, so daß als Unterlage für diese Ausführungen nur der kurze Auszug aus dem Vortrage Kolls[5] zur Verfügung steht. Nach diesem und einer brieflichen Mitteilung des

[1] Kohlhoff, H.: Arch. f. exper. Path. **136**, 331 (1928).
[2] Blume, W.: Arch. f. exper. Path. **116**, 234 (1926).
[3] Winniwarter, Fr.: Arch. f. exper. Path. **185**, 95 (1937).
[4] Koll, W.: Arch. f. exper. Path. **184**, 365 (1937).
[5] Koll, W.: Arch. f. exper. Path. **181**, 166 (1936).

Autors liegen für das Coramin ähnliche Verhältnisse wie für das Cardiazol vor, doch ist der Synergismus mit Strychnin schwächer. Auch das Coramin hat aber eine starke Wirkung auf die motorischen Reflexapparate. Der Angriffspunkt von Cardiazol und Coramin ist aber nicht identisch, denn es läßt sich für die beiden Substanzen ein deutlicher, wenn auch nicht sehr starker Synergismus nachweisen. Andere Angriffspunkte im Rückenmark werden von KOLL noch daraus gefolgert, daß durch das Coramin (auch nach Querschnitt im unteren Thorakalmark) tonische Muskelverkürzungen ausgelöst werden.

Sehr wahrscheinlich ist auch nach UHLMANN[1] eine selektive Reizung des Rückenmarks, auf die dieser Autor die Steigerung des Sexualtriebes bei kräftigen männlichen Kaninchen zurückführt.

Antagonismus gegen Narkotica („Weckwirkung“).

Die erregende Wirkung des Coramins auf das Zentralnervensystem muß besonders deutlich dann in Erscheinung treten, wenn dessen Erregbarkeit durch Narkotica herabgesetzt ist. Da aber andererseits dem Coramin in höherer Dosierung auch lähmende Wirkungen auf das Zentralnervensystem eigen sind, so muß bei höheren Dosen Coramin sich seine lähmende Wirkung zur lähmenden Wirkung der Narkotica hinzuaddieren.

Der Antagonismus Coramin-Narkotica ist von einer großen Anzahl Autoren und mit den verschiedensten Narkoticis untersucht worden[2]. Die ersten Untersuchungen in dieser Richtung wurden unter SCHOENs Leitung durch KOHLHOFF[3] am Kaninchen durchgeführt. Als Narkotica wurden Paraldehyd (1 g/kg per os) und Chloralhydrat (0,6—0,8 g/kg) verwandt. Gegenüber Paraldehyd bei mittlerer Narkosetiefe (Stadium II—III) gelang es KOHLHOFF, mit kleinen Coramindosen von 50 mg/kg intravenös die Narkose für kürzere Zeit, etwa 10 Minuten, zu unterbrechen. Die Tiere setzen sich sofort nach der Injektion auf, machen Laufversuche; die Halsstellreflexe, die Körperstellreflexe und der vertikale Augennystagmus kehren vorübergehend zurück. Durch Steigerung der Dosen oder mehrfache Injektionen in kurzen Intervallen ist es nicht möglich, die Wirkung zu verstärken. Bei tiefer Narkose ist der Erfolg auch bei Steigerung der Coraminmenge sehr gering.

Die antagonistische Wirkung gegenüber Chloralhydrat war in KOHLHOFFS Versuchen sehr gering. Nur die Atmung war deutlich erregt. Auch durch mehrfache Injektionen in kurzen Abständen gelang es nicht, die Narkose auf kurze Zeit zu unterbrechen.

Systematische Untersuchungen wurden weiter von einer Reihe von Autoren an Ratten durchgeführt, die sich schon wegen ihrer Billigkeit zu Serienversuchen besonders gut eignen.

Barbitursäurederivate. Es seien hier zunächst einmal die Versuche über den Antagonismus Coramin-Barbitursäure-Derivate besprochen. Nach TARTLER[4] ist der Antagonismus Coramin-Medinal nur schwach. Ein flüchtiges Aufwachen der Tiere tritt erst bei Dosen von 20 mg/100 g Ratte subcutan auf, doch zeigen sich bei diesen kleinsten wirksamen Dosen bereits leichte Krampferscheinungen. Höhere Dosen von 30 mg wirken negativ; die Tiere bleiben in voller Narkose, als Zeichen der durch das Coramin gesetzten Erregung treten klonische

---

[1] UHLMANN, FR.: Z. exper. Med. **43**, 556 (1924).
[2] An niederen Tieren (Salamanderlarven) lassen sich Vergiftungen mit Chloralhydrat, Äthylalkohol, Avertin und Medinal durch Coramin antagonistisch beeinflussen. Günstigste Konzentration 1 : 250 (O. GESSNER u. A. BEHRENDS: Klin. Wschr. **1933**, 1450).
[3] KOHLHOFF, H.: Arch. f. exper. Path. **136**, 331 (1928).
[4] TARTLER, O. P.: Diss. Gießen 1929.

Krämpfe auf. Es wird also auch die Krampfdosis nicht erhöht, woraus ebenfalls hervorgeht, daß dieser Antagonismus nur einen äußerst geringen Grad besitzt.

Etwas günstigere Resultate gibt Maloney[1] an. Die von ihm verwandte Medinaldosis von 20 mg/100 g ist die gleiche wie die Tartlers. Bis 15 mg pro 100 g ist Coramin ohne Wirkung; 20 mg wecken im Durchschnitt für eine Stunde auf, ohne daß Krämpfe auftreten würden. Die Tiere verfallen aber wieder in Narkose und die Erholung aus der Medinalvergiftung ist gegenüber den Kontrollen deutlich verzögert. Bei 30 mg erwachen die Tiere vorübergehend aus der Narkose, es treten aber auch bereits Krämpfe auf. Die Lähmung wird durch das Coramin noch verstärkt und über 60% der Tiere sterben. Da bei 40 mg keine Weckwirkung, sondern nur Krämpfe mit anschließender tiefer Lähmung auftreten, ergibt sich in den Versuchen von Maloney ein Optimum für die weckende Dosis zwischen 20 und 30 mg/100 g.

In größeren Versuchsreihen haben weiter Kohn und Jacobi[2] sowie Zipf und Mitarbeiter[3, 4] die Wirkung des Coramins bei der Medinalvergiftung der Ratte und Maus geprüft. Erstere konnten (die Medinaldosis war die gleiche wie die in den oben zitierten Arbeiten, nämlich 20 mg/100 g) die Versuche von Maloney bestätigen. Auch sie sahen unter 15 mg Coramin pro 100 g keine Wirkung, zwischen 15 und 20 mg eine gewisse Weckwirkung, bei 40 mg kein wirkliches Erwachen, aber meistens Krämpfe. Auch nach ihren Angaben erfolgt die Erholung aus dem Medinalschlaf mit Coramin langsamer als ohne Coramin. Nach Zipf und Mitarbeitern[3, 4] entfaltet das Coramin an der Maus in Medinalvergiftung keine Weckwirkung, sondern beschleunigt den Tod der Versuchstiere.

Aus diesen Angaben ergibt sich somit, daß an Ratte und Maus der Antagonismus Coramin-Medinal nur in einem bestimmten Dosierungsbereich des Coramins schwach ausgeprägt ist, und weiter, daß sich die lähmende Wirkung des Coramins in hohen Dosen deutlich zu der des Medinals hinzuaddiert.

Ebenso wie an der Ratte ist auch am Kaninchen die antagonistische Wirkung des Coramins gegenüber Medinal nur gering. So gibt Maloney[1] an, daß Kaninchen, die durch intraperitoneale Injektion von 150—200 mg/kg in Medinalnarkose versetzt sind, durch 80 mg Coramin intravenös oder subcutan nur vorübergehend aufgeweckt werden können, daß kurz darauf aber der Tod durch Lähmung eintritt. Es gelang auch nicht, mit fraktionierten Coramindosen oder durch Krampfdosen die Tiere dauernd aus der Medinalnarkose zu erwecken. Die lähmende Komponente des Coramins spricht sich auch in diesen Kaninchenversuchen in einer deutlichen Verlängerung der Erholung gegenüber Medinal allein aus.

Völlig negative Resultate erhielt auch Axmacher[5], denn er gibt an, daß Kaninchen in Veronalnarkose von 0,118 g/kg unter Coramininjektionen von im Mittel 344 mg/kg sich so verhielten, als ob sie unbehandelt geblieben wären. Moritsch[6] gibt sogar eine deutliche Narkosevertiefung der Veronalnarkose durch intravenöse Injektion von 40 mg Coramin an.

Auch gegenüber anderen Barbitursäurederivaten ist die antagonistische Wirkung des Coramins schwach, bei höheren Dosen macht sich seine lähmende Komponente ungünstig bemerkbar. So gibt Moritsch[6] an, daß die Luminalnarkose des Kaninchens ebenso wie die Somnifenvergiftung durch Coramin in

[1] Maloney, H.: Quart. J. exper. Physiol. **25**, 155 (1935) — Arch. internat. Pharmacodynamie **52**, 373 (1936) — J. of Pharmacol. **54**, 155 (1935).
[2] Kohn, R., u. M. Jacobi: Arch. f. exper. Path. **179**, 448 (1935).
[3] Zipf, K.: Arch. f. exper. Path. **181**, 156, 160 (1936).
[4] Zipf, K., W. A. Windschus u. F. Kokoschka: Arch. f. exper. Path. **185**, 113 (1937).
[5] Axmacher, Fr.: Arch. f. exper. Path. **183**, 478 (1936).
[6] Moritsch, P.: Arch. f. exper. Path. **168**, 249 (1932).

der Dosierung von 30—40 mg intravenös auffallend, und zwar unmittelbar nach
der Coramininjektion, deutlich vertieft wird. Nur bei Chloreton ist eine deutliche
Weckwirkung nachweisbar. Auch nach LENDLE[1] wird die Pernoctonnarkose
der Ratte durch Coramin nicht verkürzt, sondern meistens verlängert. Nach
BARLOW[2] ist die Luminalnarkose (40 mg/kg beim Kaninchen) nur schwach
durch Coramin beeinflußbar; MALONEY, FITCH und TATUM[3] finden überhaupt
Coramin als Antidot bei Barbitursäurevergiftungen unwirksam. Eine Verlängerung der Narkosedauer bei Pernocton, Rectidon und Eunarcon durch Coramin
in höheren Dosen·ergibt sich auch aus der Arbeit von ZIPF und Mitarbeitern[4].
Durch kleine Coramingaben von 3 mg intravenös pro 100 g Ratte wurde nur
die Rectidonnarkose verkürzt, höhere Dosen brachten auch wieder Verlängerung.

Tabelle 3. Narkosedauer in Minuten nach Coramin.

Coramin mg	Evipan		Pernocton	Rectidon	Eunarcon	Chloralhydrat	
	5 mg	10 mg	5 mg	5 mg	5 mg	20 mg	30 mg
pro 100 g Ratte intravenös							
—	50	85	120—180	98	120—180*	120	180
3	—	195	—	60	240*	105	180
5	65	—	190	140	100*	83	240
10	60*	70*	155	150	195*	78	>240
15	40*	80*	320*	—	—	—	—
20	80*	80*	—	†	340*	125	>240†
30	70*†	80*	>320*†	†	>360*	>240	>240†
40	—	—	—	—	—	—	>240†
50	—	—	—	—	—	>240†	>240†
60	—	—	—	—	—	>240†	>240†

* Krämpfe; † Tod.

In der Literatur findet sich sonst nur die eine günstige Angabe von CARRIÈRE,
HURIEZ und WILLOQUET[5], die allerdings nicht allzu beweiskräftig ist, da sie nur
ein sehr geringes Tiermaterial (1 Hund, 4 Kaninchen) umfaßt. Nach ihr wird
die Luminalschlafdauer durch stündliche Injektionen von $^{1}/_{2}$ ccm Coraminlösung
stark abgekürzt. Auch eine kurze Angabe von SCHWOERER[6], daß mit höheren
Coramindosen der durch Pernoctondauerinfusion negativgewordene Cornealreflex wieder erweckt werden könne, läßt keine sicheren Schlüsse auf eine ausgesprochene Weckwirkung zu, ganz abgesehen davon, daß diese Arbeit als nicht
ganz zuverlässig bezeichnet werden muß, worüber bei der Besprechung des Antagonismus Avertin-Coramin nähere Angaben folgen werden. Gegenüber Amytal
hat auch SCHWOERER keine Einwirkung durch Coramin in hohen Dosen gesehen.

Gegenüber dem Evipan ist die antagonistische Wirkung des Coramins nur
schwach. Die Evipannarkose von Ratten (s. Tabelle 3) wird nach ZIPF,
WINDSCHUS und KOKOSCHKA[7] nur durch Krampfdosen von Coramin (10—15 mg
pro 100 g bei der Ratte) abgekürzt. Schwächere Dosen von 3—5 mg verlängern
die Narkosedauer. Die Versuche dieser Autoren über funktionelle Entgiftung
des Evipans durch Coramin ergeben, daß 150 mg Coramin die Giftigkeit des
Evipans um 9% steigern, während in Analogie zu den Rattenversuchen höhere
Coraminmengen eine Schutzwirkung ausüben, indem 250 mg/kg die tödliche

[1] LENDLE, L.: Arch. f. exper. Path. 181, 408 (1936).
[2] BARLOW, O. W.: J. of Pharmacol. 55, 1 (1935).
[3] MALONEY, A. H., R. H. FITCH u. L. TATUM: J. of Pharmacol. 41, 465 (1931).
[4] ZIPF, K., W. A. WINDSCHUS u. F. KOKOSCHKA: Arch. f. exper. Path. 185, 113 (1937).
[5] CARRIÈRE, G., C. L. HURIEZ u. P. WILLOQUET: C. r. Soc. Biol. Paris 116, 185 (1934).
[6] SCHWOERER, G.: Arch. f. exper. Path. 176, 262 (1934).
[7] ZIPF, K., W. A. WINDSCHUS u. F. KOKOSCHKA: Arch. f. exper. Path. 185, 113 (1937).

Evipanmenge um 41% und 300 mg/kg um 24% steigern. In der gleichen Richtung liegen die Ergebnisse von Schwab und Jung[1] am Meerschweinchen: die durch 50 mg/kg intraperitoneal hervorgerufene Narkose wird durch Coramin in der Dosierung von 100 bis gegen 400 mg/kg abgeschwächt. Darüberliegende Dosen (400—700 mg/kg) üben keine Weckwirkung mehr aus, die Tiere bekommen lediglich Krämpfe und bleiben in Seitenlage. Die lähmende Komponente der Coraminwirkung zeigt sich in einer sehr starken Verlängerung der Erholung aus der Evipannarkose, die 20 Stunden gegenüber 2—3 Stunden beträgt.

Avertin. Die Beeinflussung der Avertinnarkose durch Coramin ist in einer ganzen Reihe von Arbeiten geprüft worden. Es seien zuerst die Versuche an Ratten besprochen. Bei der verhältnismäßig schnellen Zerstörbarkeit dieses Alkohols sind Versuche mit einmaliger Infundierung nicht voll geeignet, um als Gradmesser der Coraminwirkung zu dienen. Die Weckwirkung wird ganz verschieden ausfallen, je nachdem man sich auf dem aufsteigenden oder absteigenden Schenkel, oder auf dem verhältnismäßig kurzen Plateau der Avertinwirkung befindet. Nur dieses letztere ist natürlich einwandfrei verwendbar, da man hier eine Narkose von annähernd gleichmäßiger Tiefe hat. Voll beweiskräftig sind an und für sich nur solche Versuche, bei denen durch Avertindauerinfusion eine gleichmäßige tiefe Narkose für längere Zeit aufrechterhalten wird. Indessen läßt sich dies aus technischen Gründen praktisch nur an höheren Versuchstieren durchführen. Bei geeigneter Dosierung und richtiger Wahl des Zeitpunktes (für die Injektion des Analepticums) ist aber das Avertin in Rattenversuchen doch bis zu einem gewissen Grade geeignet, um als Test für eine Weckwirkung Verwendung zu finden.

Die ersten Versuche stammen von Jäger[2], nach dessen Angaben durch Avertin in der Dosierung von 36 mg/100 g subcutan für 1—2 Stunden (Mittelwert 84 Minuten) eine Narkose in Seitenlage hervorgerufen werden kann. Ähnlich wie bei Medinal findet sich auch gegenüber dem Avertin ein Optimum der aufweckenden Wirkung für das Coramin bei einer Dosierung zwischen 20 und 25 mg pro 100 g. Höhere Dosen Coramin verlängern den Schlaf deutlich; die lähmende Komponente des Coramins in höherer Dosierung tritt also auch bei Avertin in Erscheinung. Auch fraktionierte Gabe des Coramins verbessert die Resultate nicht, auch hier ist wieder die Schlafverlängerung deutlich. Weiter stellt Lendle[3] fest, daß Avertinnarkosen von 30 mg/100 g Ratte durch Coramin keine Abkürzung erfahren, sondern meistens verlängert werden. Auch die 3fache Krampfdosis des Coramins ruft nach seinen Versuchen keine Unterbrechung der Narkose hervor, sondern eher eine Verlängerung. Auch Kohn und Jacobi[4] sahen nur selten eine echte Weckwirkung (in 2 von 21 Fällen bei hohen Dosen von 40—70 mg/100 g Ratte); auch sie bestätigen die verzögerte Erholung der Tiere. Nach Albus[5] tritt eine Verkürzung der Narkosedauer nur bei solchen Coraminmengen ein, die entweder für ein völliges Munterwerden zu gering sind oder im späteren Verlauf bereits toxische Wirkung entfalten. Die Krampfschwelle wird durch das Narkoticum nicht beeinflußt. Auch dieser Autor stellt durch Coramin eine Verlängerung der Narkosedauer fest und gibt weiter an, daß noch erheblich unter der Krampfdosis liegende Coraminmengen bereits lähmend wirken. Weiter haben Zipf und Mertins[6] trotz Anwendung der ver-

[1] Schwab, R., u. J. Jung: Z. exper. Med. **99**, 749 (1936).
[2] Jäger, K.: Diss. Gießen 1932.
[3] Lendle, L.: Arch. f. exper. Path. **181**, 408 (1936).
[4] Kohn, R., u. M. Jacobi: Arch. f. exper. Path. **179**, 448 (1935).
[5] Albus, G.: Arch. f. exper. Path. **182**, 471 (1936).
[6] Zipf, K., u. H. Mertins: Arch. f. exper. Path. **184**, 702 (1937).

schiedensten Dosierungen (zwischen 0,1 und 100 mg/100 g) nie eine Verkürzung, aber regelmäßig eine Verlängerung der Narkosedauer beobachtet. Die Narkosetiefe wurde nicht wesentlich beeinflußt, in vielen Fällen sogar verstärkt. Der Synergismus der lähmenden Teilwirkung des Coramins mit der des Avertins geht aus der Tatsache deutlich hervor, daß in Kombination mit 40 mg Avertin pro 100 g die letale intravenöse Coramindosis auf 2 mg (!) heruntergedrückt wird, während sie sonst 30 mg beträgt. Die Giftigkeit des Coramins wird also durch die hohe Avertingabe auf das 15fache gesteigert. Andererseits besteht nach HAAS[1] doch wenigstens ein beschränkter Antagonismus für kleine Avertingaben, denn 10 mg Avertin schützen Ratten gegenüber tödlichen Dosen von Coramin.

Diesen praktisch völlig negativen Ergebnissen an der Ratte stehen am Kaninchen etwas günstigere Resultate gegenüber. Als erster berichtete KILLIAN[2, 3] über die Möglichkeit, die Avertinnarkose mittels Coramin zu durchbrechen. An diesen Versuchen ist mancherlei Kritik geübt worden[4]. Es hat sich nämlich bei Nachprüfung herausgestellt, daß die von KILLIAN angewandten Avertindosen von 0,15—0,2 g/kg nicht genügen, um eine zur Prüfung eines Weckmittels ausreichende Narkose hervorzurufen. Bei der ersten Dosierung von 0,15 kommt es, wie VEALS, PHILLIPS und BROOKS[5] in größeren Versuchsreihen festgestellt haben, nur zu einem kurzen Schlaf, bei 0,2 g/kg besteht nur geringe Narkose von knapp $^3/_4$ Stunden. Weiter haben BECK und LENDLE[6] das Avertinentgiftungsvermögen des Kaninchens zu 0,2 g Avertin pro Kilogramm und Stunde bestimmt. Auch BRAAMS[7] gibt an, daß die Dosis von 0,2 g Avertin pro Kilogramm nur unsicher narkotisch wirkt, und daß erst 0,3 g für eine $1^1/_2$—3 stündige Narkose ausreichen. Somit sind die Versuche KILLIANs auf einer falschen Basis aufgebaut, da man ein Aufwachen der Tiere aus einer so unsicheren Narkose nicht mit Sicherheit als Coraminwirkung deuten kann. Bei der Nachprüfung der KILLIANschen Versuche hat sich denn auch herausgestellt, daß die antagonistische Wirkung des Coramins nicht so stark ist, als KILLIAN es angegeben hat. So fand BRAAMS[7], daß 250 mg/kg Coramin eine durch 0,3 g/kg hervorgerufene Avertinnarkose weder zu reduzieren noch abzukürzen vermögen. Die Atmung wird allerdings deutlich günstig beeinflußt, sie geht nach diesem Autor nach 0,3 g Coramin in fraktionierter Dosierung zur Norm zurück, allerdings unter starken Krampferscheinungen. Unterhalb der Krampfgrenze soll nach BRAAMS die Coraminwirkung nicht stark genug sein, um die Atmung wieder zur Norm zurückzubringen. Auch BARLOW[8] gibt auf Grund seines sehr umfangreichen Versuchsmaterials an, daß es mit Coramin nicht möglich sei, die Wirkung einer Avertindosis von 0,3 g/kg zu durchbrechen. Andererseits gibt MORITSCH[9] eine deutliche, wenn auch nicht allzu lange dauernde Weckwirkung von 125 mg Coramin intravenös bei der durch 0,3—0,4 g Avertin subcutan hervorgerufenen Narkose an.

Die verschiedenen Resultate der einzelnen Autoren sind wohl mit Sicherheit dadurch bedingt, daß die Prüfung auf Weckwirkung in verschiedenen Abschnitten der Avertinnarkose und damit auch verschieden tiefen Graden derselben durchgeführt wurde.

---

[1] HAAS, H.: Arch. f. exper. Path. **184**, 468 (1937).
[2] KILLIAN, H.: Klin. Wschr. **1931**, 1446.
[3] UHLMANN, F.: Arch. f. exper. Path. **163**, 122 (1932).
[4] Vgl. darüber F. HILDEBRANDT: Verh. dtsch. pharmaz. Ges., 12. Tagung 1935 s. Arch. f. exper. Path. **181**, 89 (1936).
[5] VEALS, PHILLIPS u. BROOKS: J. of Pharmacol. **43**, 637 (1931).
[6] LENDLE, L., u. A. BECK: Arch. f. exper. Path. **164**, 188 (1932).
[7] BRAAMS, G.: Klin. Wschr. **1933**, 68.
[8] BARLOW, O. W.: J. of Pharmacol. **55**, 1 (1935).
[9] MORITSCH, P.: Arch. f. exper. Path. **168**, 249 (1932).

Wie oben erwähnt, sind Dauerinfusionsversuche mit Avertin als beweiskräftiger anzuführen. Bei derartigen Dauerinfusionsversuchen gibt nun Killians Schüler Schwoerer[1] eine Verbesserung der Atmung und einen deutlichen Blutdruckanstieg an. Nach wiederholten Injektionen sollen die Tiere auch Spontanbewegungen ausgeführt haben. Eine Beurteilung der Versuche ist leider nicht möglich, da auf den beigegebenen Kurven nicht verzeichnet ist, welches Schlafmittel dabei verwandt wurde. (Auch fehlt die Eichung des Blutdrucks, so daß man nicht erkennen kann, ob wirklich eine erhebliche Beeinflussung des Blutdrucks vorliegt.) Immerhin ist die von allen Seiten festgestellte Anregung der Atmung auf den Kurven deutlich erkennbar. Diese letztere haben auch Beck und Lendle[2] bei Dauerinfusionsversuchen mit 0,3 g Avertin pro Kilogramm und Stunde (nachdem zuvor durch eine Vordosierung ein übernarkotischer Zustand erreicht war) beobachtet. Gleichzeitig wurde der vorher erloschene Cornealreflex wieder positiv. Um diese Wirkung zu erzielen, waren Dosen von etwa 250 mg/kg intravenös notwendig, schwächere Dosen waren offenbar ohne deutliche Wirkung, wie aus den beigefügten Tabellen zu ersehen ist. Die Avertinblutkonzentration wurde nicht beeinflußt, es ergab sich somit keine Beschleunigung des Entgiftungsprozesses, was auch nicht anzunehmen war.

In sehr ausgedehnten Versuchsreihen (etwa 1000 Versuche an 135 Tieren) haben neuerlich Eichler und Klein[3] die Weckwirkung des Coramins am Kaninchen in Avertinnarkose überprüft, wobei als Kriterium für die Wirksamkeit des Coramins die Atmung der Tiere diente. In kleinerer Dosierung (etwa 100 mg/kg intravenös) wurde die durch Avertin geschädigte Atmung gebessert, also das durch Avertin annarkotisierte Atemzentrum geweckt. Wurde die Dosis aber höher gewählt (über 120 mg/kg), so wurde die Narkose des Atemzentrums verstärkt, es addiert sich also die lähmende Komponente des Coramins zu der des Avertins hinzu.

Auch aus Versuchen von Zipf und Mertins[4] geht deutlich hervor, daß die antagonistische Wirkung des Coramins gegenüber Avertin keine allzu große ist. Ihre Versuche sind so aufgebaut, daß sie eine Avertinlösung von 100 mg/kg/Stunde ohne und mit Zusatz von Coramin mit konstanter Geschwindigkeit bis zum Tod des Versuchstieres einlaufen lassen. Aus der Differenz der tödlichen Narkoticummenge mit und ohne Coraminzusatz wird auf den Grad der Schutzwirkung geschlossen, der als „funktionelle Entgiftung“ bezeichnet wird. Die tödliche Dosis von Avertin allein beträgt im Durchschnitt 310 mg/kg. Durch Zusatz von 200 mg Coramin ergibt sich nur eine geringe Steigerung um 5%; bei 300 mg Coraminzusatz wird das Optimum von 37% Steigerung erreicht, denn bei Erhöhung der Coraminkonzentration auf 400 mg fällt die Steigerung bereits wieder auf 6% ab. Somit findet sich nach diesen Autoren die geringe analeptische Wirkung des Coramins auch in diesen Entgiftungsversuchen wieder, die weiter auch noch die lähmende Teilwirkung des Coramins bei höherer Dosierung veranschaulichen.

Paraldehyd. Gegenüber Paraldehyd ist die Weckwirkung des Coramins nach Gros[5] ebenfalls recht schwach. Er beobachtete an Ratten in Paraldehydnarkose unter Coraminwirkung kein Wachwerden, vielmehr nur ein öfteres Durchbrechen der Narkose durch eine krampfhafte Zuckung. Das Auftreten der Coraminkrämpfe läßt sich ebenfalls nur durch Paraldehyd in größeren Gaben verhindern,

[1] Schwoerer, G.: Arch. f. exper. Path. **176**, 262 (1934).
[2] Beck, A., u. L. Lendle: Arch. f. exper. Path. **167**, 599 (1932).
[3] Eichler, O., u. H. W. Klein: Z. exper. Med. **99**, 28 (1936).
[4] Zipf, K., u. H. Mertins: Arch. f. exper. Path. **184**, 702 (1937).
[5] Gros, O.: Arch. f. exper. Path. **180**, 258 (1936).

doch kann die Wirkung tödlicher Coramindosen durch kleine Mengen von Paraldehyd (bis 50% seiner letalen Dosis) aufgehoben werden. Am Kaninchen dagegen beschreibt MORITSCH[1] eine deutliche Weckwirkung bei einer intravenösen Injektion von 40 mg Coramin. Da der Paraldehydschlaf ebenso wie der Avertinschlaf nach Großhirnexstirpation durch Coramin nicht mehr beeinflußt wird, schließt der Verfasser auf einen Angriffspunkt im Großhirn.

Urethan. Auch die Urethannarkose des Kaninchens wird durch Coramin nicht sehr erheblich abgeschwächt[1]. AXMACHER[2] gibt weiter an, daß die Narkose von Kaninchen (1 g Urethan pro Kilogramm subcutan) durch Coramin in der durchschnittlichen Dosierung von 310 mg/kg, was etwa der krampfmachenden Dosis beim nichtnarkotisierten Tier entspricht, aus dem Stadium III—IV auf Stadium II—III herabgesetzt wird. Die starke und lang anhaltende Steigerung der Atmung durch Coramin wird auch von diesem Autor hervorgehoben.

Chloralhydrat. Eingehendere Untersuchungen liegen über die Beeinflussung der Chloralhydratnarkose sowohl an Ratten wie an Kaninchen vor. Bei Ratten fand WAGNER[3] in Serienversuchen eine Verringerung der Schlaftiefe durch Coramin, wenn keine zu hohen Chloralhydratdosen angewandt waren. Bei tiefer Narkose wurde dagegen die Schlafdauer verlängert. Ein Optimum der Coraminwirkung auf die Mortalitätskurve ergab sich bei einer Coramindosierung von 17,5 mg/100 g Ratte. ZIPF, WINDSCHUS und KOKOSCHKA[4] geben ebenfalls an, daß der durch 20 mg/100 g an der Ratte hervorgerufene Chloralhydratschlaf durch kleine Coramindosen (3—10 mg) etwas verkürzt wird, daß aber größere Coramindosen ihn verlängern. Die tiefe Chloralhydratnarkose (30 mg pro 100 g) wird durch Coramin regelmäßig verstärkt. Andererseits lassen sich nach GROS[5] sowie nach HAAS[6] Coraminkrämpfe durch Chloralhydrat antagonistisch beeinflussen. Auch kann die Wirkung letaler Coramindosen durch kleine Mengen von Chloralhydrat, bis 50% ihrer letalen Dosis, aufgehoben werden. Steigerung der tödlichen Chloralhydratgaben (90% der tödlichen Dosis) vermögen wohl die Coraminkrämpfe zu unterdrücken, aber die Mehrzahl der Tiere geht zugrunde. Danach steht die Tatsache, daß bei Kombination der 90 proz. Chloralhydratgabe mit der tödlichen Coramingabe mehr Tiere sterben, als bei Kombination dieser Coramingabe mit der 50 proz. letalen Schlafmittelgabe im Einklang mit der geringen oder fehlenden antagonistischen Wirkung des Coramins bei letalen und überletalen Schlafmitteldosen.

Am Kaninchen gibt BARLOW[7] für das Coramin nur eine wenig ausgesprochene Weckwirkung gegenüber der Schlafdosis von 0,5 g/kg Chloralhydrat rectal an.

Überblickt man das gesamte Versuchsmaterial über den Antagonismus zwischen Coramin und narkotischen Substanzen, so ergibt sich, daß das Coramin zweifellos imstande ist, den lähmenden Effekt von einzelnen Narkoticis abzuschwächen. Ein vollkommenes Erwachen aus der Narkose ist aber nie zu verzeichnen. Diese Weckwirkung, die allerdings nur gewisse Grade erreicht, ist ebenso wie bei anderen Analepticis dann am stärksten, wenn der Angriffspunkt des Coramins mit dem des Narkoticums identisch ist. Der Antagonismus gilt aber nur für niedrige Coramindosen, er schlägt bei höheren in einen Synergismus um, weil das Coramin in dieser Dosierung nicht mehr erregende, sondern vielmehr lähmende Eigenschaften aufweist.

---

[1] MORITSCH, P.: Arch. f. exper. Path. **168**, 249 (1932).
[2] AXMACHER, FR.: Arch. f. exper. Path. **183**, 478 (1936).
[3] WAGNER, K.: Diss. Gießen 1931.
[4] ZIPF, K., W. A. WINDSCHUS u. F. KOKOSCHKA: Arch. f. exper. Path. **185**, 113 (1937).
[5] GROS, O.: Arch. f. exper. Path. **180**, 258 (1936).
[6] HAAS, H.: Arch. f. exper. Path. **184**, 468 (1937).
[7] BARLOW, O. W.: J. of Pharmacol. **55**, 1 (1935).

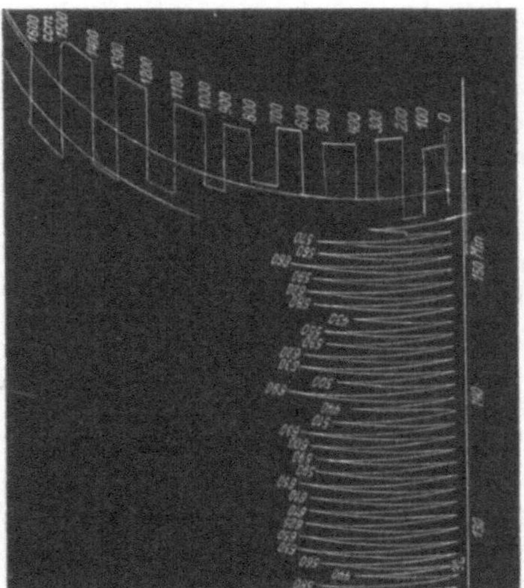
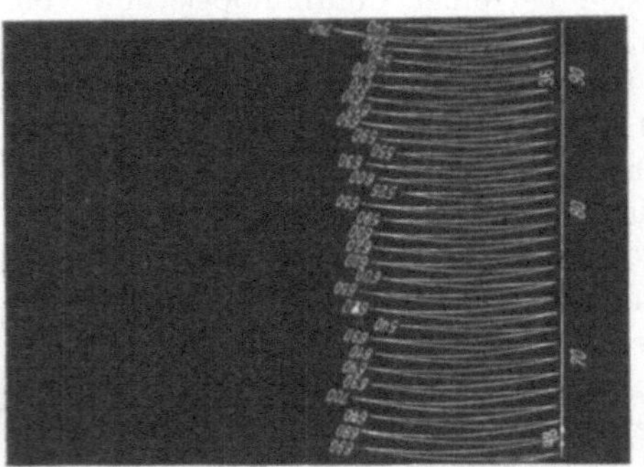
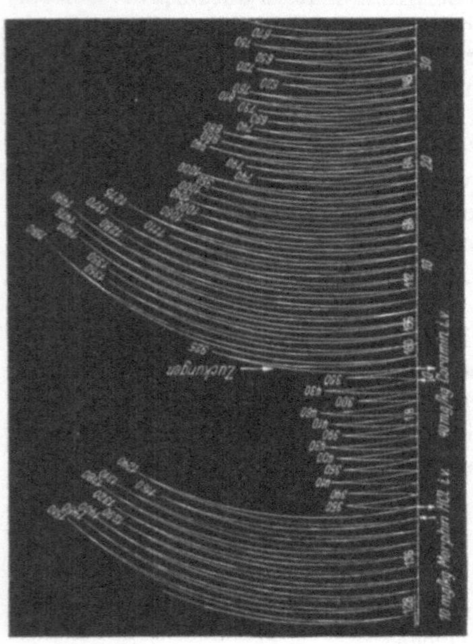

Abb. 1. (Erklärung im Text.)

Peripheres Nervensystem.

Das periphere Nervensystem (sensible Nervenendigungen) wird nach Uhlmann[1] nur durch verhältnismäßig hohe Coramindosen beeinflußt: So wird der Säurereiz am Rückenmarksfrosch durch 2proz. Coraminlösung abgeschwächt bzw. aufgehoben, ebenso tritt an der Kaninchencornea nach Instillation von 0,1—1proz. Coraminlösungen eine leichte Anästhesie auf.

Wirkung auf die Atmung.

Die erregende Wirkung des Coramins am Atemzentrum ist Gegenstand zahlreicher Untersuchungen. Als erster hat Uhlmann[1] eine solche bei Dosen von 50 mg intravenös oder 100 mg subcutan beschrieben. Die eben wirksame Dosis liegt nach Helaers[2] für das Kaninchen bei 10 mg/kg, sie erhöht das Minutenvolumen um etwa 30%, die Frequenz um 13. Höhere Dosen von 25 mg steigern das Minutenvolumen um 100, die Frequenz um 16%. Die Wirkung der intravenösen Injektion klingt nach 10—15 Minuten ab. 50 mg wirken toxisch: Sofort nach der Injektion ist die Atmung leicht beschleunigt, es folgt eine Apnoe für etwa 20 Sekunden, gleichzeitig treten Krämpfe auf, während ihrer Dauer ist die Atmung oberflächlich, unregelmäßig und sehr beschleunigt. Eine Periode mit erheblich verstärkter Atmung von 20—30 Minuten Dauer löst dieses Krampfstadium ab, nach 1—2 Stunden ist die Atmung wieder normal. Noch höhere Dosen (100 mg/kg) können die Tiere durch Atmungslähmung töten.

Ist die Erregbarkeit des Atemzentrums durch Morphin oder Somnifen herabgesetzt, so kann durch intravenöse Injektion von Dosen zwischen 25 und 100 mg das Minutenvolumen

[1] Uhlmann, Fr.: Z. exper. Med. **43**, 556 (1924).
[2] Helaers, E.: Arch. internat. Pharmacodynamie **35**, 221 (1929).

ansteigen. Bei Morphinvergiftung liegt das Optimum bei 40—50 mg/kg, wobei allerdings schon Krämpfe auftreten können[1].

In der hier wiedergegebenen Kurve ist die Atmungswirkung einer mittleren Dosis von 40 mg/kg Coramin intravenös wiedergegeben. Die Atmung ist nach einer in meinem Institut gebräuchlichen modifizierten Atemvolumenschreibung nach REIN[2] über einen längeren Zeitraum verfolgt. Die einzelnen Ausschläge sind jeweils das Gesamtvolumen der Atmung pro Minute. Die Zahlen an der Spitze bedeuten das Gesamtvolumen in Kubikzentimetern, die an der Basis geben die Frequenz an. Die Wirkung der intravenösen Coramininjektion setzt sofort ein, die Atmung wird stärker als die normale Atmung vor Morphin. Die Wirkung klingt dann langsam ab, die Morphinwirkung kommt aber nicht mehr voll zum Durchbruch. (Zwischen den Kurvenabschnitten liegt jeweils eine Pause von 30 Minuten.)

Das Atmungsvolumen wird dabei nach HELAERS[3] auf die Norm oder auf das Doppelte der Norm gebracht. Bei Somnifenvergiftung wird durch 100 mg die normale Atmung wieder hergestellt, ohne daß Krämpfe auftreten, entsprechend der Heraufsetzung der Krampfschwelle des Coramins durch Somnifen.

Auch MALONEY[4] hebt die zuverlässige Wirkung des Coramins auf die durch Morphin, Urethan, Chloralhydrat oder Avertin geschädigte Atmung hervor. Ebenso haben SCHÜBEL und GEHLEN[5] eingehende Untersuchungen über die atmungserregende Wirkung am morphinvergifteten Kaninchen angestellt. Intravenös wirken 10 mg, gelegentlich auch schon 5 mg/kg steigernd auf Volumen und Frequenz. Bei 25 mg wird das Atemvolumen um fast 100% erhöht, dabei tritt manchmal ein geringer Erregungszustand auf. Die Wirkung hält gut 20 Minuten an. Nach 50 mg ist die Atmung sehr angestrengt und tief, nur mäßig beschleunigt, sie wird dann sehr frequent und oberflächlich, entsprechend der hohen Dosis (s. Anm. 1) treten schwere klonische Krämpfe auf. Bei der subcutanen Dosis von 100 mg ist das Minutenvolumen bedeutend erhöht, wobei entsprechend der schnellen Resorption das Maximum schon sehr schnell, nach etwa 10 Minuten, erreicht wird. Die Wirkung hält ziemlich lange an, sie ist noch nach 1 Stunde beträchtlich, und es dauert über 2 Stunden, bis sie abgeklungen ist. 200 mg erhöhen das Minutenvolumen auf rund das Dreifache, doch treten dabei auch schwere Krämpfe auf. REGNIERS und VLEESCHHOUWER[6] haben etwa die gleichen Befunde am Hund in Chloralosenarkose erhoben, bei dem durch Morphin noch eine weitere akute Schädigung des Atemzentrums gesetzt wurde. Die intravenöse Injektion von 15—20 mg/kg bedingt nach vorübergehender Apnoe von einer Dauer von etwa 20 Sekunden eine Vertiefung und Beschleunigung der Atmung für etwa 1 Stunde. Peroral sind etwa 50 mg/kg wirksam. Die verhältnismäßig lange Dauer der Wirkung der subcutanen Injektion heben auch BEHRENS und REICHELT hervor[7].

Die Dosiswirkungskurve nach LENDLE[8], die das Verhältnis des Wirkungszuwachses im Bereich der Wirkungsbreite zur Steigerung der Dosierung angibt, zeigt bei intravenöser Injektion am Kaninchen nach Morphinschädigung folgende Werte: 10 mg mittlere Atmungssteigerung 34,2%, 15 mg 44,4%, 20 mg 70,9%, 30 mg 123%, 40 mg 213%. Nach subcutaner Injektion betragen die Werte nach 100 mg Coramin 184%, nach 120 mg (Krämpfe!) 241%.

---

[1] Die Krampfdosis des Coramins wird durch Morphin deutlich herabgesetzt (unter Umständen bis unter die Hälfte der normalen).

[2] REIN, H.: Arch. f. exper. Path. **171**, 363 (1933).

[3] HELAERS, E.: Zit. S. 140.

[4] MALONEY, A. H.: J. of Pharmacol. **39**, 264 (1930).

[5] SCHÜBEL, K., u. W. GEHLEN: Arch. f. exper. Path. **133**, 295 (1928).

[6] REGNIERS, P., u. G. DE VLEESCHHOUWER: Arch. internat. Pharmacodynamie **50**, 65 (1935).

[7] BEHRENS, B., u. E. REICHELT: Klin. Wschr. **1933**, 1860.

[8] LENDLE, L.: Arch. f. exper. Path. **181**, 408 (1936).

Der Antagonismus des Coramins am Atemzentrum erstreckt sich nach MALONEY und TATUM[1] auch auf Urethan, Chloralhydrat, Avertin und Äther, gegen Barbitursäurederivate soll er nach diesen Autoren fehlen. Auch die Atmungsschädigung durch Chloroform kann nach GUNS[2] weder durch kleine noch durch große Dosen beeinflußt werden, es wird eher noch eine Verminderung des Atmungsvolumens erzielt. Nur bei sehr leichter Narkose mit noch normalem Atmungsvolumen tritt nach Coramin eine Steigerung auf.

In großen Versuchsreihen haben neuerdings EICHLER und KLEIN[3] den Typ der Atemwirkung des Coramins dadurch festgelegt, daß sie nicht nur Atemvolumen und Frequenz messend verfolgen, sondern auch gleichzeitig die Bewegung des Zwerchfells und des Brustkorbs registrieren. Hierbei finden sie eine Beeinflussung der Atemmechanik durch Coramin meistens im Sinne der Exspiration. Bei größeren Coramindosen (oberhalb 120 mg/kg innerhalb weniger Sekunden injiziert) beobachten sie eine Lähmung des Atemzentrums, so daß sie nur den niedrigeren Dosen eine erregende Wirkung zuerkennen.

Auch am Menschen wird die durch Morphin gesetzte Atmungslähmung (0,02 g/M.) durch intravenöse oder subcutane Coramininjektionen günstig beeinflußt[4, 5].

Die Wirkung auf das Atemzentrum verläuft bei kleinen Coramindosen (unter 50 mg) über den Sinus caroticus, denn nach seiner Denervierung werden sie unwirksam[6]. Erst die höheren Dosen (60—80 mg/kg) wirken direkt auf das Atmungszentrum. In dieser Richtung bestehen verwandtschaftliche Beziehungen des Coramins zum Nicotin, das ebenfalls reflektorisch über den Sinus caroticus das Atmungszentrum reizt[7].

Atmungslähmungen durch Cocain oder Novocain lassen sich nicht so leicht durch Coramin beeinflussen. Eine günstige Wirkung tritt nur vorübergehend im Anfangsstadium der Atmungslähmung auf, im fortgeschrittenen Stadium versagt das Coramin[8, 9]. Auch schwere Asphyxien, hervorgerufen durch 5- bis 60minutige Einatmung von Kohlensäure in einer Konzentration von 40—60%, lassen sich durch Coramin nicht beheben[10]. Dagegen erfolgt die Erholung von Katzen, die bis zum Erlöschen des Lidrandreflexes einer Kohlenoxydkonzentration von 0,5 Vol.-% CO im strömenden Luftgemisch ausgesetzt waren, unter dem Einfluß von Coramin (intravenös 20—30 mg oder 80—120 mg/kg subcutan) erheblich schneller, als wenn die Tiere unbehandelt bleiben[11].

Atmungsstillstände, hervorgerufen durch intrazisternale Injektion von Amytalnatrium (2,6—11,3 mg/kg Hund), lassen sich nach RICE und ISENBERGER[12] durch intrazisternale Injektion von Coramin (18,3—28 mg/kg) nicht beheben.

---

[1] MALONEY, A. H., u. A. L. TATUM: Arch. internat. Pharmacodynamie **42**, 200 (1932).

[2] GUNS, P.: Arch. internat. Pharmacodynamie **32**, 373 (1926).

[3] EICHLER, O., u. H. W. KLEIN: Z. exper. Med. **99**, 28 (1936).

[4] STEININGER, H., u. E. GAUBATZ: Klin. Wschr. **1935**, 159, 827.

[5] STANTON HICKS, C.: Austral. J. exper. Biol. a. med. Sci. **13**, 261 (1935).

[6] ZUNZ, E., u. P. TREMONTI: Arch. internat. Pharmacodynamie **41**, 1 (1931).

[7] HEYMANS, C., J. J. BOUCKAERT u. L. DAUTREBANDE: Arch. internat. Pharmacodynamie **40**, 54 (1931).

[8] YEN-LANG HUANG: Fol. pharmacol. jap. **16**, 1 (1933); **17**, 12 (1934); **18**, 69 (1934).

[9] ORESTANO: Arch. internat. Pharmacodynamie **35**, 351 (1929).

[10] LENDLE, L., u. F. H. LÜ: Klin. Wschr. **1936**, 775.

[11] MÜLLER, W.: Veröff. Heeressan.wes. **2**, 37 (1936) — Arch. f. exper. Path. **181**, 167 (1936).

[12] RICE, J. C., u. R. M. ISENBERGER: J. of Pharmacol. **59**, 43 (1937).

Wirkung auf den Kreislauf.

Vasomotorenzentrum. Bei den innigen Beziehungen, die zwischen Atem- und Vasomotorenzentrum bestehen, ist es natürlich, daß eine Substanz, die erregend auf das Atemzentrum einwirkt, auch das Gefäßnervenzentrum beeinflussen muß. So kommt auch beim Coramin die Kreislaufwirkung in erster Linie über das Vasomotorenzentrum zustande. Nimmt man als Test für eine Einwirkung auf dieses die Steigerung des Blutdruckes, so ist zunächst zu berücksichtigen, ob durch Nervendurchschneidung gegenregulatorische Einflüsse gegen eine Änderung des Blutdruckes ausgeschaltet sind. Von größter Bedeutung ist weiter noch, ob und in welchem Grade durch Narkotica der Erregbarkeitszustand des Vasomotorenzentrums herabgesetzt ist. Je nach der Tiefe der Narkose wird das Vasomotorenzentrum leichter oder weniger leicht auf ein Erregungsmittel ansprechen. Aber nicht nur die Narkosetiefe ist von Bedeutung, sondern vielmehr noch der Umstand, ob zwischen Narkosemittel einerseits und dem Analepticum andererseits ein ausgesprochener Antagonismus besteht, denn dieser wird sich nicht nur bezüglich der Weckwirkung äußern, sondern auch in der leichteren oder schwereren Beeinflußbarkeit der durch das Narkoticum gesetzten Kreislaufschädigung. Bei ausgeprägtem Antagonismus wird man daher eine deutliche Beeinflussung des Blutdruckes sehen; ist derselbe aber nur schwach, so wird die Wirkung nur gering sein oder ganz ausbleiben. Aus diesem Grunde hat ja auch VAN ESVELD[1] die Forderung aufgestellt, decerebrierte Tiere bei derartigen Versuchen zu verwenden. Diese Überlegungen machen es erklärlich, daß die Untersuchungsergebnisse der verschiedenen Autoren über die Wirkung des Coramins auf das Vasomotorenzentrum und den Blutdruck nicht unerheblich auseinanderweichen, da die Bedingungen, unter denen die Versuche unternommen sind, nicht gleichmäßig sind.

Als erster hat UHLMANN[2] die Wirkung des Coramins auf den Blutdruck beschrieben: der normale Blutdruck wird durch kleine Coramindosen (beim Kaninchen 5—50 mg/kg) kaum beeinflußt. Nur dann, wenn er aus irgendeinem Grunde erniedrigt ist, rufen diese Dosen eine deutliche Steigerung hervor, die längere Zeit anhält. Große Dosen (50 mg/kg intravenös) steigern auch den anfänglich hohen Blutdruck, wobei man gelegentlich eine primäre kurze Blutdrucksenkung auftreten sieht. Von MASSART[3] sowie REGNIERS und VLEESCHHOUWER[4] wird dies bestätigt. MASSART gibt für den Hund als niedrigste kreislaufwirkende Dosis 25 mg/kg intravenös an; häufig treten bei dieser Dosis schon Krämpfe auf. Sofort nach der intravenösen Injektion folgt eine flüchtige Senkung mit gleichzeitiger Pulsverlangsamung, die von ihm teils auf Vagusreizung, teils aber auch auf eine negativ inotrope und chronotrope Wirkung auf das Herz zurückgeführt wird. Die Bradykardie verschwindet nach Vagusdurchschneidung, doch bleibt der Blutdruckabfall bestehen. Diese kurzdauernde Senkung wird dann von einer mehrere Minuten anhaltenden Steigerung des Blutdrucks abgelöst, die aber am Hunde nicht regelmäßig zu beobachten ist. Da die Drucksteigerung auch bei curaresierten Hunden auftritt, hängt sie nicht mit den Krämpfen zusammen. REGNIERS und VLEESCHHOUWER[4] schreiben andererseits dem Coramin nur in Krampfdosen eine Blutsteigerung zu.

Im ganzen sind die durch Coramin hervorgerufenen Blutdrucksteigerungen

---

[1] VAN ESVELD, L. W.: Arch. f. exper. Path. **147**, 297, 317 (1930).
[2] UHLMANN, Fr.: Z. exper. Med. **43**, 556 (1924).
[3] MASSART, J.: Arch. internat. Pharmacodynamie **37**, 34 (1930).
[4] REGNIERS, P., u. G. DE VLEESCHHOUWER: Arch. internat. Pharmacodynamie **50**, 65 (1935).

nicht sehr erheblich, dafür aber von verhältnismäßig langer Dauer[1,2]. Am Kaninchen in Urethannarkose gibt Stross[1] an, daß in vier Versuchen fünf intravenöse Injektionen (5—30 mg) Drucksteigerungen um durchschnittlich 5 mm, sieben um durchschnittlich 20 mm zur Folge hatten. Der Verlauf der Kurve auf dem erhöhten Niveau war dabei für lange Zeit völlig horizontal, die Wirkung also sehr protrahiert. Beim dekapitierten Kaninchen bleibt nach Stross[1] die Wirkung aus, was auf den rein zentralen Angriffspunkt bezüglich der Blutdrucksteigerung schließen läßt.

Auch an decerebrierten Katzen ist nach van Esveld[3] die Blutdrucksteigerung verhältnismäßig gering. In seinen Versuchen zeigten vier Tiere nach intravenöser Injektion von 5—10 mg eine Erhöhung um 3—36 mm, drei weitere bei der Dosis von 15—20 mg Druckzunahmen von 30—80 mm Hg. Bei den letzteren Dosen traten anfangs kurzdauernde Zuckungen oder leichte Krämpfe auf. Die Wirkung hielt auch in diesen Versuchen lange, in einem Fall 35 Minuten an. Eine Steigerung der Erregbarkeit des Vasomotorenzentrums für den Kohlensäurereiz konnte niemals beobachtet werden.

Die Wirkung des Coramins auf das Vasomotorenzentrum ist somit sichergestellt, und seine Wirkung auf den Kreislauf ist hauptsächlich unter dem Gesichtspunkt der zentralen Vasomotorenreizung zu verstehen. Vor der Besprechung der Gesamtkreislaufwirkung ist aber noch die Frage zu klären, welche Wirkung dem Coramin am Herzen zukommt. Auch hier gelten wieder die gleichen Bedenken gegen Versuche am isolierten Herzen, wie sie im nachfolgenden Kapitel (Cardiazol) ausgeführt sind.

Wirkung auf das Herz.

Isoliertes Froschherz. Hier hat Uhlmann in seiner ersten Arbeit[4] angegeben, daß Konzentrationen von 1:20000 bis 1:10000 Vergrößerung der Hubhöhen unter Anstieg der Frequenz bewirken sollen. Bei höheren Konzentrationen verstärkt sich nach seinen Angaben zunächst die Systole, das Herz beginnt aber dann zu erschlaffen und bleibt diastolisch stehen. Schädigungen durch Chloralhydrat oder Chloroform oder Hemmung durch Cholin werden nach seinen Angaben prompt aufgehoben.

Nach Stross[1] ist aber am isolierten Froschherzen kein günstiger Einfluß erkennbar. Unter 1:50000 wird weder Leistung noch Frequenz beeinflußt, im Bereich höherer Konzentrationen überwiegen nach seinen Angaben weitaus die Fälle von Leistungsminderung bzw. Herzstillstand. Da die Leistungsminderung hauptsächlich auf Absinken der Frequenz beruht, sieht Stross den Angriffspunkt der Schädigung vorwiegend in der Reizbildung und in viel geringerem Maße an der Muskulatur. Dafür spricht auch, daß das Herz im Coraminstillstand gut reizbar bleibt. Die Schädigung hat große Tendenz zur spontanen Zurückbildung trotz dauernder Anwendung des Giftes. Eine durch gradweise Steigerung der Anfangsspannung oder durch Überlastung bedingte Herzschwäche mit Abnahme der Leistung wird nach Stross[1] nicht oder nicht nennenswert gebessert. Chloralhydrat- oder Calciummangelschäden werden nach seinen Angaben durch Coramin in verschiedensten Konzentrationen nicht beeinflußt, nur chiningeschädigte Herzen lassen auf Coramin 1:8000 eine Leistungssteigerung erkennen. Die Untersuchung der isometrischen Spannungsmaxima und der absoluten Herzkraft geben keinen Anhaltspunkt für eine günstige Wirkung auf das Herz. Diese im ganzen negativen Resultate von Stross sind neuerdings von Dirner[5] und Hendrych[6] bestätigt worden. Dirner erkennt dem Coramin auf Grund der Untersuchungen der isometrischen, isotonischen und auxotonischen Kontraktionen nur eine negativ inotrope Wirkung zu, Hendrych gibt an, daß er weder am normalen noch am geschädigten Herzen eine erregende Wirkung des Coramins gesehen habe. In schwachen Konzentrationen sei es unwirksam, in höheren Konzentrationen habe es nur eine lähmende Wirkung. Bei Durch-

[1] Stross, W.: Arch. f. exper. Path. **130**, 326 (1928).
[2] Junkmann, K., u. W. Stross: Arch. exper. f. Path. **131**, 1 (1928).
[3] van Esveld, L. W.: Arch. f. exper. Path. **149**, 348 (1930).
[4] Uhlmann, Fr.: Z. exper. Med. **43**, 556 (1924).
[5] Dirner, Z.: Arch. f. exper. Path. **180**, 581 (1936).
[6] Hendrych, Frz.: Arch. f. exper. Path. **182**, 738 (1936).

strömungsversuchen von Esculentenherzen in situ, wobei zur Feststellung der Leistungs-fähigkeit des Herzens das Minutenvolumen bei Steigerung des Flüssigkeitsangebotes an das Herz beobachtet wurde, fand BÜLBRING[1] bei Schädigungen des Herzens durch Calcium-mangel eine geringgradige und kurz dauernde Besserung durch Coramin 1 : 10000 bis 1 : 5000. Auch nach seinen Angaben wird die Chloralhydratvergiftung durch Coramin nicht beein-flußt. Nach FAHRENKAMP[2] werden unterschwellige Digitalis- oder Strophanthindosen durch Coramin stark wirksam. Wenn diese Befunde auch durch BÜRGI und GORDONOFF[3] bestätigt wurden, so sind sie doch von nur sehr untergeordneter Bedeutung, weil die Coraminkonzen-trationen von 1 : 200 bis 1 : 20 (!) so hoch sind, daß außer spezifischen Wirkungen auch noch alle möglichen unspezifischen eingewirkt haben können.

Isoliertes Warmblüterherz. Am isolierten Herz nach LANGENDORFF (Kanin-chen) wird nach UHLMANN[4] durch Coraminlösungen von 1:50000 eine Ver-größerung der Hubhöhen ausgelöst. Die herzschädigende Wirkung des Coramins ist verhältnismäßig gering, denn bei nicht zu langer Einwirkung werden auch Konzentrationen von 1:5000 ohne sichtbare Schädigungen ertragen. Am iso-lierten Hundeherz sind andererseits nach MASSART[5] schwache Konzentrationen (2 ccm Coramin 1:1000 bis 2 ccm 1:100 der Nährlösung zugesetzt) ohne Wirkung. Da auch mit hohen Dosen keine Verstärkung sondern nur Abschwächung der Kontraktionen zu erreichen ist, schließt MASSART auf eine vorübergehende Lähmung der Herzaktion und erklärt damit auch den anfänglichen Blutdruck-absturz, der weiter auch noch auf Vagusreizung zurückzuführen sei. Chloral-hydratschädigungen sind nach UHLMANN[4] aufhebbar, ebenso soll der Avertin-stillstand nach KILLIAN und UHLMANN[6] durch Coramin beseitigt werden können.

Nach Versuchen von FISCHER[7] an den falschen Sehnenfäden aus der rechten Kammer des Schafherzens wird durch Coramin deren Reizbarkeit vermindert, so daß FISCHER das Coramin als ein ausgesprochen lähmendes Mittel bezeichnen zu müssen glaubt.

Überleitungszeit und refraktäre Periode des Herzens gibt VAN DONGEN[8] als unbeeinflußbar an, im Gegensatz zu früheren elektrokardiographischen Versuchen von FROMMEL[9], der am Frosch wie Warmblüter eine Steigerung der Reizleitung und Reizbildung beschreibt. Nach VAN DONGEN ist weiter experimentell erzeugtes Vorhofflimmern bei Katze oder Kaninchen durch Coramin in der Dosierung von $2^1/_2$—40 mg/kg nicht unterdrückbar.

Herz-Lungen-Präparat. Nach Versuchen am Herz-Lungen-Präparat hat das Coramin keinen fördernden Einfluß auf die Tätigkeit des Herzens. So haben TRENDELENBURG[10] und GREMELS[11] in zahlreichen Versuchen niemals eine deut-liche Beeinflussung des insuffizient gewordenen Herzens (spontan oder durch Barbitursäurederivate) beobachtet. Schädigende Wirkung sahen sie allerdings auch nicht.

Auch LEYKO[12] gibt für das Herz-Lungen-Präparat (Tierart ist leider nicht angegeben) an, daß Coraminkonzentrationen zwischen 1:5000000 und 1:50000 wirkungslos sind, höhere Konzentrationen von 1:25000 bis 1:10000 das Herz

[1] BÜLBRING, E.: Arch. f. exper. Path. **152**, 257 (1930).
[2] FAHRENKAMP, K.: Arch. f. exper. Path. **129**, 52 (1928) — Med. Klin. **1927**, Nr 10.
[3] BÜRGI, E., u. T. GORDONOFF: Klin. Wschr. **1928**, 2098.
[4] UHLMANN, FR.: Z. exper. Med. **43**, 556 (1924).
[5] MASSART, J.: Arch. internat. Pharmacodynamie **37**, 34 (1930).
[6] KILLIAN, H., u. FR. UHLMANN: Arch. f. exper. Path. **163**, 122 (1932).
[7] FISCHER, M. H.: Klin. Wschr. **1937**, 357.
[8] VAN DONGEN, K.: Arch. internat. Pharmacodynamie **54**, 252 (1936).
[9] FROMMEL, ED.: Schweiz. med. Wschr. **1927**, 62.
[10] TRENDELENBURG, P.: Med. Klin. **1929**, 41.
[11] GREMELS, H.: Arch. f. exper. Path. **153**, 36 (1930).
[12] LEYKO, E.: J. of Pharmacol. **38**, 31 (1930).

erheblich erweitern. Da Atropin diese Erweiterung nicht verhindert, schreibt er
sie einer lähmenden Wirkung des Coramins auf den Herzmuskel zu. Auch Gollwitzer-Meier[1] hat am Herz-Lungen-Präparat des Hundes bei Messung des
Herzvolumens, Systemminutenvolumens und der Drucke in beiden Vorhöfen
weder am spontan insuffizienten noch am histamin- oder numalgeschädigten
Herzen eine Besserung durch Coramin gesehen, wenigstens soweit kleine, therapeutisch übliche Dosen angewandt wurden. Sehr große Coramindosen (0,5 g)
führen nach ihren Angaben zu einer ausgesprochenen Schädigung des Herzens
mit Verminderung des Auswurfs und Ansteigen des rechten Vorhofdruckes;
die Schädigung bildet sich aber nach kurzer Zeit zurück. Noch größere Dosen
bewirken anhaltende Herzerweiterung und Vorhofdrucksteigerung (nach Angabe
der Autorin beim Hund Dosen von etwa 0,025 g Coramin pro Kilogramm).
Die Energetik des Herzens wird durch kleine Coramindosen ebensowenig beeinflußt wie seine Dynamik. Durch große Dosen (0,2 g), dem Herz-Lungen-
Präparat zugesetzt, wird indessen die mechanische Arbeit des Herzens deutlich
herabgesetzt und der Wirkungsgrad sinkt ab.

Zum gleichen Ergebnis kommen Peters, Howard und Vischer[2], die ebenfalls unter Coramin eine Dilatation mit unveränderten oder herabgesetzten
Schlagvolumen und vermindertem Wirkungsgrad beobachteten. Diesen negativen
Ergebnissen steht außer der ursprünglichen Angabe von Uhlmann[3] nur noch
die Behauptung von Mezey[4] entgegen, daß am Herz-Lungen-Präparat der Katze
doch eine günstige Wirkung des Coramins nachweisbar sei. Er beschreibt am
suffizienten Herzen bei Anwendung von Coraminkonzentrationen zwischen
1:30000 und 1:3000 in der Mehrzahl der Fälle eine Vergrößerung der Amplituden,
bedingt durch eine verstärkte diastolische Füllung. Das Minutenvolumen gibt
er in diesem Coraminkonzentrationsbereich als unverändert an, da die Herzfrequenz etwas absinkt. Höhere Coramindosen von 1:1000 setzen dagegen das
Minutenvolumen herab. Spontan oder durch Pernoctonschädigung insuffiziente
Herzen sollen nach seinen weiteren Angaben durch Coramin in ihrer Funktion
gebessert werden. Alkohol- oder Chloroformschädigung gibt auch er als nicht
beeinflußbar an. Die der Arbeit beigegebenen Kurven sind allerdings nicht so
überzeugend, daß sie den Gegenbeweis gegen die sonstigen negativen Versuche
erbringen könnten.

Coronargefäße.

Ob sich die Coronargefäße unter dem Einfluß des Coramins aktiv erweitern,
erscheint zweifelhaft. Einige Autoren, wie Hochrein[5] und weiter Greene[6],
glauben an eine aktive Wirkung. Ersterer beobachtete bei Versuchen am Hund
mit Messung der Coronardurchblutung mittels der Stromuhr in einigen Fällen
einen mäßigen, über 100 Sekunden anhaltenden Anstieg. Greene[6] sah sogar
eine Mehrdurchblutung von über 60%, trotz gleichzeitigen Abfalls des arteriellen
Druckes. Andere Autoren, wie Gollwitzer-Meier[1], Leyko[7] und Wolfer[8],
halten die Änderung der Gefäßweite der Coronararterien entweder für druckpassiv oder sie nehmen an, daß die herzdilatierende Wirkung des Coramins den
Einstrom des Blutes in die Coronargefäße erleichtere. Diese letztere Auffassung
vertritt Wolfer[8], weiter auch Leyko[7], der die Abnahme des Minutenvolumens

[1] Gollwitzer-Meier, Kl.: Klin. Wschr. **1936**, 508.
[2] Peters, C., Howard u. M. B. Vischer: Amer. Heart J. **11**, 273 (1936).
[3] Uhlmann, Fr.: Z. exper. Med. **43**, 556 (1924).
[4] Mezey, R.: Arch. f. exper. Path. **177**, 235 (1935).
[5] Hochrein, M.: Der Coronarkreislauf. S. 85. Berlin: Julius Springer 1932.
[6] Greene, Ch. W.: J. of Pharmacol. **57**, 98 (1936).
[7] Leyko, E.: J. of Pharmacol. **38**, 31 (1930).
[8] Wolfer, P.: Arch. f. exper. Path. **164**, 40 (1932).

um 10—17% damit erklärt, daß dieses Blut durch die Kranzgefäße ströme. GOLLWITZER-MEIER[1] vertritt die Ansicht des druckpassiven Verhaltens, denn sie beobachtete am ganzen Tier bei Versuchen mit der Thermostromuhr bald eine Mehr-, bald eine Minderdurchblutung in Parallele zu der durch das Coramin ausgelösten Veränderung des Blutdruckes.

Gesamtkreislauf.

Wie bereits hervorgehoben, kommt die Wirkung des Coramins auf den Kreislauf über eine Erregung des Vasomotorenzentrums zustande. Eine periphere Herzwirkung besitzt es nicht, wie sich aus den diesbezüglichen Erörterungen ergeben hat. Ebensowenig ist ihm eine periphere Gefäßwirkung eigen — sie ist nur in ganz hohen Konzentrationen nachweisbar, die im Tierkörper bei Kreislaufuntersuchungen niemals auch nur entfernt erreicht werden.

Die Beeinflussung des Vasomotorenzentrums und des Blutdruckes muß sich notwendigerweise bei Kreislaufuntersuchungen in einer Steigerung des Minutenvolumens des Herzens äußern. Eine solche ist auch sowohl am Menschen wie auch am Tier nachgewiesen. So haben HOEN und NEUTHARD[2,3] mittels der KROLLMANNschen Acetylenmethode im Selbstversuch beobachtet, daß nach subcutaner Injektion von 1 ccm oder peroraler Einnahme von 6 ccm Coraminlösung ein Anstieg des Minutenvolumens eintritt, der nach 20 Minuten mit 127% sein Maximum erreicht, um im Lauf einer Stunde allmählich abzuklingen. Der Hauptteil der Wirkung geht dabei zugunsten des Schlagvolumens, da die Pulsfrequenz nur um einige Schläge ansteigt. Weiter geben BANSI und Mitarbeiter[4] an, daß bei Patienten mit Abnahme des venösen Blutsauerstoffs — was als Zeichen einer peripheren Strömungsminderung gedeutet wird — entweder durch Steigerung des Minutenvolumens oder auch durch Beschleunigung der Blutumlaufszeit die venösen Blutsauerstoffwerte ansteigen. Die verstärkte Lungendurchlüftung durch die atmungserregende Wirkung des Coramins hilft dabei natürlich auch mit. Die Wirkung tritt nach ihren Angaben allerdings nicht regelmäßig ein.

Bei den am gesamten Tier durchgeführten Kreislaufversuchen spielt die Wahl des dabei angewandten Narkoticums eine wichtige Rolle, und zwar nach zwei Richtungen hin: Erstens ist der Grad, der mit der Narkose verbundenen Kreislaufschädigung bei den einzelnen Narkoticis sehr verschieden, wobei noch hinzukommt, daß einige mehr über das Vasomotorenzentrum, andere mehr über das Herz ungünstig auf den Kreislauf einwirken. Zweitens ist aber noch die Stärke der Wechselwirkung zwischen dem Narkoticum einerseits und dem Coramin andererseits von Bedeutung. Wie aus dem Abschnitt Weckwirkung hervorgeht, ist dieser Antagonismus verschieden stark ausgebildet, und so wird, da sich der Antagonismus nicht nur auf die Weckwirkung, sondern auch auf die mit der Narkose verbundene Kreislaufschädigung erstreckt, die Wirkung des Coramins je nach den Versuchsbedingungen mehr oder weniger günstig ausfallen. So sah GREMELS[5] eine deutliche Abhängigkeit vom Narkosemittel, als er an der Katze mit Registrierung der Vorhofdrucke die Wirkung intravenöser Injektionen von 10—15 mg Coramin untersuchte. Er gibt die Wirkung der Injektionen als ungleichmäßig und unsicher an, nur die Chloralosenarkose machte eine Ausnahme, da bei ihr eine ziemlich starke Blutdrucksteigerung zu beobachten war. An der

---

[1] GOLLWITZER-MEIER, KL.: Klin. Wschr. **1936**, 508.
[2] HOEN, E.: Verh. dtsch. pharmak. Ges. **1936**, 67.
[3] HOEN, E., u. A. NEUTHARD: Arch. f. exper. Path. **185**, 302 (1937).
[4] BANSI, H. W., M. KALINKE u. M. ROHRLICH: Z. exper. Med. **97**, 440 (1935) — Arch. f. exper. Path. **181**, 164 (1936) — Med. Welt **1936**, Nr 12.
[5] GREMELS, H.: Arch. f. exper. Path. **153**, 36 (1930).

Katze in Dialnarkose sah Gollwitzer-Meier[1] eine Erhöhung des Schlagvolumens eintreten, mit gleichzeitiger Zunahme der Frequenz, so daß sich eine beträchtliche Zunahme des Minutenvolumens unter gleichzeitigem Anstieg des offenbar durch das Dial erheblich herabgesetzten Blutdruckes ergab. Die Steigerung der Auswurfleistung des Herzens sowohl beim suffizienten als auch spontan insuffizient gewordenen Kreislauf ist nach dieser Autorin dadurch bedingt, daß das Coramin durch Erregung des Vasomotorenzentrums das venöse Blutangebot an das Herz steigert.

Künstlich gesetzte Kreislaufschädigungen sind von verschiedenen Autoren herangezogen worden, um aus ihrer Beeinflußbarkeit oder Nichtbeeinflußbarkeit

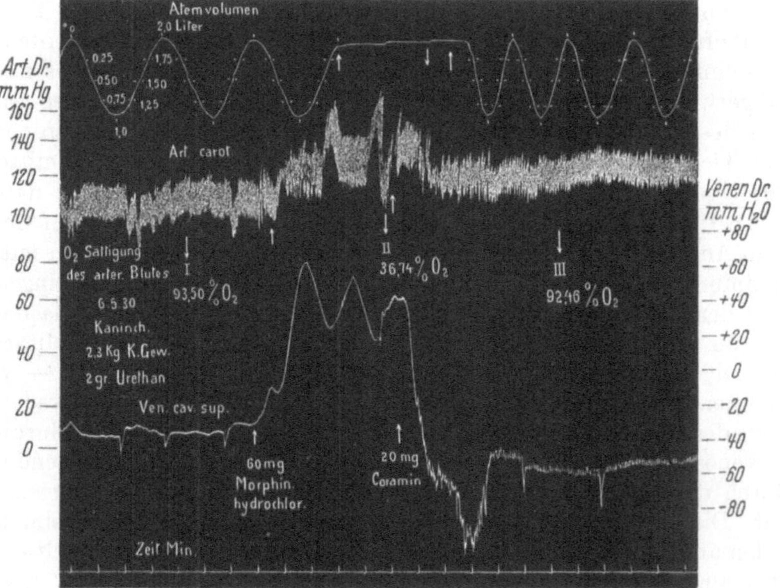

Abb. 2.   6. III. 1930.   Kaninchen, 2,3 kg Gewicht.   2,0 g Urethan.   Morphinatemlähmung, Herzinsuffizienz und deren Aufhebung durch Coramin.   Bestimmung der Sauerstoffsättigung im arteriellen Blut. (Nach H. Gremels.)

den Angriffspunkt des Coramins zu bestimmen. Da das Coramin praktisch nur über das Vasomotorenzentrum den Kreislauf beeinflußt, ist es selbstverständlich, daß es nur in den Fällen eine günstige Wirkung entfalten kann, wo auch der Sitz der Schädigung ein zentraler ist. Sekundär kann dann auch das Herz, wenn durch Blutdruckabfall seine Sauerstoffversorgung gelitten hatte, durch Besserung der Strömungsverhältnisse in seiner Funktion gebessert werden. So können vor allem Herzinsuffizienzen, die durch Atmungslähmung mittels Morphin am Kaninchen erzeugt sind, voll und ganz durch Coramin beseitigt werden (Trendelenburg, Gremels[2, 3]). Die obige, der Arbeit Gremels entnommene Kurve zeigt dies in eklatanter Weise.

Die durch Kohlensäureüberladung und Sauerstoffverarmung des Blutes bedingte Herzinsuffizienz mit ungemein starker Stauung des Blutes vor dem Herzen (Anstieg des Venendrucks) wird durch Coramin restlos beseitigt, und zwar dadurch, daß die still gestandene Atmung wieder in Gang gebracht wird.

[1] Gollwitzer-Meier, Kl.: Klin. Wschr. **1936**, 508.
[2] Trendelenburg, P.: Med. Klin. **1929**, 41.
[3] Gremels, H.: Arch. f. exper. Path. **162**, 29 (1931).

Nach GREMELS[1] tritt die Wirkung sogar dann noch ein, wenn die Atmung mehrere Minuten stillgestanden hat.

Bei Gefäßinsuffizienz mit Lähmung des Vasomotorenzentrums durch Einspritzung von Novocain ist nach TRENDELENBURG[2] Coramin ganz oder nahezu unwirksam, ebenso gegenüber der kombinierten Herz- und Gefäßinsuffizienz, die durch Histamin oder Chloralhydrat hervorgerufen ist.

Schwere Kreislaufschäden durch Chloroform an der Katze lassen sich nach v. ISSEKUTZ[3] durch Coramin nicht bessern. Nach seinen Angaben hat die intravenöse Injektion von Coramin stets eine vorübergehende Blutdrucksenkung und Herzdilatation zur Folge. Dagegen geben RUSSU und SPÂRCHEZ[4] an, daß der Adrenalin-Chloroform-Kollaps meistens durch Coramin (250 mg pro Hund) gebessert werden könne. Experimentelle Shockzustände (postoperativ oder nach Schädeltrauma) werden nach WAHREN[5] durch Coramin nicht sicher beeinflußt.

Nach ZINNITZ und v. BERGMANN[6] kann man am Kaninchen in Urethannarkose durch regelmäßige kleine Dosen von 30 mg Coramin pro Kilogramm für etwa 6—7 Stunden den Blutdruck auf einer gleichbleibenden Höhe halten, die 15—20 mm Hg über dem Ausgangswert liegt. Der Tod des Versuchstieres tritt dabei erst nach der 26. Injektion ein. Höhere Dosen von 50, 100 und 150 mg steigern den Blutdruck noch um wenig mehr; der Tod tritt nach der 11., 7. bzw. 3. Injektion ein.

Es gelingt also, mit Coramin für eine gewisse Zeit durch einen Dauerreiz auf

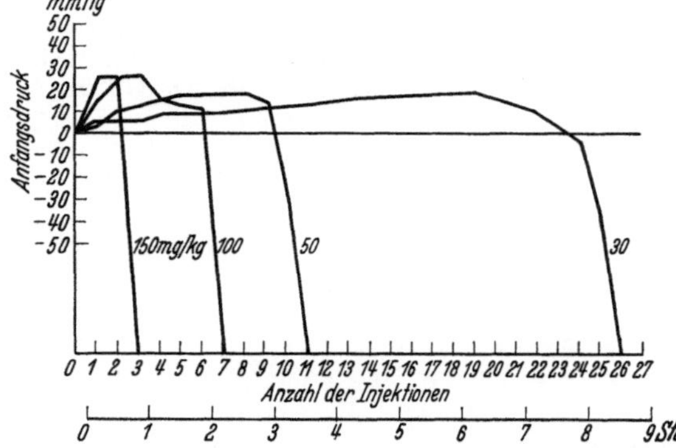

Abb. 3. Art der Blutdrucksteigerung durch regelmäßige Gaben gleicher Coraminmengen. (Nach ZINNITZ und v. BERGMANN.)

das Vasomotorenzentrum den Blutdruck auf ein gewisses höheres Niveau einzustellen. Doch geben die Autoren an, daß das Coramin nicht ganz exakt dosierbar sei. Weitere Versuche an der DALESchen Spinalkatze zeigten, daß nach Abtrennung des Gefäßzentrums Coramininjektionen eine vorübergehende Blutdrucksenkung hervorrufen, und daß das Coramin demnach einen peripheren Angriffspunkt hat (Herz?), der zur tödlichen Vergiftung mit großen Dosen beiträgt.

Wirkung auf die Gefäße und glatte Muskulatur.

Während nach UHLMANN[7] die quergestreifte Muskulatur durch Coramin nicht beeinflußt wird, ruft es an der Gefäßmuskulatur des Kaninchenohres nach dem gleichen Autor in einer Konzentration von 1:10000 bis 1:1000 eine leichte Kontraktion hervor, während die hohe Dosis von 1:100 die Gefäße zum Erschlaffen bringt. MASSART[8] dagegen gibt an, daß die Injektion von 125 mg Coramin in die Arteria cruralis eine periphere Gefäßerweiterung bewirke.

[1] GREMELS, H.: Arch. f. exper. Path. **162**, 29 (1931).
[2] TRENDELENBURG, P.: Med. Klin. **1929**, 41.
[3] ISSEKUTZ, B. v.: Arch. f. exper. Path. **177**, 415 (1935).
[4] RUSSU, G., u. T. SPÂRCHEZ: Z. exper. Med. **98**, 772 (1936).
[5] WAHREN, H.: Z. exper. Med. **99**, 306 (1936).
[6] ZINNITZ, F., u. F. v. BERGMANN: Arch. f. exper. Path. **181**, 335 (1936).
[7] UHLMANN, FR.: Z. exper. Med. **43**, 556 (1924).
[8] MASSART, J.: Arch. internat. Pharmacodynamie **37**, 34 (1930).

Der isolierte Darm oder Uterus von Katze und Meerschweinchen reagiert nach
Uhlmann[1] auf Konzentrationen von 1:10000 an aufwärts mit Verstärkung der
Pendelbewegungen und des mittleren Tonus.

Wirkung auf den Stoffwechsel.

Eine stärkere Beeinflussung des Stoffwechsels durch Coramin, die bei der
Flüchtigkeit seiner Wirkung auch unwahrscheinlich ist, liegt nicht vor. Nach
intravenöser Injektion von 250 mg Coramin steigt nach Schoen und Kaubisch[2]
der Grundumsatz vorübergehend um etwa 14% an. Nach Morphinverabreichung
ist die Wirkung doppelt so stark. Da trotz der durch Coramin bedingten Venti-
lationssteigerung der respiratorische Quotient absinkt, nehmen die Autoren an,
daß die Stoffwechselsteigerung durch Fett und Eiweiß bestritten wird.

Gewöhnung. Irgendwelche Anzeichen von Gewöhnung lassen sich nach
Schübel[3] durch tägliche, über einen längeren Zeitraum fortgesetzte subcutane
Injektionen an keiner Tierart nachweisen.

---

[1] Uhlmann, Fr.: Z. exper. Med. **43**, 556 (1924).
[2] Schoen, R., u. N. Kaubisch: Arch. klin. Med. **150**, 251 (1926).
[3] Schübel, K.: Z. exper. Med. **48**, 593 (1926).

Pentamethylentetrazol (Cardiazol)[1].

Von
F. HILDEBRANDT-Gießen.

Mit 7 Abbildungen.

Durch K. F. SCHMIDT wurde im Jahre 1924 die katalytische Aufspaltung der Stickstoffwasserstoffsäure (N_3H) in Stickstoff (N_2) und den Iminrest (NH) entdeckt. Die Einwirkung dieses in unverändertem Zustand nicht faßbaren NH-Restes des „Iminradikals" auf Ketone führt zu einer Durchbrechung der Kohlenstoffkette, wobei sich das Imin neben die Carbonylgruppe schiebt. Diese Hauptreaktion ist je nach den Arbeitsbedingungen begleitet von einer zweiten, bei welcher außer dem Iminrest ein ganzes Molekül Stickstoffwasserstoff unter Wasserabspaltung auf das Keton einwirkt, so daß insgesamt 4 Stickstoffatome eingeführt werden[2, 3]. Auf diese Weise entstehen aus verschiedenen Ketonen Tetrazole, ringförmige Verbindungen vom Typus

$$R-C=N{\diagdown} N \atop R_1-N-N{\diagup}$$

Diese Reaktion liegt auch der Synthese des Pentamethylentetrazols (Cardiazol) zugrunde, das durch Einwirkung von 2 Molekülen Stickstoffwasserstoffsäure auf Cyclohexanon unter Stickstoff- und Wasserabspaltung gewonnen wird[4]. Der 6 gliedrige Cyclohexanonring wird dabei durch ein Stickstoffatom zu einem 7 gliedrigen erweitert, unter gleichzeitiger Ausbildung des 5 gliedrigen Tetrazolringes.

$$CH_2-CH_2-CH_2{\diagdown} N-N \atop CH_2-CH_2-C{\diagup}{\diagdown} N-N$$

Nach Destillation im Vakuum und Krystallisation aus Äther findet man monoklin prismatische 6 seitig begrenzte Tafeln, die bei 59—60° schmelzen[5].

Das Cardiazol ist ungewöhnlich beständig und widerstandsfähig gegen chemische Eingriffe, eine Spaltung gelingt erst bei mehrstündigem Erhitzen mit starker Salzsäure im Einschlußrohr auf wenigstens 250°, wobei Stickstoff, Kohlendioxyd und Pentamethylendiamin entstehen.

Das Cardiazol löst sich in fast allen organischen Lösungsmitteln ebenso leicht wie in Wasser; die Lösungen reagieren neutral. Eine relativ schlecht wasserlösliche Verbindung des Cardiazols ist das Additionsprodukt mit einem Molekül Sublimat an die Partialvalenzen des Tetrazolringes, die bei Zusatz von kalt gesättigter Quecksilberchloridlösung sofort krystallinisch ausfällt. Sie ist in kaltem Wasser etwa 1:800 löslich und schmilzt bei 175°.

Der Teilungskoeffizient wird von SCHÜBEL und GEHLEN[6] mit 1:10 angegeben.

---

[1] Abgeschlossen am 1. 8. 1937.
[2] SCHMIDT, K. F.: Ber. dtsch. chem. Ges. **57**, 706 (1924).
[3] SCHMIDT, K. F.: Münch. med. Wschr. **1935**, 1489.
[4] SCHMIDT, K. F.: Klin. Wschr. **1925**, 35.
[5] STEINMETZ, H.: Z. Kristallogr. **67**, 434 (1928).
[6] SCHÜBEL, K., u. W. GEHLEN: Arch. f. exper. Path. **133**, 295 (1928).

Akute Allgemeinwirkung.

Seinem pharmakologischen Wirkungsbild nach gehört das Cardiazol in die Gruppe der zentralen Krampfgifte. Es steht in dieser Beziehung dem Pikrotoxin nahe, mit dem es die Eigenschaften, fast rein erregende Wirkungen auszulösen, teilt. Seine Verwandtschaft mit dem Campher ist gering, denn es fehlen ihm die für den Campher charakteristischen lähmenden Eigenschaften sowohl an den zentralen wie peripheren Angriffspunkten. Die klinische Bezeichnung Campherersatzpräparat ist somit vom pharmakologischen Standpunkte aus nicht haltbar.

Frosch. Injiziert man einem Frosch eine krampfmachende Dosis (etwa 0,15 mg/g) in den Bauchlymphsack, so tritt nach 1—2 Minuten eine Verstärkung der Atembewegungen auf, kurze Zeit darauf setzt eine deutliche Krampfbereitschaft ein. Das Tier sitzt mit lordotisch gekrümmter Wirbelsäule und angezogenen Hinterbeinen da, die Schwimmhäute sind dabei gespreizt, der Kopf nach oben gereckt. Spontanbewegungen werden kaum ausgeführt. Einige Minuten nachher kommt es plötzlich zu einem klonischen Krampfanfall mit lebhaften Ruderbewegungen, der das Tier direkt herumschleudert. Dieser Krampfanfall wird meistens von einem Schrei eingeleitet, wie er auch bei Pikrotoxin als „Pikrotoxinschrei" beschrieben ist. Starke Schleimabsonderung ist in diesem Stadium ebenfalls zu verzeichnen. Der Krampfanfall dauert bis zu $^1/_2$ Minute, dann liegt das Tier flach auf dem Bauch, nur der Kopf ist immer nach oben gereckt. Die Krämpfe wiederholen sich in kürzeren oder längeren Intervallen, bis sie langsam abklingen. Sie tragen epileptiformen Charakter und sind durch äußere Reize nicht auslösbar. Ihr Hauptangriffspunkt beim Frosch sind die höheren Abschnitte des Zentralnervensystems, doch werden auch die tieferen in einen Zustand gesteigerter Erregbarkeit versetzt, denn auch am Rückenmarksfrosch treten Krämpfe auf, sie sind allerdings mehr tonischer Art. Offenbar sind die höheren Hirnabschnitte empfindlicher gegenüber der Giftwirkung, so daß die Erregbarkeitssteigerung des Rückenmarks durch die der höheren Zentren verdeckt wird.

Warmblüter. Das Vergiftungsbild ist bei den verschiedenen Tierarten (Maus, Ratte, Meerschweinchen, Kaninchen, Katze, Hund) prinzipiell immer das gleiche und besteht wie beim Kaltblüter in einer zentralen Erregbarkeitssteigerung, die sich bei entsprechend hoher Dosis in Krämpfen äußert.

Injiziert man z. B. einem Kaninchen subcutan etwa 50 mg/kg, so zeigt sich bereits nach Ablauf von etwa 1 Minute eine leichte Unruhe des Tieres, verbunden mit Steigerung der Atmung. Das Tier spitzt die Ohren, bewegt die Lippen, stellt sich auf die Hinterbeine und ist etwas schreckhaft. Kurz darauf führt es Schleuderbewegungen mit dem Kopf und den vorderen Extremitäten aus, die Atmung wird immer frequenter und tiefer. Etwa 5 Minuten nach der Injektion tritt plötzlich ein typischer epileptiformer Krampfanfall auf, bei dem das Tier auf der Seite liegt und äußerst lebhafte Laufbewegungen ausführt. Durch äußere Reize können die Krämpfe nicht ausgelöst werden. Der Krampfanfall kann bis zu $^1/_2$ Minute dauern, dann liegt das Tier erschöpft auf der Seite, bis der nächste Anfall auftritt. Je nach der Höhe der verwandten Dosis kann es bei diesem einen Anfall bleiben, oder die Krämpfe können sich in kurzem Abstand wiederholen und an Intensität weiter zunehmen. Bei schweren, durch hohe Dosen hervorgerufenen Krampfanfällen wird das Tier oft meterweit fortgeschleudert. Oft sieht man auch — ebenfalls bei Verwendung hoher Krampfdosen — am Schluß des Krampfes einen Streckkrampf mit Opisthotonus. Je nach der angewandten Dosierung klingen die Krämpfe langsam innerhalb von $^1/_2$—1 Stunde ab, und die Tiere verhalten sich nach dieser Zeit wieder normal oder das Tier geht am Ende des Anfalls in einem Streckkrampf zugrunde.

Tabelle 1. Krampfdosen: Cardiazol in mg/kg.

Tierart	Intra-venös	Intra-muskulär	Sub-cutan	Per os	Intra-peri-toneal	Bemerkungen	Literaturangabe
Hund	7						Regniers u. de Vleeschhouwer[1]
	2½—10						Smith[2]
Katze			42,5			mittl. Krampfdosis	Watt[3]
dekapit.	20						Blume[4]
Kaninchen	10—15		50	150-200			Schoen[5]
	20						Schoen[6]
	60—80						Schoen[6]
	14—15						Biehler[7]
	11,9		35			Mittelwert aus größ. Versuchsreihen	Hildebrandt u. Mügge[8]
			40	140			Hildebrandt u. Voss[9]
			45				Watt[10]
	10		40				Schübel u. Gehlen[11]
			50				Camp[12]
			50				Lendle[13]
		43					Axmacher[14]
Thalamus-kaninchen decerebr.	20						Schoen[6]
Kaninchen	60—80						Schoen[6]
Meerschwein-chen			50	110-120			Hildebrandt u. Voss[15]
					60		Schwab u. Jung[16]
Ratte			50	170-180			Hildebrandt u. Voss[15]
					50		Kohn u. Jacobi[17]
			50			minim. Krampfdosis	Tartler[18]
			100			sichere Krampfdosis	v. Nyari[19]
			40			mittlere Krampfdos.	Watt[10]
			55			minim. Krampfdosis	Albus[20]
	20						Zipf, Windschus u. Kokoscha[21]
Maus			45				Zipf, Windschus u. Kokoschka[21]
Taube		40					Winniwarter[22]
Frosch			130				Ridder[23]
			20/Tier				Camp[12]
			80				Zipf, Windschus u. Kokoschka[21]

[1] Regniers, R., u. G. de Vleeschhouwer: Arch. internat. Pharmacodynamie **50**, 65 (1935).
[2] Smith, R. G.: J. of Pharmacol. **33**, 147 (1928).
[3] Watt, J. M.: Arch. internat. Pharmacodynamie **36**, 225 (1929).
[4] Blume, W.: Arch. f. exper. Path. **116**, 234 (1926).
[5] Schoen, R.: Arch. f. exper. Path. **113**, 257 (1926) — IX. Fortbild.-Lehrgang, Bad Nauheim 1932.
[6] Schoen, R.: Arch. f. exper. Path. **113**, 257 (1926).
[7] Biehler, W.: Arch. f. exper. Path. **178**, 696 (1935).
[8] Hildebrandt, F., u. H. Mügge: Schmerz usw. **9**, 95 (1936).
[9] Hildebrandt, F., u. J. Voss: Münch. med. Wschr. **1926**, 862.
[10] Watt, J. M.: Arch. internat. Pharmacodynamie **36**, 225 (1929).
[11] Schübel, K., u. W. Gehlen: Arch. f. exper. Path. **133**, 295 (1928).
[12] Camp, W. J. R.: J. of Pharmacol. **33**, 81 (1928).
[13] Lendle, L.: Arch. of exper. Path. **181**, 408 (1936).
[14] Axmacher, Fr.: Arch. f. exper. Path. **183**, 478 (1936).
[15] Hildebrandt, F., u. J. Voss: Münch. med. Wschr. **1926**, 862.
[16] Schwab, R., u. J. Jung: Z. exper. Med. **99**, 749 (1936).
[17] Kohn, R., u. M. Jacobi: Arch. f. exper. Path. **179**, 448 (1935).
[18] Tartler, O. P.: Diss. Gießen 1929.
[19] v. Nyari, A.: Arch. f. exper. Path. **165**, 504 (1932).

Fortsetzung s. nächste Seite.

Tabelle 2. Tödliche Dosen: Cardiazol in mg/kg.

Tierart	Intravenös	Intramuskulär	Subcutan	Per os	Intraperitoneal	Bemerkungen	Literaturangabe
Katze			75				Watt[1]
	80						Barker u. Levine[2]
Kaninchen			100				Behrens u. Reichelt[3]
			75				Camp[4]
	über 100						Schoen[5]
Meerschweinchen			80—90		90		Schwab u. Jung[6]
Ratte			100			mittlere let. Dosis	Gros u. Haas[7]
			150			sichere let. Dosis	Gros u. Haas[7]
					70—80		Kohn u. Jacobi[8]
			150			mittlere let. Dosis	v. Nyari[9]
			200			sichere let. Dosis	v. Nyari[9]
			150				Tartler[10]
			75			mittlere let. Dosis	Watt[1]
			130				Albus[11]
	50						Zipf, Mertins[12]
	50						Zipf, Windschus u. Kokoschka[13]
			143	170			Esser u. Kühn[14]
Maus			80				Behrens u. Reichelt[3]
			80				Zipf, Windschus u. Kokoschka[13]
			75—90				Esser u. Kühn[14]
Frosch			250				Zipf, Windschus u. Kokoschka[13]

Resorption und Entgiftung.

Die Resorption des Cardiazols aus dem Unterhautzellgewebe und Magen-Darmkanal erfolgt sehr schnell. Dies geht schon aus dem verhältnismäßig geringen Abstand hervor, der zwischen intravenöser und subcutaner oder peroraler Krampfdosis besteht[15-17]. Bei peroraler Applikation erfolgt die Resorption bereits durch die Magenschleimhaut, wie Versuche von Schoen[18] mit Abbindung des Pylorus ergeben.

[1] Watt, J. M.: Arch. internat. Pharmacodynamie 36, 225 (1929).
[2] Barker, M. H., u. S. A. Levine: Arch. int. Med. 42, 14 (1928).
[3] Behrens, B., u. E. Reichelt: Klin. Wschr. 1933, 1860.
[4] Camp, W. J. R.: J. of Pharmacol. 33, 81 (1928).
[5] Schoen, R.: IX. Fortbild.-Lehrgang, Bad Nauheim 1932.
[6] Schwab, R., u. J. Jung: Z. exper. Med. 99, 749 (1936).
[7] Gros, O., u. H. Haas: Arch. f. exper. Path. 182, 348 (1936).
[8] Kohn, R., u. M. Jacobi: Arch. f. exper. Path. 179, 448 (1935).
[9] v. Nyari, A.: Arch. f. exper. Path. 165, 504 (1932).
[10] Tartler, O. P.: Diss. Gießen 1929.
[11] Albus, G.: Arch. f. exper. Path. 182, 471 (1936).
[12] Zipf, K., u. H. Mertins: Arch. f. exper. Path. 184, 702 (1937).
[13] Zipf, K., W. A. Windschus u. F. Kokoschka: Arch. f. exper. Path. 185, 113 (1937).
[14] Esser, A., u. A. Kühn: Dtsch. Z. gerichtl. Med. 21, 474 (1933).
[15] Hildebrandt, F.: Arch. f. exper. Path. 116, 100 (1926).
[16] Schoen, R.: IX. Fortbild.-Lehrgang Bad Nauheim 1932, 76.
[17] Hildebrandt, F., u. J. Voss: Münch. med. Wschr. 1926, 21. — Voss, J.: Arch. f. exper. Path. 118, 259 (1926).
[18] Schoen, R.: Arch. f. exper. Path. 113, 257 (1926).

Fortsetzung von Seite 153.
[20] Albus, G.: Arch. f. exper. Path. 182, 471 (1936).
[21] Zipf, K., W. A. Windschus u. F. Kokoschka: Arch. f. exper. Path. 185, 113 (1937).
[22] Winniwarter, Fr.: Arch. f. exper. Path. 185, 95 (1937).
[23] Ridder, C.: Arch. f. exper. Path. 120, 126 (1927).

Genaue messende Untersuchungen über die Resorptionsgeschwindigkeit haben HILDEBRANDT und MÜGGE[1] am Kaninchen angestellt. Als Test dienten dabei die durch das Cardiazol hervorgerufenen Krämpfe. Der Mittelwert der Krampfdosis bei intravenöser Injektion lag bei 11,9 mg/kg. In 84 Einzelversuchen mit verschiedenen, nahe beieinander liegenden Dosen ergab sich für die subcutane Krampfdosis ein Mittelwert von 35 mg/kg, also rund das Dreifache. Die Zeit bis zum Auftreten der Krämpfe nach subcutaner Injektion schwankte zwischen 3 und 15 Minuten, als Mittelwert wurden 8 Minuten 7 Sekunden gefunden. Ähnliche Zahlen werden von Voss[2] auch für das Meerschweinchen angegeben.

Auch die Entgiftungsgeschwindigkeit ist eine schnelle. HILDEBRANDT und Voss[2] versuchten sie dadurch zu bestimmen, daß sie die halbe subcutane oder perorale Krampfdosis unter Variierung des Zeitintervalls zwischen den jeweiligen Injektionen Ratten verabfolgten. War das Intervall nur 20 Minuten, so genügten zwei halbe Krampfdosen, um Krämpfe hervorzurufen; bei einem Intervall von $^1/_2$—1 Stunde waren drei notwendig; bei einem Intervall von 2 Stunden verlief die Entgiftung schneller als die Resorption, so daß keine Krämpfe ausgelöst werden konnten. Nähere Einzelheiten, auch die Entgiftung und Resorption bei peroraler Zufuhr betreffend, sind aus den angefügten Tabellen aus der Arbeit von Voss zu ersehen.

Quantitative Versuche über die Entgiftungsgeschwindigkeit haben HILDEBRANDT und MÜGGE[1] am Kaninchen angestellt. Sie ließen mittels Dauerinfusion

Tabelle 3. Subcutane Verabreichung der halben Krampfdosis.

Zeitlicher Abstand der Einzeldosis	Ratte = 2,5 mg pro 100 g			Meerschweinchen = 3,5 mg pro 100 g			Kaninchen = 20 mg/kg		
	Zahl der verwandten Tiere	Krämpfe bei x Tieren	nach n-Verabreichung	Zahl der verwandten Tiere	Krämpfe bei x Tieren	nach n-Verabreichung	Zahl der verwandten Tiere	Krämpfe bei x Tieren	nach n-Verabreichung
15 Min.	1	1	2	4	1 3	2 3	1	1	2
20 Min.	2	2	2	—	—	—	—	—	—
25 Min.	2	1 1	2 3	—	—	—	—	—	—
30 Min.	3	3	3	1	1	3	1	1	3
1 Std.	3	3	3	2	1 1	2 3	—	—	—
2 Std.	3	1 Ø	4 5	3	Ø	5	1	Ø	5

Tabelle 4. Perorale Verabreichung der halben Krampfdosis.

Zeitlicher Abstand der Einzeldosis	Ratte = 9 mg pro 100 g			Meerschweinchen = 5,5 mg pro 100 g			Kaninchen = 70 mg/kg		
	Zahl der verwandten Tiere	Krämpfe bei x Tieren	nach n-Verabreichung	Zahl der verwandten Tiere	Krämpfe bei x Tieren	nach n-Verabreichung	Zahl der verwandten Tiere	Krämpfe bei x Tieren	nach n-Verabreichung
30 Min.	1	1	2	—	—	—	—	—	—
1 Std.	1	1	2	—	—	—	—	—	—
1$^1/_2$ Std.	—	—	—	1	1	2	1	1	2
2 Std.	3	2 1	2 3	1	1	2	—	—	—
3 Std.	3	2 1	3 4	3	1 2	2 3	1	1	4

---

[1] HILDEBRANDT, F., u. H. MÜGGE: Schmerz usw. **1936**, 95.
[2] HILDEBRANDT, F., u. J. Voss: Münch. med. Wschr. **1926**, 21 — Arch. f. exper. Path. **118**, 259 (1926).

bestimmte Mengen unter Variation der Zeit einfließen, und zwar bis zu dem Zeitpunkt, an dem die ersten Krämpfe auftraten. Zu diesem Zeitpunkt ist der Wert der intravenösen Krampfdosis von 11,9 mg Cardiazol im Blut erreicht. Zieht man von der in dieser Zeit eingelaufenen Menge den Wert der erreichten Schwellenkonzentration von 11,9 mg Cardiazol ab, so kann man die pro Minute und Kilogramm entgiftete Substanzmenge rechnerisch erfassen. Die Entgiftungsgeschwindigkeit für Cardiazol beträgt nach diesen Versuchen 0,85 mg/kg/Minute, ist also verhältnismäßig schnell, was mit der Flüchtigkeit der Cardiazolwirkung in Einklang steht.

Über den Entgiftungsvorgang selbst sind wir nicht näher unterrichtet. Bei der hohen chemischen Resistenz des Cardiazols ist eine Zerstörung des Moleküls sehr unwahrscheinlich. Eine unveränderte Ausscheidung im Harn erfolgt nach Versuchen von Leppert[1] weder am Hund noch am Menschen, was auch von Santesson[2] bestätigt wird. Es ist daher mit Wahrscheinlichkeit anzunehmen, daß es in Form eines Paarlings, der die schwer lösliche Sublimat-Cardiazolverbindung nicht gibt, ausgeschieden wird.

In den Leichenteilen eines Suicidfalles — der Patient hatte 10 g Cardiazol zu sich genommen und war etwa 1 Stunde nachher unter Cardiazolkrämpfen zugrunde gegangen — konnten Esser und Kühn[3] folgende Cardiazolmengen nachweisen:

Material	Gesamt-menge	Verarbeitet	Darin gefunden Cardiazol	Berechnet auf Gesamtmenge	Berechnet auf 100 g Leichenteile
	g	g	g	g	g
Magenspülflüssigkeit .	550	500	1,7860	1,9646	0,3572
Magen + Inhalt . . .	240	100	0,2655	0,6372	0,2655
Dünndarm + Inhalt .	475	200	Spuren	—	—
Dickdarm + Inhalt . .	690	200	0,0026	0,0089	0,0013
Leber	1500	250	0,0474	0,2844	0,0190
Milz	150	100	0,0060	0,0090	0,0060
Nieren	220	100	0,0088	0,0194	0,0088
Herz	185	100	0,0022	0,0041	0,0022
Gehirn	1350	300	0,0079	0,0356	0,0026
Blut	etwa 2500*	200	0,0151	0,1888	0,0076
Urin	30	30	0,0165	0,0165	0,0550
Summe	7890	2080	2,1580	3,1685	0,7252

* Nur annähernder Wert; Blutgehalt der Organe nicht berücksichtigt.

Abgesehen von der Magenspülflüssigkeit (kurz vor dem Tode war eine Magenspülung noch vorgenommen worden), finden sich die größten Mengen im Mageninhalt, in der Leber und im Blut. Das von Esser und Kühn angewandte Extraktionsverfahren ist kurz folgendes:

Die fein zerkleinerten Organe werden zunächst einer mehrmaligen erschöpfenden Extraktion mit Alkohol bei schwach schwefelsaurer Reaktion unterzogen, die gesammelten Filtrate abgepreßt und vom Alkohol durch mäßiges Erwärmen auf dem Wasserbade befreit. Der zur Sirupdicke eingeengte Extrakt wird mit Wasser aufgenommen, filtriert, eingedampft und diese abwechselnde Behandlung mit Alkohol und Wasser noch 1—2mal wiederholt. Die gereinigte wässerige Organlösung von schwach saurer Reaktion und hellgelber Farbe wird nötigenfalls auf etwa 10 ccm eingeengt und 3mal mit Chloroform während je 10 Minuten ausgeschüttelt. Die vereinigten Chloroformlösungen werden mit Natriumsulfat siccum getrocknet und das Chloroform bei mäßiger Wärme verdunstet. Der Rückstand wird mit

[1] Leppert, H.: Arch. f. exper. Path. 122, 362 (1927).
[2] Santesson, C. G., u. D. Granér: Skand. Arch. Physiol. (Berl. u. Lpz.) 52, 253 (1927).
[3] Esser, A., u. A. Kühn: Slg Vergiftungsfälle 4, 193 (1933) — Arch. f. exper. Path. 171, 284 (1933) — Dtsch. Z. gerichtl. Med. 21, 474 (1933).

angesäuertem Wasser aufgenommen, filtriert und die Ausschüttelungen mit Chloroform nach Alkalisieren wiederholt. Schließlich werden die farblosen Rückstände nochmals in Wasser gelöst, durch Eindampfen zur Trockne von etwa anhaftenden Spuren Chloroform befreit und nach Trocknen bis zur Gewichtskonstanz zur Wägung gebracht.

Ob der Leber eine wesentliche Rolle bei der Entgiftung des Cardiazols zukommt, ist fraglich. Die überlebende Kalt- wie Warmblüterleber zerstört es jedenfalls nicht, denn durchgeleitete Cardiazollösungen sind physiologisch am Frosch mit der Krampfwirkung austestiert, voll wirksam[1].

Wirkung auf das Zentralnervensystem.

Das Vergiftungsbild beim Kalt- wie beim Warmblüter weist darauf hin, daß die Wirkung des Cardiazols in erster Linie auf die höheren Abschnitte des Zentralnervensystems gerichtet ist. Bei den minimal toxischen Dosen ist nach SCHOEN[2] die Erregung allein ausgeprägt; sie erstreckt sich auf Nystagmus und Nachnystagmus, Progressivreaktionen und Halsstellreflexe. Mit steigenden Gaben treten auch Lähmungserscheinungen hervor.

Durch Abtragung einzelner Hirnpartien am Kaninchen hat R. SCHOEN den Angriffspunkt näher zu lokalisieren versucht: Entfernung des Großhirns vor den Thalami beeinflußt das Vergiftungsbild in keiner Weise, Art und Stärke der Wirkung des Cardiazols bleibt unverändert; je nach der injizierten Giftmenge lassen sich überwiegend Erregung ohne Krämpfe (10 mg intravenös), Krämpfe ohne Lähmung (20 mg) und mit Lähmung der Stellreflexe hervorrufen (30 mg).

Dasselbe gilt nach WINNIWARTER[3] für die Taube, bei der das Vergiftungsbild durch Großhirnexstirpation ebenfalls nicht verändert wird. WINNIWARTER glaubt nur feststellen zu müssen, daß die Empfindlichkeit der Taube etwas geringer würde, da die normale krampfauslösende Dosis von 12 mg pro Tier bei großhirnlosen Tauben nur leichte Vergiftungserscheinungen auslöse und erst 15 mg zu typischen Cardialzolkrämpfen führen. Die Heraufsetzung der Krampfschwelle ist aber so gering, daß sie noch in das Gebiet der Streuung hineinfällt.

Bei decerebrierten Kaninchen mit Entfernung des Großhirns, der Stammganglien, der Thalami und vorderen Vierhügel treten ebenfalls typische Krämpfe auf, die durchaus denen beim intakten Tier gleichen. Der Unterschied gegenüber dem normalen Kaninchen besteht nur darin, daß die Krampfdosis auf etwa das Dreifache erhöht ist, denn schwere Krämpfe beobachtet man erst nach Injektion von 60—80 mg[2].

Aus diesen Untersuchungen geht hervor, daß das Cardiazol hauptsächlich an den subcorticalen Zentren angreift. Zu dieser Auffassung gelangt auch BERTHA[4], der die nach Großhirnexstirpation auftretenden Krämpfe als rhythmische Normalbewegungen, die in subcorticalen Bezirken des Zentralnervensystems ständig vorgebildet sind, auffaßt.

Daß aber auch die höheren Funktionen des Zentralnervensystems nicht unbeeinflußt bleiben, hat neuerdings MEYER[5] nachgewiesen. In KRAEPELINschen Arbeitsversuchen am Menschen fand er unter Cardiazolwirkung eine Steigerung der durch Dicodid herabgesetzten Leistungen sogar über die Normalleistung der unbeeinflußten Versuchsperson hinaus.

Auch am Rückenmark greift das Cardiazol an, denn beim Rückenmarkskaninchen — Decerebrierung und anschließend quere Durchtrennung des Rücken-

---

[1] RIDDER, C.: Arch. f. exper. Path. **120**, 126 (1927).
[2] SCHOEN, R.: Arch. f. exper. Path. **113**, 257 (1926).
[3] WINNIWARTER, FR.: Arch. f. exper. Path. **185**, 95 (1937).
[4] BERTHA: 10. Tagung d. Dtsch. Physiol. Ges. Frankfurt 1927. Ber. Physiol. **42**, 576 (1928).
[5] MEYER, F.: Arch. f. exper. Path. **185**, 655 (1937).

marks am unteren Rande der Membrana atlanto-occipitalis — ergibt die Untersuchung der Beuge- und gekreuzten Streckreflexe der Extremitäten eine deutliche Verstärkung dieser Reflexe nach 40—100 mg/kg Cardiazol[1]. Die Verstärkung hält längere Zeit an. Das typische Bild der schweren Krämpfe ist aber — auch mit sehr hohen Dosen — beim Kaninchen nicht zu erzielen.

Camp[2] dagegen findet keine Erregbarkeitssteigerung des Rückenmarks weder am Kaninchen noch an der Ratte. Nach Entfernung des Großhirns treten nach seinen Angaben zwar noch typische Krämpfe auf, wird aber das Rückenmark unterhalb des Abganges der Nerven für die vorderen Extremitäten durchschnitten, so treten nur Krämpfe im Kopf und den oberen Extremitäten auf, während der sonstige Körper freibleibt. Der Widerspruch mit den Angaben Schoens und den weiter unten zu besprechenden Feststellungen Kolls[3] ist vielleicht dadurch zu erklären, daß Camp zu niedrige Dosen angewandt hat. (Eine Dosierung ist aus seiner Arbeit nicht zu ersehen.)

Bei der Katze dagegen scheint die Empfindlichkeit des Rückenmarks nicht wesentlich geringer zu sein als die der höheren Zentren, denn nach Blume[4] tritt an der dekapitierten Katze bereits bei einer intravenösen Dosis von 20 mg/kg nach einer anfänglichen Reflexsteigerung ein ausgesprochenes Krampfstadium mit heftigen Strampelbewegungen auf. Nach sehr großen Dosen wird dieses durch ein Stadium der Lähmung abgelöst.

Blume[4] hat weiter versucht, den Angriffspunkt des Cardiazols im Rückenmark näher zu lokalisieren. Zu diesem Zweck durchtrennte er am durch Querschnitt nach oben und unten isolierten Rückenmarksabschnitt der dekapitierten Katze die hinteren Wurzeln des Plexus brachialis und prüfte, wie sich die Vorderextremitäten dann im Krampfanfall verhielten. Da sie an den Krämpfen nicht teilnahmen, schließt Blume, daß das Auftreten der Cardiazolkrämpfe an das Eintreffen afferenter Impulse geknüpft sei, und verlegt somit den Angriffspunkt des Cardiazols in den sensiblen Teil des Reflexbogens.

Sehr eingehende und gründliche Untersuchungen hat weiter Koll[3] am isolierten Rückenmark und an der decerebrierten Katze durchgeführt. Als Testfunktion diente ihm dabei der homolaterale Beugereflex, weiter der kontralaterale Streckreflex des Hinterbeins, in einzelnen Versuchen auch andere, am isolierten Rückenmark oder decerebrierten Präparat zu beobachtende Reflexphänomene. Die Reflexpräparate wurden durch Chloroform, Äthylurethan, Veronal-Natrium, Pernocton oder Avertin bis zu einer gewissen Tiefe narkotisiert, um den antagonistischen Einfluß des Cardiazols auf die verschiedenen Narkosegrade untersuchen zu können. Koll unterscheidet „leichte" Narkose, bei der der Reflex auf die Reizstärke der Vorperiode beinahe oder vollständig erloschen ist, „mittlere" Narkose, bei der der Reflex auf maximalen Reiz nahezu oder vollständig erloschen ist, und „tiefe" Narkose, bei welcher nach Erlöschen des Reflexes auf maximalen Reiz die Narkose noch weiter vertieft wurde.

Bei sehr leichter Narkose, bei der die Reflexe auf die Reizstärke der Vorperiode mehr oder weniger vermindert, aber noch nicht erloschen sind, kann Cardiazol in kleinen Dosen (10 mg/kg intravenös) die Reflexhöhe wieder erheblich steigern, gelegentlich sogar über die normale Höhe hinaus. Unter den Bedingungen der leichten Narkose braucht man aber schon beträchtlich größere Dosen (50 bis 100 mg/kg), um den beinahe oder ganz erloschenen Reflex wieder in Gang zu bringen. Die durch sie erreichten Reflexhöhen betragen etwa 40—50% des

[1] Schoen, R.: Arch. f. exper. Path. **113**, 257 (1926).
[2] Camp, W. J. R.: J. of Pharmacol. **33**, 81 (1928).
[3] Koll, W.: Arch. f. exper. Path. **184**, 365 (1937).
[4] Blume, W.: Arch. f. exper. Path. **116**, 234 (1926).

Ausgangswertes. Das Maximum der Wirkung wird nach 1—3 Minuten erreicht, um dann nach etwa 10 Minuten wieder abzuklingen. Ein gewisser Rest der Wirkung bleibt aber ziemlich lange erhalten. Analog den später zu beschreibenden Weckversuchen wird die Veronalnarkose auffallend leicht beeinflußt, während die Chloroformnarkose des Reflexes schwerer zu durchbrechen ist.

Der in mittlerer Narkosetiefe auch auf maximalen Reiz nur noch andeutungsweise oder überhaupt nicht mehr auslösbare Beugereflex kann durch hohe Cardiazolgaben (200—400 mg/kg) wieder auf sehr beträchtliche Höhen gesteigert werden. Wird die Vertiefung der Narkose noch über das Stadium der völligen Unerreg-

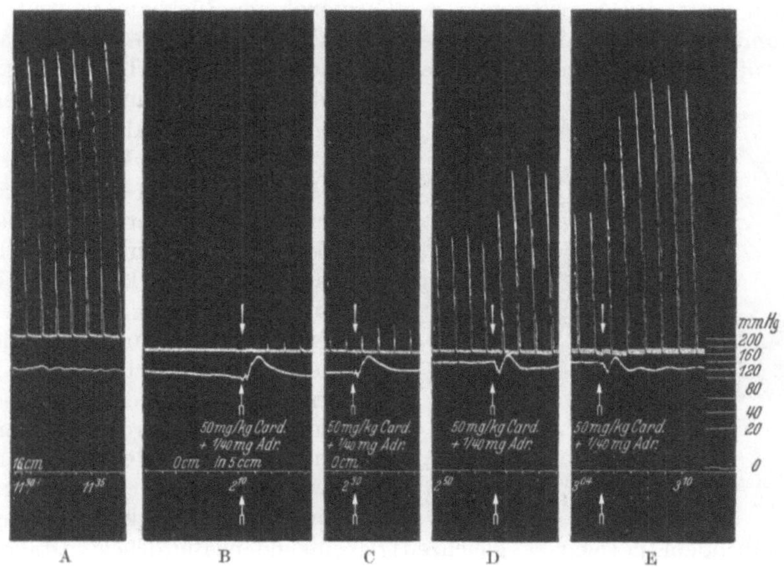

Abb. 1. Versuch vom 28. IV. 1933. Katze, 3,0 kg Decerebrierung. Rückenmarkdurchschneidung. Oben: Beugereflex des linken Hinterbeines, Hebelübertragung vergrößernd 2 : 3, Belastung des Beines 100 g. Mitte: Blutdruck. Unten: Markierung der Reize am linken N. peroneus. Intervall: 1 Minute, Reizdauer 3 Sekunden. R A: in der Vorperiode (A) 16 cm, im Weckversuch (B—E) 0 cm. A: Vorperiode. Zwischen A und B: 1,15 g/kg Äthylurethan. B: Beginn des Weckversuchs. Zwischen B und C: Um 2^{30} 50 mg/kg Cardiazol. Zwischen C und D: Um 2^{40} 50 mg/kg Cardiazol. (Lineare Verkleinerung: $^4/_{10}$ des Originals.) (Nach W. Koll.)

barkeit hinaus („tiefe" Narkose) ausgedehnt, so tritt nur noch geringe Reaktion auch bei Verwendung sehr hoher Dosen ein. Koll schließt daraus auf eine durch Steigerung der Dosis nicht überschreitbare Wirkungsgrenze des Cardiazols.

Die gleichen Ergebnisse erzielte Koll am Semitendinosus-Vastocrureus-Präparat nach Sherrington[1,2], wobei im Gegensatz zu Strychnin die reziproke Innervation antagonistischer Muskeln intakt blieb.

Ist man an der oben beschriebenen Wirkungsgrenze des Cardiazols angelangt, so läßt sich durch Strychnin noch eine erhebliche Besserung des Reflexvorganges erzielen, und ebenso umgekehrt durch zusätzliche Gaben von Cardiazol der Strychnineffekt wesentlich verbessern. Man wird Koll in seiner Auffassung recht geben dürfen, wenn er die Wirkungsgrenze dadurch bedingt ansieht, daß das Cardiazol ebenso wie das Strychnin nur bestimmte Zellelemente des Reflexbogens aus der Narkose zu erwecken imstande ist. Die zusätzliche Erweckung noch weiterer Teile des Reflexbogens durch Strychnin oder Cardiazol kann dann die erhöhte Leistungsverbesserung hervorrufen.

[1] Sherrington, C. S.: J. of Physiol. **36**, 185 (1907); **43**, 232 (1911).
[2] Girndt, O.: Pflügers Arch. **213**, 432 (1926).

In weiteren Versuchen sucht Koll den Angriffspunkt des Cardiazols im Rückenmark noch näher festzulegen. Blume[1] hat in einer früheren Arbeit die Ansicht vertreten, daß das Cardiazol im sensiblen Teil des Reflexbogens angreife (s. S. 158). Nach Koll trifft dies aber nicht zu, denn in seinen weiteren Versuchen, in welchen er die Pyramidenbahn bei intakter Großhirnrinde reizte, fand er, daß unter Cardiazol die Beugereaktion des Beines früher und stärker erweckt werden konnte als bei Reizung vom sensiblen Nerven aus. Das Cardiazol verhält sich hier grundsätzlich anders als das gleichzeitig untersuchte Strychnin, denn dieses bringt den Reflex auf mittelstarke Reizung vom sensiblen Nerven aus viel stärker zum Erwachen als starke Reize von der Pyramidenbahn aus. Somit liegt nach Koll der Angriffspunkt des Cardiazols im Rückenmark ventral von der Einmündungsstelle der Pyramidenbahn in den motorischen Apparaten. In der Aufhebung der Narkose des Neurons durch Cardiazol erblickt Koll einen echten Antagonismus zwischen Narkoticum und Analepticum.

Die erregende Wirkung des Cardiazols gibt sich in einer Verstärkung der von der Hirnrinde abgeleiteten Aktionsströme kund[2]. Gleichzeitig tritt eine Verstärkung der Gehirndurchblutung auf (Fischer[3]). Unter dem Einfluß des Cardiazols füllen sich die sichtbaren Arterien und Venen praller, kleinere Gefäße sprossen neu auf. Diese Mehrdurchblutung ist unabhängig von der durch Cardiazol hervorgerufenen Blutdrucksteigerung, denn sie kommt auch bei gleichbleibendem, ja sogar bei gleichzeitig absinkendem Blutdruck zustande. Die Beobachtung des Blutstroms ergibt eine Beschleunigung der Blutbewegung.

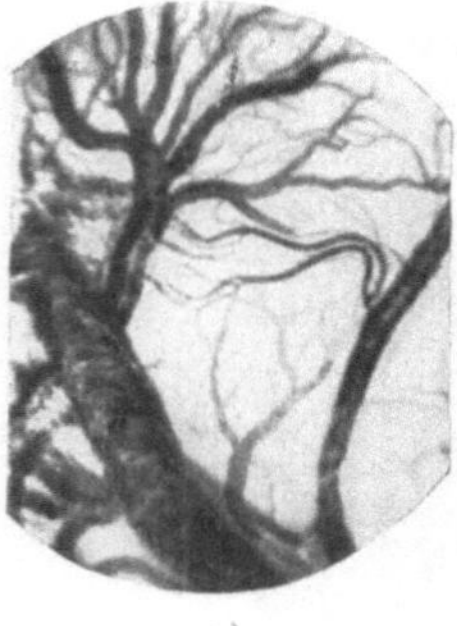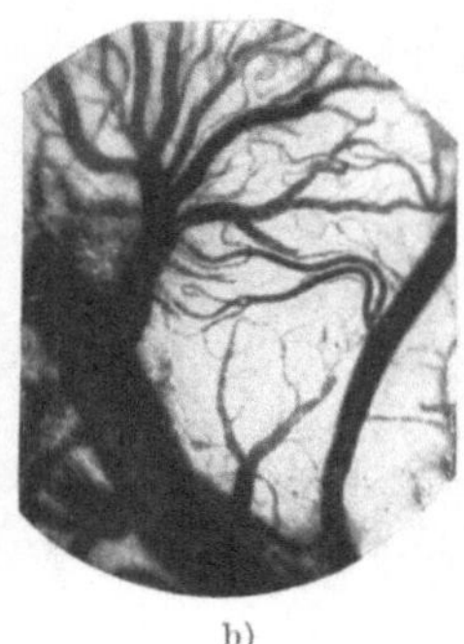

a)   b)

Abb. 2a u. b. Gefäße der Hirnoberfläche der Katze. Momentphotographien ¹/₂₅ Sekunde. Nähere Erklärung im Text. (Aus Klin. Wschr. 13. Jahrg. Nr. 39.)

Antagonismus gegen Narkotica („Weckwirkung").

Die eben besprochene Arbeit Kolls[4] beschäftigte sich bereits mit dem Antagonismus des Cardiazols gegen lähmende Gifte am Rückenmark. Ein solcher Antagonismus läßt sich aber auch an anderen Abschnitten des Zentralnervensystems nachweisen, wie eine große Anzahl von Arbeiten gezeigt hat.

Die ersten Versuche in dieser Richtung stammen von Schoen[5], der die Weckwirkung intravenöser Cardiazolinjektionen gegenüber Urethan (1,0 g), Alkohol (6,0 g), Paraldehyd (1,0 g) untersuchte. Als Beurteilung des Narkosegrades galten folgende 4 Stadien:

I. Normaler Sitz, geringe Ataxie beim Laufen.

II. Beim Sitzen Vorderkörper in Normalstellung, Hinterkörper in Seitenlage; auf Reiz läuft das Tier stark ataktisch.

III. Nur Kopf in Normalstellung, Vorder- und Hinterkörper in Seitenlage; Laufen auch auf Reiz unmöglich.

IV. Völlige Seitenlage und Reaktionslosigkeit auf Schmerzreize.

[1] Blume, W.: Arch. f. exper. Path. 116, 234 (1926).
[2] Fischer, M. H., u. H. Löwenbach: Arch. f. exper. Path. 174, 502 (1934).
[3] Fischer, M. H., u. H. Löwenbach: Klin. Wschr. 1934, 1401 — Knolls Mitt. f. Ärzte Jubil.-Ausg. 1936.
[4] Koll, W.: Arch. f. exper. Path. 184, 365 (1937).
[5] Schoen, R.: Arch. f. exper. Path. 113, 275 (1926).

In allen Fällen gelang es Schoen, unabhängig von dem Ausgangsstadium
der Narkose (II—IV) die Tiere durch eine oder mehrere Injektionen von 5—20 mg
Cardiazol intravenös so weit zu erwecken, daß sie normal saßen und nur beim
Laufen infolge mangelhafter oder abgestellter Halsstellreflexe auf den Hinterkörper geringe Ataxie zeigten. Die Narkose wird somit bis auf Stadium I reduziert, gegenüber Paraldehyd, bei dem der Antagonismus am stärksten ausgebildet war, sogar nahezu vollständig. Die sichtbare Wirkung hält mindestens 5,
höchstens 25 Minuten bei der einzelnen Injektion an. An großhirnlosen Kaninchen tritt der Antagonismus in gleicher Weise wie beim normalen Tier auf.

Diesen ersten Feststellungen am Kaninchen folgten später eine große Anzahl
von Untersuchungen verschiedener Autoren an Ratten, die sich schon wegen
der Billigkeit zu großen serienmäßigen Untersuchungen gut eignen. Zum Teil
beschäftigen sich die Arbeiten mit dem Antagonismus Cardiazol-Narkoticum,
also der Weckwirkung, oder mit der Frage, ob und in welchem Grade letale Dosen
von Narkoticis durch Cardiazol beeinflußt werden, zum Teil auch mit der um-
gekehrten Frage, ob und inwieweit Narkotica vor tödlichen Cardiazoldosen
schützen können.

Wichtig ist bei derartigen Untersuchungen die Abstimmung der zeitlichen
Verhältnisse. Um eine Weckwirkung beurteilen zu können, muß eine bestimmte
Narkosetiefe zu einer bestimmten Zeit vorliegen. Bei Schlafmitteln mit langem
Plateau der Wirkung ist diese Vorbedingung leicht zu erreichen. Anders bei den
Narkoticis mit schnell abklingender Wirkung. Bei diesen letzteren wird die
antagonistische Wirkung eines Analepticums verschieden ausfallen, je nachdem
man dasselbe während der Anflutung, dem Plateau oder der Abebbung der
Wirkung prüft. Für diese letzteren Narkotica sind aus diesen Gründen mehrere
Autoren dazu übergegangen, mit Hilfe von Dauerinfusionen eine gleichmäßige
Narkosetiefe herzustellen, um eine sichere gleichmäßige Basis zur Prüfung der
analeptischen Wirkung einer Substanz zu haben.

Es seien anschließend die verschiedenen Versuche über den Antagonismus
Cardiazol-Narkotica besprochen. Zunächst die Weckversuche gegenüber Barbitursäurederivaten.

Barbitursäurederivate. Die ersten derartigen Versuche wurden von Tartler[1]
angestellt. Er stellte fest, daß der durch 20 mg Medinal auf 100 g Körpergewicht
bei der Ratte hervorgerufene Medinalschlaf schon durch die halbe normale
Krampfdosis von 2 mg/100 g Ratte prompt für einige Zeit aufgehoben werden
kann, während Dosen von 3 mg aufwärts zu einem dauernden Erwachen der
Tiere führen. Der Antagonismus ist somit gegenüber Medinal fast vollständig.
Umgekehrt ergab sich auch ein Heraufrücken der Krampfdosis auf etwa das
4fache der normalen durch das Medinal. Eine lähmende Wirkung war auch
bei hohen Cardiazoldosen nicht festzustellen.

In Fortführung dieser Untersuchungen prüfte Mehl[2] die schützende Wirkung
des Medinals gegenüber tödlichen Cardiazoldosen und fand dabei eine Erhöhung
der tödlichen Cardiazolmenge bis auf das 5fache, wenn das Medinal in der
Dosierung von 20 mg/100 g Ratte vor Cardiazol gegeben war.

Die Versuche Tartlers und Mehls über den Antagonismus Cardiazol-Medinal
an Ratten sind von vielen Seiten bestätigt worden; so von Maloney[3], Kohn
und Jacobi[4], die im Medinalschlaf ebenfalls die Krampfdosis stark erhöht fanden

---

[1] Tartler, O. P.: Diss. Gießen 1929.

[2] Mehl, W.: Arch. f. exper. Path. **151**, 41 (1930).

[3] Maloney, A. H., u. A. H. Maloney u. Hamilton: Quart. J. exper. Physiol. **25**, 155
(1935) — Arch. internat. Pharmacodynamie **52**, 373 (1936).

[4] Kohn, R., u. M. Jacobi: Arch. f. exper. Path. **179**, 448 (1935).

(das 15 fache der geringstweckenden Menge) und ebenso die tödliche Dosis stark gesteigert fanden (23 fache der geringstweckenden). Die Krampfdosis selbst geben diese Autoren als auf das 9—11 fache gesteigert im Medinalschlaf an. Nach Biehler[1] kommt es sehr auf die Tiefe der Narkose an, in welchem Grade dieselbe krampfhemmend wirkt. So ist in der Veronalnarkose (Kaninchen) das 9 fache der normalen Krampfdosis notwendig, um das Narkosestadium I auszugleichen, bei Stadium IV das 16 fache und bei Stadium V sogar das 37 fache.

Nach Gros und Hofmann[2] können auch die Spättodesfälle bei Medinalvergiftung — darunter sind die Todesfälle verstanden, bei denen der Tod nicht an Atmungs- oder Vasomotorenlähmung innerhalb weniger Stunden, sondern erst nach 8 Stunden, nach einem Intervall relativen Wohlbefindens, eintritt — durch Cardiazol antagonistisch beeinflußt werden, sofern dasselbe frühzeitig gegeben wird. Werden z. B. 40 mg Cardiazol/100 g Ratte 30 Minuten nach der tödlichen Veronaldosis von 40 mg/100 g gegeben, so überleben alle Tiere. Erfolgt die Darreichung später (60, 120, 180 Minuten nach Veronal), so wird die schützende Wirkung um so geringer, je später die Cardiazoldarreichung erfolgt (20, 60 und 80% Mortalität). Durch Zusatz von Ephedrin in der Dosierung von 1,5 mg auf 16,5 mg Cardiazol pro 100 g Ratte wird auch noch bei diesen verzögerten Injektionen ein verbesserter Schutz erreicht, indem alle Tiere gerettet werden können.

Nach Zipf und Mitarbeitern[3,4] wird an der Ratte und Maus nicht nur der durch Medinal, sondern auch der durch Pernocton, Rectidon oder Eunarcon hervorgerufene Schlaf wesentlich abgekürzt (s. Tabelle 5).

Tabelle 5. Narkosedauer in Minuten nach Cardiazol (nach Zipf).

Cardiazol mg	Evipan		Pernocton	Rectidon	Eunarcon	Chloralhydrat	
	5 mg	10 mg	5 mg	5 mg	5 mg	20 mg	30 mg
			pro 100 g Ratte intravenös				
—	50	85	120—180	98	120—180 *	120	180
2	—	75	—	—	62*	—	—
3	15	33	100	66	40*	0	160
4	—	—	75	—	—	—	—
5	12	24	60	50	40*	0	100
8	5*	18	60*	—	20*	—	—
10	—	15*	70*	40*	—	0	0—30
15	—	15*	—	30*	—	—	—
20	—	10*	—	—	—	0*	0—30
30	—	*†	—	—	—	—	40*

* Krämpfe; † Tod.

Die Weckwirkung aus der Medinalnarkose läßt sich nicht nur an der Ratte, sondern auch an Kaninchen und Hunden eindeutig demonstrieren. Es besteht nur insofern ein Unterschied, als bei der Ratte durch hohe Cardiazoldosierung die Narkose dauernd unterbrochen wird, während bei Kaninchen und Hunden nur eine vorübergehende Weckwirkung erzielt wird. So gibt z. B. Maloney[5] an, daß Kaninchen, die mittels einer Dosis von 150—200 mg Medinal pro Kilogramm intraperitoneal gegeben narkotisiert sind, durch intravenöse Injektion

[1] Biehler, W.: Arch. f. exper. Path. **178**, 693 (1935).

[2] Gros, O., u. H. Hofmann: Klin. Wschr. **1936**, 1340 — Arch. f. exper. Path. **183**, 138 (1936).

[3] Zipf, K.: Arch. f. exper. Path. **181**, 156, 160 (1936).

[4] Zipf, K., W. A. Windschus u. F. Kokoschka: Arch. f. exper. Path. **185**, 113 (1937).

[5] Maloney, H.: Quart. J. Physiol. **25**, 155 (1935) — Arch. internat. Pharmacodynamie **52**, 373 (1936).

von 25 mg Metrazol[1] sofort erweckt werden können, doch hält die Wirkung nicht lange an, denn nach einigen Minuten verfallen die Tiere wieder in Narkose. Bei fraktionierten Dosen konnte MALONEY die Weckwirkung immer erneut wieder hervorrufen. Am darauffolgenden Tag ging ein Teil der Tiere an nachfolgender Lähmung zugrunde.

Auch beim Kaninchen ist der Antagonismus Veronal-Cardiazol reziprok, denn nach AXMACHER[2] wird durch das Veronal die Krampfschwelle des Cardiazols heraufgesetzt. Durch eine durchschnittliche Cardiazolmenge von 105 mg/kg kann nach seinen Angaben die Veronalnarkose von 180 mg/kg aus dem Stadium III—IV auf das Stadium I—II reduziert werden. Weiter findet sich in den großen Serienversuchen von BARLOW[3] die Angabe, daß die durch Luminal (40 mg/kg) hervorgerufene Narkose durch Cardiazol sehr stark verkürzt wird, und daß tödliche Dosen wirksam bekämpft werden können. Beim Vergleich mit anderen Analepticis erwies sich Cardiazol neben Pikrotoxin als am stärksten wirksam. Nach SILVER[4] kann die durch kleine Pernoctongaben (0,02 g/kg intravenös), die etwa die Hälfte der schlafmachenden Dosis betragen, hervorgerufene Überempfindlichkeit des Kaninchens gegen Schmerzreize durch Cardiazol aufgehoben werden. Diese Pernoctonüberempfindlichkeit wird von dem Autor als Steigerung der Reizbarkeit des Pseudoschmerzzentrums im Subthalamus erklärt. Cardiazol soll durch Erregung einer corticalen Hemmung die Reaktion des Pseudoschmerzzentrums auf Schmerzreize aufheben.

Auch beim Hund wirkt das Cardiazol ebenso wie Pikrotoxin schützend gegen tödliche Schlafmitteldosen von Medinal oder Luminal[5]. So konnte KOPPANYI[5] durch fraktionierte Cardiazolinjektionen in Einzeldosen von 50—100 mg/kg Hunde am Leben erhalten, die das 2—3fache der tödlichen Medinaldosis erhalten hatten. Dabei wird die atmungslähmende Wirkung der Barbitursäurederivate durch das Cardiazol prompt antagonistisch beeinflußt. Umgekehrt setzt Luminal ebenso wie Medinal die Krampfwirkung des Cardiazols sehr stark herab.

Nach SCHWARTZ[6] wird das durch Medinal gelähmte Brechzentrum (tiefe Medinalnarkose mit erloschenem Cornealreflex durch 0,2 g Medinal pro Kilogramm durch Cardiazolinjektionen (2mal 40 mg/kg) wieder erregbar, so daß Apomorphin den Brechakt wieder auslöst.

Auch gegenüber dem Kurznarkoticum Evipan ist die antagonistische Wirkung des Cardiazols deutlich ausgeprägt. So verkürzen nach ALBUS[7] bereits geringe weit unterhalb der Krampfschwelle liegende Cardiazoldosen in hohem Maße die Tiefe der Evipannarkose bei der Ratte. Auch bei maximaler Dosierung des Cardiazols findet er keinerlei Anzeichen von Lähmung. Die Krampfschwelle des Cardiazols wird durch Evipan ebenfalls erhöht.

Zu gleichen Ergebnissen kommt ZIPF[8, 9]. Eine sichere Wirkung bezüglich Abkürzung der Schlafdauer tritt nach seinen Versuchen bereits bei einer Dosierung von 2 mg/100 g Ratte ein, wobei die Schlafdauer um 70% abgekürzt wird. Weitere Einzelheiten sind aus der oben angegebenen Tabelle zu ersehen (S. 162).

---

[1] In USA. wird das Cardiazol als „Metrazol“ bezeichnet.
[2] AXMACHER, FR.: Arch. f. exper. Path. **183**, 478 (1936).
[3] BARLOW, O. W.: J. of Pharmacol. **55**, 1 (1935).
[4] SILVER, S.: Arch. f. exper. Path. **158**, 219 (1930).
[5] KOPPANYI, TH., CH. R. LINEGAR u. J. M. DILLE: J. of Pharmacol. **58**, 199 (1936).
[6] SCHWARTZ, A.: C. r. Soc. Biol. Paris **99 II**, 222 (1928).
[7] ALBUS, G.: Arch. f. exper. Path. **182**, 471 (1936).
[8] ZIPF, K.: Arch. f. exper. Path. **181**, 156, 160 (1936).
[9] ZIPF, K., W. A. WINDSCHUS u. F. KOKOSCHKA: Arch. f. exper. Path. **185**, 113 (1937).

Auch am Meerschweinchen zeigt nach Schwab und Jung[1] das Cardiazol dem Evipan gegenüber einen deutlichen Antagonismus; die Autoren geben die Erholungszeit aus der Narkose (50 mg Evipan-Natrium pro Kilogramm intraperitoneal) auf etwa die Hälfte der Zeit herabgesetzt an, wenn Cardiazol 6 bis 35 mg/100 g intraperitoneal gegeben wird. Krampf- und tödliche Dosis werden durch Evipan auf das $2^1/_2$—3fache erhöht. Die Entgiftung des Evipans oder des Pernoctons kommt dabei nach Zipf und Mitarbeitern[2] nicht auf chemischem Wege oder durch Speicherung an indifferenten Orten oder durch Beschleunigung der Ausscheidung zustande, sie ist vielmehr bedingt durch zentrale Erregung und wird von Zipf als „funktionelle Entgiftung" bezeichnet. Zu ihrer näheren Bestimmung erhielten Katzen nach einer Numalvordosis von 0,7 ccm pro Kilogramm intraperitoneal eine Dauerinfusion von Evipan-Natrium oder Pernocton (je 100 mg/kg/Stunde) ohne und mit Zusatz von Cardiazol. Die Differenz der in den Infusionsversuchen mit und ohne Cardiazolzusatz festgestellten tödlichen Narkoticummengen diente als Maß dieser funktionellen Entgiftung. Ohne Cardiazol betrugen die tödlichen Evipan- bzw. Pernoctonmengen 150 mg bzw. 90 mg/kg. Durch Zusatz von Cardiazol in der Dosierung von 100—250 mg/kg/Stunde wurden die tödlichen Dosen des Narkoticums erheblich erhöht. So steigerten 100 mg Cardiazol die letale Pernoctondosis um 30%, 150—250 mg um 62—64%. Bei Evipan erhöhte die gleichzeitige Zufuhr von 50 mg Cardiazol die tödliche Evipandosis um 103%, Zusatz von 150 mg Cardiazol steigerte sie um 225%. Die funktionelle Entgiftung des Evipans und auch des Pernoctons erreicht somit recht erhebliche Grade.

Avertin. Eindeutige Ergebnisse bezüglich einer starken Weckwirkung des Cardiazols liegen weiter dem Avertin gegenüber vor. Da die Avertinwirkung ebenso wie die Evipanwirkung schnell abklingt, treten natürlich bei Anwendung hoher Cardiazolkonzentrationen besonders an der Ratte, bei der die Wirkung verhältnismäßig lange anhält, bei hohen Dosen leicht die Zeichen der Überdosierung des Cardiazols auf. Nach den ersten Angaben von Jäger[3] liegen die narkoseabschwächenden Dosen von Cardiazol gegenüber der Avertinnarkose (Dosierung 36 mg/100 g, Seitenlage für 1—2 Stunden) oberhalb 5 mg Cardiazol pro 100 g. Sie verkürzen die Schlafdauer um 20%, 10 mg Cardiazol um 59%, doch erfolgen anschließend Krämpfe. Noch höhere Dosen von 15—30 mg Cardiazol erwecken die Tiere sofort, doch treten dabei Krämpfe auf, die sich in ihrer Heftigkeit immer weiter steigern. Die letale Cardiazoldosis wird durch Avertin nur um etwa das Doppelte erhöht. Nach Kohn und Jacobi[4] haben bereits 2 mg Cardiazol/100 g Ratte eine prompte Weckwirkung. 20—25 mg rufen schwere Krämpfe mit tödlichem Ausgang hervor; krampfbereitende und tödliche Cardiazoldosis liegen nach diesen Autoren im Avertinschlaf zusammen.

Auch Lendle[5] bestätigt die starke Weckwirkung des Cardiazols bei Avertinnarkose (0,3 g/kg subcutan), denn er gibt an, daß Ratten aus dem Zustand der völligen motorischen Lähmung aufstehen und weglaufen, wenn sie eine Dosis von 8 mg/100 g subcutan erhalten haben. Ebenso hat Albus[6] die obigen Angaben bestätigen können. Bei noch höheren Avertindosen, wie sie Zipf und Mertins[7] angewandt haben, nämlich 0,4 g Avertin pro Kilogramm, kann Cardiazol

[1] Schwab, R., u. J. Jung: Z. exper. Med. **99**, 749 (1936).
[2] Zipf, K., W. A. Windschus u. F. Kokoschka: Arch. f. exper. Path. **185**, 113 (1937).
[3] Jäger, K.: Diss. Gießen 1932.
[4] Kohn, R., u. M. Jacobi: Arch. f. exper. Path. **179**, 448 (1935).
[5] Lendle, L.: Arch. f. exper. Path. **181**, 408 (1936).
[6] Albus, G.: Arch. f. exper. Path. **182**, 471 (1936).
[7] Zipf, K., u. H. Mertins: Arch. f. exper. Path. **184**, 702 (1937).

keine sofortige Weckwirkung mehr erzielen, es kommt aber doch bei intravenöser Zufuhr von 2,5—10 mg/kg zu einer mehr oder minder starken Verminderung der Narkosetiefe und Verkürzung der Narkosedauer. Die tödliche Dosis Cardiazol von 50 mg/kg Ratte wird durch das Avertin auf etwa 120 mg, also das 2,4fache, hinaufgesetzt, der Antagonismus ist also nicht so stark als gegenüber den Barbitursäurederivaten. Dies geht auch aus den Arbeiten von HAAS[1] sowie HAAS und GROS[2] hervor.

Auch am Kaninchen und an der Katze tritt der Antagonismus Cardiazol-Avertin deutlich zutage. So wird von BRAAMS[3] angegeben, daß die rectale Avertinnarkose (0,3 g/kg) durch 60—70 mg Cardiazol intravenös sich deutlich abkürzen läßt. Noch höhere Dosen von 120—130 mg/kg rufen Krämpfe hervor. Die atmungsanregende Wirkung des Cardiazols am avertingeschädigten Atemzentrum wird dabei als unsicher angegeben. LENDLE[4] gibt dagegen bei Dosen von 75 und 90 mg Cardiazol pro Kilogramm eine Atmungssteigerung von 66,5 bzw. 297% im Mittel an, allerdings hat er eine etwas geringere Avertindosis von 0,25 g/kg rectal verwandt. Auch nach BARLOW[5] ist der Antagonismus zwischen Metrazol und Avertin (0,3 g/kg rectal) deutlich ausgeprägt. Bei absolut tödlichen Avertindosen von 0,5—0,6 g/kg kann durch Cardiazol das Leben der Tiere (Kaninchen) um das 4—10fache gegenüber den Kontrollen verlängert werden. Die besten Resultate wurden erzielt, wenn das Cardiazol mit Ephedrin kombiniert wurde.

Die schnelle Zerstörbarkeit des Avertins bietet natürlich gewisse Schwierigkeiten für die Beurteilung der Weckwirkung eines Analepticums, da sie ganz verschieden stark ausfällt, je nachdem man sich in der Anflutungsperiode, dem Plateau der Wirkung oder der Abebbungsperiode der Avertinwirkung befindet. Um konstante Wirkungsbedingungen zu schaffen, haben daher BECK und LENDLE[6] und neuerdings ZIPF und MERTINS[7] Dauerinfusionen mit Avertin durchgeführt. Nach ersteren[6] läßt sich bei Dauerzufuhr von 0,3 g/kg/Stunde — nachdem zuvor durch eine Vordosierung ein übernarkotischer Zustand erreicht ist — ein vollnarkotischer Zustand mit einer Avertinkonzentration im Blut von 15—21 mg% erhalten. Durch Cardiazolinjektionen von 40—60 mg intramuskulär oder intravenös kann der erloschene Cornealreflex wieder zum Erscheinen gebracht werden. Die Avertin-Blutkonzentration wird dabei nicht beeinflußt. Die Reduktion der Narkose beruht also nicht auf einer Beschleunigung des Entgiftungsprozesses für das Avertin.

ZIPF und MERTINS haben den Antagonismus Cardiazol-Avertin dadurch näher zu erfassen versucht, daß sie bei Katzen eine Avertinlösung von 100 mg/kg/Stunde mit konstanter Geschwindigkeit ohne und mit Zusatz von Cardiazol infundieren. Aus der Differenz der tödlichen Narkoticummenge mit und ohne Cardiazolzusatz schließen sie auf die Größe des Entgiftungsprozesses, die „funktionelle Entgiftung". Für Avertin allein liegt nach ihren Angaben die tödliche Dosis im Durchschnitt bei 310 mg/kg; 15 mg Cardiazol pro Kilogramm und Stunde verbessern die Avertinverträglichkeit um 15%, 100 mg um 31%, 150 mg um 73%. Das Optimum ist bei 300 mg mit 104%; 350 mg verbessern um 91%, bei 400 mg ergibt sich ein starkes Absinken auf 21%.

[1] HAAS, H. T. A.: Arch. f. exper. Path. **184**, 468 (1937).
[2] GROS, O., u. H. T. A. HAAS: Arch. f. exper. Path. **182**, 348 (1936).
[3] BRAAMS, G.: Klin. Wschr. **1933**, 68.
[4] LENDLE, L.: Arch. f. exper. Path. **181**, 408 (1936).
[5] BARLOW, O. W.: J. of Pharmacol. **55**, 1 (1935).
[6] BECK, A., u. L. LENDLE: Arch. f. exper. Path. **167**, 599 (1932).
[7] ZIPF, K., u. H. MERTINS: Arch. f. exper. Path. **184**, 702 (1937).

Paraldehyd. Gegenüber Paraldehyd hat schon Schoen[1] einen stark ausgesprochenen Antagonismus für das Cardiazol beim Kaninchen festgestellt. Nach Gros[2] ist die Weckwirkung des Cardiazols auch bei Ratten stark ausgeprägt, denn auch mit letalen Dosen von Paraldehyd vorbehandelte Tiere erwachen in der Regel aus der Narkose, wenn sie Cardiazol erhalten. Die Stärke des gegenseitigen Antagonismus geht aus folgendem deutlich hervor: 33—90% der tödlichen Paraldehydgabe schützen die Tiere vor der doppelt tödlichen Cardiazoldosis. 10—30 mg Cardiazol pro 100 g schützen andererseits gegen überletale Paraldehydgaben bis 125% der tödlichen Dosis. Die lebensrettende Wirkung des Cardiazols zeigt sich auch in Versuchen von Hofmann[3], der mit photoelektrischer Zelle den Blutdruck an der Ratte in Paraldehydnarkose beobachtete und ihn unter der Wirkung des Cardiazols in der Dosierung von 5 mg/100 g deutlich für etwa 1 Stunde ansteigen sah.

Am Kaninchen werden Cardiazolkrämpfe nach Gros[2] durch Paraldehyd zum Verschwinden gebracht, und auch hier gelingt es durch geeignete Dosen von Paraldehyd Tiere, die mit der doppelten tödlichen Dosis von Cardiazol vergiftet sind, zu retten, und zwar auch dann noch, wenn die Krämpfe bereits aufgetreten sind.

Chloralhydrat. Prinzipiell das gleiche wie für Paraldehyd hat Gros[2] und sein Schüler Hofmann[3] auch für das Chloralhydrat festgestellt, wenn auch der Antagonismus nicht so stark ausgeprägt ist wie gegen Paraldehyd. Zu einem vollen Wachwerden können chloralhydratvergiftete Ratten durch Cardiazol nicht gebracht werden, doch ist der Schutz des Cardiazols gegenüber tödlichen Chloralhydratgaben oder umgekehrt der Schutz des Chloralhydrats gegen tödliche Cardiazolgaben deutlich vorhanden. Der durch Chloralhydrat abgesunkene Blutdruck der Ratte wird durch Cardiazol (4 mg/100 g) bis zum Normaldruck gehoben und bleibt auf dieser Höhe[3]. Weiter hat Barlow[4] am Kaninchen ein schnelleres Aufwachen unter Cardiazol bei der Schlafdosis von 0,5 g/kg Chloralhydrat rectal gesehen, auch wird die Überlebensdauer gegen sicher tödliche Chloralhydratdosen durch Cardiazol erheblich heraufgesetzt. Sehr günstige Ergebnisse berichtet weiter Zipf[5]: der durch 20 mg/100 g erzeugte Chloralschlaf wird nach seinen Angaben schon durch kleinste Cardiazolgaben (3 mg pro 100 g Ratte) prompt und dauernd aufgehoben. Auch die tiefere Chloralhydratnarkose (30 mg/100 g) wird durch 5 mg Cardiazol um 24%, durch 10—20 mg um 83—100% abgekürzt. Die rein erregende Wirkung des Cardiazols zeigt sich darin, daß in keinem Fall Schlaf oder Narkosedauer durch Cardiazol verlängert werden. Die zeitlichen Verhältnisse gehen aus einer weiteren Arbeit von Adam[6] hervor, der den Antagonismus Cardiazol-Chloralhydrat näher untersuchte. Er fand, daß unter der Einwirkung des Cardiazols sicher tödliche Dosen von Chloralhydrat überstanden werden, und zwar am besten bei fraktionierten Injektionen jeweils bei Versagen der Atmung. Da aber die Cardiazolwirkung länger anhält als die des Chloralhydrats, gehen die Ratten nach Abklingen der Chloralhydratwirkung unter typischen Cardiazolkrämpfen zugrunde.

Urethan. Auffallend geringe antagonistische Wirkung besitzt das Cardiazol gegenüber dem Urethan. Nach Axmacher[7] wird die durch 1 g/kg subcutan

[1] Schoen, R.: Arch. f. exper. Path. **113**, 275 (1926).
[2] Gros, O.: Arch. f. exper. Path. **180**, 258 (1936).
[3] Hofmann, H.: Arch. f. exper. Path. **183**, 146 (1936).
[4] Barlow, O. W.: J. of Pharmacol. **55**, 1 (1935).
[5] Zipf, K., W. A. Windschus u. F. Kokoschka: Arch. f. exper. Path. **185**, 113 (1937).
[6] Adam, D.: Arch. f. exper. Path. **168**, 171 (1932).
[7] Axmacher, Fr.: Arch. f. exper. Path. **183**, 478 (1936).

beim Kaninchen hervorgerufene Narkose durch Gaben von 43 oder auch 84 mg/kg praktisch weder abgeschwächt noch verkürzt. Nur die Atmung wird für 1 bis $1^1/_2$ Stunden nicht unbeträchtlich gesteigert. Eine Weckwirkung ist also hier nicht deutlich, mit Ausnahme einer solchen auf das Atemzentrum. Trotzdem wird nach den Angaben von AXMACHER der Ausbruch der Krämpfe durch Urethan verhindert.

Antagonismus gegen Lokalanaesthetica. Eine „funktionelle Entgiftung" läßt sich nach ZIPF und HOPPE[1] auch gegenüber Lokalanaestheticis (Novocain, Larocain) sowohl an der Maus wie an der Katze nachweisen. Die einfache sicher tödliche Dosis dieser Lokalanaesthetica bei der Maus wird durch Cardiazol in der Dosierung von 0,0001—0,0004 mg/g deutlich entgiftet, wobei das Optimum bei 0,0002 mg liegt. An der Katze bewirkt die gleichzeitige Zufuhr von Cardiazol in der Dosierung von 25—400 mg/kg/Stunde ebenfalls ein Hinaufrücken der tödlichen Menge des Lokalanaestheticums. Sie kann über 100% betragen.

Aus all den geschilderten Versuchen über den wechselseitigen Antagonismus zwischen Narkoticum und Cardiazol ergibt sich, daß dieser Antagonismus verschieden stark ausgeprägt sein kann. Er kann je nach dem angewandten Narkoticum ganz außerordentlich hohe Grade erreichen, wie es vor allem bei Medinal der Fall ist; er kann aber auch nur sehr gering sein, wie bei Urethan. Man darf wohl annehmen, daß der Antagonismus dann am stärksten ausgeprägt ist, wenn das Narkoticum den gleichen Angriffspunkt wie das Cardiazol besitzt. Was diesem Antagonismus eigentlich zugrunde liegt, ist unbekannt. Steigerung der Ausscheidung, Entgiftung auf chemischem Weg oder Speicherung an indifferenten Orten ist jedenfalls nicht die Ursache. Der Vorgang muß sich also an den Ganglienzellen des Zentralnervensystems abspielen. Ich[2] hatte an eine adsorptive Verdrängung des Narkoticums im Sinne der WIELANDschen Theorie der Campherwirkung gedacht und Versuche darüber angestellt, ob sich unter dem Einfluß des Cardiazols eine Verminderung des Barbitursäuregehaltes im Gehirn nachweisen ließe. Dies war aber nicht der Fall. Es müssen demnach andere Prozesse, wie Permeabilitätsänderungen oder auch bessere Sauerstoffversorgung des Gehirns, eine Rolle spielen. Anhaltspunkte in dieser Richtung liegen tatsächlich vor, denn FISCHER und LÖWENBACH[3] konnten unter Cardiazol (s. S. 160) eine Vermehrung der Gehirndurchblutung feststellen, womit selbstverständlich eine Verbesserung der Sauerstoffversorgung verbunden ist. Es gelang ihm aber weiter auch noch eine gleichzeitige Durchlässigkeitssteigerung nachzuweisen[4]. Kleinhirn und verlängertes Mark wurden mit Tyrodelösung umströmt, der Fluorescin zugesetzt war. Je nach der Permeabilität der Gefäße erscheint der Farbstoff in geringerer oder stärkerer Konzentration in der ausströmenden Flüssigkeit. Er fand nun unter Cardiazol ein beträchtliches Ansteigen der Farbstoffkonzentration im Ausfluß, so daß man wohl annehmen darf, daß Permeabilitätsänderungen auch von einer gewissen Bedeutung sind.

Wirkung auf die Atmung.

Die erregende Wirkung des Cardiazols, die sich auf das Zentralnervensystem erstreckt, prägt sich auch sehr deutlich in seiner Wirkung auf das Atemzentrum aus. Beim normalen Tier, bei dem die physiologischen Regulationsmechanismen intakt sind, ist die Wirkung nicht so stark, weil gegen eine zu starke Hyperventilation Gegenregulationen eingesetzt werden. Ist dagegen die Erregbarkeit

---

[1] ZIPF, K., u. H. HOPPE: Arch. f. exper. Path. **183**, 67 (1936).
[2] Unveröffentlichte Versuche.
[3] FISCHER, M. H., u. H. LÖWENBACH: Klin. Wschr. **1934**, 1401.
[4] FISCHER, M. H.: Knolls Mitt. f. Ärzte, Jubil.-Ausg. 1936.

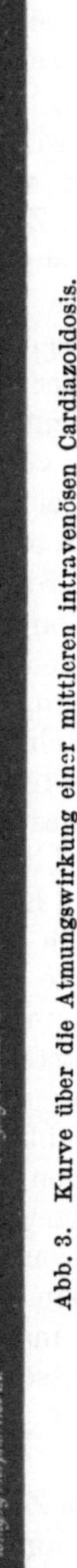

Abb. 3. Kurve über die Atmungswirkung einer mittleren intravenösen Cardiazoldosis.

des Atemzentrums durch Atmungsgifte wie Morphin herabgesetzt, so ist die Wirkung sehr ausgesprochen[1]. Das Atmungsvolumen kann je nach der Stärke der Herabsetzung durch Cardiazol um das Doppelte bis Vielfache gesteigert werden. Die Steigerung betrifft sowohl die Frequenz als auch vor allem die Tiefe des einzelnen Atemzugs.

Eine typische Kurve über die Atmungswirkung einer mittleren intravenösen Cardiazoldosis folgt hier (Abb. 3). Die Atmung ist nach einer in meinem Institut gebräuchlichen modifizierten Atemvolumenschreibung nach Rein[2] über einen längeren Zeitraum verfolgt. Die einzelnen Ausschläge sind jeweils das Gesamtvolumen der Atmung pro Minute. Die Zahlen an der Spitze bedeuten das Gesamtvolumen in Kubikzentimeter, die an der Basis geben die Frequenz an. Die Wirkung der intravenösen Cardiazolinjektion ist während der ersten 8 Minuten sehr stark und überschreitet die normale Atmung vor Morphin. Die Wirkung klingt dann langsam ab, ein gewisser Rest bleibt aber noch längere Zeit erhalten, denn die tiefen Werte nach Morphin werden nicht mehr erreicht.

Die meisten Versuche sind an Kaninchen durchgeführt, bei denen die Atmung durch Morphin auf etwa $^1/_2$—$^1/_3$ des Normalen herabgesetzt ist. Etwa die Hälfte der normalen intravenösen Krampfdosis genügt, um eine ausgesprochene Vertiefung und Beschleunigung der Atmung hervorzurufen[1, 3, 4]. Bei höheren Dosen (10—15 mg) tritt sehr häufig für einige Sekunden Apnoe auf, der dann die starke Erhöhung des Atemvolumens nachfolgt. Gleichzeitig zeigt das Tier heftige Krämpfe[5]. Die Dosiswirkungskurve — unter der Lendle[6] das Verhältnis des Wirkungszuwachses im Bereich der Wirkungsbreite zur Steigerung der Dosis versteht — steigt nach diesem Autor unter Cardiazol sehr steil an. So beträgt die mittlere Atmungssteigerung nach 5 mg 12,8%, 6 mg 27,3%, 7 mg 47,2%, 8,5 mg 163% und 10 mg 287%. Die Wirkung der intravenösen Dosis ist im ganzen flüchtig, sie hält bei den niedrigen Dosen mehrere Minuten an, bei den höheren etwa 10 Minuten.

Subcutan liegen die atmungserregenden Dosen etwas höher, sie betragen das 2—3fache der intravenösen. Selbstverständlich ist die Wirkung von

[1] Hildebrandt, F.: Arch. f. exper. Path. **116**, 1 (1926).

[2] Rein, H.: Arch. f. exper. Path. **171**, 363 (1933).

[3] Zunz, E., u. P. Tremonti: Arch. internat. Pharmacodynamie **41**, 1 (1931).

[4] Schübel, K., u. W. Gehlen: Arch. f. exper. Path. **133**, 295 (1928).

[5] Helaeirs, E.: Arch. internat. Pharmacodynamie **35**, 221 (1929).

[6] Lendle, L.: Arch. f. exper. Path. **181**, 408 (1936).

entsprechend längerer Dauer. Bei der schnellen Resorption des Cardiazols (s. Abschn. Resorption und Ausscheidung) wird nach subcutaner Injektion das Maximum der Wirkung nach kurzer Zeit erreicht[1,2]. Vom Magen aus wirkt das Cardiazol verhältnismäßig schnell und ausgiebig, die ersten Anzeichen der Atmungserregung beobachtet man nach etwa 15 Minuten, die Dauer beträgt je nach der Dosis 1—2 Stunden.

Auch die Wirkung anderer atmungsschädigender Stoffe — verschiedene Schlafmittel — läßt sich durch Cardiazol am Kaninchen wie an anderen Tieren weitgehend antagonistisch beeinflussen. So haben EICHLER und KLEIN[3] den Antagonismus des Cardiazols gegenüber Avertin am Kaninchen untersucht. Durch Dauerinfusion von Avertin in der Dosierung von 0,2 g/kg/Stunde wurde eine gleichmäßige Narkose erzielt mit Herabsetzung des Atemvolumens von etwa 1000 auf 400 ccm und der Frequenz von 90 in der Norm auf 40. Um näheren Einblick in die Beeinflussung der Atemmechanik zu gewinnen, registrierten die Autoren gleichzeitig die Bewegung des Zwerchfells und des Brustkorbs. Als Kriterium der Wirkungsstärke wurde nicht die Höhe des jeweils erreichten Gipfels gewählt, da diese Höhe außerordentlich unkontrollierbaren Schwankungen unterliegt, sondern die unter der Wirkung des Analepticums gegenüber vorher mehr geförderte Atmungsluft. Es ergab sich nach intravenöser Injektion von Cardiazol ein sofortiges Hinaufschnellen der Atmung auf größte Volumina, gleich darauf Abfall auf mittlere und anschließend allmählicher Abfall bis zur Norm. Wiederholte Injektionen führten immer zu dem gleichen Effekt. Die Beobachtung der Zwerchfell- und Thoraxbewegungen ergab, daß die Atemmechanik durch das Cardiazol im Sinne der Inspiration beeinflußt wird. Diese letztere Beobachtung deckt sich auch mit den Untersuchungen von MALONEY und TATUM[4].

Gegenüber Chloralhydrat und Urethan ist der Antagonismus des Cardiazols — ebenso wie bei den früher beschriebenen Weckversuchen — nicht so deutlich ausgesprochen[4].

Beim Hunde lassen sich im ganzen dieselben Befunde wie beim Kaninchen erheben. So haben ZUNZ und TREMONTI[5] Atmungsschädigungen durch Chloralose durch Cardiazoldosen von 5—15 mg/kg günstig beeinflussen können. Weiter haben REGNIERS und VLEESCHHOUWER[6] an Hunden in Chloralosenarkose, bei denen durch Injektion von Morphin ein akuter Shock auf das Atemzentrum ausgeübt wurde, durch Injektion von Cardiazol — allerdings unter gleichzeitigem Auftreten von Krämpfen — eine deutliche Anregung der Atmung erzielt. Bei peroraler Darreichung ließ sich durch die Dosis von 20 mg/kg eine deutliche Besserung der Atmung erreichen. Den Antagonismus am Atemzentrum zwischen Schlafmitteln wie Avertin, Amytal, Nembutal und Evipan konnte JACKSON[7] auch am Hund bestätigen, dagegen besteht er dem Äther gegenüber nach diesem Autor nur in beschränktem Umfange: eine Atmungserregung tritt nur bei leichter Äthernarkose und nur in geringem Umfange auf, während bei tiefer Narkose nur Krämpfe ausgelöst werden, ohne daß die Atmung eindeutig beeinflußt wird.

[1] SCHÜBEL, K., u. W. GEHLEN: Zit. S. 168.

[2] BEHRENS, B., u. E. REICHELT: Klin. Wschr. **1933**, 1860.

[3] EICHLER, O., u. W. KLEIN: Z. exper. Med. **99**, 28 (1936).

[4] MALONEY, A. H., u. A. L. TATUM: Arch. internat. Pharmacodynamie **42**, 200 (1936).

[5] ZUNZ, E., u. P. TREMONTI: Arch. internat. Pharmacodynamie **41**, 1 (1931).

[6] REGNIERS, P., u. G. DE VLEESCHHOUWER: Arch. internat. Pharmacodynamie **50**, 65 (1935).

[7] JACKSON, E.: J. Labor. a. clin. Med. **20**, 1 (1934).

Erstickungen von Tieren durch Drosselung der O_2-Zufuhr oder durch Einatmen von Kohlensäurekonzentrationen zwischen 40 und 60 Vol.-% für die Dauer von 5 Minuten bis etwa 1 Stunde werden nach Lendle[1] durch Cardiazol nicht behoben, dagegen erfolgt die Erholung aus Kohlenoxydvergiftungen (Katzen 0,5 Vol.-% CO im strömenden Luftgemisch) nach W. Müller[2] unter dem Einfluß von Cardiazol in der Dosierung von 5—7,5 mg/kg intravenös oder 20—30 mg/kg subcutan schneller als ohne Analepticum.

Ebenso wie am Tier läßt sich auch am Menschen eine durch Morphin gesetzte Atmungshemmung günstig beeinflussen[3,4].

Atmungsschädigungen durch Cocain oder Novocain können nach Huang[5] durch Cardiazol, wenigstens im Anfangsstadium, vorübergehend gebessert werden. Im fortgeschrittenen Stadium dagegen nicht, was mit den Befunden von Orestano[6] in Einklang steht, der die periodische Atmung bei Cocainschädigung durch Cardiazol nicht bessern konnte.

Die Wirkung des Cardiazols ist direkt auf das Atemzentrum gerichtet, sie verläuft nicht über den Sinus caroticus, denn auch nach seiner Denervierung bleibt sie in vollem Umfange erhalten[7]. Dies geht auch aus Versuchen von Camp[8] hervor, der die stillstehende Atmung durch Injektion von Cardiazol in den 4. Ventrikel wieder in Gang bringen konnte. Die Wirkung einer intrazisternalen Injektion von Amytalnatrium dagegen läßt sich nach Rice[9] durch intrazisternale Injektion von Cardiazol (0,9—8,1 mg/kg am Hund) nicht aufheben.

Nach Lipschitz[10] sollen zwischen äußerer Atmung und Entzündungsvorgängen Beziehungen bestehen: so wird nach seinen Angaben die artifizielle Senfölentzündung der Kaninchenhaut durch Herabsetzung der Atmung mittels Urethan gehemmt. Aufhebung dieses Urethaneffekts durch Cardiazol (0,1 mg/kg peroral) soll nach Guggenheim[11] die Senfölentzündung in vollem Umfange aufkommen lassen, Cardiazol allein soll in Parallele zu einer atmungserregenden Wirkung die Entzündung steigern.

Wirkung auf den Kreislauf.

Die Kreislaufwirkung des Cardiazols ist in zahlreichen Arbeiten analysiert worden. Die Untersuchungen stimmen in den wesentlichsten Punkten überein und ergeben, daß das Cardiazol entsprechend seinem Charakter als zentrales Erregungsmittel in erster Linie über eine Erregung des Vasomotorenzentrums den Kreislauf beeinflußt. Eine periphere Wirkung auf das Herz ist fraglich. Am isolierten Kalt- und Warmblüterherzen wird von manchen Autoren eine günstige Wirkung beschrieben, andere stehen auf einem ablehnenden Standpunkt. Ein endgültiges Urteil über diese Frage ist vorläufig noch nicht zu treffen. Wie dem auch sei, mittelbar kann die Leistung des Herzens doch unter dem Einfluß des Cardiazols gebessert werden, und zwar dadurch, daß die verbesserten Strömungs- und Druckverhältnisse zu einer besseren Durchblutung und Ernährung des Herzmuskels führen.

---

[1] Lendle, L., u. F. H. Lü: Klin. Wschr. **1936**, 775.

[2] Müller, W.: Veröff. Heeressan.wes. **2**, 37 (1936) — Arch. f. exper. Path. **181**, 176 (1936).

[3] Steininger, H., u. E. Gaubatz: Klin. Wschr. **1935**, 159, 827.

[4] Hicks, C. Stanton: Austral. J. exper. Biol. a. med. Sci. **13**, 261 (1935).

[5] Yen-lang Huang: Fol. pharmacol. jap. **16**, 1 (1933); **17**, 12 (1934); **18**, 69 (1934).

[6] Orestano: Arch. internat. Pharmacodynamie **35**, 351 (1929).

[7] Zunz, E., u. P. Tremonti: Arch. internat. Pharmacodynamie **41**, 1 (1931).

[8] Camp, W. J. R.: J. of Pharmacol. **33**, 81, 262 (1928).

[9] Rice, J., u. R. Isenberger: J. of Pharmacol. **59**, 43 (1937).

[10] Lipschitz, W.: Z. exper. Med. **56**, 433 (1927).

[11] Guggenheim, K.: Arch. f. exper. Path. **151**, 279 (1930).

Als Test für eine Wirkung des Cardiazols auf den Kreislauf wird besonders in Arbeiten aus den ersten Untersuchungsjahren die Beeinflussung des Blutdruckes herangezogen. Nach unseren neueren Anschauungen ist dieser Test aber nur unter bestimmten Versuchsbedingungen eindeutig nach einer bestimmten Richtung hin auslegbar, denn die Höhe des Blutdrucks ist von so vielen Faktoren abhängig, daß es schwer, unter Umständen sogar unmöglich ist, Folgerungen auf einen bestimmten Erfolg aus ihr zu ziehen. Bei der Beurteilung der Versuche muß von vornherein der Umstand in Betracht gezogen werden, ob und inwieweit durch Nervendurchschneidung die physiologischen Gegenregulationen gegen eine Änderung der Blutdruckhöhe ausgeschaltet sind.

Es sei zunächst die Wirkung auf den Hauptangriffspunkt, das Vasomotorenzentrum besprochen.

Vasomotorenzentrum. Den quantitativ überragenden Anteil im Dienste der Kreislaufregulierung haben nach HESS[1] die in der Medulla oblongata gelegenen zentralen Abschnitte, die in inniger nervöser Verflechtung mit den als Atemzentrum bezeichneten reflexogenen, ebenfalls in der Medulla oblongata liegenden Elementen stehen. Die im Bereich des Rückenmarks liegenden Zentren (LANGLEY[2]) stehen an Bedeutung hinter diesen Zentren zurück. Die Reizung dieser Zentren drückt sich in einer Blutdrucksteigerung aus, deren Höhe davon abhängig ist, ob und inwieweit die gegenregulatorischen Mechanismen — N. depressor und N. vagus — intakt sind. Es kommt aber noch ein zweiter nicht minder wichtiger Faktor hinzu, und zwar der, daß das Vasomotorenzentrum seine normale Erregbarkeit verliert, wenn im Tierexperiment irgendwelche Narkotica angewandt werden. Chloroform, Äther, Chloralhydrat, Urethan und auch die hauptsächlich als Rindenmittel angesprochene Chloralose schwächen die Ansprechbarkeit des Vasomotorenzentrums ab oder heben sie ganz auf. Das Zentrum ist also mehr oder minder stark ebenfalls narkotisiert, und es kommt in diesem Falle weniger auf eine Prüfung der normalen Erregbarkeit durch das Analepticum heraus als auf die Frage, ob und inwieweit die durch das Narkoticum gesetzte Erregbarkeitsverminderung durch das Analepticum kompensiert werden kann. Um diese unübersichtlichen Verhältnisse zu vermeiden, hat VAN ESVELD[3] seine Versuche an decerebrierten Tieren angestellt, da an diesen die physiologische Reaktion des Vasomotorenzentrums erhalten ist. Bei diesen sah er nach intravenöser Injektion von 2—14 mg Cardiazol Drucksteigerungen auftreten, die 22—122 mm Hg betrugen. Daraus geht hervor, daß das normal erregbare Vasomotorenzentrum durch Cardiazol stark gereizt wird. Daß es aber auch in narkotisiertem Zustand anspricht und mit einer Gefäßkonstriktion reagiert, ergibt sich aus einer Reihe von älteren Arbeiten, in denen die Tiere nicht decerebriert, sondern mit irgendeinem Narkosemittel narkotisiert waren. So beobachteten EICHLER und HILDEBRANDT[4] an der Katze in Urethannarkose nach intravenöser Injektion von 1—10 mg Cardiazol pro Kilogramm in der Regel leichte Blutdrucksteigerungen, die längere Zeit anhielten. Waren die Vagi intakt, so trat häufig eine initiale Blutdrucksenkung auf, die aber in den meisten Fällen nur wenige Sekunden anhielt. Bei Durchschneidung der Vagi verschwand diese Erscheinung ebenso wie auch eine geringe Pulsverlangsamung sofort, womit bewiesen ist, daß beide Symptome auf einer zentralen Vagusreizung beruhen. Gleichzeitig durchgeführte plethysmographische Untersuchungen ließen eine starke Vasokonstriktion im Splanchnicusgebiet mit kompensatorischer Erweite-

[1] HESS, W. R.: Die Regulierung des Blutkreislaufs. 1930.
[2] LANGLEY: J. of Physiol. **58**, 70 (1923).
[3] VAN ESVELD, L. W.: Arch. f. exper. Path. **147**, 297, 317 (1930).
[4] EICHLER, O., u. F. HILDEBRANDT: Arch. f. exper. Path. **116**, 110 (1926).

rung der Hautmuskelgefäße erkennen, sofern kleine Dosen bis zu 5 mg/kg intravenös gegeben waren. Bei den hohen Dosen von 20 mg wurden auch die Hautmuskelgefäße verengt. Da nach Halsmarkdurchschneidung die Blutdrucksteigerung ausblieb, ist ihr zentraler Ursprung sichergestellt. Am Kaninchen in Urethannarkose tritt nach Stross[1] nach intravenöser Injektion von 45 mg pro Tier eine etwa 10 Minuten lang anhaltende sehr starke Blutdrucksteigerung auf, und zwar ohne Zusammenhang mit den Krämpfen, die durch hohe Cardiazolgaben hervorgerufen werden. (Daß es in diesem Falle bei der verhältnismäßig hohen Cardiazoldosis von etwa 20 mg/kg intravenös nicht zu Krämpfen kam, liegt an der durch das Urethan bedingten Heraufsetzung der Krampfschwelle.) Auch Stross sieht die rein zentrale Wirkung des Cardiazols als bewiesen an, da sie am dekapitierten Tier fehlt. In späteren Versuchen haben Junkmann und Stross[2] bei vagotomierten Kaninchen in Urethannarkose ebenfalls wieder

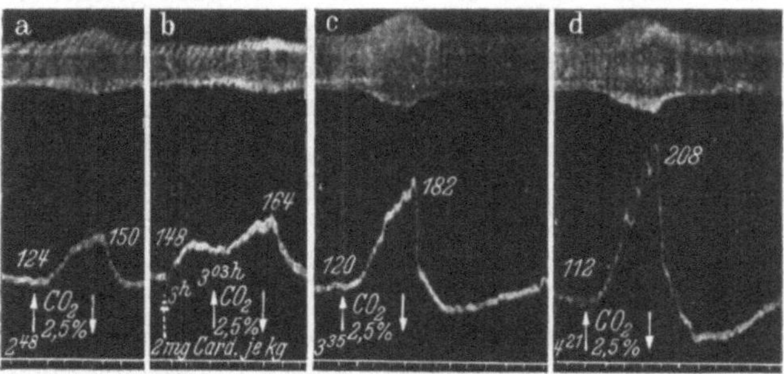

Abb. 4. Decerebrierte Katze. Vagi durchschnitten, spontane Atmung. Kein Narkoticum. 2 mg Cardiazol bewirkt Blutdrucksteigerung um 22 mm und Steigerung der Erregbarkeit des Vasomotorenzentrums für CO₂ 2,5%. Vor der Injektion Drucksteigerung um 26 mm, 35 und 81 Minuten nach der Injektion um 62 und 96 mm. Von oben nach unten: Atmung, Blutdruck, Zeit in Minuten. (Nach L. W. v. Esveld.)

fast regelmäßig erhebliche Blutdrucksteigerungen beobachtet; sie waren besonders stark dann, wenn das Cardiazol intravertebral injiziert wurde. Am Hund fand Smith[3] nach Dosen von 0,5 bis 10 mg intravenös oder 10—20 mg/kg subcutan ebenfalls in den meisten Fällen eine Blutdrucksteigerung, die aber im Grad verschieden war und bis zu 30 mm Hg betrug. Wenn Camp[4] und weiter noch Watt[5] nach Cardiazol fast immer nur einen Abfall um 10—15 mm Hg gesehen haben, so scheint dieser Widerspruch gegenüber den anderen Autoren darauf zu beruhen, daß sie bei intakten Vagis die Untersuchungen durchführten. Vielleicht ist auf diesen Umstand auch weiter die mit den anderen Untersuchern in Widerspruch stehende Behauptung Camps zurückzuführen, daß die Volumregistrierung von Niere und Milz eine Zunahme dieser Organe anzeigen sollen.

In weiteren Versuchen hat van Esveld[6] den Erregbarkeitszustand des Vasomotorenzentrums dadurch geprüft, daß er vor und nach Cardiazol bestimmte Kohlensäurekonzentrationen auf dieses Zentrum einwirken ließ. Die Einatmung von etwa 3—6 Vol.-% Kohlensäure mehrmals hintereinander geprüft ruft konstante Blutdrucksteigerungen hervor, die jeweils nur um wenige Millimeter differieren. Er beobachtete nun[7] zwar nicht regelmäßig, aber doch in einem erheblichen Teil der Fälle (unter 7 Versuchen dreimal nach Dosen von 2, 2½, 5 und 14 mg) eine deutliche Steigerung der Erregbarkeit des Vasomotorenzentrums auf den Kohlensäurereiz.

[1] Stross, W.: Arch. f. exper. Path. **114**, 177 (1926).
[2] Junkmann, K., u. W. Stross: Arch. f. exper. Path. **131**, 1 (1928).
[3] Smith, R. G.: J. of Pharmacol. **33**, 147 (1928).
[4] Camp, W. J. R.: J. of Pharmacol. **33**, 81, 262 (1928).
[5] Watt, J. M.: Arch. internat. Pharmacodynamie **36**, 225 (1929).
[6] van Esveld, L. W.: Arch. f. exper. Path. **147**, 297, 317 (1930).
[7] van Esveld, L. W.: Arch. f. exper. Path. **149**, 348 (1930).

War das Vasomotorenzentrum durch Chloralhydrat narkotisiert, so steigerten 2 mg Cardiazol intravenös zwar den Blutdruck nur um einige Millimeter, erweckten aber andererseits die fast erloschene Erregbarkeit des Vasomotorenzentrums für den Kohlensäurereiz. Die Erregbarkeitssteigerung tritt dabei nicht während der durch dieses ausgelösten Blutdrucksteigerung in Erscheinung, sondern erst nachdem der Blutdruck sich wieder ungefähr auf seine ursprüngliche Höhe eingestellt hat. Dann bleibt sie jedoch lange nachweisbar.

Am Menschen konnte RAAB[1, 2] keine Steigerung der Erregbarkeit für den Kohlensäurereiz nachweisen. Auch eine Blutdrucksteigerung war nach subcutaner Injektion von 300 mg nicht festzustellen; in den meisten Versuchen trat sogar eine leichte Senkung, allerdings nur von 6 mm Hg im Gesamtdurchschnitt, auf.

Nach PALME[3] ist das Carotissinus-Präparat des Hundes sehr geeignet zum Nachweis der erregenden Wirkung des Cardiazols auf das Vasomotorenzentrum. Bei maximaler Reizung der Pressoreceptoren durch endosinuale Druckerhöhung auf 250 mm Hg tritt nach KOCH[4] eine reflektorische Blutdrucksenkung auf 60—70% des Ausgangsblutdruckes ein. Wird nun die reflektorische und medikamentöse Beeinflussung des Herzens über die extrakardialen Nerven durch Vagusdurchschneidung ausgeschaltet, so kann man aus dem Effekt der Druckerhöhung im Carotissinus auf den Erregbarkeitszustand des Vasomotorenzentrums schließen. Bei ausgeschalteten Pressoreceptoren — also ohne Eigenregulation des Kreislaufs — steigt der Blutdruck nach Cardiazolinjektion mächtig an und gleichzeitig nimmt der Effekt der Depressorreizung ab. Dies deutet auf eine starke Erregung des Vasoconstrictorenzentrums hin, das sich, wie aus dem geringeren Senkungserfolg hervorgeht, entsprechend weniger hemmen läßt. Wird die Cardiazoldosierung so hoch gewählt, daß Krämpfe auftreten, so bleibt der Senkungserfolg überhaupt aus, weil die Vasoconstrictoren von den Pressoreceptoren aus reflektorisch nicht mehr hemmbar sind. Die beste Wirkung erzielte PALME durch eine Cardiazol-Dauertropfinfusion in der Dosierung von 0,3—5,4 mg/kg pro Minute.

Die starke Erregung des Vasomotorenzentrums unter dem Einfluß des Cardiazols ist somit eindeutig sichergestellt. Da eine periphere Gefäßwirkung ihm nicht zukommt, ist es durchaus erklärlich, wenn nur solche experimentelle Kreislaufschädigungen durch Cardiazol antagonistisch beeinflußt werden können, die wenigstens im wesentlichen ebenfalls am Vasomotorenzentrum angreifen.

Vor Besprechung des dieses Thema berührenden Untersuchungsmaterials erscheint es aber wünschenswert, die Frage zu erörtern, ob das Cardiazol auch eine Wirkung auf den zentralen Motor, das Herz, ausübt.

Isoliertes Herz.

Trotz einer verhältnismäßig großen Anzahl von Untersuchungen ist die Frage der Herzwirkung des Cardiazols nicht restlos geklärt. Die Angaben sowohl über die Beeinflussung des normalen wie auch durch die verschiedensten Gifte geschädigten Froschherzens, sind wechselnd. An und für sich darf man ein aus dem Zusammenhang des Körpers losgelöstes Herz überhaupt nicht mehr als normal ansprechen, zumal es bei der Präparation verschieden stark geschädigt wird. Gerade dieser letztere Umstand scheint für seine Beeinflußbarkeit durch Cardiazol von Bedeutung zu sein, denn wie sich aus dem Nachstehenden ergeben

---

[1] RAAB, W.: Klin. Wschr. **1936**, 851.
[2] RAAB, W., u. R. FRIEDMANN: Z. klin. Med. **1936**, 468.
[3] PALME, F.: Klin. Wschr. **1936**, 1842 — Arch. f. exper. Path. **183**, 170 (1936).
[4] KOCH, EB.: Die reflektorische Selbststeuerung des Kreislaufs. Dresden 1931.

wird, wird von den meisten Autoren angegeben, daß gerade solche Herzen, die bei ihrer Isolierung gelitten haben, eine günstige Wirkung erkennen lassen. Anschließend seien die einzelnen Untersuchungsergebnisse kurz mitgeteilt.

Nach Hildebrandt[1] werden Hubhöhe und Frequenz gesteigert, wenn das an der Straub-schen Kanüle schlagende Herz mit einer Cardiazol-Ringerlösung 1:5000 bis 1:1000 beschickt wird. Schädigend wirken erst die hohen Konzentrationen von 1:200 bis 1:100. Künstlich gesetzte Schädigungen durch Chloroform oder Chloralhydrat oder Hemmungen durch Cholin können nach seinen Angaben durch Cardiazolzusatz gebessert oder aufgehoben werden. Camp[2] sowie Watt[3] leugnen im Gegensatz hierzu irgendeine Beeinflussung des Frosch-herzens bei Anwendung von Cardiazolkonzentrationen zwischen 1:500000 und 1:500. Nach den Angaben des letzteren sollen auch weder Chloralhydrat- noch Chloroformschädigungen durch Cardiazol gebessert werden können.

Auch Stross[4] findet am normalen Froschherzen mit künstlichem Kreislauf keine sicher nachweisbare Wirkung. Nur dann, wenn die Herzen durch Präparationsschädigung oder Ermüdung in einem hypodynamen Zustand arbeiten, ist nach seinen Angaben eine un-bedeutende, höchstens zur Norm führende Leistungssteigerung bei Anwendung mittlerer Cardiazolkonzentrationen zu beobachten. Dagegen wird eine durch allmähliche Steige-rung der Anfangsspannung über die optimale Höhe hinaus bedingte Herzschwäche durch Cardiazol etwa 1:1000 gebessert, und zwar hauptsächlich durch Erhöhung des Schlag-volumens. Der Muscarinstillstand läßt sich auch nach den Angaben dieses Autors durch Cardiazol prompt aufheben, während der Kaliumstillstand kaum beeinflußt wird. Auch Chloralhydratschädigungen sowie Muskelschädigungen durch Calciummangel, Chinin oder Campher lassen sich nach seinen Angaben bessern. Weiter gibt v. Issekutz[5] an, daß Schädi-gungen durch Amylurethan oder Chinin durch Cardiazol (allerdings in hohen Konzentra-tionen) gebessert werden können; Schädigungen durch Verringerung des Calciumgehaltes oder Octylalkohol dagegen kaum; andererseits fand er, daß Hemmungsstillstände durch Acetylcholin schon durch sehr geringe Cardiazolkonzentrationen vollkommen beseitigt wer-den können. Auch nach den Angaben von Hendrych[6] muß man sehr hohe Cardiazolkonzen-trationen (1:200 bis 1:100) anwenden, um den Kaliumstillstand des Herzens bis zu einem gewissen Grade aufzuheben. Über inkonstante Wirkungen berichtet weiter Bülbring[7] bei Versuchen an Esculentenherzen, die in situ durchströmt wurden, und deren Leistungsfähig-keit durch Beobachtung des Minutenvolumens bei Steigerung des Flüssigkeitsangebotes an das Herz geprüft wurde. Herabsetzung der Förderleistung durch Calciummangel oder Chloralhydratvergiftung konnten durch Cardiazol 1:5000 nur in der Minderzahl der Fälle in geringem Grade und kurzdauernd gebessert werden. Unsichere Resultate erhielt auch Vogt[8] an Herzstreifen von Temporarien und Esculenten, die durch Natr. arsenicosum 1:10000 geschädigt waren. Mit hohen Cardiazoldosen 1:300 wurde an Temporarien gute Wirkung erzielt, bei Esculenten waren die Resultate zwar oft deutlich, aber nicht regelmäßig reprodu-zierbar. Ähnliches hatte auch Stross bei Schädigungen durch arsenige Säure bereits früher beobachtet[4].

Ältere Untersuchungen von Sanders[9] über den Einfluß des Cardiazols auf isotonische und isometrische Zuckungen des Temporarienherzens zeigen eine Verbesserung des systo-lischen Auswurfes sowie der isometrischen Maxima bei Anwendung von Cardiazollösungen 1:1000 bis 1:2000. Die Diastole blieb im allgemeinen unverändert, so daß sich infolge der verbesserten Systole ein vermehrtes Schlagvolumen ergab. Nach neueren Untersuchungen von Dirner[10], der außer isometrischen und isotonischen auch noch die auxotonischen Kon-traktionen am Esculentenherz prüfte, werden die dynamischen Verhältnisse des durch Cal-ciummangel, Chinin, Chloralhydrat oder Cocain vergifteten Herzens durch Cardiazol 1:500 bis 1:200 deutlich gebessert. Früher hatte schon Eismayer und Quincke[11] unter Cardiazol 1:1000 bis 1:500 eine bedeutende Zunahme der Ruheelastizität ähnlich wie bei Strophanthin gefunden.

[1] Hildebrandt, F.: Arch. f. exper. Path. **116**, 1 (1926).
[2] Camp, W. J. R.: J. of Pharmacol. **33**, 81, 262 (1928).
[3] Watt, J. M.: Arch. internat. Pharmacodynamie **36**, 225 (1929).
[4] Stross, W.: Arch. f. exper. Path. **114**, 177 (1926).
[5] v. Issekutz, B., M. Leinzinger u. E. Novàk: Arch. f. exper. Path. **177**, 398 (1935).
[6] Hendrych, Frz.: Arch. f. exper. Path. **182**, 738 (1936).
[7] Bülbring, E.: Arch. f. exper. Path. **152**, 257 (1930).
[8] Vogt, H.: Arch. f. exper. Path. **156**, 176 (1930).
[9] Sanders, R.: Arch. f. exper. Path. **125**, 358 (1927).
[10] Dirner, Z.: Arch. f. exper. Path. **180**, 581 (1936).
[11] Eismayer, G., u. H. Quincke: Arch. f. exper. Path. **137**, 362 (1928).

Die Refraktärphase des Herzens erfährt nach STRUBE[1] eine leichte Verkürzung, ebenso kann die Überleitungszeit durch Cardiazol 1:1000 nicht unerheblich, unter Umständen bis zu 40% verkürzt werden.

Eine Verstärkung der Digitaliswirkung durch Cardiazol, die FAHRENKAMP[2] gefunden hatte und die von BÜRGI und GORDONOFF[3] bestätigt wurde, läßt sich nur durch hohe Cardiazoldosen auslösen, so daß den Versuchen keine allzu große Beweiskraft zukommt. Bei der Nachprüfung stellte NYARI[4] fest, daß nur eine zeitliche Verschiebung im Auftreten der Vergiftungserscheinungen zu gunsten der Kombination der Digitoxin-Cardiazol-Lösung zu finden ist.

Ein Überblick über die hier geschilderten vielfachen Untersuchungen am normalen oder auch durch die verschiedensten Gifte geschädigten Froschherzen läßt erkennen, daß je nach dem Funktionszustand dieses isolierten Organs die Wirkung des Cardiazols verschieden ausfällt. Das wirklich gut arbeitende Herz wird offenbar wenig oder gar nicht beeinflußt, das geschädigte Herz zeigt Leistungsbesserungen, aber nicht gegenüber jedem Gift. Auf jeden Fall sind Leistungsbesserungen nur durch verhältnismäßig hohe Cardiazolkonzentrationen zu erreichen. Weiter geht eindeutig aus allen Untersuchungen hervor, daß eine Herzschädigung durch Cardiazol erst durch außerordentlich hohe Konzentrationen hervorgerufen wird.

Isoliertes Warmblüterherz. Auch am Warmblüterherzen liegen zahlreiche Untersuchungen vor. Voll zu bewerten sind aber nach den heutigen Anschauungen wohl nur solche Ergebnisse, die am Herz-Lungen-Präparat gewonnen sind.

Die sog. falschen Sehnenfäden aus der rechten Kammer des Schafherzens lassen nach STEIN[5] eine ausgesprochen positive Wirkung auf die Kontraktionshöhe unter Cardiazol 1:2500 bis 1:1250 erkennen, die allerdings nur von kurzer Dauer ist. FISCHER[6] hat dies neuerdings bestätigt, die fördernde Wirkung ist dabei an einen großen Konzentrationsbereich (0,00025 bis 0,20%) geknüpft. Die Reizbildung wird nach beiden Autoren nicht beeinflußt, wenn nicht ungewöhnlich hohe Konzentrationen angewandt werden. Am isolierten Warmblüterherzen in der LANGENDORFFschen Anordnung (Ratten oder Meerschweinchen) gibt HILDEBRANDT in seiner ersten Arbeit[7] eine günstige Wirkung bei Anwendung von Konzentrationen 1:100000 bis 1:10000 an. Eine Schädigung tritt erst bei den hohen Konzentrationen oberhalb 1:1000 ein. Chloroformschädigungen können nach seinen Angaben durch Zusatz von Cardiazol (1:10000) aufgehoben werden; Strophanthinschädigungen werden ebenfalls beseitigt. Dagegen beschreibt WATT[8] am Katzen- und Kaninchenherz bei Anwendung von Cardiazolkonzentrationen 1:100000 bis 1:50000 nur Abnahme der Kontraktionshöhen; Chloroformschädigungen werden nach seinen Angaben nicht beeinflußt. Andererseits hat SCHÜTZ[9] bei Injektion von 0,1 g Cardiazol in das Schlauchverbindungsstück der Langendorff-Apparatur nach anfänglicher Herabsetzung der Hubhöhe und Frequenz eine starke Vergrößerung der Hubhöhe und Steigerung der Frequenz gesehen. Ebenso wie am Froschherzen soll diese Wirkung besonders dann auftreten, wenn die Herzen bei der Präparation gelitten haben.

Vorhofflimmern, experimentell durch faradische Reize bei der Katze oder bei Kaninchen ausgelöst, läßt sich nach VAN DONGEN[10] durch Cardiazol in der

---

[1] STRUBE, H.: Arch. f. exper. Path. **121**, 94 (1927).

[2] FAHRENKAMP, K.: Med. Klin. **1927**, Nr 10 — Arch. f. exper. Path. **129**, 52 (1928).

[3] BÜRGI, E., u. T. GORDONOFF: Klin. Wschr. **1928**, 2098.

[4] v. NYARI, A.: Arch. f. exper. Path. **146**, 249 (1929).

[5] STEIN, W. H.: Z. Biol. **90**, 97 (1930).   [6] FISCHER, M. H.: Klin. Wschr. **1937**, 357.

[7] HILDEBRANDT, F.: Arch. f. exper. Path. **116**, 1 (1926).

[8] WATT, J. M.: Arch. internat. Pharmacodynamie **36**, 225 (1929).

[9] SCHÜTZ, E.: Z. exper. Med. **65**, 147 (1929).

[10] VAN DONGEN, K.: Arch. internat. Pharmacodynamie **54**, 252 (1936).

verschiedensten Dosierung nicht beeinflussen, die Widerstandsfähigkeit der Herzen wird in dieser Richtung nicht gesteigert, ebensowenig wie Überleitungszeit oder Refraktärperiode eine Änderung erfahren.

Am Herz-Lungen-Präparat ist keine sichere Herzwirkung des Cardiazols nachweisbar. Dies wird übereinstimmend von TRENDELENBURG[1], GREMELS[2], LEYKO[3], MÜLLER[4], GOLLWITZER-MEIER[5] hervorgehoben, ebenso wie auf der anderen Seite die geringe Herzgiftigkeit des Cardiazols.

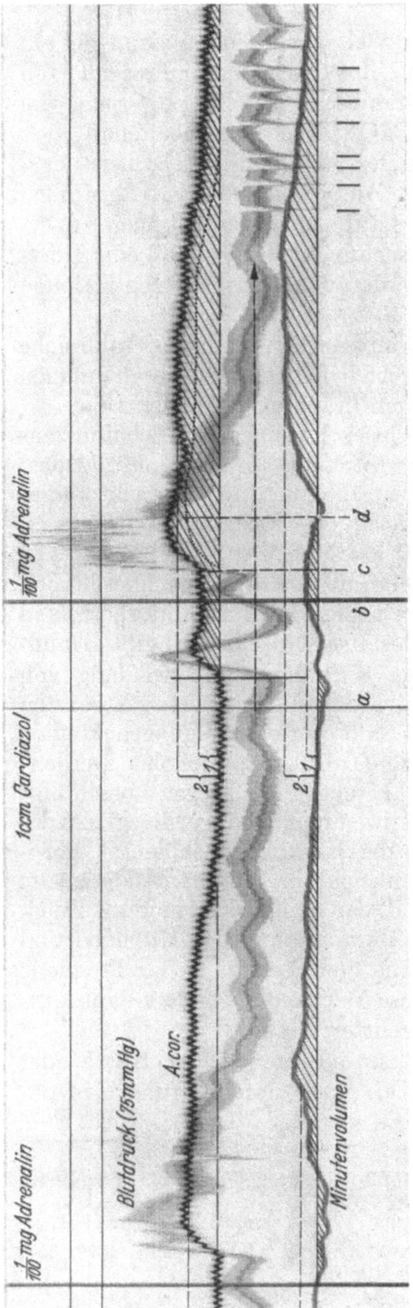

Wirkung auf Coronardurchblutung.

Der Einfluß des Cardiazols auf die Weite der Coronargefäße ist teils am Herz-Lungen-Präparat, teils am ganzen Tier mit der REINschen Thermostromuhr untersucht. Mit der ersteren Methode findet LEYKO[3] keine Wirkung. GOLLWITZER-MEIER[5], die bald eine Mehr-, bald eine Minderdurchblutung auf 0,1 g Cardiazol feststellte (in der der Arbeit beigefügten Tabelle steigt die Durchblutung einmal von 78 ccm/Min. auf 86 und 88, in dem zweiten mitgeteilten Versuch fällt sie einmal von 130 auf 125 bzw. steigt auf 141), ist der Ansicht, daß sich die Wirkung am denervierten Herzen nicht zuverlässig beurteilen läßt und hat deshalb ergänzende Versuche am innervierten Herzen des Ganztieres angestellt. Die Durchblutungsmessung der Coronararterie mit Hilfe der Stromuhr am Hund in Chloralosenarkose ergab nur dann einen Anstieg der Durchblutung, wenn gleichzeitig der arterielle Druck in die Höhe ging. Ähnliches gibt HOCHREIN[6] an, der bei intravenöser Injektion von Dosen bis zu 100 mg bei einem 30 kg schweren Hund keine nennenswerte Mehrdurchblutung des Herzens beobachten konnte. GOLLWITZER-MEIER[5] hält auf Grund ihrer Versuche die Durchblutungsänderung für druckpassiv und spricht dem Cardiazol eine aktiv erwei-

Abb. 5. (Erklärung im Text.)

[1] TRENDELENBURG, P.: Med. Klin. 1929, 41.
[2] GREMELS, H.: Arch. f. exper. Path. 153, 36 (1930).
[3] LEYKO, E.: J. of Pharmacol. 38, 31 (1930).
[4] MÜLLER, E. A.: Klin. Wschr. 1936, 233.
[5] GOLLWITZER-MEIER, KL.: Klin. Wschr. 1936, 508.
[6] HOCHREIN, M.: Der Coronarkreislauf. Berlin: Julius Springer 1932.

ternde Wirkung auf die Kranzgefäße ab. Auf der anderen Seite vertritt MÜLLER[1] auf Grund von Versuchen am Herz-Lungen-Präparat doch die Ansicht, daß das Cardiazol die Coronargefäße spezifisch erweitere. Er sah nach Cardiazoldosen zwischen 10 und 100 mg eine Zunahme der Coronardurchblutung zwischen 1 und 22%, was etwa den oben angeführten Ergebnissen von GOLLWITZER-MEIER am Herz-Lungen-Präparat entspricht. Nach REIN ist aber die Mehrdurchblutung doch nicht rein druckpassiv aufzufassen, wie die beifolgende Kurve (S. 176), die er mir freundlicherweise zur Verfügung stellte, erkennen läßt.

Man sieht deutlich nach 100 mg Cardiazol die Erweiterung der Coronararterie, die auch nach Abfall des Blutdrucks erhöht bleibt. Durch Injektion von 0,01 mg Adrenalin erfolgt noch eine zusätzliche Erweiterung. Die auf der Kurve punktiert gezogene Linie gibt die durch Adrenalin allein in einem Vorversuch festgelegte Erweiterung der Coronargefäße an. Was über die Linie hinausgeht, ist der Anteil des Cardiazols an der Mehrdurchblutung, der auch nach Abklingen der Adrenalinwirkung und trotzdem der Blutdruck den Ausgangswert schon längere Zeit erreicht hat, bestehen bleibt.

Wirkung auf den Gesamtkreislauf.

Die Änderungen der Kreislaufverhältnisse unter Cardiazol sind sowohl am normalen Tier wie auch an Tieren, deren Kreislauf auf verschiedenste Art und Weise geschädigt ist, untersucht. Daß eine Blutdrucksteigerung über das Normale hinaus nicht als Maß für eine Kreislaufwirkung angesehen werden kann, wurde früher schon besprochen. Solange die gegenregulatorischen Mechanismen intakt sind, wird der Blutdruck nur vorübergehend und nicht regelmäßig, besonders bei Mitteln mit zentralem Angriffspunkt, über diese Norm ansteigen. Die reflektorische Reizung des Vaguszentrums kann die pressorische Wirkung verdecken[2,3]. Anders beim gesunkenen Blutdruck, wobei allerdings die Ursache für den Abfall von großer oder sogar ausschlaggebender Bedeutung für die antagonistische Wirkung des Cardiazols ist. Da dasselbe in erster Linie am Vasomotorenzentrum angreift, ist es natürlich, daß zentral bedingte Kreislaufschädigungen am stärksten beeinflußt werden können, während periphere Gefäßinsuffizienzen nicht oder nur wenig ansprechen. Bei Herzinsuffizienz wird es darauf ankommen, ob dieselbe primär durch ein Versagen des Herzens bedingt oder auf sekundäre Einflüsse zurückzuführen ist. Bei reiner primärer Herzinsuffizienz darf man wohl kaum eine Wirkung des Cardiazols erwarten. Bei sekundärer Herzinsuffizienz hängt der Erfolg davon ab, ob die Schädigung durch Prozesse hervorgerufen ist, die der Cardiazolwirkung zugänglich sind. Ist dies der Fall, so kann mittelbar durch Besserung der gesamten Strömungs- und Druckverhältnisse und damit Besserung der Sauerstoffzufuhr und Ernährung des Herzmuskels auch die Leistung des Herzens günstig beeinflußt werden.

Die Ergebnisse über die Wirkung des Cardiazols auf den Gesamtkreislauf des Tieres hängen weiter stark davon ab, welches Narkosemittel in den Versuchen verwandt wurde und in welcher Dosis. Wie in dem Abschnitt Weckwirkung dargelegt wurde, ist die antagonistische Wirkung des Cardiazols keineswegs gleich gegenüber allen Narkosemitteln, vielmehr ist der Antagonismus manchen gegenüber stark ausgebildet, gegen andere dagegen schwächer. Es ist anzunehmen, daß dies auch für den Antagonismus bezüglich der kreislaufschädigenden Wirkung der einzelnen Narkotica gilt.

Zur Beurteilung der Wirkung dient vor allem das Minutenvolumen des Herzens. Gleichzeitige Registrierung von Blutdruck, Venendruck und der Vorhofdrucke

---

[1] MÜLLER, E. A.: Klin. Wschr. **1936**, 233.
[2] EICHLER, O., u. F. HILDEBRANDT: Arch. f. exper. Path. **116**, 110 (1926).
[3] GOWOROW, N., u. E. SPERANSKAJA-STEPANOWA: Z. exper. Med. **79**, 517 (1931).

gibt Aufschluß darüber, ob das Herz einer eventuellen Mehrbelastung durch Erhöhung des venösen Blutangebotes gewachsen ist.

In derartigen Versuchen hat Müller[1] am Hunde festgestellt, daß unter Cardiazol das Minutenvolumen um 22—30% ansteigt für die Dauer von 18 bis 106 Minuten. Gelegentlich finden sich auch noch höhere Werte. Das Ausmaß der Steigerung ist dabei von der Ausgangshöhe des Blutdrucks abhängig: je tiefer der Blutdruck durch die Wirkung der Narkotica abgesunken ist, um so höher steigt er an. Da die Pulsfrequenz keine Änderung erfährt, beruht die Steigerung des Minutenvolumens auf einer Vergrößerung des Schlagvolumens. Zum gleichen Resultat kommt Gollwitzer-Meier[2] an der Katze, deren Blutdruck durch Dialnarkose ziemlich stark abgesunken ist. Auch die auf S. 176 wiedergegebene Kurve eines Versuchs von Rein läßt einen deutlichen Anstieg des Minutenvolumens nach intravenöser Injektion von 0,1 g Cardiazol deutlich erkennen.

Die auf S. 176 dargestellten Veränderunegn an der Coronargefäßweite spiegeln sich auch im Verhalten des Minutenvolumens wieder. Nach der Cardiazolinjektion ist das Minutenvolumen (Abschnitt b, c der Kurve) deutlich erhöht. Eine darauf gesetzte Adrenalininjektion von 0,01 mg, die den Blutdruck stärker als vor Cardiazol ansteigen läßt, läßt durch Intonierung des Vagus (die Vaguspulse sind auf der Kurve sehr schön zu erkennen) das Minutenvolumen zunächst absinken (Abschnitt c, d der Kurve), im Anschluß daran kommt es aber zu einer außerordentlich starken Steigerung des Minutenvolumens, trotzdem der Blutdruck seine normale Höhe wieder erreicht hat. Nebenbei geht aus diesem Versuch noch hervor, daß die normalen Kreislaufreflexe unter Cardiazol erhalten bleiben.

Auch am Menschen liegen einige Untersuchungen über die Beeinflussung des Minutenvolumens durch Cardiazol vor. So haben Groscurth und Bansi[3] bei schwerer körperlicher Arbeit am Fahrradergometer festgestellt, daß die intravenöse Injektion kleiner Dosen von Cardiazol (bis 100 mg) das Minutenvolumen vorübergehend ansteigen lassen, während hohe von 200 mg es deutlich herabsetzen. Nach subcutaner Injektion von 100 mg geben Hoen und Neuthard[4] einen Anstieg des Minutenvolumens mit einer durchschnittlichen Höchstzunahme von 50,5% (13 Injektionen), die nach einer halben Stunde abgeklungen ist. Da die Pulsfrequenz sich nicht ändert, ist die Steigerung des Minutenvolumens durch Erhöhung der Förderleistung des Herzens bedingt, dessen Schlagvolumen bis über 60% zunehmen kann. Auch Bansi und Mitarbeiter[5] fanden in Versuchen am Menschen teils eine Steigerung des Minutenvolumens, teils eine Beschleunigung der Blutumlaufszeit. Bei Kranken mit herabgesetztem venösen Blutsauerstoff wird nach ihrer Angabe durch Cardiazol der Sauerstoffgehalt des venösen Blutes erhöht, was einmal durch verstärkte Durchlüftung der Lunge, weiter aber noch durch verbesserte Strömungsverhältnisse erklärt wird.

In einer Reihe von weiteren Untersuchungen ist die Wirkung des Cardiazols auf den durch die verschiedensten Gifte geschädigten Kreislauf geprüft. Aus der Beeinflußbarkeit oder Nichtbeeinflußbarkeit der Störung wird auf Wirkungsart und Angriffspunkt des Cardiazols geschlossen. Seit den Untersuchungen Trendelenburgs und seiner Schule werden Herz- und Gefäßinsuffizienz von-

---

[1] Müller, E. A.: Klin. Wschr. **1936**, 233.

[2] Gollwitzer-Meier, Kl.: Klin. Wschr. **1936**, 508.

[3] Groscurth, G., u. H. W. Bansi: Arch. f. exper. Path. **169**, 313 (1933).

[4] Hoen, E., u. A. Neuthard: Verh. dtsch. pharmak. Ges. **1936**, 67 — Arch. f. exper. Path. **185**, 302 (1937).

[5] Bansi, H. W., M. Kalinke u. M. Rohrlich: Med. Welt **1936**, 12 — Z. exper. Med. **97**, 440 (1935) — Arch. f. exper. Path. **181**, 164 (1936).

einander geschieden. Nach Trendelenburg[1] und weiter Gremels[2] ist nur die reine Gefäßinsuffizienz durch Cardiazol beeinflußbar. Ist infolge dieser Gefäßinsuffizienz das Herz durch schlechte Coronardurchblutung durch den niedrigen Blutdruck sekundär geschädigt, so kann durch die Blutdrucksteigerung die Herzleistung mittelbar gefördert werden. Besonders gut sind Kreislaufschädigungen, die durch Lähmung des Atmungszentrums bedingt sind, zu beeinflussen, und zwar auch dann, wenn durch diese Atmungsschädigungen, z. B. durch hohe Morphindosen, eine reine Herzinsuffizienz erzeugt ist.

Aus der hier wiedergegebenen Kurve ist zu ersehen, daß die durch die starke Kohlensäureüberladung und durch die Sauerstoffverarmung des Blutes erzeugte hochgradige Insuffizienz durch intravenöse Injektion von 30 mg Cardiazol prompt beseitigt wird. Die Wirkung tritt nach Gremels[2] auch dann noch ein, wenn die Atmung mehrere Minuten still gestanden hat.

Gefäßinsuffizienz nach Ausschaltung des Vasomotorenzentrums ist durch Cardiazol nicht zu beeinflussen[1, 2], was auch natürlich ist, da der Angriffspunkt für das Cardiazol fehlt.

Der Einfluß des Cardiazols auf den durch Chloroform- oder Chloralhydratüberdosierung geschädigten Kreislauf wird

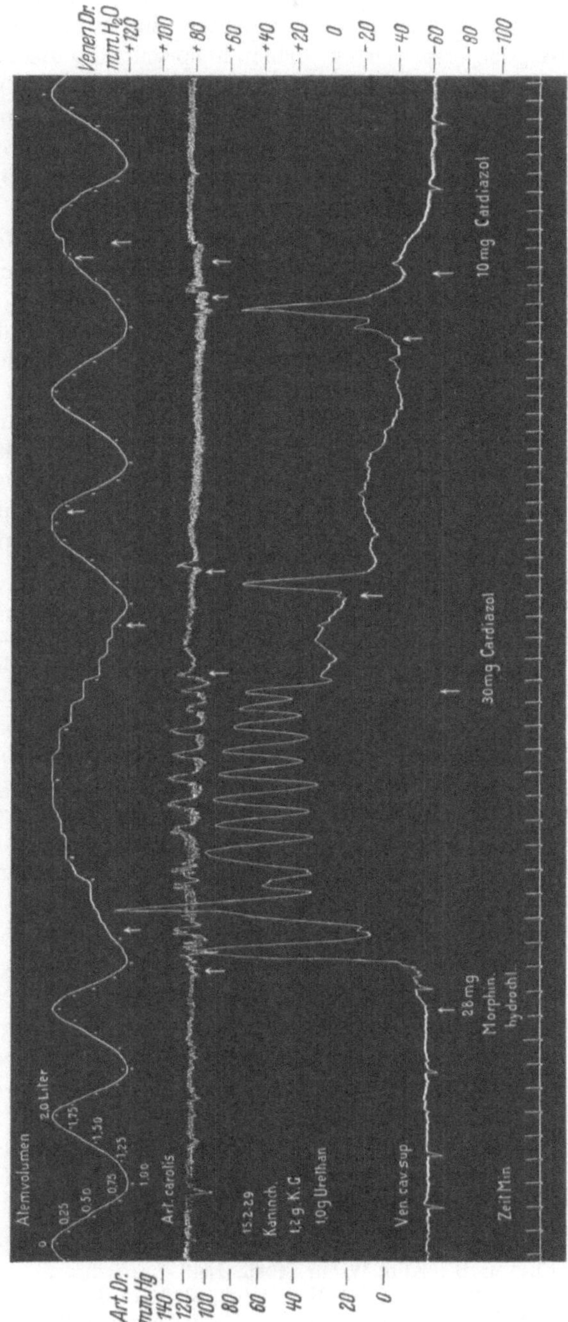

Abb. 6. 15. II. 1929. Kaninchen, 1,2 kg Gewicht. 1,0 g Urethan. Morphinatemlähmung, Herzinsuffizienz und Aufhebung durch Cardiazol. (Nach H. Gremels.)

---

[1] Trendelenburg, P.: Med. Klin. **1929**, 1573.
[2] Gremels, H.: Arch. f. exper. Path. **153**, 36 (1930); **162**, 29 (1931).

verschieden angegeben. Eichler und Hildebrandt[1] sahen den gesenkten Blutdruck nach Cardiazolinjektion wieder schnell ansteigen; auch Russu und Spârchez[2] geben eine günstige Wirkung von Cardiazol (intravenös 170 mg pro Hund) bei Chloroformkollaps an. Nach v. Issekutz[3] läßt sich dagegen eine Chloroformschädigung an der Katze durch Cardiazol nicht beeinflussen. Zugunsten der erstzitierten Arbeiten spricht die Beobachtung von Leffkowitz[4], der bei Betrachtung der Splanchnicusgefäße mit der binokularen Lupe feststellte, daß die bei dem Blutdruckabfall in der Chloroformnarkose erweiterten Gefäße sich auf eine Cardiazolinjektion von 50 mg/kg Kaninchen wieder bis zur Norm verengten, und daß das Gefäßbild und die Blutströmung wieder so wurde wie vor der Chloroformschädigung.

Bei Kollapszuständen an der Katze, hervorgerufen durch Chinin oder auch durch Blutentzug oder Injektionen von Säuren, konnten Barker und Levine[5] keinen günstigen Einfluß von Cardiazol feststellen. Dagegen gelingt es nach Flaum[6], am Kaninchen in Urethannarkose den durch wiederholte kleinere Aderlässe auf 40 mm Hg gesenkten Blutdruck durch intravenöse Injektion von 10 mg Cardiazol wieder auf 80 mm zu steigern. Auch Blutdrucksenkungen durch Schädigungen des Vasomotorenzentrums mittels Somnifen konnten, falls die Vergiftung nicht allzu weit betrieben war, weitgehend kompensiert werden. Merkwürdigerweise wird nach seinen Angaben auch eine periphere Gefäßdilatation durch Papaverin in steigenden Dosen von 2—16 mg/kg durch Injektion von 20 mg Cardiazol prompt und anhaltend ausgeglichen.

Kreislaufschädigungen durch Histamin wurden bisher als praktisch nicht beeinflußbar angesehen[1, 7—9]. Neuerdings gibt aber Palme[10] an, daß Histaminkollapse, die durch eine Dauertropfinfusion von ganz geringen Histaminmengen (2—4,6 γ/kg/Min.) für längere Zeit aufrechterhalten werden, schon durch geringe Cardiazoldosen (0,3 und 1,4 mg/kg/Min.) nicht nur ausgeglichen werden können, sondern daß der Blutdruck sogar über die ursprüngliche Höhe hinausgeht. Wird das Histamin in einmaliger Dosis intravenös verabfolgt, so ist mit Cardiazol kein sicherer Erfolg zu erreichen, ebensowenig bei gleichzeitiger Injektion von Cardiazol und Histamin. Palme gibt weiter an, daß auch bei Kollapsen, die durch Splanchnicusdurchschneidung allein oder mit Nebennierenexstirpation herbeigeführt sind, ungemein geringe Cardiazoldosen ausreichen, um eine sehr starke Blutdrucksteigerung auszulösen.

Experimentelle Shockzustände (postoperativ oder nach Schädeltrauma) werden nach Wahren[11] nicht sicher beeinflußt, dagegen hat auch er beim Histaminshock eine günstige Wirkung des Cardiazols gesehen.

Weiter können nach Oettel[12] Blutdrucksenkungen durch Acetylcholin (der Blutdruck ist dabei mittels einer Dauerinfusion auf ein bestimmtes Niveau gesenkt) mittels einer Cardiazolinjektion beseitigt werden.

[1] Eichler, O., u. F. Hildebrandt: Arch. f. exper. Path. **116**, 110 (1926).
[2] Russu, G., u. T. Spârchez: Z. exper. Med. **98**, 772 (1936).
[3] v. Issekutz, B.: Arch. f. exper. Path. **177**, 415 (1935).
[4] Leffkowitz, M.: Ther. Gegenw. **1929**, 577.
[5] Barker, M. H., u. S. A. Levine: Arch. int. Med. **42**, 14 (1928).
[6] Flaum, B.: Klin. Wschr. **1935**, 1543.
[7] Trendelenburg, P.: Med. Klin. **1929**, 1573.
[8] Gremels, H.: Arch. f. exper. Path. **153**, 36 (1930); **162**, 29 (1931).
[9] Goworow, N., u. E. Speranskaja-Stepanowa: Z. exper. Med. **79**, 517 (1931).
[10] Palme, F.: Arch. f. exper. Path. **183**, 170 (1936).
[11] Wahren, H.: Z. exper. Med. **99**, 306 (1936).
[12] Oettel, H.: Cardiazol-Film, demonstriert auf der 13. Tag. d. Dtsch. pharmak. Ges. 1936.

Nach Zinnitz und v. Bergmann[1], die Versuche zur Frage der Kumulation von Cardiazol anstellten, gelingt es, am Kaninchen in Urethannarkose durch regelmäßige kleine Dosen (5 mg/kg) Cardiazol den Blutdruck 10 Stunden lang auf einer gleichbleibenden Höhe zu halten, die 10—15 mm über dem Ausgangswert liegt. Erhöht man die Dosen auf 10 mg, so ist der Blutdruckanstieg etwas höher, etwa 30 mm Hg über dem Anfangswert; nach der 28. Injektion geht aber das Tier an Cardiazolvergiftung zugrunde, weil die Entgiftung nicht mit

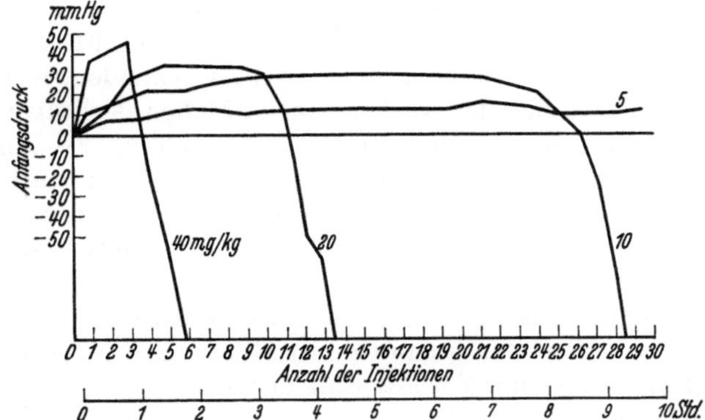

Abb. 7. Art der Blutdrucksteigerung am Kaninchen durch regelmäßige Gaben gleicher Cardiazolmengen. Die jeweilige Einzelmenge ist am Ende jeder Kurve verzeichnet. (Nach Zinnitz und v. Bergmann.)

der Zufuhr Schritt halten kann. Bei 20 und 40 mg sind die Blutdrucksteigerungen noch etwas stärker, der Tod tritt aber bereits nach der 13. bzw. 5. Injektion ein.

An der Spinalkatze mit dem durch Wegfall des Vasomotorenzentrums auf 20—40 mm Hg gesenkten Blutdruck bewirkt Cardiazol kein Ansteigen, ein erneuter Beweis für das Fehlen eines peripheren Angriffspunktes.

Wirkung auf Gefäße und glatte Muskulatur.

Die glatte Muskulatur wird durch Cardiazol kaum beeinflußt[2]. Injektionen von Cardiazol in den verschiedensten Konzentrationen bis zu 1:2000 ändern die Gefäßweite nicht. Auch Tonus- und Pendelbewegungen des isolierten Katzendarms zeigen nach Cardiazol auch bei Anwendung hoher Konzentrationen keine deutliche Änderung. Ebensowenig ist der isolierte Meerschweinchenuterus zu beeinflussen, selbst wenn man hohe Konzentrationen bis 1:5000 anwendet. Auch Camp[3] gibt an, daß die Motilität des Magens durch Cardiazol unbeeinflußt bleibt. Nur die Muskulatur der Harnblase zeigt nach diesem Autor eine starke Kontraktion nach Cardiazolinjektionen.

Die nervenfreie glatte Muskulatur (Amnion von Huhn oder Gans) wird dagegen nach Baur[4] durch Cardiazol 1:10000 deutlich zur Erschlaffung gebracht. Auch wird der durch intravenöse Injektion von 0,08 mg Histamin beim Meerschweinchen hervorgerufene Bronchialkrampf durch gleichzeitige Cardiazolinjektion abgeschwächt. Szakàll[5] glaubt allerdings, daß dieser Antagonismus im wesentlichen auf die zentral erregende Wirkung des Cardiazols, die die periphere Lungenstarre überwinde, zurückzuführen sei. Doch ist andererseits nach

[1] Zinnitz, F., u. F. v. Bergmann: Arch. f. exper. Path. **181**, 335 (1936).
[2] Hildebrandt, F.: Arch. f. exper. Path. **116**, 100 (1926).
[3] Camp, W. J. R.: J. of Pharmacol. **33**, 81, 262 (1928).
[4] Baur, M.: Arch. f. exper. Path. **134**, 49 (1928).
[5] Szakàll, A.: Arch. f. exper. Path. **148**, 218 (1930).

Warnant[1] auch an der isolierten Lunge ein Antagonismus von Cardiazol gegenüber dem anaphylaktischen Bronchospasmus nachweisbar.

Quergestreifte Muskulatur.

Der quergestreifte Muskel (isolierter Gastrocnemius von Rana fusca) zeigt nach Stross[2] keinerlei Erscheinungen oder Veränderungen seiner Erregbarkeit, wenn er in cardiazolhaltigen Ringer (1:1000 bis 1:170) gebracht wird.

Ermüdungserscheinungen der Muskulatur am ganzen Frosch werden nach Fischer[3] durch Cardiazolinjektionen prompt aufgehoben. Fischer reizte den Ischiadicus in regelmäßigen Zwischenräumen von 13 Sekunden, wobei die Kontraktionshöhen anfangs mehr oder weniger stark abfallen, sich aber dann lange Zeit bis zu vielen Stunden auf der gleichen Höhe halten. 3—5 mg Cardiazol in den Lymphsack oder peroral gegeben bewirken eine sehr starke Erhöhung der Kontraktionen. Schädigungen durch kleine Strychnin- oder Coramindosen werden vollkommen aufgehoben. Die Ursache der Cardiazolwirkung liegt nach der Anschauung Fischers weniger in der Muskulatur selbst als vielmehr in der Besserung des Kreislaufs mit Erhöhung der Durchflußgröße; doch ist sie nicht zentral, da ja der Ischiadicus durchschnitten ist. Zu denken wäre an Änderungen der Permeabilität im Sinne einer Verbesserung der Sauerstoffaufnahme, vielleicht auch an eine Steigerung der Erregbarkeit des Endplattenapparates. Am Warmblüter sollen sich nach Fischer grundsätzlich ähnliche Ergebnisse nachweisen lassen.

Wirkung auf den Stoffwechsel.

Bei der Flüchtigkeit der Cardiazolwirkung ist eine tiefergehende Beeinflussung des Stoffwechsels unwahrscheinlich. So wird auch tatsächlich in der Literatur nur über verhältnismäßig geringe Steigerung des Sauerstoffverbrauches im Anschluß an Cardiazolinjektionen berichtet. Nach Schoen und Kaubisch[4] steigert eine intravenöse Injektion von 100 mg Cardiazol den Grundumsatz des Menschen vorübergehend mit einem Maximum von 14%. Nach Morphinverabreichung ist die Wirkung verdoppelt. Das Absinken des respiratorischen Quotienten (trotz der gesteigerten Atmung) weist nach den Autoren darauf hin, daß diese Stoffwechselsteigerung durch Fett und Eiweiß bestritten wird. Nach intramuskulärer Injektion von 0,2 g Cardiazol fand Tsungming[5] nur eine geringe Steigerung des Sauerstoffverbrauches um 3—5%, die nach seiner Ansicht auf die Schmerzhaftigkeit der Injektion zurückzuführen ist. Neuerdings hat Müller[6] beim Hund in Pernoctonnarkose nachgewiesen, daß subcutane Cardiazolinjektionen zwischen 400 und 1000 mg Atmung und Kreislauf relativ zum Energiebedarf des Körpers wesentlich verbessern können. Die durch länger dauernde und vertiefte Pernoctonnarkose bedingte Asphyxie der Gewebe geht unter der Cardiazolwirkung zurück, indem z. B. ein Hund nach 1 g Cardiazol innerhalb von 40 Minuten wenigstens 150 ccm mehr Kohlensäure abgibt, als gleichzeitig im Körper gebildet werden.

Blutzucker wie Blutmilchsäure beim Kaninchen steigen nach Bömer[7] nicht unerheblich an (der erstere auf etwa 220—230 mg%, letztere von 5—10 auf

[1] Warnant: C. r. Soc. Biol. Paris 101, 491 (1929).
[2] Stross, W.: Arch. f. exper. Path. 114, 177 (1926).
[3] Fischer, M. H.: Med. Klin. 1936, Nr 1 — Arch. f. exper. Path. 181, 170 (1936).
[4] Schoen, R., u. N. Kaubisch: Arch. klin. Med. 150, 251 (1926).
[5] Tu Tsungming: Arch. f. exper. Path. 125, 1 (1926).
[6] Müller, E. A.: Med. Klin. 1936, Nr 15.
[7] Bömer, M.: Arch. f. exper. Path. 140, 247 (1930).

30—100 mg%). Da nach Splanchnicusdurchschneidung die Wirkung ausbleibt, ist sie zentral bedingt. Ob eine Adrenalinausschüttung die Ursache ist, ist nicht untersucht. Die von Bömer verwandten Dosen von 35—40 mg/kg sind allerdings schon mittlere Krampfdosen, so daß der Anstieg der Werte mit der Krampfwirkung zusammenhängen kann.

Wirkung auf das Blut.

Der Hämoglobingehalt des Blutes wird nach Camp[1] nicht verändert. Im Blutbild ergibt sich nach dem gleichen Autor ein deutlicher Abfall der Leukocyten von 12%, und zu gleicher Zeit ein Ansteigen der polymorphkernigen Zellen um annähernd 12%, während die Lymphocyten um etwa 10% abnehmen.

Gewöhnung.

Eine Gewöhnung im Sinne der Toleranzsteigerung gegen Cardiazol tritt nicht ein. Dies steht in Einklang mit der Tatsache, daß bei erregenden Giften eine solche Erscheinung fehlt[2]. Bei täglicher Prüfung der krampfmachenden Dosis beim Kaninchen findet Biehler[3] nur ein geringes Ansteigen derselben, um 3 mg/kg, im Laufe eines Monats.

[1] Camp, W. J. R.: J. of Pharmacol. **33**, 81, 262 (1928).

[2] Hildebrandt, F.: Gewöhnung und Gifte. Handb. d. norm. u. pathol. Physiologie **13** (1929).

[3] Biehler, W.: Arch. f. exper. Path. **178**, 693 (1935).

The Harmine Group of Alkaloids.

By

J. A. GUNN-Oxford.

With 5 figures.

Harmine and harmaline are alkaloids found in the seeds of Peganum harmala and the pharmacological actions of these alkaloids, as well as of many artifically prepared derivatives of them, have now been investigated in considerable detail. The seeds of the plant have been used therapeutically for centuries and a brief reference to this earlier history may be of some value, as several of the characteristic actions of the alkaloids were empirically discovered from this early use of the seeds in man.

Historical. The plant, Peganum harmala, included by the older botanists among the Rutaceae, is now ascribed to the family of Zygophyllaceae. It is widely distributed in the steppes and waste places in the old world, in S. Russia, the Balkans, along the shores of the Mediterranean, in Arabia, Persia and India, and as far as Tibet. The plant grows to the height of 1 to 3 feet, and has much-divided leaves and rather large flowers. It is the Πήγανον ἄγριον of Dioscorides, and was known to the Arabians as Harmal, to the Indians as 'Hurmal' and to the Tartars as 'Zysserlik'. The seeds were used for a variety of purposes; by the Greeks for eye diseases and later as a diaphoretic, emmenagogue, anthelmintic and, like Cannabis Indica, as a soporific and intoxicant. In India they are still used as emmenagogue, abortifacient and narcotic. Wounds are fumigated by burning the seeds, the smoke being reputed to have antiseptic properties. The plant is used as a remedy for syphilis and for "fever" in N. Africa, where it is also recognised that the seeds may intoxicate like alcohol. As will be shown there is pharmacological evidence for the emmenagogue, anthelmintic and intoxicant, and possibly also for the antipyretic, properties of the seeds.

Under the name Semen Rutae Sylvestris, the seeds are mentioned among the simples of some of the early London Pharmacopoeias.

The seeds are of a dark brown colour and contain a red colouring matter. Large quantities of the seeds are imported into India from Persia to be used as a dye, and they were at one time imported into England from the Crimea for this purpose.

Harmine has also been isolated from *Banisteria Caapi*, extracts or decoctions of which have been used by the native of S. America as a kind of intoxicant. The actions of Banisteria in man and animals were described by LEWIN[1]. From the plant an alkaloid, *banisterine*, was isolated which was later shown by WOLFERS and RUMPF[2] to be identical with harmine. Some apparent pharmacological differences between banisterine and harmine were later explained[3, 4].

---

[1] LEWIN: Arch. f. exper. Path. **129**, 133 (1928). — LEWIN and SCHUSTER: Dtsch. med. Wschr. **1928**, 419.

[2] WOLFERS and RUMPF: Arch. Pharmaz. **3** (1918).

[3] BERINGER and WILMANNS: Dtsch. med. Wschr. **55**, 2081 (1929).

[4] GUNN: Lancet **1929 I**, 114; **1929 II**, 769.

Chemical. The seeds contain about 4 per cent of alkaloids, consisting of harmaline ($C_{13}H_{14}ON_2$), isolated in 1837 by GOBEL, harmine ($C_{13}H_{12}ON_2$), isolated in 1847 by FRITZSCHE, and harmalol, ($C_{12}H_{12}ON_2$), isolated by O. FISCHER. Harmaline comprises about two-thirds of the total alkaloids. Harmalol is phenolic and harmaline is its methyl ether; separation of harmalol is, therefore, possible by taking advantage of its solubility in aqueous alkalies. Harmaline and harmine can be separated by fractional precipitation of acid solutions with ammonia, the harmaline crystallises from alcohol as large colourless prisms, m. p. 250—1, and harmine usually as needles, m. p. 264—5. The bases are mono-acid forming characteristic salts which are fluorescent in solution. Our knowledge of the constitution of these bases is due to O. FISCHER[1] and to PERKIN and ROBINSON. The synthesis of the bases was accomplished by PERKIN, MARSKE and ROBINSON (1927), and the structure of the alkaloids is that proposed by PERKIN and ROBINSON[2] (1919). The structures of harmine and of some of its most important derivatives are given in Table 1.

Table 1.

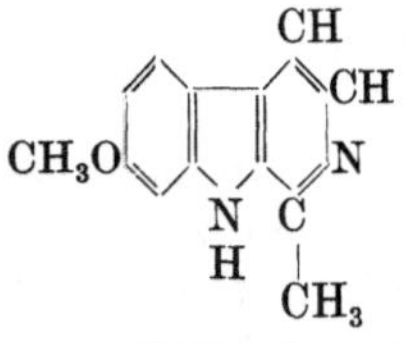

(1) Harmine 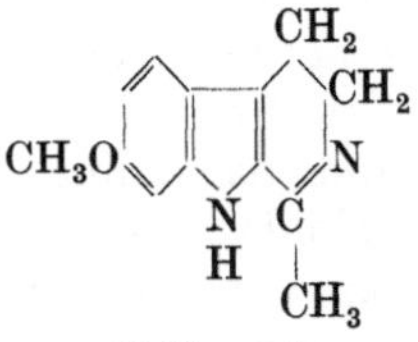 (2) Harmaline 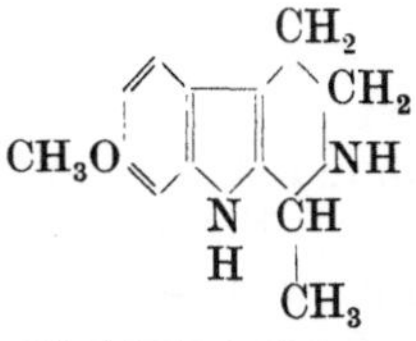 (3) Tetrahydroharmine

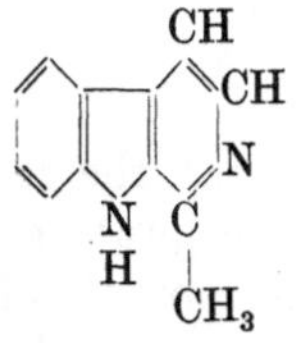

(4) Harman 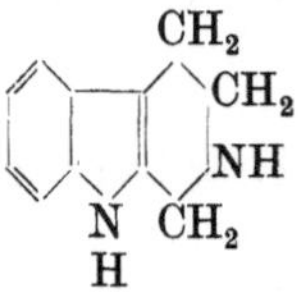 (5) Tetrahydronorharman

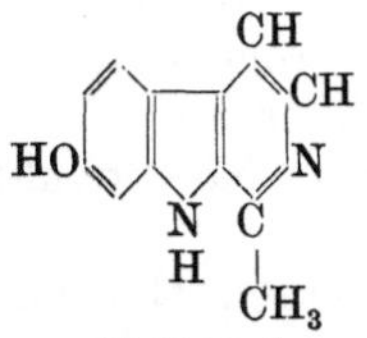

(6) Harmol 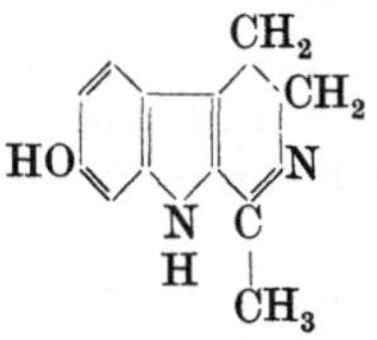 (7) Harmalol 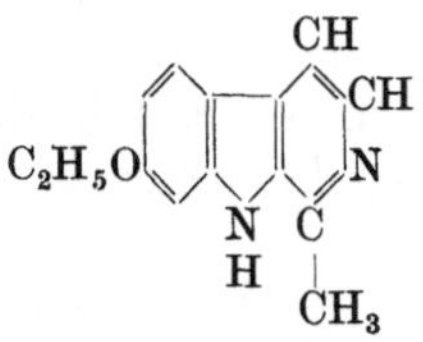 (8) Ethyl-harmol

Pharmacology of Harmine[3].

Action on Protozoa.

In 1899 RAAB[4] found that several substances which form fluorescent solutions are much more toxic to *Paramoecium caudatum* in light than in darkness, those light-rays which most excite fluorescence being especially powerful in increasing the toxicity. In 1903[4] he extensed those observations to include harmaline and found that, though the presence or absence of light had

[1] FISCHER: Ber. dtsch. chem. Ges. **30**, 2482 (1897); **45**, 1934 (1912); **47**, 90 (1914).

[2] PERKIN and ROBINSON: J. chem. Soc. (Lond.) **101**, 1775 (1912); **103**, 1973 (1913); **115**, 933 (1919); **119**, 1602 (1921); **121**, 2182 (1922); **125**, 626 (1924).

[3] A review of the pharmacology and therapeutics of harmine harmaline and many derivatives of them has been made by GUNN: Arch. internat. Pharmacodynamie **50**, 379 (1935).

[4] RAAB: Z. Biol. **39**, 524 (1899); **44**, 16 (1903).

no effect on the toxicity of strong solutions, in a solution of 1 in 200,000 para-moecia remained quite healthy in the dark for 20 hours, while in the light they died in 1 to 3 hours. JACOBSON[1] showed that, in regard to their toxic effect on ciliated epithelium, solutions of harmaline hydrochloride (among other fluorescent substances) act independently of light in stronger concentrations, while in weaker concentrations, they are more poisonous in light than in darkness. GUNN later found that this toxic action on protozoa was possessed also by harmine and by all the nearly related members of this group.

Anthelmintic Action.

Harmal seeds have been used for centuries in the East for their anthelmintic action. FLURY[2] tested this effect experimentally on Ascarides from the pig. The worms were kept in a saline solution in an incubator at 37° C. In solutions of harmaline, 1 in 25,000, the worms showed at first increased movements and were dead within 12 hours. In solutions of 1 in 50,000 they showed a long-lasting increase in activity but survived for over 48 hours. Ascarides show an extraordinary resistance to most alkaloids, and this effect of harmaline, therefore, affords the more convincing evidence of a genuine anthelmintic action, resembling that of santonin.

SETO[3] found that harmine and harmaline had a stimulant action on the muscles of the earthworm, similar to that produced by santonin and that harmine was 4—10 times as toxic as santonin to the muscle of the earthworm. KADOYAMA[4] found harman > harmine > harmaline in toxic action on the muscle of the earthworm (v. Addendum p. 196).

Symptomatology.

Frogs. After hypodermic injection of about the M. L. D. the chief symptoms in order of onset are: slowing and irregularity of respiration, interference with locomotion, and gradual abolition of righting and spinal reflexes. When complete motor paralysis ensues, the peripheral neuromuscular mechanism is still excitable, but local contractures of muscles, due to contact with the injected solution, take place. The heart beats become progressively slower and weaker with final arrest in diastole, in about 4 to 6 hours.

Respiratory failure occurs much earlier in 1—3 hours. No convulsions occur at any time.

Mammals. In all mammals which have been investigated, the symptoms are initially those of excitement of the central nervous system, characterised by marked tremors especially of the head and fore part of the body, and, with larger doses, clonic convulsions of epileptiform type. The convulsions are usually intermittent, with intervals of quiescence. If the dose is not lethal, the convulsions are usually entirely recovered from within one or two hours. With lethal doses, tremors and convulsions gradually give place to motor paralysis, the animal often lying for long periods on its side executing "running" movements. Respirations gradually fail, and the heart still beats slowly and feebly for some minutes after respiratory arrest. Some rigidity of the muscles at the site of injection may occur, but the general voluntary muscles are still easily excited by stimulation of their motor nerves when motor paralysis is complete. Temperature falls markedly in the later stages of poisoning, but there may be a

[1] JACOBSON: Z. Biol. **41**, 445 (1901).
[2] FLURY: Arch. f. exper. Path. **64**, 105 (1911).
[3] SETO: Jap. J. med. Sci., Trans. IV Pharmacol. **5**, 16 (1930).
[4] KADOYAMA: Jap. J. med. Sci., Trans. IV Pharmacol. **6**, 82 (1932).

slight initial rise. The symptoms of poisoning in pigeons are similar to those seen in mammals.

Lethal Dosage.

TAPPEINER made a very rough estimate of the lethal dose of harmine in the frog, rabbit and guinea-pig but the dosage was subsequently more accurately determined. GUNN[1] found the minimum lethal dose of harmine hydrochloride in grammes per kilogramme by subcutaneous injection to be—frog, 0.6; guinea-pig, 0.12; rabbit, 0.23; rat, 0.2; pigeon, 0.15. HARA and MORI[2] found corresponding dosage as follows:— frog, 0.5; rabbit, 0.1; mouse, 0.3; cat, 0.02; ape, 0.03; and LEWIN: rabbit, 0.2 and guineapig, 0.1.

According to FLURY[3] rabbits and dogs can acquire tolerance to both harmine and harmaline. For example, a dog as the result of repeated daily injections for a month could tolerate a minimum lethal dose without even exhibiting convulsions, an effect he ascribes to increased destruction of the alkaloids in the body. KREITMAIR[4] confirmed this, and found that in the dog three times the M. L. D. could be tolerated by repeated subcutaneous injection of gradually increasing doses.

Action on the Central Nervous System.

In frogs the chief symptoms referable to an action on the central nervous system are loss of coordination of muscles and of the power of jumping, arrest of respiration and paralysis of reflex excitability. Since these effects come on at a time when they cannot be explained by paralysis of the peripheral neuro-muscular mechanisms, they indicate that harmine paralyses the functions of the mid-brain, medulla oblongata and spinal cord.

In warm-blooded animals, the occurrence of tremors and clonic convulsions, with symptoms suggesting the presence of hallucinations and with the absence of any marked increase in spinal reflex excitability, points to an exciting action on the cerebral cortex, an assumption which is supported by the absence of these symptoms in frogs[1]. In dogs the aggressive behaviour and prolonged barking produced by harmine are symptoms characteristic of cortical stimulation.

The therapeutic use of harmine for the relief of PARKINSONian symptoms has led to attempts to analyse more closely the site of action of harmine on the central nervous system[5—8]. HARA and MORI[2] found that in rabbits, cats and dogs, harmine applied in solution to one cerebral hemisphere caused spasms and convulsions in the opposite side of the body; when applied to both hemispheres, it produced those effects in the whole body. After removal of the cerebrum, optic thalamus and corpora quadrigimina, no tremors or convulsions were obtained either by hypodermic injection of harmine or by its application to the cerebellum or medulla.

From these and other experiments they also concluded that the convulsions are due to stimulation of the cerebral motor centres which are paralysed by large doses.

LEWIN[9] described in man, following harmine administration, various subjective sensations, e.g. colour visions and hallucinations of sight rather like

[1] GUNN: Trans. roy. Soc. Edinburgh **49**, 83 (1911).
[2] HARA and MORI: Jap. J. med. Sci., Trans. IV Pharmacol. **7**, 78—79 (1933).
[3] FLURY: Arch. f. exper. Path. **64**, 105 (1911).
[4] KREITMAIR: Verh. dtsch. pharmakol. Ges. **69** (1929).
[5] HALPERN: Dtsch. med. Wschr. **56**, 651 and 1252 (1930).
[6] MARINESCO, KREINDLER and SCHEIM: Arch. f. exper. Path. **154**, 301 (1930).
[7] RUSTIGE: Dtsch. med. Wschr. **55**, 613 (1929).
[8] HIGASI: Jap. J. med. Sci., Trans. IV Pharmacol. **9**, 47 (1934).
[9] LEWIN: Arch. f. exper. Path. **129**, 133 (1928).

those produced by Anhalonium Lewinii, and also a feeling of dual personality. Tremor and twitching of certain muscles also occurred.

In post-encephalitic Parkinsonism Lewin found, and this has been confirmed by Beringer[1] and others, that harmine markedly reduces the rigidity of the muscles, leading to more rapid and fluent movements and a feeling of lightness of the limbs. It has, however, little or no effect on the tremor, and does not produce the euphoria that results from administration of the hyoscine group. How harmine produces these effects is still uncertain. It seems doubtful whether they can be explained solely by stimulation of the cerebral cortex for Cooper and Gunn[2] found that harmalol, which seems devoid of the cortical stimulant action (at least in laboratory mammals) nevertheless produces the same improvement in motility as harmine.

Voluntary Muscle.

Among the symptoms of poisoning by hypodermic injection of harmaline in frogs, Tappeiner[3] and Flury[4] both observed a certain rigidity of certain groups of muscles especially of the limbs. Flury found that harmine produced paralysis

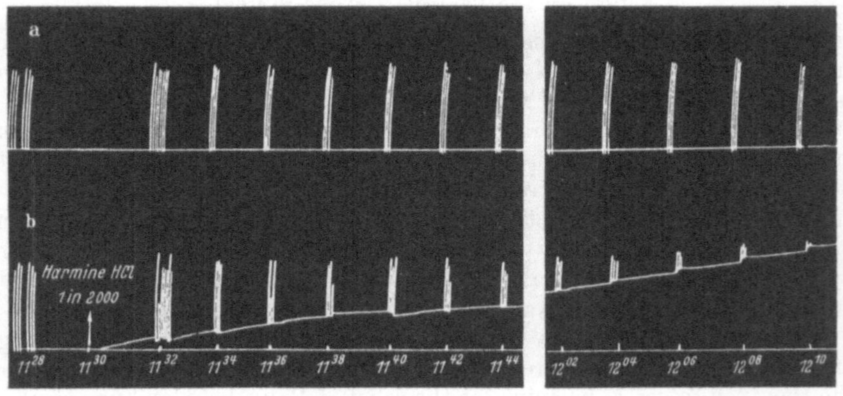

Fig. 1. Isolated gastrocnemius muscles of frog; the same electric stimulus passes through both muscles. *A* control muscle; *B* showing contracture and diminished height of twitch produced by harmine.

of the isolated striped muscle of the frog, but no change in the contraction curve which could explain the stiffness of the extremities seen in the intact animal. Gunn[5] found that solutions of harmine when not less dilute that 1 in 5000 invariably produce a contracture of isolated striped muscle with loss of excitability (v. fig. 1). This effect on muscle is characteristic also of harmaline[6] and of most of the members of this group of alkaloids.

Action on the Respiration.

Lethal doses of harmine paralyse the respiration in frogs some time before actual cessation of the heart beats but at a time when the circulation is impaired, as is shown by examination of the circulation in the web of the foot. In unanaesthesised mammals there is a primary stimulation of respiration, most

[1] Beringer: Dtsch. med. Wschr. **54**, 908 (1928).
[2] Cooper and Gunn: Lancet **1931**, 901.
[3] Tappeiner: Arch. f. exper. Path. **35**, 69 (1895).
[4] Flury: Arch. f. exper. Path. **64**, 105 (1911).
[5] Gunn: Trans. roy. Soc. Edinburgh **48**, 83 (1911).
[6] Gunn: Trans. roy. Soc. Edinburgh **47**, 245 (1909).

pronounced, as is to be expected, when the dose is sufficient to cause excitement and increased movements. Stimulation of the respiration is rarely seen in animals anaesthetised with chloroform or ether. In any case the primary stimulation is slight and not apparently of much significance in man. Larger doses depress the respiration. At the time of death from lethal doses the diaphragm reacts to weak stimulation of the phrenic nerve, so that respiratory failure is due to a direct depressant action on the respiratory centre, similar to that displayed by large doses of harmine on the central nervous system generally. Especially with larger lethal doses enfeeblement of the circulation is probably a contributory factor in the causation of respiratory failure; with rapidly lethal doses injected intravenously, the heart beats and respiration may cease simultaneously[1].

Action on the Heart and Circulation.

Heart. Solutions of harmine, if not less concentrated than 1 in 50,000, produce slowing and weakening of the contractions of the perfused heart of the *frog*. Solutions of 1 in 10,000 or more concentrated arrest the heart in a position of almost complete diastole. Harmine acts similarly on the perfused hearts of *rabbits* and *cats* and also produces in them a pronounced increase in the flow through the coronary vessels. Coronary dilatation is, however, produced to a greater extent by some of the other derivatives of harmol (p. 194).

Blood-pressure. Small doses of harmine usually produce a slight rise of blood-pressure, large doses a fall. The former effect is probably due to slight stimulation of the vaso-motor centre. When one-third of the intravenous minimum lethal dose is injected into a vein, the fall of blood-pressure may last about ten minutes, and is accompanied by slowing of the heart which is not prevented by previous administration of atropine. With larger doses the force as well as the rate of the heart beats is reduced. The main cause of the fall of pressure is diminished cardiac output due to a depressant action on cardiac muscle, but a dilatation of arterioles is a contributory factor.

Action on Involuntary Muscle.

Solutions of harmine depress isolated intestinal muscle, when tested by the MAGNUS method. This is shown by reduction in force of individual segmentation

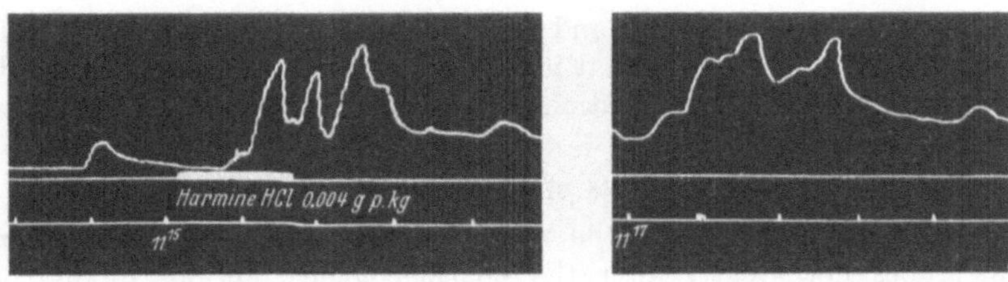

Fig. 2. Rabbit, anaesthetised by urethane, and partially submerged in saline bath. Record of uterine movements, showing increased contractions by intravenous injection of harmine.

movements or by a lowering of tone of the muscle. Rarely can a slight initial stimulation be detected. In the intact anaesthetised animal, the contractions of the intestine are more regularly stimulated by small intravenous doses of harmine. Such other forms of smooth muscle as have been tested react simularly, with the partial exception of the uterus.

---

[1] GUNN: Trans. roy. Soc. Edinburgh **48**, 83 (1911).

Gunn[1,2] first described the stimulating action on the uterus of the intact anaesthetised rabbit produced by harmine, harmaline and other members of this group (fig. 2), and this action has been confirmed by Kreitmair and others. Kreitmair[3] however, obtained only relaxation of the isolated uterus, and failed also to obtain contraction of the uterus in the decerebrate cat, from which he concluded that the stimulant action on the uterus was due to some action on the brain. Gunn, however, could demonstrate contraction of the uterus both in the decerebrate cat and in the exsected organ, though on the latter the response depends partly upon the existent tone of the muscle[4]. The main effect is a direct stimulant action on the uterine muscle itself.

Blood. Some observations on changes in the blood produced by harmine and harmaline have been made, especially by Japanese workers. Hara and Mori[5] describe a hypoglycaemia in rabbits with both harmine and harmaline; and state that the latter alkaloid may prevent the hyperglycaemia following diabetic puncture. On the other hand Tachibana[6] states that in rabbits harmine causes a slight hyperglycaemia, lasting 4—5 hours, prevented by section of the splanchnic nerves or by ergotamine, and increased by atropine.

Uchihashi[7] states that harmine causes a decrease of blood calcium and of p_H of the plasma of normal rabbits. This is prevented by section of the splanchnics or by yohimbine, which suggests that these effects are due to a central sympathetic stimulation. Inaba[8] gives a similar explanation for the acceleration of blood-clotting found in rabbits *in vivo* but not in drawn blood.

Harmaline.

The pharmacological actions of harmaline so far as they have been investigated are qualitatively identical with those of harmine[1,9,10]. Harmaline is, however, distinctly the more active. Gunn found the minimum lethal dose by subcutaneous injection, in grammes per kilogramme, to be—frog, 0.25; guinea-pig, 0.1; rabbit, 0.1; rat, 0.12; cat, 0.1. Flury[11] found for the dog, 0.03. Harmine is, therefore, approximately half as toxic for most species as harmaline. With harmine the primary stimulant action on the central nervous system less readily gives place to paralysis, and respiratory paralysis plays a less important part in the production of its lethal effects than is the case with harmaline (v. Addendum p. 196).

Derivatives of Harmine.

Many derivatives of harmine and harmaline have been prepared and investigated pharmacologically, so that it is possible to consider in some detail the relations between chemical constitution and pharmacological action in numerous alkaloids of this group.

Effects of Reduction.

As has already been shown, the reduction of harmine to *dihydroharmine* (harmaline) does not greatly alter the pharmacological actions qualitatively.

[1] Gunn: Trans. roy. Soc. Edinburgh **47**, 245 (1909).
[2] Gunn: Trans. roy. Soc. Edinburgh **48**, 83 (1911).
[3] Kreitmair: Mercks Jahresbericht **1928**.
[4] Gunn: Arch. internat. Pharmacodynamie **38**, 507 (1930).
[5] Hara and Mori: Jap. J. med. Sci., Trans. IV Pharmacol. **7**, 78—79 (1933).
[6] Tachibana: Jap. J. med. Sci., Trans. IV Pharmacol. **9**, 87 (1935).
[7] Uchihashi: Jap. J. med. Sci., Trans. IV Pharmacol. **9**, 97 (1935).
[8] Inaba: Jap. J. med. Sci., Trans. IV Pharmacol. **9**, 47 (1936).
[9] Seto: Jap. J. med. Sci., Trans. IV Pharmacol. **4**, 4 (1929).
[10] Hara and Tsuchiya: Jap. J. med. Sci., Trans. IV Pharmacol. **8**, 58 (1934).
[11] Flury: Arch. f. exper. Path. **64**, 105 (1911).

The symptoms in the intact animal and the effects on isolated tissues are similar. For most laboratory animals harmaline is about twice as toxic as harmine. All subsequent investigators agree with Tappeiner on this point. The only material difference produced by this reduction is, therefore, a quantitative one.

Further reduction to *tetrahydroharmine* still leaves the action qualitatively unchanged but reduces the activity to below that even of harmine. FLURY[1] noted that this compound was less active than harmine or harmaline and GUNN[2] found for the rabbit the ratio of the M. L. D. to be approximately — harmine — 2; dihydroharmine — 1; tetrahydroharmine — 3.

Effects of Removal of Methoxy- and Methyl-Groups.

Harman is identical in structure with harmine apart from the loss of the CH_3O-group. KADOYAMA[3] found that it produces motor paralysis in frogs and clonic convulsions followed by motor paralysis in mice and rabbits. In this, and also in its action on blood pressure and respiration, it acts similarly to harmine but is a stronger poison. Similarly *Harmalan* acts like harmaline but is more toxic, and is also more toxic than harman. Both in harmaline and harmalan, the hydrogenation in the 5:6 position increases physiological activity. Introduction of CH_3O-group increases the convulsive effect but diminishes the toxicity[4].

As to the influence of the methyl group, the only compound which has been investigated is *tetrahydronorharman*, which differs from tetrahydroharmine in the absence of both CH_3O- and CH_3-group. ALLAN and GUNN[5] found that this compound produces all the actions characteristic of harmine but is slightly less active than tetrahydroharmine, the ratio of the M. L. D. being roughly tetrahydroharmine — 3, tetrahydronorharman — 4. From these findings it is apparent that the characteristic actions of harmine are independent of the presence of either the methoxy- or methyl-group.

Effects of Substitution of Methoxy- by Hydroxy-Groups.

The simple conversion of a phenolic-OH group into the corresponding methyl ether produces marked changes in pharmacological actions of many compounds and this is true also of the harmine group. In order to determine the effects of this change in structure the actions of *harmol* and *harmalol* were investigated[6, 7]. They differ from harmine and harmaline respectively only in the change of —OH for —OCH_3.

This alteration in structure produces some important changes in pharmacological action. Neither harmol nor harmalol produce the primary clonic convulsions which are such a conspicuous feature of poisoning by harmine and harmaline. They cause only a progressive paralysis of the central nervous system, without any previous stimulation. As has been shown with harman and harmalan the mere change from CH_3O— to H— does not remove the convulsant effect, though it may weaken it slightly. Conversion of CH_3O— to HO— however suppresses the convulsive effect. It would appear, therefore, that the HO-group has a positive effect in suppressing the primary stimulation of the brain.

[1] FLURY: Arch. f. exper. Path. **64**, 105 (1911).
[2] GUNN: Quart. J. Pharmacy **3**, 1 (1930).
[3] KADOYAMA: Jap. J. med. Sci., Trans. IV Pharmacol. **6**, 81 (1931); **6**, 82 (1932).
[4] TAKASE, KADOYAMA and OBARA: Jap. J. med. Sci., Trans. IV Pharmacol. **6**, 81 (1931).
[5] ALLAN and GUNN: Quart. J. Pharmacy **2**, 525 (1929).
[6] GUNN and R. C. MACKEITH: Quart. J. Pharmacy **4**, 33 (1931).
[7] GUNN and SIMONART: Quart. J. Pharmacy **3**, 218 (1930).

Gunn found that for the guinea-pig, rabbit and rat, the M. L. D. of harmine was about twice as great as that of harmol. Similarly the M. L. D. of harmaline was $2^1/_2$—3 times greater than harmalol for laboratory mammals. On the other hand harmalol was as toxic for frogs as harmaline, and harmol actually more toxic than harmine. In other respects, e. g. on the heart, respiration and voluntary and involuntary muscle, harmol and harmalol qualitatively resemble harmine and harmaline. The substitution of HO— for CH_3O— has, however, one other interesting effect, viz; it markedly reduces the toxicity of the compound for protozoa. For example, harmine is from 3 to 16 times (depending on the species of protozoa) as toxic for protozoa as harmol, and harmaline 30—60 times as toxic as harmalol. These ratios are out of all proportion to their relative toxicities for mammalia. As the toxic action on protozoa is not reduced in tetrahydronor-harman as compared with tetrahydroharmine[1] it would seem justifiable to conclude that the HO-group diminishes the toxic action on protozoa.

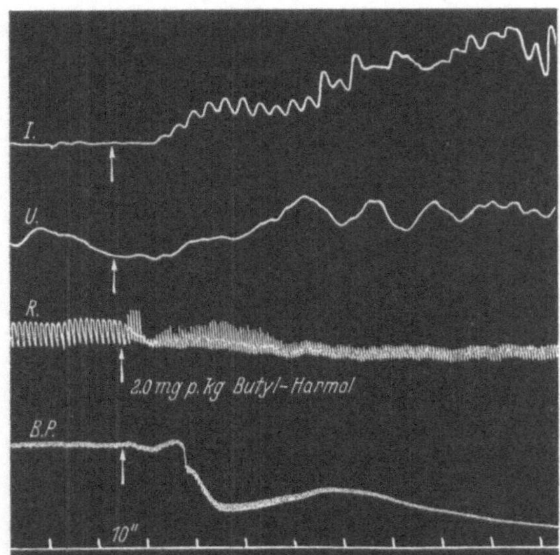

Fig. 3. (reduced). Record of intestinal movements (I), uterine movements (U), respiratory movements (R), and blood-pressure (B.P.), in a rabbit anaesthetised by urethane. Showing stimulation of the movements of intestine and uterus, acceleration of respiration and fall of blood-pressure by butyl-hormol 2 mgm. per kgm.

Effects of Ethers other than Methyl-Ether.

Harmine is the methyl-ether of harmol. In order to determine the effects of lengthening the side chain, the actions of ethyl-[2], O-n-propyl-[3], n-butyl-[4], O-n-amyl-[5], and O-nonyl-[6] harmols were investigated. In these compounds the general range of pharmacological actions exhibited by harmine is retained (v. fig. 3), but a few of the more important quantitative changes may be mentioned.

In regard to toxicity, the M. L. D. for frogs does not run parallel with the M. L. D. for mammals in the series, nor does the toxicities for one species of mammal run strictly parallel with that for another. The approximate M. L. D. by the subcutaneous injection for the guinea-pig in grammes per kilogramme is as follows: methyl (harmine) 0.12; ethyl, 0.2; propyl, 0.1; butyl, 0.15; amyl, 0.4; nonyl, 0.6. The stimulant action on the central nervous system gradually diminishes with lengthening of the side chain. Ethyl-harmol is still powerfully convulsant like harmine, whereas nonyl harmol is purely depressant.

The stimulant action on the uterus, which is pronounced with harmine diminishes definitely in intensity with lengthening of the side-chain. The action

[1] Gunn: Quart. J. Pharmacy **3**, 1 (1930).
[2] Gunn and Heathcote: Quart. J. Pharmacy **4**, 545 (1931).
[3] Elphick and Gunn: Quart. J. Pharmacy **5**, 37 (1932).
[4] Gunn and H. M. MacKeith: Quart. J. Pharmacy **5**, 48 (1932).
[5] Elphick and Gunn: Quart. J. Pharmacy **5**, 56 (1932).
[6] Elphick and Gunn: Quart. J. Pharmacy **5**, 63 (1932).

of relaxing other forms of smooth muscle is most pronounced with butyl- and amyl-harmol.

On protozoal organisms, if the end point be taken as death of the organisms, in one hour, ethyl-harmol is about four times as toxic as harmine. Propyl-, butyl-, and amyl-harmol have about the same activity as ethyl-harmol. Nonyl-harmol, which has only a feeble action on protozoa in one hour, is the most toxic of all if allowed 24 hours to act.

In the foregoing account, a description has been given of the general pharmacological actions of harmine and of such of its derivatives as have been investigated. Some of these actions suggested the possibility of therapeutic application and these actions have naturally been more intensively studied with a view to discovering which derivatives offered most promise for specific therapeutic purposes. As it would have involved much repetition to discuss these actions in detail with each compound *seriatim*, a brief reconsideration of some of the pharmacological actions may now be given, so as to emphasise by which compounds they are particularly displayed.

Comparative Actions on Protozoa.

RAAB[1] showed that harmaline hydrochloride possessed a high toxicity for *paramoecia*, as compared with most alkaloids. GUNN[2] found that harmaline had only a relatively feeble action on trypanosomes *in vitro* and no curative action in rats infected with *Trypanosoma Evansi*. On the grounds that there was a general resemblance between the pharmacological actions of harmaline and quinine, he suggested the possibility that harmaline might have some curative action in malaria. In preliminary tests it was reported to have some curative effect in acute malaria, though much inferior to quinine. Harmine was found to have no effect in acute malaria but seemed, in a few cases tried, to prevent

Table 2. Table to show relative toxicity of ethyl-harmol, amyl-harmol and nonyl-harmol for protozoa. + = Dead. Nonyl-harmol is less toxic in one hour, but more toxic in twenty-four hours, than ethyl-harmol or amyl-harmol.

	$\frac{1}{8,000}$	$\frac{1}{16,000}$	$\frac{1}{32,000}$	$\frac{1}{64,000}$	$\frac{1}{128,000}$	$\frac{1}{256,000}$	$\frac{1}{512,000}$	$\frac{1}{1,000,000}$	$\frac{1}{2,000,000}$	$\frac{1}{4,00,0000}$
Paramoecium caudatum										
Ethyl-harmol										
1 hour	+	+	+	+	+	−	−	−	−	−
24 hours	+	+	+	+	+	+	+	−	−	−
Amyl-harmol										
1 hour	+	+	+	+	−	−	−	−	−	−
24 hours	+	+	+	+	+	−	−	−	−	−
Nonyl-harmol										
1 hour	+	+								
24 hours	+	+	+	+	+	+	+	+	+	−
Amoeba proteus										
Ethyl-harmol										
1 hour	+	+	+	+	−	−	−	−	−	−
24 hours	+	+	+	+	+	+	+	−	−	−
Amyl-harmol										
1 hour	+	+	+	+	−	−	−	−	−	−
24 hours	+	+	+	+	+	+	−	−	−	−
Nonyl-harmol										
1 hour	−	−	−	−	−	−	−	−	−	−
24 hours	+	+	+	+	+	+	+	+	+	−

[1] RAAB: Z. Biol. **39**, 524 (1899).
[2] GUNN and MARSHALL: Proc. roy. Soc. Edinburgh **40**, 140 (1920).

relapses in acute malaria. Subsequent trials by Chopra failed to establish any remedial effect of harmaline in acute or chronic malaria.

In view of the possibility that some of the derivatives of harmine might prove of value in the treatment of protozoal diseases, comparative estimates have been made of the toxicities of many compounds for protozoa. Ethyl-harmol, though less toxic for mammalia than harmine, was found to be about four times as toxic as harmine for *Amoeba proteus* and two to eight times as toxic for *Paramoecium caudatum* according to the time allowed for its action. Ethyl-harmol has, however, not yet been tried in malaria. Nonyl-harmol was found to have a very high toxicity for protozoa if allowed a sufficient time to act (v. Table 2, p. 193). If the end point for death of the organisms be taken in 24 hours, nonyl-harmol is 500 times as toxic as quinine for amoeba. Coulthard[1] investigated a long series of O-alkyl derivatives of harmol in regard to their amoebicidal action *in vitro* for *Entamoeba histolytica* and found the nonyl-harmol most active.

Comparative Bactericidal Actions.

Coulthard, Levine and Pyman[2] investigated the bactericidal activity of a long series of O-alkyl and substituted O-alkyl ethers of harmol and found that in the n-alkyl series the peak of bactericidal activity for *B. Typhosis* at n-butyl-, and for *S. aureus* at n-amyl-harmol. In the ω-diethylaminoalkyl series, the peak of bactericidal activity for *B. typhosus* was at ω-diethylaminononylharmol. The general pharmacological properties of these compounds were not investigated.

Comparative Actions on the Coronary Vessels.

Gunn found that tetrahydroharmine[3] produced a dilating action on the coronary vessels of the perfused mammalian heart. This action was subsequently

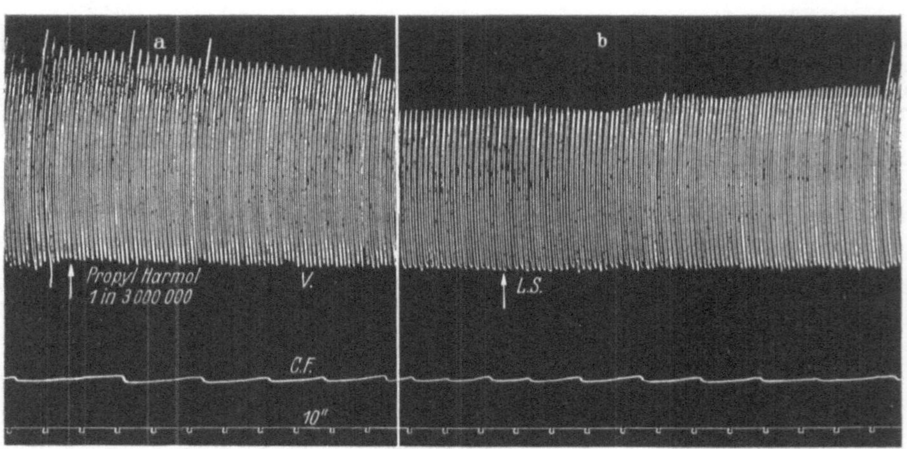

Fig. 4 (reduced). Perfused isolated cat's heart, contractions of ventricle; C.I., coronary flow, each notch recording 2 cc. Strength of solution 1 in 3,000,000. Showing (*a*) increase in coronary flow by about 2C0 per cent. and (*b*, 10 minutes later), further dilatation of the coronaries with depression of the heart, and partial recovery on reperfusion with Locke's solution (L.S.).

shown to occur also with harmol and with most of its alkyl derivatives, the most powerful compounds in this respect being propyl- and amyl-harmol (v. fig. 4). Propylharmol in a concentration of 1 in 9,000,000 produced a 50 per cent increase

[1] Coulthard: Biochemic. J. **28**, 264 (1934).
[2] Coulthard, Levene and Pyman: Biochemic. J. **27**, 727 (1933).
[3] Gunn: Quart. J. Pharmacy **3**, 1 (1930).

in the coronary flow of the perfused cat's heart. KREITMAIR confirmed this action by a different method. Using heart-lung preparation in dogs with a MORAWITZ coronary canula, he found that harmol (10 mgm. per Kilo) produced a remarkable increase in the coronary flow. BRAMWELL, CAMPBELL and EVANS[1] treated 20 patients suffering from *angina pectoris* with propylharmol by mouth and found benefit from the drug in four early cases but no improvement in the more severe types. Seven out of 41 cases of angina, treated by harmol hydrochloride by mouth, appeared to be improved.

Comparative Actions on the Uterus.

The stimulant action on the uterus, first observed with harmaline, was investigated subsequently with other compounds with a view to determining

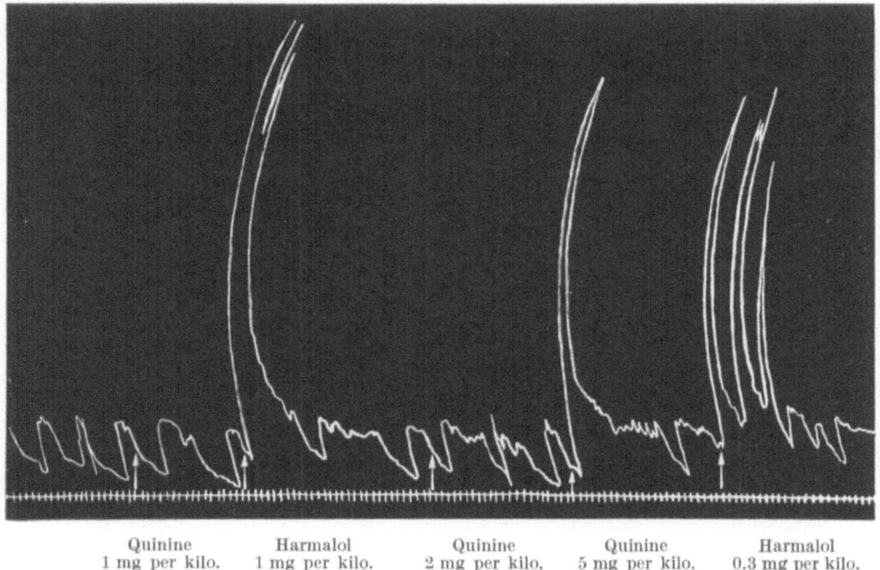

Fig. 5. Rabbit, non-pregnant, anaesthetised by urethane; contractions of uterus recorded *in situ*; varying doses of harmalol and quinine intravenously. Showing that 0.3 mgm. per kgm, harmalol in about equal, in activity on the uterus, to 5.0 mgm. quinine.

whether any of them might be suitable for therapeutic use. From the general resemblance between the actions of the harmine and quinine group of alkaloids, it was possible that some member of the former group would be suitable for use as an ecbolic under the same conditions as quinine. One of the most promising alkaloids from this point of view was harmalol, which was found to have in rabbits about 17 times the ecbolic activity of quinine and about twice its toxicity (v. fig. 5). The ratio of therapeutic to toxic action of harmalol compared, therefore, very favourably with that of quinine. Using harmalol as a substitute for quinine in the induction of labour, GUNN failed to find any conspicuous effect on the uterus produced by the former, but the possibility of using one of the harmine alkaloids as an ecbolic has perhaps not yet been sufficiently explored.

Summary.

The following are the most characteristic actions of harmine. It stimulates the cerebral cortex in mammals, producing hallucinations, tremors and clonic

[1] BRAMWELL, CAMPBELL and EVANS: Lancet **69** (1933).

convulsions in large doses. Lethal doses cause a subsequent depression of the central nervous system. In frogs no primary stimulation of the central nervous system or convulsive effects occur. High concentrations cause contracture with loss of excitability of voluntary muscle. On involuntary muscle, the chief effect is a depressant one, except in the case of the uterus which is stimulated. Small doses may produce a slight rise of blood pressure but otherwise harmine causes a fall of blood pressure, due mainly to a depressant action on the heart muscle with also some relaxation of the arterioles. The coronary vessels seem to be specially sensitive to the vasodilator action. Lethal doses paralyse the respiratory centre; small doses produce a stimulation of respiration in unanaesthetised animals. Harmine has a toxic action on protozoa and on ascarides.

Qualitatively similar actions are produced by dihydroharmine (harmaline) and by many other derivatives of harmine.

Addendum.

Harmaline was studied by Gomes da Costa and Raymond-Hamet[1] on preparations of muscles of Ascaris lumbricoides, Taenia serrata and Taenia saginata: concentrations as high as 1 in 1000 to 750 accelerated and intensified the movements.

---

[1] Gomes da Costa and Raymond-Hamet: Arch. internat. Pharmacodynamie **56**, 314 (1937).

Insulin.

By

E. M. K. GEILING-Chicago, **H. JENSEN**-Baltimore
and **G. E. FARRAR JR.**-Philadelphia.

With 8 figures.

I. History.

The clinical usefulness of insulin probably accounts for its present position as the most widely known of the hormones. Its history, in the popular mind, begins with the successful preparation by BANTING and BEST[1] of potent hypoglycemic extracts from the islands of LANGERHANS, suitable for clinical and experimental use. From the purely historical viewpoint, however, this epoch-making discovery is but a milestone in a 250-year old study concerned with the abnormal physiology of diabetes mellitus.

As far back as 1675, THOMAS WILLIS[2], an English physician, noted that the urine of diabetic patients was sweet; but it was not until 1776 that DOBSON[3] showed excess sugar to be present in the urine of diabetics. CHEVREUL[4], in 1815, proved this urinary sugar to be glucose. In 1835, AMBROSIANI found more glucose in diabetic than in normal blood. In 1875, PETTERS[5] detected acetone in diabetic urine; and in 1884, KUELZ and MINKOWSKI identified β-hydroxybutyric acid in diabetic urine[6].

As early as 1682 von BRUNNER[7] and, several years later, HALLER (cited from BOUCHARDAT[8]) studied the effect of removing the pancreas from dogs, but could observe no ill effect, the animals continuing to live for some time. BÉRARD and COLIN[9] and KLEBS and MUNK[10] observed similar results. CLAUDE BERNARD[11] and later SCHIFF[12] claimed that blocking of the pancreatic ducts with paraffin did not affect the health of the animals.

In 1890, VON MEHRING and MINKOWSKI[13] discovered that complete removal of the pancreas in dogs is followed by symptoms which resemble those observed

[1] BANTING, F. G., and C. H. BEST: J. Lab. a. clin. Med. **7**, 464 (1922).

[2] WILLIS, T.: Pharmaceutice rationalis. Oxford 1674.

[3] DOBSON, M.: Med. Observ. and Inquiries **5**, 259. London 1776.

[4] CHEVREUL, M. E.: Ann. Chimie **95**, 319 (1815).

[5] PETTERS, W.: Quoted by HILL and HOWITT.

[6] KUELZ, E., and O. MINKOWSKI: Quoted by HILL and HOWITT.

[7] BRUNNER, J. C. VON: Amsteloedami, apud H. Wetstenin. 1683.

[8] BOUCHARDAT, A.: De la glycosuria ou diabète sucre. Paris: Germer-Baillière 1883.

[9] BÉRARD and COLIN: Gaz. med. et chir. **5**, 59 (1858).

[10] KLEBS, E., and P. MUNK: Tageblatt der 43. Versammlung deutscher Naturforscher und Ärzte in Innsbruck 1869.

[11] BERNARD, C.: Leçons de physiol. **II**, 274 (1856).

[12] SCHIFF, M.: Med. Zbl. **1872**, 790.

[13] MEHRING, J. VON, and O. MINKOWSKI: Arch. f. exper. Path. **26**, 371 (1890).

in diabetes mellitus, whereas those effects are not obtained from mere ligation of the duct. These clinicians concluded that these experimental diabetic symptoms were caused by the removal of a specific function of the pancreas. It had long been suspected that diabetes mellitus was associated in some way with the pancreas, but this was the first practical demonstration of such a relationship. De Dominicis[1] independently made the same observation, which was later substantiated by Lépine[2], who advanced the theory that the pancreas elaborated an internal secretion controlling carbohydrate metabolism.

Allen[3—6] published a series of papers on the partial removal of the pancreas and the effect of various conditions on partially depancreatized animals. He studied the changes in the islet tissue of the pancreatic remnants when glucose was given and concluded that these changes were the result of exhaustion of the islet tissue. His findings were confirmed by Homans[7,8].

Transplantation experiments were performed in 1892 by Minkowski[9,10] and by Hédon[11]. Portions of the pancreas were removed, grafted under the skin of dogs, and allowed to remain there until the circulation had been reestablished, after which time the rest of the gland was removed. In this way diabetic symptoms could be prevented, or at least greatly delayed, although on removal of the grafted part of the gland they immediately appeared. Gley[12,13] observed that diabetic symptoms followed the tying of the pancreatic veins.

Pflüger's[14,15] theory that the antidiabetic function of the pancreas was controlled by a nerve plexus in the duodenum was conclusively disproved by Minkowski[16].

Knowlton and Starling[17], using heart-lung preparations, found that pancreatic extract, when added to the perfusing blood, caused an increased sugar consumption by the heart. Maclean and Smedley[18] confirmed these results when they worked on isolated hearts of rabbits and dogs; but Macleod and Pearce[19,20] could not substantiate these observations. Starling and Patterson[21] were also unable to repeat the earlier work of Starling and concluded that any increased sugar consumption was due to an acceleration of the heart. Clarke[22—24] found that when Locke's solution perfused through the pancreas and then through the heart of a dog, sugar utilization became more rapid than

[1] Dominicis, N. de: Münch. med. Wschr. 38, 817 (1891).
[2] Lépine, R.: Lyon méd. 74, 415 (1893).
[3] Allen, F. M.: J. of exper. Med. 31, 363, 381, 555, 576, 587 (1920).
[4] Allen, F. M.: Amer. J. Physiol. 54, 375, 425, 439, 451 (1920/21).
[5] Allen, F. M.: J. metabol. Res. 1, 619 (1922).
[6] Allen, F. M.: J. metabol. Res. 1, 5, 53, 75, 89 (1922).
[7] Homans, J.: J. med. Res. 30, 49 (1914).
[8] Homans, J.: Proc. roy. Soc. Lond. 85, 73 (1913).
[9] Minkowski, O.: Arch. f. exper. Path. 31, 85 (1892).
[10] Minkowski, O.: Berl. klin. Wschr. 190, 90 (1892).
[11] Hédon, E.: C. r. Soc. Biol. Paris 44, 307 (1892).
[12] Gley, E.: C. r. Soc. Biol. Paris 43, 752 (1891).
[13] Gley, E.: C. r. Soc. Biol. Paris 53, 194 (1901).
[14] Pflüger, E.: Pflügers Arch. 118, 265 (1907).
[15] Pflüger, E.: Pflügers Arch. 119, 227 (1907).
[16] Minkowski, O.: Arch. f. exper. Path. 58, 271 (1908).
[17] Knowlton, F. P., and E. H. Starling: J. of Physiol. 45, 146 (1912).
[18] Maclean, H., and I. Smedley: J. of Physiol. 45, 470 (1912).
[19] Macleod, J. J. R., and R. G. Pearce: Amer. J. Physiol. 32, 184 (1913).
[20] Macleod, J. J. R., and R. G. Pearce: Amer. J. Physiol. 33, 378 (1914).
[21] Starling, E. H., and S. W. Patterson: J. of Physiol. 47, 137 (1913/14).
[22] Clarke, A. H.: J. of exper. Med. 24, 621 (1916).
[23] Clarke, A. H.: J. of exper. Med. 26, 721 (1917).
[24] Clarke, A. H.: Hopkins Hosp. Rep. 18, 229 (1919).

when only LOCKE's solution was perfused. From this, he came to the conclusion that the pancreas supplied to the LOCKE's solution a substance which accelerates the heart's utilization of sugar. Similar experiments were carried out by various other investigators[1-4].

From the foregoing investigations it can readily be realized that carbohydrate metabolism is in some way connected with an active substance which is liberated by the pancreas. Many attempts have been made, therefore, to prepare an extract of the pancreas which would alleviate the symptoms of diabetes mellitus; but most earlier trials were unsuccessful[5-14]. GLEY[15] evidently obtained an active extract, which he had prepared from a degenerated gland; however, he did not publish his results until after the discovery of insulin. DIAMARE[16] and RENNIE and FRASER[17] tried to procure an active extract from the islet tissue of certain fish, but found it ineffective when administered orally and toxic when injected subcutaneously.

ZUELZER and his collaborators[18-20] prepared from the ligated pancreas of calves an alcoholic extract which caused a decrease in glycosuria and in the secretion of acetone bodies in diabetic patients. However, ZUELZER and also FORSCHBACH[21] noticed undesirable effects and therefore discontinued the use of such an extract. There can be no doubt that ZUELZER obtained a potent extract.

SCOTT[22] employed alcohol as an extraction medium and noticed a temporary decrease in the sugar excretion when the extract was injected intravenously. He did not, however, consider the effects resulting specifically from an active principle present in the extract.

MURLIN and KRAMER[23-25] noticed a reduction in glycosuria subsequent to injections of saline or of alkaline extracts of ox pancreas into depancreatized dogs. They also found, however, that the administration of alkaline RINGER's solution and of alkali alone exerted a similar effect. Later, MURLIN[26] and his associates, by perfusing the pancreas of dogs and cats through the pancreatico-duodenal artery with 0.2 per cent hydrochloric acid, obtained extracts which,

[1] DRENNAN, F. M.: Amer. J. Physiol. **28**, 396 (1911).
[2] HÉDON, E.: C. r. Soc. Biol. Paris **66**, 621 (1909).
[3] HÉDON, E.: C. r. Soc. Biol. Paris **66**, 699 (1909).
[4] HÉDON, E.: C. r. Soc. Biol. Paris **67**, 729 (1909).
[5] MINKOWSKI, O.: Arch. f. exper. Path. **31**, 85 (1892).
[6] MINKOWSKI, O.: Berl. klin. Wschr. **190**, 90 (1892).
[7] AUSSET: Semaine méd. **1895**, 377.
[8] BATTISTINI, F.: Ther. Mh. **1893**, Okt., 494.
[9] CAPPARRELLI, A.: Biol. Zbl. **13**, 495 (1893).
[10] HÉDON, E.: Arch. Physiol. norm. et Path. **4**, 245 (1892).
[11] LISSER: Ther. Mh. **1896**, Febr.
[12] MACKENZIE, H. W. G.: Brit. med. J. **1**, 63 (1893).
[13] SIBLEY, W. K.: Brit. med. J. **1**, 579 (1893).
[14] WOOD, N.: Brit. med. J. **1**, 64 (1893).
[15] GLEY, E.: C. r. Soc. Biol. Paris **87**, 1322 (1922).
[16] DIAMARE, V., and A. KULIALKO: Zbl. Physiol. **18**, 432 (1904).
[17] RENNIE, J., and T. FRASER: Biochemic. J. **2**, 7 (1907).
[18] ZUELZER, G.: Berl. klin. Wschr. **44**, 474 (1907).
[19] ZUELZER, G.: Z. exper. Path. u. Ther. **5**, 307 (1908/09).
[20] ZUELZER, G., M. DOHR and A. MARXER: Dtsch. med. Wschr. **34**, 1380 (1908).
[21] FORSCHBACH, J.: Dtsch. med. Wschr. **35**, 2053 (1909).
[22] SCOTT, E. L.: Amer. J. Physiol. **29**, 306 (1912).
[23] MURLIN, J. R., and B. KRAMER: J. of biol. Chem. **15**, 365 (1913).
[24] MURLIN, J. R., and B. KRAMER: J. of biol. Chem. **27**, 481 (1916).
[25] MURLIN, J. R., and B. KRAMER: J. of biol. Chem. **27**, 517 (1916).
[26] MURLIN, J. R.: Endocrinology **7**, 519 (1923).

when injected into depancreatized dogs, reduced the blood sugar, raised the R. Q., and stopped the excretion of sugar in the urine.

Kleiner and Meltzer[1,2] observed a temporary lowering of blood and urinary sugars after the intravenous injection of pancreatic emulsions in weak saline. They considered their findings as supporting evidence of the endocrine theory of experimental diabetes.

Paulesco[3,4] extracted fresh glands with ice-cold water and found after an intravenous injection of the extract that there was an improvement in the symptoms observed in depancreatized dogs and also a lowering of blood sugar in normal animals. For the active principle of the pancreas, he proposed the name *pancrein*.

In many cases of the earlier work, failure was no doubt due to faulty administration (oral) and also to a misinterpretation of the toxic symptoms observed, which might conceivably have been caused by an overdose of the hormone itself rather than by impurities.

Further instances and more detailed accounts of the earlier work will be found in the several monographs and pamphlets dealing with the historical aspects of the subject[5—17].

It is not detracting at all from the merit of the researches of the Toronto group of workers when it is said that the time was ripe for the discovery of insulin. Knowledge of carbohydrate metabolism had been considerably advanced; numerous physiological experiments pointed to the existence of the hormone; important contributions to the histology of the pancreas had been made; and, lastly, the methods for estimating blood sugar had been much improved. Starling[18] aptly says: „Every discovery, however important and apparently epoch-making, is but the natural and inevitable outcome of a vast mass of work, involving many failures, by a host of different observers."

II. The Islands of Langerhans.

In 1869, Langerhans[19] described the presence of an epithelial tissue in the pancreas, different from the alveoli. He did not, however, express any opinion as to its significance. Although Bouchardat[20] noted a few years later that

[1] Kleiner, I. S.: J. of biol. Chem. **40**, 153 (1919).
[2] Kleiner, I. S., and S. J. Meltzer: Proc. nat. Acad. Sci. U.S.A. **1**, 338 (1915).
[3] Paulesco, N. C.: C. r. Soc. Biol. Paris **85**, 555 (1921).
[4] Paulesco, N. C.: C. r. Soc. Biol. Paris **90**, 714 (1924).
[5] Murlin, J. R.: Endocrinology **7**, 519 (1923).
[6] Macleod, J. J. R.: Carbohydrate Metabolism and Insulin. New York: Longmans, Green and Co., Ltd., 1926.
[7] Macleod, J. J. R.: Physiologic. Rev. **4**, 21 (1924).
[8] Sordelli and Lewis: Insulina. Buenos Aires: Pedro Garcia 1924.
[9] Schafer, E. S.: The Endocrine Organs. **2**. New York: Longmans, Green and Co., Ltd., 1926.
[10] Choay: La Sécrétion Interne du Pancreas et l'Insuline. Paris: Maison and Cie. 1926.
[11] Staub, H.: Insulin. 2nd ed. Berlin: Julius Springer 1925.
[12] Staub, H.: Pancreas. Handb. d. norm. path. Physiol. **16**, I (1930).
[13] Laqueur: Hormone und innere Sekretion. Leipzig: Theo. Steinkopff 1928.
[14] Noorden, C. von: Die Zuckerkrankheit und ihre Behandlung. Berlin: Julius Springer 1927.
[15] Grevenstuk and Laqueur: Insulin. München: Bergmann 1925.
[16] Banting, F. G.: Edinburgh med. J. **1**, 18 (1929).
[17] Collip, J. B.: Northwest Med. **22**, 267 (1923).
[18] Starling: Nature (Lond.) **112**, 606 (1924).
[19] Langerhans, P.: Inaug.-Diss. Berlin: G. Lange 1869.
[20] Bouchardat, A.: De la glycosuria ou diabète sucre. Paris: Bermer-Baillière 1883.

the cells of the islands of Langerhans, as they were called, underwent certain changes in diabetes mellitus, it was not until the end of the nineteenth century that several workers[1-3] suggested the possibility of a relationship between diabetes and certain pathological changes in the islands of Langerhans. Laguesse[1] and Diamare[2] were the first investigators to suggest that the islet tissue is concerned in the production of an internal secretion regulating carbohydrate metabolism. This hypothesis was substantiated by the observations of several investigators[4-10] that although the pancreas atrophied after the ducts had been ligated, the islet tissue continued to function and diabetes did not occur; however, when the atrophied gland was removed, diabetes followed at once. This formed the basis of Banting and Best's epoch-making discoveries[10].

Diamare[2, 11] found that the structures in the abdominal cavity of certain teleostean fish, first described by Stannius in 1846, are identical with the islands of Langerhans in higher vertebrates; and Rennie[12] noted the occurrence of at least one large, encapsulated islet in a rather definite place in each species of the Teleostei. Various workers[13-15] have investigated the histology of these islets. Thus the way was prepared for the studies of Macleod[16] which are considered to have established the fact that insulin is elaborated by the islet tissue alone. Macleod obtained, by acid-alcohol extraction of these isolated islets of the Teleostei, relatively large amounts of the hormone, while similar treatment of the zymogenous tissue yielded a blood-sugar raising substance. Warthin[17] has given an historical account of the discoveries concerned with the endocrine function of the islands of Langerhans. More recently Needham[18], studying the carbohydrate metabolism of the developing chick, noticed that as the islands of Langerhans appear in the pancreas, the ratio of glycogen to glucose changes. Numerous reports of neoplastic growths composed of cells resembling the beta cells of the islands, associated with severe hypoglycemic symptoms and the successful isolation of insulin from metastatic nodules of this tissue in the liver, furnish additional proof of the origin of insulin in the islands of Langerhans[19, 20].

Kuhne and Lea[21] and Pensa[22] deduced from their studies, that the secretion passed directly into the blood stream. Various cross circulation experi-

---

[1] Laguesse, M. E.: C. r. Soc. Biol. Paris **45**, 819 (1893).
[2] Diamare, V.: Internat. Mschr. f. Anat. u. Physiol. **16**, 155 (1889).
[3] Schafer, E. A.: Brit. med. J. **2**, 341 (1895).
[4] Bouchardat, A.: De la glycosuria ou diabète sucre. Paris: Bermer-Baillière 1883.
[5] Sauerbeck, M.: Erg. Path. **8**, 538 (1904).
[6] Lepine, S.: Le diabétique sucre. p. 363. Paris 1919.
[7] Kaminura, N.: Mitt. med. Fak. Tokyo **17**, 95 (1917).
[8] Lanceraux and A. Thiroloix: C. r. Soc. Biol. Paris **45**, 819 (1892).
[9] MacCallum, W. G.: Bull. Hopkins Hosp. **20**, 265 (1909).
[10] Banting, F. G., and C. H. Best: J. Lab. a. clin. Med. **7**, 464 (1922).
[11] Diamare, V.: Zbl. Physiol. **19**, 545 (1905).
[12] Rennie, J.: J. Anat. a. Physiol. **37**, 375 (1903).
[13] Jackson, S.: J. metabol. Res. **2**, 141 (1922).
[14] Baron, H.: Dissertation. Bonn 1934.
[15] McCormick, N. A.: Trans. roy. Soc. Canada **15**, 57 (1924).
[16] Macleod, J. J. R.: J. metabol. Res. **2**, 149 (1922).
[17] Warthin, A. S.: Barker, L. F. (ed.): Endocrinology and Metabolism. **II**, 725—811. New York: D. Appleton and Co. 1922.
[18] Needham, J.: Quart. J. exper. Physiol. **18**, 161 (1927).
[19] Whipple, A. O., and V. K. Frantz: Ann. Surg. **101**, 1299 (1935).
[20] Wilder, R. M., F. M. Allen, M. H. Power and H. E. Robertson: J. amer. med. Assoc. **89**, 348 (1927).
[21] Kuhne, W., and A. S. Lea: Unters. physiol. Inst. Heidelberg **2**, 448 (1882).
[22] Pensa, A.: Internat. Mschr. Anat. u. Physiol. **22**, 90 (1905).

ments[1—7] have furnished proof of the presence of insulin in the blood and of its ability to alleviate the symptoms of experimental diabetes.

Ever since its identification, the islet tissue has been the subject of intensive study. Efforts have been directed toward the solution of three problems, namely: (1) the relation of islet to acinar tissue; (2) the specific insulin forming cells; (3) a connection between islet pathology and diabetes mellitus. This last question will be discussed in a later section.

The anatomy of the islands has been well described. The structures are irregularly shaped, and exceedingly variable in size. Some of them consist of isolated groups of one or two cells while others contain several hundred cells; between these extremes there are islets of intermediate size (Laguesse[8]). With the aid of Bensley's method of supravital perfusion of the pancreas with Janus green or neutral red, it was found that the adult human pancreas contains from 208,369 to 1,760,000 islands[9]. (See also, Clark[10].) The tail of the pancreas (splenic end) contains a larger number than the body or head. The islets occur both inter- and intra-lobularly, and may or may not be connected with undifferentiated ductules (Bensley 1911[9]). Most of the larger islets seem to be completely separated from the exocrine portion of the gland by reticular connective tissue. Significantly, they have a richer blood supply than the exocrine portion of the pancreas.

When examined in the living state under appropriate conditions, the islet cells were found by Laguesse[8] and later workers to be filled with very fine brilliant granules. Two granular cell types (termed A and B) have been distinguished by Laguesse, Diamare, Lane, Dewitt, and others[8, 9, 11—14] on the basis of different solubilities and staining reactions. Lane[12] (1907) showed that the A cells have granules which are precipitated by 50—70% alcohol, nitric acid and formalin, while those of the B cells are dissolved by alcohol but precipitated by potassium bichromate and mercuric chloride. Bensley also described in the pancreas of the guinea pig a few non-granular cells which he called type C and which he believed to be undifferentiated cells. Bowie[14] (1924) discovered a third type of granular cell in the islet tissue of the gray snapper. The relationship of Bowie's third type of granular cell to Bensley's non-granular type C has not been cleared up. Bloom[15] (1931) described with the aid of the Mallory-azan stain, a third type of granular cell in the human pancreas which he called D to prevent confusion with Bensley's non-granular type C. These three granular cell types (A, C and D) have since been demonstrated in all mammalian pancreas examined with the aid of the Mallory-azan stain after fixation in Zenker formol[16].

---

[1] Hédon, E.: C. r. Soc. Biol. Paris **66**, 699 (1909).
[2] Hédon, E.: C. r. Soc. Biol. Paris **67**, 729 (1909).
[3] Carlson, A. J., and H. Ginsburg: Amer. J. Physiol. **36**, 280 (1915).
[4] Hédon, E.: C. r. Soc. Biol. Paris **72**, 584 (1912).
[5] Hédon, E.: C. r. Soc. Biol. Paris **74**, 238 (1913).
[6] LaBarre, J.: Arch. internat. Physiol. **29**, 227 (1927).
[7] LaBarre, J.: Arch. internat. Physiol. **29**, 338 (1927).
[8] Laguesse, E.: Compt. rend. de l'assoc. des Anatomists, 1re session, p. 129. Paris 1899 — Rev. Gen. d'Histol. **2**, 1 (1906/08).
[9] Bensley, R. R.: Amer. J. Anat. **12**, 297 (1911).
[10] Clark, E.: Anat. Anz. **43**, 81 (1913).
[11] Diamare, V.: Internat. Mschr. f. Anat. u. Physiol. **16**, 155 (1889).
[12] Lane, M. A.: Amer. J. Anat. **7**, 409 (1907).
[13] Dewitt, L. M.: J. of exper. Med. **8**, 193 (1906).
[14] Bowie, D. J.: Anat. Rec. **29**, 57 (1924).
[15] Bloom, W.: Anat. Rec. **49**, 363 (1931).
[16] Bloom, W. (Personal communication).

While these cell types are generally considered to be distinct, it has also been suggested (YASUDA[1]) that they are all of one kind showing morphological changes according to their various stages of activity. The Granular cells are provided with small granular or very short, rod-like mitochondria. The golgi apparatus consists of a net work near the nucleus in fixed preparations. In the living cells, a network of clefts can be seen in the same position (O'LEARY[2], 1930).

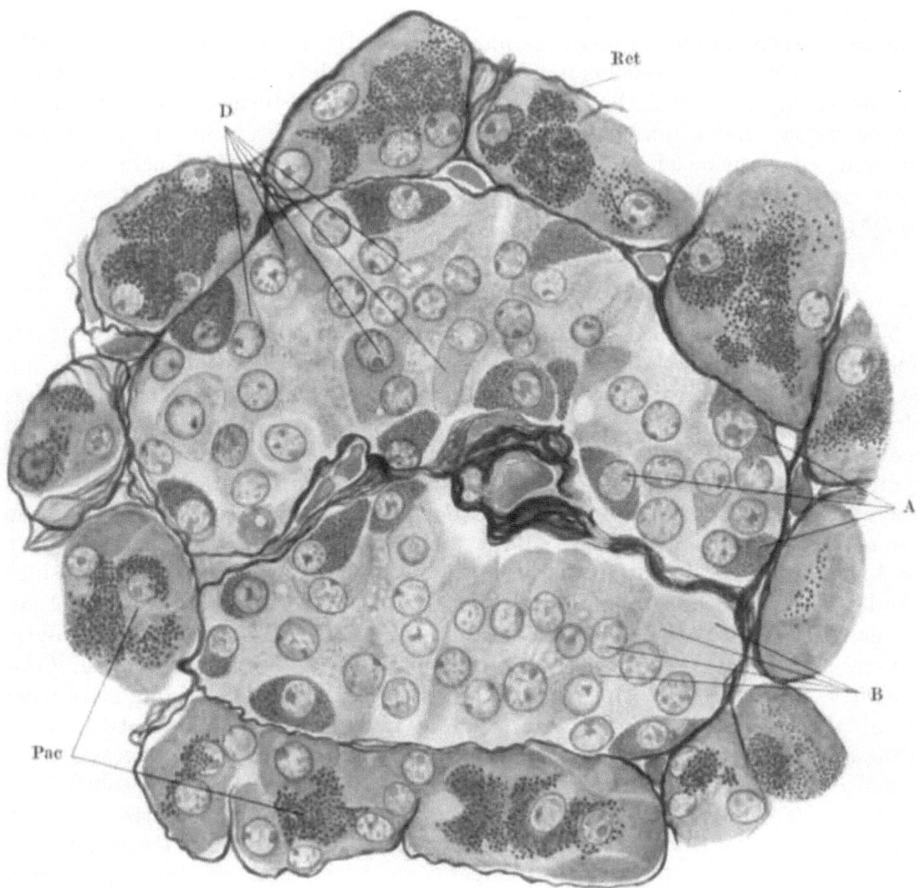

Fig. 1. Portion of a section of a human pancreas. The central part of the figure is an islet of LANGERHANS with granular cells of types A, B and D. The islet is surrounded by pancreatic acini (Pac). The blue-stained reticular fibers are prominent (Ret). ZENKER-formol fixation; celloidin embedding; MALLORY-azan stain. SPENCER 2-mm. apochromatic objective and 10× ocular. The drawing was made with the camera lucida at table level and reduced ¹/₃ in reproduction after BLOOM (1931).

On the basis of a variety of observations, it appears probable that the B cells are concerned in the elaboration of insulin. These cells appeared to be selectively injured when an excess of carbohydrate was fed to the partially depancreatized dog[3-6]. These cells have also been found to be abnormal in diabetic patients[6]. The function of the A, C and D cell types remains unknown.

[1] YASUDA, Z.: J. Choson med. Assoc. **26**, 105 (1936).
[2] O'LEARY, J. L.: Anat. Rec. **45**, 27 (1930).
[3] ALLEN, F. M.: J. metabol. Res. **1**, 5, 53, 57, 89 (1922).
[4] HOMANS, J.: J. med. Res. **30**, 49 (1914).
[5] MARTIN, W. B.: J. metabol. Res. **1**, 43 (1922).
[6] WARREN, S.: Pathology of Diabetes Mellitus. Philadelphia: Lea and Febiger 1930.

The relation of the islands to the zymogenous tissue is not yet finally decided. The islands probably originate in the embryo from the pancreatic ducts, as do the acini[1-3]. Laguesse believed the island cells to be transition forms between acinar and B cells. He assumed the existence of some physiological mechanism which controlled the relative amounts of the two tissues[4]. Bierry and Kollman[5,6], on the other hand, believe that the islet tissue originates from the acinar tissue, but cannot revert to it. The view introduced by Diamare[7,8] that the islets are structures distinct and apart from the rest of the pancreas has gained wide acceptance, largely through the later work of Bensley[9]. It is now generally believed that new islet tissue is not formed after the development of the pancreas has been completed, and that acinar tissue is not transformed into islet tissue or vice versa, under normal conditions. However, differentiation of the islet cells and regeneration of acinar tissue from these undifferentiated cells has been shown to occur, when extreme degrees of destruction of acinar tissue was brought about by duct ligation[10,11].

III. The Preparation of Insulin.

The credit for the successful achievement of preparing a pancreatic extract, effecting a lowering of the blood and urinary sugars and serviceable in mitigating the symptoms of experimental diabetes in animals and of human diabetes, belongs to the Toronto workers, Banting, Best, Macleod, and Collip. In accordance with Banting's original suggestion, they prepared the first active extract from pancreatic islet tissues with Ringer's solution after ligation of the pancreatic ducts of the dog and subsequent degeneration of the acinar tissue over a period of several weeks[12]. Banting's reason for following this procedure was to circumvent the action of the proteolytic enzymes of the pancreas, since it had previously been shown that the acinar cells degenerate more rapidly than the islet tissue. Ibrahim[13] and Carlson and Drennan[14] had shown that proteolytic enzymes are absent in the pancreas of fetal calves up to the fourth month. Consequently, Banting and Best macerated such pancreas in Ringer's solution and obtained in this way an active extract. Later, alcohol was substituted for Ringer's solution. These investigators later found acid-alcohol extraction of normal ox pancreas (a method previously used by Scott[15]) gave a solution of the hormone which would alleviate the symptoms of depancreatized dogs[16]. Since the extracts thus obtained naturally contained relatively large amounts of impurities, these workers in cooperation with Collip[17] tried preparing

[1] Helly, K.: Arch. mikrosk. Anat. u. Entw.mechan. **67**, 124 (1905).
[2] Sauerbeck, M.: Erg. Path. **8**, 538 (1904).
[3] Weichselbaum, A., and J. Kryle: Arch. mikrosk. Anat. u. Entw.mechan. **74**, 223 (1909).
[4] Laguesse, M. E.: C. r. Soc. Biol. Paris **45**, 819 (1893).
[5] Bierry, H., and M. Kollman: C. r. Soc. Biol. Paris **99**, 459 (1928).
[6] Bierry, H., and M. Kollman: C. r. Soc. Biol. Paris **101**, 17 (1929).
[7] Diamare, V.: Internat. Mschr. f. Anat. u. Physiol. **16**, 155 (1889).
[8] Diamare, V.: Internat. Mschr. f. Anat. u. Physiol. **22**, 129 (1905).
[9] Bensley, R. R.: Amer. J. Anat. **12**, 297 (1911).
[10] Bensley, R. R.: Harvey Lectures **10**, 251 (1914/15).
[11] Grauer, T. P.: Amer. J. Anat. **38**, 233 (1926).
[12] Banting, F. G., and C. H. Best: J. Labor. a. clin. Med. **7**, 251 (1921/22.)
[13] Ibrahim, J.: Biochem. Z. **22**, 24 (1909).
[14] Carlson, A. J., and P. M. Drennan: Amer. J. Physiol. **28**, 391 (1911).
[15] Scott, E. L.: Amer. J. Physiol. **29**, 306 (1912).
[16] Banting, F. G., and C. H. Best: J. Labor. a. clin. Med. **7**, 464 (1921/22).
[17] Banting, F. G., C. H. Best, J. B. Collip, J. Hepburn, J. J. R. Macleod and E. C. Noble: In Trans. roy. Soc. Canada **16**, 5, 1 (1922).

less toxic and more potent extracts by prolonged fractionation with alcohol. Satisfactory results were obtained by the use of such pancreatic extracts for therapeutic purposes; the most striking results were procured on children and young adults[1—3].

To the active principle in these pancreatic extracts, BANTING and his collaborators assigned the name "insulin". It should be mentioned, however, that previously DE MEYER[4] in 1909, and independently SCHAFER[5], in 1916, had proposed this word to designate the internal secretory product of the islets of LANGERHANS. This term was accepted by the Insulin Committee at the University of Toronto as the official name of the pancreatic hormone.

Since the initial successful preparation of insulin, various improvements in procuring therapeutically serviceable extracts have been introduced by other workers. A brief outline of the divers methods employed in the preparation of insulin is given. Detailed descriptions of the earlier methods may be found in several handbooks and reviews[6—9].

Practically all of the procedures are based on the extraction of the minced pancreas with acidulated or alkaline solutions: aqueous, acetone, methyl or ethyl alcohol. Acid- or alkaline-aqueous extractions have been found impracticable, especially for large scale production. Purification has generally been achieved by fractional precipitation with alcohol, by isoelectric precipitation, by salting out, by adsorption, or by the separation of the hormone as an insoluble salt.

COLLIP's alcohol-extraction method has been used by SANSUM and BLATHERWICK[10], and by ROBERTSON and ANDERSON[11]. JEPHCOTT[12] claimed that a larger yield was obtained if the extraction according to COLLIP's method was carried out by shaking in a waterbath at 35 to 38°. BEST and SCOTT[13, 14] employed alcohol acidified with 1.3% acetic acid and, after removal of fats and lipoids, added ether to precipitate the insulin. Many other methods of extraction based on these same principles have been published[15—19].

[1] BANTING, F. G., C. H. BEST, J. B. COLLIP, W. R. CAMPBELL, A. A. FLETCHER, J. J. R. MACLEOD and E. C. NOBLE: In Trans. Assoc. amer. Physicians 37, 337 (1922).

[2] BANTING, F. G., C. H. BEST, J. B. COLLIP, W. R. CAMPBELL and A. A. FLETCHER: Canad. med. Assoc. J. 12, 141 (1922).

[3] BANTING, F. G., C. H. BEST, C. M. DOFFIN and J. A. GILCHRIST: Amer. J. Physiol. 63, 391 (1923).

[4] MEYER, J. DE: Arch. di Fisiol. 7, 96 (1909).

[5] SCHAFER, E. S.: The endocrine organs. 2, ch. 49. New York: Longmans, Green and Co., Ltd., 1926.

[6] DODDS, E. C., and F. DICKENS: The chemical and physiological properties of the internal secretions. London: Oxford University Press 1925.

[7] GREVENSTUK, A., and E. LAQUEUR: Insulin. München: Bergmann 1925.

[8] MACLEOD, J. J. R.: Carbohydrate metabolism and insulin. New York: Longmans, Green and Co., Ltd., 1926.

[9] STAUB, H.: Insulin. Berlin: Julius Springer 1925.

[10] SANSUM, W. D., and N. R. BLATHERWICK: Endocrinology 7, 661 (1923).

[11] ROBERTSON, T. B., and A. B. ANDERSON: Med. J. Austral. 2, 189 (1923).

[12] JEPHCOTT, C. M.: In Trans. roy. Soc. Canada 25, 5, 183 (1931).

[13] BEST, C. H., and D. A. SCOTT: J. of biol. Chem. 57, 709 (1923).

[14] BEST, C. H., and D. A. SCOTT: Ind. Chem. 17, 238 (1925).

[15] BANTI, L.: Arch. Farmacol. sper. 38, 176 (1924).

[16] BLATHERWICK, N. R., F. BISCHOFF, L. C. MAXWELL, J. BERGER and M. SAHYUN: J. of biol. Chem. 72, 57 (1927).

[17] LANGECKER, H., and W. WIECHOWSKI: Klin. Wschr. 4, 1339 (1925).

[18] NITESCU, I. I., and ST. SECAREANU: Bull. Soc. Chim. biol. Paris 17, 118 (1935).

[19] SHONLE, H. A., and J. H. WALDO: J. of biol. Chem. 58, 731 (1923/24).

Somogyi, Doisy, and Shaffer[1] in their procedure, made use of alcohol acidified with sulfuric acid, for the extraction, and of ammonium sulfate as a precipitating agent of the active principle from the crude aqueous solution. Other investigators who obtained active preparations, using a similar method were: Shonle and Waldo[2], Fenger and Wilson[3], and Boivin and Guillemet[4]. Insulin sulfate has been prepared by Cruto[5].

Blatherwick and his associates[6] substituted sodium chloride for ammonium sulfate in order to avoid interference with nitrogen and sulfur determinations. Other precipitants employed were trichloroacetic acid[2, 7], potassium lactate[8], and potassium ferrocyanide[9].

Dudley and Starling[10] claimed a better yield from extractions with alcohol, made alkaline with sodium bicarbonate.

Aqueous extractions had been used by various workers[11—14] especially by Murlin and his collaborators[15—20]. The general procedure of Murlin and his associates was to extract the insulin by heating the minced pancreas in 0.2 N hydrochloric acid and to precipitate the active principle with sodium chloride, and further purification by alcoholic extraction. Similar methods were devised by other investigators, who used aqueous formic acid[13] or aqueous sodium bicarbonate[7, 14]. Aqueous extractions are slow and generally allow the proteolytic enzymes present to destroy much of the active principle.

It has been noted by Murlin and his coworkers[17] and by Fisher and others[21] that the alcoholic precipitation yields two insoluble fractions, one of which exhibits hyperglycemic activity and is called *glucagon* by Murlin. This substance will be further discussed at the end of this section (v. p. 208).

Dodds and Dickens[22] employed a modified form of Dudley's picric acid method[23]. The macerated pancreas was mixed with picric acid and extracted with 70% acetone. These investigators had previously found that insulin picrate, unlike most other protein picrates, is soluble in this concentration of the solvent.

[1] Somogyi, M., R. A. Doisy and P. A. Shaffer: J. of biol. Chem. **60**, 31 (1924).

[2] Shonle, H. A., and J. H. Waldo: J. of biol. Chem. **58**, 731 (1923/24).

[3] Fenger, F., and R. S. Wilson: J. of biol. Chem. **59**, 83 (1924).

[4] Boivin, A., and R. Guillemet: Bull. Soc. Chim. biol. Paris **10**, 415 (1928).

[5] Cruto, A.: Chem. Abstr. **19**, 1143 (1925).

[6] Blatherwick, N. R., F. Bischoff, L. C. Maxwell, J. Berger and M. Sahyun: J. of biol. Chem. **72**, 57 (1927).

[7] Dickens, F., E. C. Dodds, W. Lawson and F. Maclagan: Biochemic. J. **21**, 560 (1927).

[8] Langecker, H., and W. Wiechowski: Klin. Wschr. **4**, 1339 (1925).

[9] Nitescu, I. I., and St. Secareanu: Bull. Soc. Chim. biol. Paris **17**, 118 (1935).

[10] Dudley, H. W., and W. W. Starling: Biochemic. J. **18**, 147 (1924).

[11] Best, C. H., and D. A. Scott: J. of biol. Chem. **57**, 709 (1923).

[12] Best, C. H., and D. A. Scott: Ind. Chem. **17**, 238 (1925).

[13] Dodds, E. C., and F. Dickens: Lancet **1**, 330 (1924).

[14] Kaulbersz, M. G.: Bull. Soc. Chim. biol. Paris **12**, 464 (1930).

[15] Allen, R. S., H. A. Piper, C. P. Kimball and J. R. Murlin: Proc. Soc. exper. Biol. a. Med. **20**, 519 (1923).

[16] Kimball, C. P., and J. R. Murlin: J. of biol. Chem. **58**, 337 (1923).

[17] Murlin, J. R., H. D. Clough and R. S. Allen: Amer. J. Physiol. **68**, 213 (1924).

[18] Murlin, J. R., H. D. Clough, C. B. F. Gibbs and A. M. Stokes: J. of biol. Chem. **56**, 253 (1923).

[19] Piper, H. A., R. S. Allen and J. R. Murlin: J. of biol. Chem. **58**, 321 (1923/24).

[20] Piper, H. A., H. A. Mattill and J. R. Murlin: Proc. Soc. exper. Biol. a. Med. **20**, 413 (1922/23).

[21] Fisher, N. F.: Amer. J. Physiol. **67**, 57 (1923/24).

[22] Dodds, E. C., and F. Dickens: Brit. J. exper. Path. **5**, 115 (1924).

[23] Dudley, H. W.: Biochemic. J. **17**, 376 (1923).

Sordelli and Deulofeu[1,2] and Wernicke[3] worked out a similar procedures. Marshall and Wiesner[4] treated the pancreas with sulfosalicyclic acid, dehydrated the filtrate with acetone, and extracted the hormone with acid alcohol.

Murlin and his coworkers[5] extracted the hormone by perfusing the pancreas with 0.2 N hydrochloric acid and treated the perfusate in a manner similar to that used by them for the aqueous extractions.

Isoelectric precipitation of the hormone has been found by Shaffer and his associates[6] and by Shonle and Waldo[7,8] to yield a very active and pure product. The method has been described by Shonle[8].

Dudley[9] precipitated crude insulin, prepared by Collip's method, with picric acid and converted the insoluble insulin picrate into the soluble hydrochloride. Boivin and Guillemet[10] purified insulin picrate by isoelectric precipitations. Dickens and his associates have described the method for the purification of insulin which is finally precipitated as an oxalate[11].

Several adsorbents have been found applicable in the purification of insulin, namely: benzoic acid[12,13], charcoal[12—15], and kaolin[16]. Alumina, apparently, cannot be used for this purpose[17].

Parker and Scott[18] have prepared highly purified insulin preparations. The extractions are made in acid-aqueous-alcohol and salting out is effected with sodium chloride. The insulin protein is precipitated with absolute alcohol, further purified by isoelectric precipitations, and sterilized by means of a Seitz filter. Gerlough and Bates[19] prepare crude insulin by a method similar to that of Best and Scott and purify the product by salting out with sodium sulfate, precipitating with 90 to 92% alcohol, and effect further purification by isoelectric precipitations at p_H 5.0.

Abel and Geiling[20] purified commercial insulin (Iletin) by repeated precipitations from dilute acetic acid with pyridine, extraction of the hormone with 90% phenol, and precipitation of the active principle by the addition of either dry ether or absolute alcohol.

The earlier data concerning the chemical and physical properties of insulin are naturally incomplete and inexact and will not be described here. Certain references will be made to them in the chapter dealing with the physical and chemical properties of crystalline insulin. Descriptions of the earlier chemical

[1] Sordelli, A.: C. r. Soc. Biol. Paris **90**, 254 (1924).
[2] Sordelli, A., and V. Deulofeu: C. r. Soc. Biol. Paris **89**, 743 (1923).
[3] Wernicke, R.: C. r. Soc. Biol. Paris **91**, 320 (1924).
[4] Marshall, P. G., and B. P. Wiesner: Nature (Lond.) **127**, 630 (1931).
[5] Murlin, J. R., H. D. Clough and R. S. Allen: Amer. J. Physiol. **68**, 213 (1924).
[6] Somogyi, M., R. A. Doisy and P. A. Shaffer: J. of biol. Chem. **60**, 31 (1924).
[7] Shonle, H. A., and J. H. Waldo: J. of biol. Chem. **58**, 731 (1923/24).
[8] Shonle, H. A.: J. Chem. Edu. **3**, 134 (1926).
[9] Dudley, H. W.: Biochemic. J. **17**, 376 (1923).
[10] Boivin, A., and R. Guillemet: Bull. Soc. Chim. biol. Paris **10**, 415 (1928).
[11] Dickens, F., E. C. Dodds, W. Lawson and F. Maclagan: Biochemic. J. **21**, 560 (1927).
[12] Moloney, P. J., and D. M. Findlay: J. of biol. Chem. **57**, 359 (1923).
[13] Moloney, P. J., and D. M. Findlay: J. physic. Chem. **28**, 402 (1924).
[14] Dingemanse, E.: Arch. néerl. Physiol. **12**, 259 (1928).
[15] Dingemanse, E.: Arch. f. exper. Path. **128**, 44 (1928).
[16] Sandberg, M., and E. Brand: Proc. Soc. exper. Biol. a. Med. **23**, 317 (1926).
[17] Dirscgerl, W.: Hoppe-Seylers Z. **202**, 116 (1931).
[18] Scott, D. A., and H. Parker: Trans. roy. Soc. Canada **26**, 311 (1932).
[19] Gerlough, T. D., and R. W. Bates: J. of Pharmacol. **45**, 19 (1932).
[20] Abel, J. J., and E. M. K. Geiling: J. of Pharmacol. **25**, 423 (1925).

work may be found in various handbooks and reviews[1—5]. The early chemical work on these preparations already indicated the protein nature of the hormone[6—8].

Practically all commercial insulin is at present prepared from the pancreas of either beeves or pigs. In view of variations in the methods of assay, it is rather difficult to compare the yields of insulin obtained from mammalian pancreas by the earlier workers with the amounts now procured. It is only natural that with refinements in the preparation of insulin the yields should increase.

Redenbaugh, Ivy, and Koppanyi[9] found that the pancreas of chicken contains comparatively large amounts of insulin.

The insulin content of the principal islets of the cod, of the halibut, and of other common fish has been investigated by various workers[10—14]. It had previously been shown that in these fishes the islet tissue is separated from the zymogenous tissue.

The finding of numerous earlier investigators of the presence of insulin or of an insulin-like substance in tissues other than the pancreas has not been substantiated by Best, Jephcott, and Scott[15].

Glukagon, according to Bürger and his group[16] of workers, has a number of physical and chemical properties which are similar to those of insulin. Is it possible that there may be a type of diabetes due to an overproduction of glukagon which is the hyperglycemic principle associated with insulin?

In this connection reference may be made to a blood sugar raising substance found in the urines of patients with severe diabetes. It is found in small quantities, or may be absent from the urines of mild diabetics. Thus far the substance has been characterized as being: non-protein in nature, adsorbable on kaolin, soluble in water and 60% alcohol, insoluble in fat solvents, unable to pass through the Berkefeed filter, destroyed by heat (see Altshuler and Werch[17]).

IV. Crystalline Insulin.

The preparation of potent extracts of the hormone, suitable for clinical and experimental purposes, was followed by numerous efforts to isolate the active principle as a crystalline entity. Insulin was first obtained in crystalline form by Abel and his coworkers in 1926[18, 19] from highly purified amorphous

---

[1] Dodds, E. C., and F. Dickens: The chemical and physiological properties of the internal secretions. London: Oxford University Press 1925.

[2] Grevenstuk, A., and E. Laqueur: Insulin. München: Bergmann 1925.

[3] Macleod, J. J. R.: Carbohydrate metabolism and insulin. New York: Longmans, Green and Co., Ltd. 1926.

[4] Staub, H.: Insulin. Berlin: Julius Springer 1925.

[5] Shonle, H. A.: J. Chem. Edu. 3, 134 (1926).

[6] Shonle, H. A., and J. H. Waldo: J. of biol. Chem. 58, 731 (1923/24).

[7] Somogyi, M., R. A. Doisy and P. A. Shaffer: J. of biol. Chem. 60, 31 (1924).

[8] Dudley, H. W.: Biochemic. J. 17, 376 (1923).

[9] Redenbaugh, H. E., A. C. Ivy and T. Koppanyi: Proc. Soc. exper. Biol. a. Med. 23, 756 (1926).

[10] Dudley, H. W.: Biochemic. J. 18, 665 (1924).

[11] Macleod, J. J. R.: J. metabol. Res. 2, 149 (1922).

[12] McCormick, N. A.: Bull. biol. Board Canada 1924, Dec.

[13] McCormick, N. A., and E. C. Noble: J. of biol. Chem. 59, 29 (1924).

[14] Vincent, S., E. C. Dodds and F. Dickens: Lancet 2, 115 (1924).

[15] Best, C. H., C. M. Jephcott and D. A. Scott: Amer. J. Physiol. 100, 285 (1932).

[16] Bürger, M.: Klin. Wschr. 16, 361 (1937).

[17] Altshuler, S. S., and S. C. Werch: Amer. J. Physiol. 118, 659 (1937).

[18] Abel, J. J.: Proc. nat. Acad. Sci. U.S.A. 12, 132 (1926).

[19] Abel, J. J., E. M. K. Geiling, C. A. Rouiller, F. K. Bell and O. Wintersteiner: J. of Pharmacol. 31, 65 (1927).

preparations. ABEL and GEILING[1] had shown previously that the commercial preparations, which still contained comparatively large amounts of impurities, could be further purified by fractional precipitations with pyridine and by extraction of the active constituent from the precipitate with 90% phenol. These workers also observed that the inactivation of insulin by alkali was always accompanied by the liberation of sulfide sulfur, and believed that a definite relationship existed between the physiological activity and the so-called labile sulfur. The latter conclusion was shown, however, by subsequent work, not to be specific for insulin[2, 3].

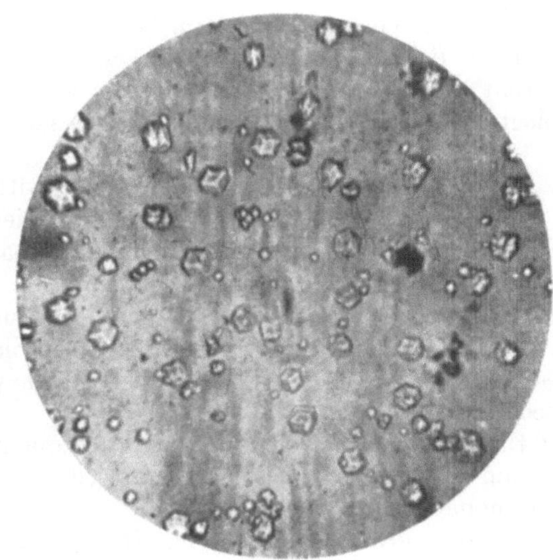

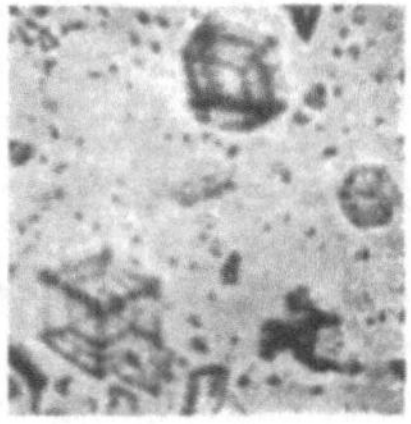

Fig. 3. Crystals precipitated from Na_2HPO_4 solution with N/6 acetic acid.

Fig. 2. Crystals precipitated from acetic acid solution with N/6 pyridine.

Fig. 2 and 3. Photo-micrographs, magnification 460×, taken by transmitted light.
Crystals of insulin, first obtained by J. J. ABEL. Proc. nat. Acad. Sci., Washington 12, 132 (1926). Reproduced by permission of author and publisher.

The method of ABEL and his collaborators in obtaining crystalline preparations consists of the isoelectric precipitation of the hormone, after a preliminary precipitation with pyridine, by slowly adding ammonia to an acetic acid solution, strongly buffered with brucine acetate. The p_H of the final solution was found to be about 5.6. The crystals thus obtained can be recrystallized either by the same procedure, omitting, however, the addition of brucine, or from an ordinary phosphate buffer mixture. In later papers[4—7] it was pointed out that the yield of crystalline material and also the ease with which a given preparation could be crystallized are dependent upon the commercial product and upon the source of the material.

HARINGTON and his coworkers[8] worked out a method in which saponine or digitonin was substituted for brucine. GERLOUGH and BATES[9] have published an outline of a procedure which starts with fresh pancreas and finally yields

[1] ABEL, J. J., and E. M. K. GEILING: J. of Pharmacol. 25, 423 (1925).

[2] BLATHERWICK, N. R., F. BISCHOFF, L. C. MAXWELL, J. BERGER and M SAHYUN: J. of biol. Chem. 72, 57 (1927).

[3] BRAND, E., and M. SANDBERG: J. of biol. Chem. 70, 381 (1926).

[4] JENSEN, H., and A. DeLAWDER: Hoppe-Seylers Z. 190, 262 (1930).

[5] JENSEN, H., O. WINTERSTEINER and E. M. K. GEILING: J. of Pharmacol. 36, 115 (1929).

[6] SCOTT, D. A.: J. of biol. Chem. 92, 281 (1931).

[7] DU VIGNEAUD, V., H. JENSEN and O. WINTERSTEINER: J. of Pharmacol. 32, 367 (1928).

[8] HARINGTON, C. R., D. A. SCOTT, K. CULHANE, H. P. MARKS and J. W. TREVAN: Biochemic. J. 23, 384 (1929).

[9] GERLOUGH, T. D., and R. W. BATES: J. of Pharmacol. 45, 19 (1932).

a crystalline preparation. Scott[1] found that insulin could be recrystallized from solutions of phosphate buffers by precipitation with ammonia at the isoelectric point.

Recently, Scott[2] made the interesting observation that crystalline insulin, prepared according to these methods, contains certain heavy metals (cadmium, nickel, cobalt, zinc) as salts and found that the presence of these metals facilitates the crystallization of the hormone.

Insulin, in crystalline form, has been obtained not only from beef pancreas but also from the islet tissue of certain fishes[1,3] and from pig[1,4] and sheep pancreas[1]. It is of interest to note that the insulin crystals from these various sources all possess the same physiological activity and all have the same sulfur content, namely 3.2%.

The evaluation of the potency of crystalline insulin, by comparison with the international standard powder, which was carried out in various laboratories at about the same time, gave a value of approximately twenty-four international units per milligram.

The claim of Dingemanse[5,6] of having been able to obtain an amorphous substance four times as potent as crystalline insulin but exceedingly unstable could not be duplicated by workers in other laboratories[7—10], even though they employed the same material as used by Dingemanse.

Analytical investigations revealed that insulin is of protein nature. Subsequent work has substantiated the assumption of Abel and his coworkers that this crystalline protein represents the hormone itself.

Crystalline insulin exhibits the reactions of a typical protein. It is precipitated by the usual protein precipitants and is denatured by strong acid and by boiling. The following color reactions are positive: biuret, Millon, Pauly, Ninhydrin, xanthoproteic. Further, the more specific reactions of Sakaguchi for arginine, of Folin-Looney for the disulfide linkages and tyrosine, and of Sullivan for cystine are positive. The reactions for tryptophan (Voisonet, Hopkins-Cole, and Acree), for sulfydryl groups (sodium nitroprusside), and the Molisch test for carbohydrate groups are all negative. The elementary composition of insulin is similar to that of the average protein, with the exception of the comparatively high sulfur content.

Insulin occurs in rather fine crystals, seldom exceeding 0.01 mm. in diameter and falling crystallographically into two distinct groups. Inasmuch as the crystals consisting mainly of one type or the other have shown no difference in chemical composition, or in physiological activity, insulin must be dimorphous[1,11,12].

If insulin is heated in a melting-point tube, the crystals begin to brown at 215° and melt rather sharply at 233° with decomposition. It exhibits the

[1] Scott, D. A.: J. of biol. Chem. **92**, 281 (1931).

[2] Scott, D. A.: Biochemic. J. **28**, 1592 (1934).

[3] Jensen, H., O. Wintersteiner and E. M. K. Geiling: J. of Pharmacol. **36**, 115 (1929).

[4] Jensen, H., and A. DeLawder: Hoppe-Seylers Z. **190**, 262 (1930).

[5] van Bronkhorst, A. J.: Overgedrukt uit het Pharmaceut. Weekbl. (holl.) **26**, 641 (1930).

[6] Dingemanse, E.: Arch. néerl. Physiol. **12**, 259 1928).

[7] Dirscherl, W.: Hoppe-Seylers Z. **202**, 116 (1931).

[8] Fisher, A. M., and D. A. Scott: Trans. roy. Soc. Canada **28**, 75 (1934).

[9] Jensen, H., and A. DeLawder: J. of biol. Chem. **87**, 701 (1930).

[10] du Vigneaud, V., E. M. K. Geiling and C. A. Eddy: J. of Pharmacol. **33**, 497 (1928).

[11] Scott, D. A.: Trans. roy. Soc. Canada **26**, 275 (1932).

[12] Abel, J. J., E. M. K. Geiling, C. A. Rouiller, F. K. Bell and O. Wintersteiner: J. of Pharmacol. **31**, 65 (1927).

solubilities of a typical protein, dissolving easily in dilute acid and alkali. It is soluble in 90% phenol and also in dilute alcohol. No extensive work has been done, so far, on the determination of its solubility in anhydrous organic solvents. One might assume that insulin is insoluble in these solvents. Quantitative studies have been made on the solubility of the hormone in N/10 acetate buffers, over a range of 4.8—5.6[1], and in salt solutions of varied concentrations[2].

Solutions of crystalline insulin are levorotatory, as are those of all proteins. The specific rotation is dependent, to a great extent, upon the p_H of the solution[3, 4]. The optical absorption of insulin in ultraviolet light has been measured up to a frequency of 2000 Å, with an absorption band lying around 2800 Å; this band has been ascribed to the cystine and the tyrosine content of the hormone[5—7]. From the action of various reagents on the spectrum of insulin, FREUDENBERG and his coworkers conclude that, while insulin can be inactivated without affecting the absorption spectrum, alteration of the absorption spectrum is always associated with inactivation[6]. Ultraviolet light of various wave lengths, in the presence of oxygen, destroys the activity of the hormone; this inactivation is probably due to oxidation[6, 8—10]. The X-ray crystal diffraction patterns of insulin have been investigated by various workers[4, 7, 11].

Careful measurements by WINTERSTEINER and ABRAMSON[1] and also by HOWITT and PRIDEAUX[12] indicated that the isoelectric point of insulin is at a p_H of 5.3—5.35. The optimum p_H of crystalline insulin varies, however, in different solutions from 5.8—6.3, as shown by SCOTT and FISHER[13].

Estimations of the molecular weight of crystalline insulin have been made in various laboratories. On purely chemical evidence, FREUDENBERG and his associates[14] estimate the molecule to have a weight of approximately 20,000. On the other hand, the ultra-centrifuge method of SVEDBERG places insulin in the group of protein (egg albumin, Bence-Jones protein) having the so-called unit weight of 35,000[15]. GERLOUGH and BATES found values of 40,000—50,000 obtained by viscosity measurements[2]. A detailed X-ray examination of insulin crystals by CROWFOOT[16] shows that the unit cell is rhombohedral, with $a = 44.3$ Å and $a = 115°$, and contains a single SVEDBERG unit weight of 37,000.

From the results of the electrometric titration of crystalline insulin, in both aqueous and 80% alcoholic solutions, HARINGTON and NEUBERGER[17] deduced that insulin has an acid-binding capacity of 43 ± 2 groups per molecule and a base-binding capacity in the neighborhood of 60—70 groups per molecule. The value for the acid-binding capacity of crystalline insulin does not greatly

---

[1] WINTERSTEINER, O., and H. A. ABRAMSON: J. of biol. Chem. **99**, 741 (1933).
[2] GERLOUGH, T. D., and R. W. BATES: J. of Pharmacol. **45**, 19 (1932).
[3] WINTERSTEINER, O., and H. JENSEN: Abderhaldens Handb. d. biolog. Arbeitsmethoden. Abt. V, T. 3B, 901 (1936).
[4] FREUDENBERG, K., W. DIRSCHERL and H. EYER: Hoppe-Seylers Z. **187**, 89 (1930).
[5] GAUBNER, W.: Z. exper. Med. **63**, 527 (1928).
[6] KUHN, W., H. EYER and K. FREUDENBERG: Hoppe-Seylers Z. **202**, 97 (1931).
[7] SIMS, H. DES B., and D. A. SCOTT: Trans. roy. Soc. Canada **24**, V, 117 (1930).
[8] BURGE, W. E., and C. C. WICKWIRE: J. of biol. Chem. **72**, 827 (1927).
[9] ELLIS, M. M., and E. B. NEWTON: Amer. J. Physiol. **73**, 530 (1925).
[10] KÜSTNER, H., and W. EISSNER: Klin. Wschr. **11**, 499 (1932).
[11] CLARK, G. L., and K. E. CORRIGAN: Physiologic. Rev. **40**, 639 (1932).
[12] HOWITT, F. O., and E. B. R. PRIDEAUX: Proc. roy. Soc. Lond. **112**, 13 (1932).
[13] SCOTT, D. A., and A. M. FISHER: Biochemic. J. **29**, 1048 (1935).
[14] FREUDENBERG, K., W. DIRSCHERL and H. EYER: Hoppe-Seylers Z. **202**, 128 (1931).
[15] SJOGREN, B., and T. SVEDBERG: J. amer. chem. Soc. **53**, 2657 (1931).
[16] CROWFOOT, D.: Nature (Lond.) **135**, 591 (1935).
[17] HARINGTON, C. R., and A. NEUBERGER: Biochemic. J. **30**, 809 (1936).

14*

differ from that found for ash-free amorphous insulin by Harvey, Howitt, and Prideaux[1].

The experiments on the dialysis of insulin were carried out with rather impure preparations and have given somewhat conflicting results[2,3].

The physical-chemical behavior of the monomolecular film of insulin, when studied according to the method of Langmuir and Adams, confirmed the protein character of the insulin molecule[4]. The behavior of insulin towards acid has been studied by various workers; and, in general, one may say that insulin is much more stable in acid than in alkaline solutions[5—11]. The study of the absorption of insulin on various absorbents has been undertaken in different laboratories. It was found that insulin is absorbed on Lloyd's reagent, charcoal, and kaolin[12—15], on benzoic and salicylic acids[16,17], and on aluminum hydroxide[18].

The nitrogen distribution in crystalline insulin was found to be typical of that in proteins[19]. The hydrolysis of crystalline insulin has revealed the presence of the following amino acids: cystine and tyrosine[20], glutamic acid[21], leucine, argenine, and histidine[22], lysine[23], proline, and phenylalanine[24]. The isolation of these amino acids accounts for most of the nitrogen in the insulin molecule.

According to Miller and du Vigneaud all the sulfur (3.2%) is present as cystine in the hormone[25]; but on the other hand it has recently been claimed that methionine is present in small amounts[26].

Efforts to isolate, from insulin, a characteristic component, which might be responsible for the physiological activity of the hormone, have thus far been unsuccessful.

It has already been pointed out that the failure of earlier workers to prepare an active preparation of the pancreatic hormone, which could be used therapeutically, was mainly due to the destructive action of proteolytic enzymes. This also explains the inability of the hormone to act when taken by mouth. It likewise supports the view that insulin belongs to the class of proteins.

[1] Harvey, E. A., F. O. Howitt and E. B. R. Prideaux: Trans. farad. Soc. **30**, 407 (1934).

[2] Dingemanse, E.: Biochem. Z. **163**, 412 (1925).

[3] Taylor, T. C., C. E. Braun and E. L. Scott: Amer. J. Physiol. **74**, 539 (1925).

[4] Gorter, E.: Nederl. Tijdschr. Geneesk. **76**, 4585 (1932).

[5] Cheadle, F. M.: Austral. J. exper. Biol. a. med. Sci. **1**, 129 (1924).

[6] Choay, A.: C. r. Soc. biol. Paris **94**, 178 (1926).

[7] Choay, A., and S. Rennes: C. r. Soc. Biol. Paris **109**, 1269 (1932).

[8] Krogh, A., and A. Hemmingsen: Biochemic. J. **22**, 1231 (1928).

[9] Scott, D. A.: J. of biol. Chem. **65**, 601 (1925).

[10] Shonle, H. A., and J. H. Waldo: J. of biol. Chem. **66**, 467 (1925).

[11] Widmark, E. M. P.: Biochemic. J. **17**, 668 (1923).

[12] Jensen, H., and A. DeLawder: Hoppe-Seylers Z. **190**, 262 (1930).

[13] Fisher, A. M., and D. A. Scott: Trans. roy. Soc. Canada **28**, 75 (1934).

[14] du Vigneaud, V., E. M. K. Geiling and C. A. Eddy: J. of Pharmacol. **33**, 497 (1928).

[15] Sandberg, M., and E. Brand: Proc. Soc. exper. Biol. a. Med. **23**, 317 (1926).

[16] Abel, J. J., E. M. K. Geiling, C. A. Rouiller, F. K. Bell and O. Wintersteiner: J. of Pharmacol. **31**, 65 (1927).

[17] Moloney, P. J., and D. M. Findlay: J. of biol. Chem. **57**, 359 (1923).

[18] Dirscherl, W.: Hoppe-Seylers Z. **202**, 116 (1931).

[19] Wintersteiner, O., V. du Vigneaud and H. Jensen: J. of Pharmacol. **32**, 397 (1928).

[20] du Vigneaud, V., H. Jensen and O. Wintersteiner: J. of Pharmacol. **32**, 367 (1928).

[21] Jensen, H., and O. Wintersteiner: J. of biol. Chem. **97**, 93 (1932).

[22] Jensen, H., O. Wintersteiner and V. du Vigneaud: J. of Pharmacol. **32**, 287 (1928).

[23] Jensen, H., and O. Wintersteiner: J. of biol. Chem. **98**, 281 (1932).

[24] Jensen, H., and E. A. J. Evans: J. of biol. Chem. **108**, 1 (1935).

[25] Miller, Y. L., and V. du Vigneaud: J. of biol. Chem. **118**, 101 (1937).

[26] Kassel, B., and B. Brand: Proc. Soc. exper. Biol. a. Med. **35**, 444 (1936).

The earlier data of EPSTEIN and ROSENTHAL[1,2] and of WEISS and POGENY[3], that trypsin as well as pepsin causes a reversible inactivation of insulin, could not be substantiated by later work. SCOTT[4] claimed that in an alkaline medium the inactivation is irreversible, while in an acid medium the inactivation may be reversible. SHONLE and WALDO[5] found, however, that insulin inactivated by the action of pepsin and trypsin could not be reactivated. Similar results were obtained by FELIX and WALDSCHMIDT-LEITZ[6], who concluded that the irreversible inactivation by proteolytic enzymes was a true enzymic hydrolysis. Further, HARTENECK, and SCHULER[7] claimed that an irreversible reaction takes place between insulin and trypsin or pepsin. These later findings are in accord with the earlier observations of DUDLEY[8] and of WITZEMANN and LIVSHIS[9].

DIRSCHERL[10], studying the peptic inactivation of insulin, found: (a) a definite p_H region of optimum action; (b) an increase of digestion with temperature rise; (c) a dependence of the digestion on the amount of enzyme; and (d) on the time required for digestion; that is, that the reaction exhibited all the characteristics of an enzymic hydrolysis.

The behavior of the physiological activity during enzymic attack has been studied by CHARLES and SCOTT[11], and especially by FREUDENBERG and his coworkers[12,13]. The work of these investigators is of especial importance in the consideration of this subject, since the work was mainly done with crystalline preparations of insulin, whereas the researches referred to above were done with amorphous insulin preparations of varying activity. For the details of this work, the reader is referred to the original literature.

The research of these investigators may be summarized as follows: If the protein structure of insulin is not affected, as in the action of trypsin (without kinase), amino-polypeptides or peptidase, the activity of the insulin remains unchanged. If protein hydrolysis occurs, as with pepsin, trypsin-kinase, papain with and without activators (HCN and glutathione), and activated cathepsin, the physiological activity is permanently lost. The inactivation, therefore, is connected in some manner with the hydrolysis of the protein. The finding, that the inactivation proceeds more rapidly than the hydrolysis, suggests that those linkages which are first attacked by the various enzymes are of especial significance for the physiological action. From the study of the proteolytic action of pepsin and of trypsin on insulin, it was concluded that the hormone cannot be thus broken down into smaller physiologically active substances. CORNELI[14] has arrived at substantially the same conclusions.

FISHER and SCOTT[15] reported that the destruction of insulin by pepsin is

[1] EPSTEIN, A. A., N. ROSENTHAL, E. H. MAECHLING and V. DE BECK: Amer. J. Physiol. 70, 225 (1924).
[2] EPSTEIN, A. A., N. ROSENTHAL, E. H. MAECHLING and V. DE BECK: Amer. J. Physiol. 71, 316 (1925).
[3] WEISS, ST., and J. POGÁNY: Z. exper. Med. 50, 786 (1926).
[4] SCOTT, D. A.: J. of biol. Chem. 63, 641 (1925).
[5] SHONLE, H. A., and J. H. WALDO: J. of biol. Chem. 66, 467 (1925).
[6] FELIX, K., and E. WALDSCHMIDT-LEITZ: Ber. dtsch. chem. Ges. 59, 2367 (1926).
[7] HARTENECK, A., and W. SCHULER: Hoppe-Seylers Z. 172, 289 (1927).
[8] DUDLEY, H. W.: Biochemic. J. 17, 376 (1923).
[9] WITZEMANN, E. J., and L. LIVSHIS: J. of biol. Chem. 57, 425 (1923).
[10] DIRSCHERL, W.: Hoppe-Seylers Z. 180, 217 (1929).
[11] CHARLES, A. F., and D. A. SCOTT: Trans. roy. Soc. Canada 24, 95 (1930).
[12] FREUDENBERG, K., W. DIRSCHERL, H. EICHEL and E. WEISS: Hoppe-Seylers Z. 202, 159 (1931).
[13] FREUDENBERG, K., E. WEISS and H. EYER: Hoppe-Seylers Z. 213, 248 (1932).
[14] CORNELI, W.: Hoppe-Seylers Z. 199, 217 (1931).
[15] FISHER, A. M., and D. A. SCOTT: J. of biol. Chem. 106, 289 (1934).

accompanied by a diminution in the tyrosine content, that cystine remains unchanged and lysine is increased.

Fisher and Scott have attempted the enzymic synthesis of insulin by the incubation of a peptic digest of insulin with pepsin. They obtained an amorphous protein material, which, however, was physiologically inactive[1].

It has been found that incubation of insulin with blood will destroy the physiological activity[2—6]. Schmidt and his coworkers[7] have reported that extracts of certain organs will inactivate insulin. Inactivation in all these cases is no doubt due to a proteolytic action. It has been found that those bacteria which are able to split proteins will inactivate insulin[8, 9].

In order to determine whether or not certain groups of the insulin molecule play a role in the pharmacological action of the hormone, the inactivation of insulin by various chemical reagents has been studied. A brief summary of the results obtained up to this time will be given.

Insulin, on treatment with N/30 NaOH for three hours at 34°, is irreversibly inactivated, with the simultaneous liberation of ammonia. While Freudenberg and his associates[10—12] reported the liberation of 0.16% ammonia under these conditions (a value also obtained by Jensen and Evans[13]), Bruch[14], on the other hand, found a somewhat lower value. The ammonia is probably derived from certain of the free amino groups in the insulin molecule, since the amino nitrogen shows a small but definite decrease after alkaline inactivation. The cystine content of insulin is lowered, under these conditions, to about half of its original value[15]. The tyrosine and arginine content are apparently unaffected. Thus far, alkaline inactivation has been impossible without the removal of at least part of the sulfur.

The claim of Witzemann and Livshis[16] that insulin could be reversibly inactivated by treatment with approximately N/2 ammonium hydroxide could not be substantiated by later work[17].

Treatment of insulin with acetic anhydride, under various conditions, gave an acetylated and partially inactivated product, which could be reactivated to some extent by dilute alkali[18—22]. Inactivation by acetic anhydrate might be due to the acetylation of free amino groups, imino groups, and hydroxyl groups.

[1] Fisher, A. M., and D. A. Scott: J. gen. Physiol. 16, 741 (1932/33).

[2] Freudenberg, K., W. Dirscherl, H. Eichel and E. Weiss: Hoppe-Seylers Z. 202, 159 (1931).

[3] Black, P. T.: Brit. J. exper. Path. 14, 318 (1933).

[4] Bürger, M., and H. Kohl: Arch. f. exper. Path. 174, 130 (1934).

[5] Karolitz, S., P. Cohen and S. D. Leader: Arch. int. Med. 45, 546 (1930).

[6] Rosenthal, F., I. Friedheim and R. Nagel: Klin. Wschr. 13, 1121 (1934).

[7] Schmidt, A. A., and R. L. Saatchian: Chem. Abstr. 24, 4859 (1930).

[8] Sahyun, M., and P. Beard: J. Labor. a. clin. Med. 20, 160 (1934).

[9] Schmidt, A. A., and K. Tuljtschinskaja: Biochem. Z. 231, 352 (1931).

[10] Freudenberg, K., W. Dirscherl and H. Eyer: Hoppe-Seylers Z. 187, 89 (1930).

[11] Freudenberg, K., W. Dirscherl and H. Eyer: Hoppe-Seylers Z. 202, 128 (1931).

[12] Freudenberg, K., and H. Eyer: Hoppe-Seylers Z. 213, 226 (1932).

[13] Jensen, H., and E. A. J. Evans: Hoppe-Seylers Z. 209, 134 (1932).

[14] Bruch, E.: Arch. f. exper. Path. 173, 439 (1933).

[15] Jensen, H., E. A. J. Evans, W. D. Pennington and E. D. Schock: J. of biol. Chem. 114, 199 (1936).

[16] Witzemann, E. J., and L. Livshis: J. of biol. Chem. 57, 425 (1923).

[17] Jensen, H., E. D. Schock and E. Sollers: J. of biol. Chem. 98, 93 (1932).

[18] Jensen, H., and A. DeLawder: J. of biol. Chem. 87, 701 (1930).

[19] Freudenberg, K., and H. Eyer: Hoppe-Seylers Z. 213, 226 (1932).

[20] Charles, A. F., and D. A. Scott: Trans. roy. Soc. Canada 25, 187 (1931).

[21] Freudenberg, K., and W. Dirscherl: Hoppe-Seylers Z. 175, 1 (1928).

[22] Jensen, H., and E. M. K. Geiling: J. of Pharmacol. 33, 511 (1928).

Insulin, when allowed to stand in acid alcohol for several hours, is converted into an almost completely inactive product. On treatment of this compound with very dilute alkali, about 60% of the activity is restored[1,2]. The inactivation under these conditions probably involves a reversible intermolecular rearrangement.

FREUDENBERG and his associates have reported that the partially inactivated product resulting under certain conditions from the action of diazomethane on insulin is capable of partial reactivation by dilute alkali[3]. These insulin preparations show a decrease in both cystine and amino nitrogen content[4]. It is probable that both esterification and methylation take place under the conditions of this experiment.

CHARLES and SCOTT[5] found that methyl iodide in acid solution reversibly inactivates insulin. It has been suggested by JENSEN and his associates[4] that the loss of activity under these circumstances might be due to the destruction of the disulfide (—S—S—) linkages.

Iodine, in faintly alkaline solution, will inactivate insulin irreversibly[6,7]. Inactivation is probably due to oxidation of the disulfide linkages. HARINGTON and NEUBERGER[8] found that insulin iodinated by the method of NEUBERGER[9] differs from insulin only by the tyrosine groups' being substituted with iodine in a 3,5-position. The iodinated insulin retained 5—10% of the activity; but partial removal of the iodine by catalytic reduction was accompanied by the approximately proportional restoration of activity.

Formaldehyde inactivates insulin, but the activity can be restored 60—70% with dilute hydrochloric acid[10,11]. Insulin is completely and irreversibly inactivated by treatment with benzaldehyde and also with o-chlorobenzaldehyde in weakly alkaline solution[3,4,10,12].

FREUDENBERG and his coworkers have reported that insulin, on treatment with isoamylnitrite, either in methyl alcohol or in acetic acid solution, yields an inactive product retaining approximately the original content of the amino nitrogen[3]. These experiments, however, could not be confirmed[4].

By treating insulin with various aromatic isocyanates in weakly alkaline solution, a product was obtained containing only about five per cent of the physiological activity of the hormone[13,14]. JENSEN and EVANS[13] found that the acid hydrolysis of the phenyl isocyanate and of the naphthyl isocyanate of insulin yields the phenyl or naphthyl hydantoins, respectively, of phenylalanine. A portion of the free amino groups in insulin is evidently present, therefore, as phenylalanine. The action of benzylcarbonylchloride on insulin has also been studied[15].

[1] CARR, F. H., K. CULHANE and S. W. F. UNDERHILL: Biochemic. J. 23, 1010 (1929).
[2] CHARLES, A. F., and D. A. SCOTT: J. of biol. Chem. 92, 389 (1931).
[3] FREUDENBERG, K., W. DIRSCHERL and H. EYER: Hoppe-Seylers Z. 202, 128 (1931).
[4] JENSEN, H., E. A. J. EVANS, W. D. PENNINGTON and E. D. SCHOCK: J. of biol. Chem. 114, 199 (1936).
[5] CHARLES, A. F., and D. A. SCOTT: Trans. roy. Soc. Canada 26, 335 (1932).
[6] BLATHERWICK, N. R., F. BISCHOFF, L. C. MAXWELL, J. BERGER and M. SAHYUN: J. of biol. Chem. 72, 57 (1927).
[7] JENSEN, H., E. D. SCHOCK and E. SOLLERS: J. of biol. Chem. 98, 93 (1932).
[8] HARINGTON, C. R., and A. NEUBERGER: Biochemic. J. 30, 809 (1936).
[9] NEUBERGER, A.: Biochemic. J. 28, 1982 (1934).
[10] FREUDENBERG, K., and H. EYER: Hoppe-Seylers Z. 213, 226 (1932).
[11] FREUDENBERG, K., W. DIRSCHERL and H. EYER: Hoppe-Seylers Z. 187, 89 (1930).
[12] JENSEN, H., and A. DeLAWDER: Hoppe-Seylers Z. 190, 262 (1930).
[13] JENSEN, H., and E. A. J. EVANS: J. of biol. Chem. 108, 1 (1935).
[14] HOPKINS, J. S., and A. WORMALL: Biochemic. J. 28, 2125 (1934).
[15] GAUNT, W. E., G. HIGGINS and A. WORMALL: Nature (Lond.) 136, 438 (1935).

If insulin is heated with N/10 HCl in a boiling-water bath, the precipitate which forms is physiologically inactive[1,2]. Simultaneously, ammonia is liberated, probably from the amide groups of the glutamine portion of the molecule. Treatment of this precipitate with dilute alkali yields a product which is practically as active as the original material. Du Vigneaud and his coworkers[2] express the view that the formation of a precipitate under these conditions is specific for insulin, and that the physiologically important groups are involved in this reaction.

It has been found that the sulfhydryl compounds, such as cysteine, glutathione, thioglycolic acid, thiolactic acid, and thiolsalicylic acid, in faintly alkaline solution, inactivate insulin irreversibly. It has generally been assumed that the inactivation is due to a reduction of the disulfide linkages[3-5]. Wintersteiner[6] found that no proportionality exists between maximal reduction and physiological activity, and that the total inactivation occurs with the reduction of approximately one third of the total disulfide linkages. Stern and White[7] have also studied the inactivation of insulin by thiolglycolic acid. It has been observed that thiol-histidine and ergothioneine do not inactivate insulin under the same conditions[5].

Freudenberg and Wegmann[8] have reported that when the interaction of insulin and the sulfhydryl compounds, which inactivate insulin in alkaline solution, was carried out at p_H 2—3, partial inactivation occurred, and that these partially inactivated preparations could be reactivated by further addition of the sulfhydryl compound and hydrogen peroxide.

Schock, Jensen, and Hellerman[5] reported that benzoquinone inactivates insulin in alkaline, but not in acid solution. The inactivation is probably due to an addition reaction of the benzoquinone with the free amino groups in the insulin molecule. The same workers also showed that metallic compounds, such as cuprous oxide and phenyl mercuric hydroxide, which are known to react with sulfhydryl compounds and to inactivate reversibly certain enzymes, have no effect upon the activity of insulin, under the conditions used.

Bischoff and Sahyun[9] have studied the denaturation of insulin by concentrated ice-cold sulfuric acid and have found that the product which is acid-insoluble at p_H more acid than 4.8 retains half its potency; addition of formaldehyde to the sulfuric acid completely destroyed the potency of the final product.

Benzoyl peroxide irreversibly inactivates insulin by direct oxidation[3]. The inactivation by mercuric oxide is probably due to oxidation of the disulfide linkages[3]. Insulin is also oxidized by alkaline solutions of ferricyanide, one milligram being equivalent to 2.093 milligrams of the salt[10]. In common with the other reducing agents, sodium sulfite and sodium-amalgam and magnesium-amalgam inactivate insulin in an acid medium, with the liberation of 0.06—0.08% of the ammonia of the molecule[11].

[1] Jensen, H., and E. A. J. Evans: Hoppe-Seylers Z. **209**, 134 (1932).

[2] du Vigneaud, V., R. H. Sifferd and R. R. Sealock: J. of biol. Chem. **102**, 521 (1933).

[3] Freudenberg, K., and H. Eyer: Hoppe-Seylers Z. **213**, 226 (1932).

[4] du Vigneaud, V., A. Fitch, E. Pekarek and W. W. Lockwood: J. of biol. Chem. **94**, 233 (1931).

[5] Schock, E. D., H. Jensen and L. Hellerman: J. of biol. Chem. **111**, 553 (1935).

[6] Wintersteiner, O.: J. of biol. Chem. **102**, 473 (1933).

[7] Stern, K. J., and A. White: J. of biol. Chem. **117**, 95 (1937).

[8] Freudenberg, K., and T. Wegmann: Hoppe-Seylers Z. **233**, 159 (1935).

[9] Bischoff, F., and M. Sahyun: J. of biol. Chem. **81**, 167 (1929).

[10] Bruch, E.: Arch. f. exper. Path. **173**, 439 (1933).

[11] Freudenberg, K., W. Dirscherl and H. Eyer: Hoppe-Seylers Z. **202**, 128 (1931).

Table 1. Analyses of Crystalline Zinc Insulin

	Oxide Ash	Zinc	Moisture	Total Nitrogen	Total Sulfur	Carbon	Hydrogen	Socalled Melting Point U.S.P.XI Method	Decomposition Point – KOFLER Apparatus	6563	5693	5463
Toronto	0.6	0.45	7.1	14.51 14.60	3.21 3.05	48.7 48.9	7.44 7.41	235	No true M. P. ash residue 240 Sealed tube 255	—21.6	—32.4	—43.4
Burroughs	2.4 2.5	0.8	7.6	13.73 13.68	2.66 2.88	46.2 46.2	6.7 6.7	235	240 Sealed tube 255	—25.4	—31.4	—42.5
Stearns	1.6 1.7	0.65 0.67	6.1	15.3 15.4	2.96 2.87	48.4 48.5	7.06 7.00	235	240 Sealed tube 255	—20.4	—36.6	—50.8
WINTERSTEINER in his monograph	0.46 0.6 0.73	0.35	5.1			52.4 53.5	6.6 7.2	230			—30 60	
SCOTT	0.7					49.8	6.9	230				
HARRINGTON and SCOTT[1]	1.5			14.49 14.03	3.11	49.61 49.11	6.81 6.95	220			—35	
ELI LILLY	1.5											
STALLMANN[2]	0.23 1.19			15.13 15.07	3.4 3.3	51.99 52.02	6.63 6.85	243				

[1] HARRINGTON and SCOTT: Biochemic. J. **23**, 384 (1929).

[2] STALLMANN: Arch. f. exper. Path. **185**, 77 (1937).

The accumulated results of the chemical investigations on insulin recorded in this chapter reveal that this hormone must be classified as a typical protein. Its complex protein-like nature affords little hope, at present, for the elucidation of its exact structure and for its synthesis. The pharmacodynamic functions of the hormone are apparently connected in some way with the manner in which the component amino acids are linked, since analytical work has so far failed to disclose any especial constituent or property, which would explain the unique action of this principle in the animal body. The chemical behavior of insulin towards certain reagents, described in this chapter, seems to indicate that the physiological properties of insulin are associated with certain groupings in the molecule, e. g., the dithio (—S—S—) linkages (present in part, at least, as combined cystine), with a part of the amino groups, and also apparently with the hydroxyl groups in the molecule.

Stallmann has recently reported the quantitative elementary analysis of crystalline insulin and discussed its significance. He also suggests a new method for the crystallization of insulin[1].

We are permitted to quote the following analytical data of crystalline zinc insulins obtained by Dr. E. W. Schoeffel[2] in the Chemical Laboratory of the American Medical Association, Chicago, Illinois (see Table 1).

V. Standardization of Insulin.

Up to the present time, only the biological method of assay has proved applicable for the determination of the physiological activity of insulin. Various suggested chemical methods of assay have been found nonspecific.

Having shown that the various insulin preparations would lower the blood sugar in diabetic (depancreatized) animals, the Toronto workers[3] then studied the action in normal animals. They found that the injection of an adequate dose of insulin into normal rabbits causes convulsions and coma and that these symptoms can be rapidly relieved by the administration of glucose. It was observed that coma generally occurs when the blood sugar level had dropped to 0.045%. (Newer blood sugar methods indicate a lower figure for true blood sugar [Dotti[4]].) They defined the unit of insulin ("Original Toronto Unit") as the smallest quantity which, within a period of three to four hours, would lower, to the convulsive level of about 0.045%, the blood sugar of a 2 kilo rabbit, starved for twenty-four hours. Such a unit, however, was found to be impracticable for clinical purposes; and a "Clinical Unit", one-third of the "Toronto Unit", was introduced. At that time various methods of standardization were employed which naturally led to a great deal of confusion. It was for this reason that in 1923 the Standardization Committee of the League of Nations[5] took up the problem of standardizing the potency of various insulin preparations and recommended that one unit of insulin be defined as the amount capable of lowering the blood sugar level of a normal rabbit, of about 2 kilo weight and starved for twenty-four hours, to the convulsive level of 0.045% within the course of five hours. These direct methods of determining the potency of insulin were found rather inaccurate, mainly because of the wide range of variation in response in the experimental animals. In 1925, therefore, the same Committee[5]

[1] Stallmann, B.: Arch. f. exper. Path. **185**, 77 (1937).
[2] Personal communication.
[3] Banting, F. G., C. H. Best, J. B. Collip, J. J. R. Macleod and E. C. Noble: Amer. J. Physiol. **62**, 162 (1922).
[4] Dotti, L. B.: J. of biol. Chem. **104**, 535 (1934).
[5] Publications of the League of Nations. III. Health, 1926. **7**, C.H. 398.

adopted as the standard a special preparation of dry insulin hydrochloride. Standardization of this preparation in different laboratories, employing various direct methods of assaying, resulted in figures ranging from 8.4 to 8.8 units per milligram of powder. To avoid fractional calculation, it was agreed to regard the standard preparation as containing eight units per milligram, and accordingly to define the unit of insulin as "the activity contained in 0.125 milligram of the international standard preparation". This preparation is known as the "International Standard" and is used as a basis of evaluating the potency of various commercial insulin preparations and of crystalline insulin. Recently (1935), the Committee adopted a crystalline insulin preparation as their standard powder, to which has been assigned the potency of 22 international units per milligram[1].

HRUBETZ[2,3] has used rats as test animals and described a direct method for the standardization of insulin. VOEGTLIN and his coworkers[4,5] also used rats and have published a description of a direct convulsive method of estimation. FREUDENBERG and DIRSCHERL[6] have described a direct method of assay and have defined their own laboratory unit.

There are naturally certain inaccuracies involved in applying a biological method for assaying the physiological activity of insulin preparations:

(a) The degree of response may be dependent upon the purity and source of the preparation tested[7-9].

(b) Convulsions occasionally appear before the blood sugar has reached the convulsive level of 0.045% glucose[7,9-11].

(c) The response of the animal may depend upon its nutrition[12-21].

(d) The sensitivity of the animal may vary from time to time; it is therefore necessary to use a comparatively large number of animals[9,22-27].

[1] Quart. Bull., Health Organization of League of Nations 4, 526, 641. Geneva 1935.
[2] HRUBETZ, M. C.: Amer. J. Physiol. 107, 284 (1934).
[3] HRUBETZ, M. C.: Amer. J. Physiol. 110, 384 (1934).
[4] VOEGTLIN, C., and E. R. DUNN: U. S. Publ. Health Rep. 38, 1747 (1923).
[5] VOEGTLIN, C., E. R. DUNN and D. W. MILLER: U. S. Publ. Health Rep. 39, 1935 (1924).
[6] FREUDENBERG, K., and W. DIRSCHERL: Hoppe-Seylers Z. 180, 212 (1929).
[7] GREVENSTUK, A., and E. LAQUEUR: Insulin. München: J. F. Bergmann 1925.
[8] LAQUEUR, E., and S. E. DE JONGH: Biochem. Z. 163, 338 (1925).
[9] MACLEOD, J. J. R., and M. D. ORR: J. Labor. a. clin. Med. 9, 591 (1924).
[10] BORNSTEIN, A.: Klin. Wschr. 3, 555 (1924).
[11] LAQUEUR, E., A. GREVENSTUK and S. H. DE JONGH: Dtsch. med. Wschr. 51, 178 (1925).
[12] ABDERHALDEN, E., and E. WERTHEIMER: Pflügers Arch. 203, 439 (1924).
[13] BAINBRIDGE, H. W.: J. of Physiol. 60, 293 (1925).
[14] BLATHERWICK, N. R., M. L. LONG, M. BELL, L. C. MAXWELL and E. HILL: Amer. J. Physiol. 69, 155 (1924).
[15] GREVENSTUK, A., S. E. DE JONGH and E. LAQUEUR: Biochem. Z. 163, 357 (1925).
[16] HYND, A., and D. L. ROTTER: Biochemic. J. 25, 457 (1931).
[17] McCORMICK, N. A., J. J. R. MACLEOD, M. K. O'BRIEN and E. C. NOBLE: J. of Physiol. 57, 234 (1923).
[18] NOBEL, E., and R. PRIESEL: Z. exper. Med. 48, 1 (1925).
[19] PAGE, I.: Amer. J. Physiol. 66, 1 (1923).
[20] SAHYUN, M., and N. R. BLATHERWICK: J. of biol. Chem. 79, 443 (1928).
[21] STASIAK, A.: J. Labor. a. clin. Med. 12, 256 (1926).
[22] BAUER, J., and J. MONOGUIÓ: Z. klin. Med. 121, 476 (1932).
[23] HARI, P.: Biochem. Z. 156, 86 (1925).
[24] JONGH, S. E. DE: Arch. néerl. Physiol. 11, 454 (1926).
[25] LANGECKER, H., and W. STROSS: Biochem. Z. 161, 295 (1925).
[26] LAQUEUR, E., and S. E. DE JONGH: Biochem. Z. 163, 308 (1925).
[27] ZECKWER, I. T.: Amer. J. Physiol. 106, 273 (1933).

(e) The dose of insulin necessary to give the same effect in animals of different weights is not proportional to the weight[1—5].

(f) The sensitivity of the animal may depend upon its environment[6—9].

It has been found that rabbits are more susceptible to insulin in the summer than in the winter. Whether or not the animal may become sensitive to insulin, as a result of frequent injections, is still debatable (see Sahyun and Blatherwick[10]); however, it is best to use a given animal but once a week.

Various other factors affecting the response of test animals to insulin have been determined by different investigators who have suggested certain precautions in order to eliminate as much as possible any variations in the results[6, 11—14]. Other animals besides rabbits, such as mice[15—17] and rats[7, 8, 18—20] have been employed for assay but at present mice and rabbits are generally used.

The various factors enumerated which restrict the accuracy of the biological assay of insulin are naturally of greater influence in a direct than in an indirect procedure. For this reason the comparative method of standardization is preferable. Only an outline of the main principles of the various methods will be given here. For the details, the reader is referred to the original literature.

Two procedures have been devised to determine the activity of insulin preparations by comparison with the standard and are now generally employed: (a) method dependent upon the production of convulsions, and (b) method based upon the determination of the decrease in blood sugar.

Briefly stated, method (a), which usually employs mice as test animals, is based upon the comparison of the percentage of convulsions produced in white mice kept at 38°, half of the mice being injected intraperitoneally with the standard preparation and the other half with the solution of unknown unitage. The mouse dose is defined as the quantity producing convulsions in one-half the number of mice injected. Details of this procedure have been published by Hemmingsen and Krogh[21] and by Trevan and Brook[22], while Hemmingsen[23, 24] has made a very thorough study of the accuracy of this method of assaying insulin.

[1] Culhane, K., and S. W. F. Underhill: J. of Physiol. **65**, 20 (1928).
[2] Fenger, F., and R. S. Wilson: J. of biol. Chem. **59**, 83 (1924).
[3] Jongh, S. E. de, and E. Laqueur: Arch. néerl. Physiol. **12**, 277 (1927).
[4] Scott, E. L., and L. B. Dotti: Arch. int. Med. **50**, 511 (1932).
[5] Stross, W.: Klin. Wschr. **3**, 813 (1924).
[6] Laqueur, E., and S. E. de Jongh: Biochem. Z. **163**, 308 (1925).
[7] Voegtlin, C., and E. R. Dunn: U. S. Publ. Health Rep. **38**, 1747 (1923).
[8] Voegtlin, C., E. R. Dunn and D. W. Miller: U. S. Publ. Health Rep. **39**, 1935 (1924).
[9] Ssargin, K.: Arch. f. exper. Path. **144**, 173 (1929).
[10] Sahyun, M., and N. R. Blatherwick: J. of biol. Chem. **79**, 443 (1928).
[11] Macleod, J. J. R., and M. D. Orr: J. Labor. a. clin. Med. **9**, 591 (1924).
[12] Publications of the League of Nations. III. Health, 1926. **7**, C.H. 398.
[13] Clough, H. D., R. S. Allen and E. W. J. Root: Amer. J. Physiol. **66**, 461 (1923).
[14] Sahyun, M., and N. R. Blatherwick: Amer. J. Physiol. **76**, 677 (1926).
[15] Langecker, H., and W. Stross: Biochem. Z. **161**, 295 (1925).
[16] Fraser, D. T.: J. Labor. a. clin. Med. **8**, 425 (1923).
[17] Horsters, H., and H. Brougsch: Z. exper. Med. **65**, 569 (1929).
[18] Hrubetz, M. C.: Amer. J. Physiol. **107**, 284 (1934).
[19] Hrubetz, M. C.: Amer. J. Physiol. **110**, 384 (1934).
[20] Barbour, A. D., and J. J. R. Macleod: Trans. roy. Soc. Canada **20**, V, 377 (1926).
[21] Hemmingsen, A. M., and A. Krogh: Publications of the League of Nations. III. Health, 1926. **7**, C.H. 398, 40.
[22] Trevan, J. W., and E. Brook: Publications of the League of Nations. III. Health, 1926. **7**, C.H. 398, 47.
[23] Hemmingsen, A. M.: Quart. J. Pharmacy **6**, 39 (1933).
[24] Hemmingsen, A. M.: Quart. J. Pharmacy **6**, 187 (1933).

Method (b) of assaying insulin has gained wide acceptance. Rabbits are generally used in this procedure which consists of injecting subcutaneously a suitable dose of the standard insulin preparation into one-half of a series of rabbits of 2 kilo weight and previously starved for eighteen to twenty-four hours, the other half simultaneously receiving a dose of the sample of unknown unitage. Several days later, the groups are crossed over and used for the injection of the same preparations. Blood samples are usually taken at one and one-half, at three, and at five hour intervals after the injections. From the relation between the blood sugar lowering produced by the standard insulin and by the insulin of unknown potency, the activity of the latter can be calculated. Details of this method have been given by several investigators [1—4].

HEMMINGSEN and MARKS [5] concluded from their studies of the depression of blood sugar of rabbits that the decrease in the blood sugar percentage is related to the initial level. It should also be mentioned that a highly active insulin preparation assays higher by the mouse method than by the rabbit method [6]. Higher results have been obtained by the convulsive-dose method when the hormone is administered intravenously than when given subcutaneously or intraperitoneally; and a shorter time is required in the former than in the latter case [7—9].

In order to relieve hypoglycemic convulsions due to an overdose of insulin, a 25% glucose solution is generally given intravenously. Injections of epinephrine and of posterior pituitary liquid also counteract insulin action [10].

Other physiological methods of standardization have occasionally been suggested. EADIE and MACLEOD [11] investigated the possibility of basing the assay of insulin on its ability to prevent the development of hypoglycemia produced in rabbits by the injection of measured quantities of glucose or of epinephrine. ŠTEFL's [12] method involves the comparison of the test and standard preparations with respect to the production of hypoglycemic convulsions and of subsequent suppression with glucose. ALLEN [13, 14] determined the amount of glucose metabolized (glucose equivalents) when insulin was given to completely depancreatized dogs kept on a diet of meat and cane sugar; other workers [15—18] have made similar investigations. Thyroidectomized animals have been used for standardization by BODANSKY [19, 20]. A clinical method which employs studying the response of normal human individuals to insulin has been proposed [21]. However, these various methods have never become of practical value.

[1] CULHANE, K., and S. W. F. UNDERHILL: J. of Physiol. **65**, 20 (1928).
[2] JONGH, S. E. DE, and E. LAQUEUR: Arch. néerl. Physiol. **12**, 277 (1927).
[3] CULHANE, K.: Quart. J. Pharmacy **1**, 517 (1928).
[4] MARKS, H. P.: Publications of the League of Nations. III. Health, 1926. **7**, C.H. 398, 57.
[5] HEMMINGSEN, A. M., and H. P. MARKS: Quart. J. Pharmacy **5**, 245 (1932).
[6] MARKS, H. P.: Quart. J. Pharmacy **5**, 255 (1932).
[7] SAHYUN, M., and N. R. BLATHERWICK: J. of biol. Chem. **79**, 443 (1928).
[8] SCHMIDT, A. A.: Z. exper. Med. **73**, 599 (1930).
[9] SCOTT, D. A., and A. M. FISHER: J. of Pharmacol. **55**, 206 (1935).
[10] BURN, J. H.: J. of Physiol. **57**, 318 (1923).
[11] EADIE, J. S., and J. J. R. MACLEOD: Amer. J. Physiol. **64**, 285 (1923).
[12] ŠTEFL, J.: Arch. f. exper. Path. **181**, 617 (1936).
[13] ALLEN, F. N.: Amer. J. Physiol. **67**, 275 (1924).
[14] ALLEN, F. N.: Amer. J. Physiol. **71**, 472 (1925).
[15] FALTA, W., and R. BOLLER: Wien. klin. Wschr. **82**, 1296 (1932).
[16] HOLM, K.: Arch. f. exper. Path. **121**, 368 (1927).
[17] PÉNAU, H., and H. SIMONNET: Presse méd. **1**, 471 (1924).
[18] THIROILOIX, M.: Presse méd. **1923 II**, 872.
[19] BODANSKY, A.: Proc. Soc. exper. Biol. a. Med. **21**, 46 (1924).
[20] BODANSKY, A.: Proc. Soc. exper. Biol. a. Med. **21**, 416 (1924).
[21] CSÉPAIK, K., and B. FÖRSTNER: Endokrinol. **3**, 412 (1929).

From time to time chemical methods for the standardization of insulin have been suggested[1—3]. The advantages of such a method are obvious; but, so far, the reactions on which the standardizations have been based were found nonspecific for the hormone[4,5].

The various procedures for determining the blood sugar are described in detail in the usual text books. The method generally employed is that of Hagedorn and Jensen[6]: a measured amount of ferricyanide is used and the excess, after reduction by the blood sugar, is titrated iodometrically. Another titrimetric method is that of Shaffer and Hartman[7]. A colorimetric determination has been worked out by Folin and Wu[8,9], with modifications suggested by others[10—13]. Different colorimetric procedures have been proposed by Eisenhardt[14], and by Paton[15], and by Glassman[16]. Other methods of determining blood sugar are the gasometric and timing method of van Slyke and Hawkins[17,18] the potentiometric method of Shaffer and Williams[19], the titration method of Jonescu-Matiu[20], and the microtitration method of Miller and van Slyke[21].

Protamine-insulin potency can be determined satisfactorily by the usual methods for unmodified insulin, if rabbits are used as test objects[22,23].

VI. Administration of Insulin.

Insulin is introduced almost exclusively by subcutaneous or intravenous injection. There are associated with these generally accepted methods of administration, certain practical difficulties which investigators have for many years recognized and attempted to remedy. Chief among these difficulties are: (1) the discomfort accompanying injection, and, (2) the unavoidable frequency of dosage with its attendant disadvantages.

Alternative Routes of Administration. Since subcutaneous or intravenous injection is at best, inconvenient, and for some patients, actually painful, many workers have considered the possibility of administering the hormone successfully by other routes. Oral administration is obviously the most convenient. However, since insulin activity is destroyed by proteolytic enzymes, no attempt to give the hormone by mouth can succeed unless practical measures for its

[1] Baldes, E. J., and S. F. Adams: Amer. J. Physiol. **74**, 309 (1925).
[2] Brand, E., and M. Sandberg: Proc. Soc. exper. Biol. a. Med. **23**, 313 (1926).
[3] Wyss, F.: C. r. Soc. Biol. Paris **181**, 327 (1925).
[4] Jensen, H., E. Schock and E. Sollers: J. of biol. Chem. **98**, 93 (1932).
[5] Bischoff, F., L. C. Maxwell and N. R. Blatherwick: J. of biol. Chem. **67**, 547 (1928).
[6] Hagedorn, H. C., and B. N. Jensen: Biochem. Z. **135**, 46 (1923).
[7] Shaffer, P. A., and A. F. Hartman: J. of biol. Chem. **45**, 365 (1921).
[8] Folin, O.: J. of biol. Chem. **67**, 357 (1926).
[9] Folin, O., and H. Wu: J. of biol. Chem. **41**, 367 (1920).
[10] McCormick, N. A., J. J. R. Macleod, M. K. O'Brien and E. C. Noble: J. of Physiol. **57**, 234 (1923).
[11] Calvert, E. G. B.: Biochemic. J. **17**, 117 (1923).
[12] Folin, O.: J. of biol. Chem. **77**, 421 (1928).
[13] Mackenzie-Wallis, R. L., and C. D. Gallagher: Lancet **199**, 784 (1920).
[14] Eisenhardt, W.: Münch. med. Wschr. **67**, 1382 (1920).
[15] Paton, F. J.: Biochemic. J. **18**, 965 (1924).
[16] Glassman, B.: Hoppe-Seylers Z. **150**, 16 (1925).
[17] Hawkins, J. A., and D. D. van Slyke: J. of biol. Chem. **81**, 459 (1929).
[18] van Slyke, D. D., and J. A. Hawkins: J. of biol. Chem. **79**, 739 (1928).
[19] Shaffer, D. A., and R. D. Williams: J. of biol. Chem. **111**, 707 (1935).
[20] Jonescu-Matiu, M.: Bull. Soc. chim. biol. Paris **10**, 252 (1926).
[21] Miller, B. F., and D. D. van Slyke: J. of biol. Chem. **114**, 583 (1936).
[22] Kohl, H., H. Selbach and A. Janny: Arch. f. exper. Path. **185**, 212 (1937).
[23] Patel, R. P., and Rönnmark: Quart. J. Pharmacy **9**, 679 (1936).

protection against the action of trypsin or pepsin be perfected. As yet, little progress has been made in this direction, despite many reports to the contrary. Positive results have been reported for insulin administered orally in conjunction with: olive oil[1], alcohol[2—5] (alcohol itself causes a certain amount of hypoglycemia[6]), malic acid and sodium oleate[7], bile acids[8,9], liver extract[10], blood serum[11], and saponin[12]. Positive results have also been claimed for: insulin phosphotungstate[13—15] (phosphotungstic and phosphomolybdic acids *per se* were found to have a hypoglycemic action[16]), insulin administered in dilute acid into the duodenum by duodenal tube[3,17—19] and into the gut in 20% alcohol solution[20], insulin mixed with calcium lactate or sodium bicarbonate when given by stomach tube[21]. In general, however, these results have not been substantiated. Several investigators have reported negative results for the oral administration of insulin alone[22—25]. Other workers failed to obtain hypoglycemic effects from insulin administered in the following ways: in acid or alkaline solution[6,26], as a phosphotungstate[27,28], with desoxycholic acid[29—33], antiprotease preparations[34,35], saponin[36—38], derivatives of the hormone itself[39,40]. At present

[1] SALEN, E. B.: Acta med. scand. (Stockh.) **60**, 74 (1924).

[2] MILLER, H. R.: Arch. int. Med. **38**, 779 (1926).

[3] MURLIN, J. R., C. SUTTER, R. S. ALLEN and H. A. PIPAER: Endocrinology **8**, 331 (1924).

[4] WALTER, R. P., and E. P. BASSET: Arch. internat. Pharmacodynamie **48**, 322 (1934).

[5] WINTER, L. B.: J. of Physiol. **58**, 19 (1923/24).

[6] BLATHERWICK, N. R., L. C. MAXWELL and M. L. LONG: Amer. J. Physiol. **67**, 346 (1923/24).

[7] GAEBLER, O. H., and J. R. MURLIN: J. of biol. Chem. **66**, 731 (1925).

[8] STEPHAN, R.: Münch. med. Wschr. **76**, 1579 (1929).

[9] STUBER, B., and K. LANG: Naturwiss. **17**, 546 (1929).

[10] BERTRAM, F., S. HORWITZ and E. WAHNCAU: Klin. Wschr. **10**, 1214 (1931).

[11] MURLIN, J. R., and E. E. HAWLEY: Amer. J. Physiol. **83**, 147 (1927).

[12] LASCH, F., and S. BRÜGEL: Biochem. Z. **181**, 109 (1927).

[13] LEYTON, O.: Lancet **216**, 756 (1929).

[14] MUKHERJEE, H. N.: J. of Physiol. **84**, 362 (1935).

[15] MUKHERJEE, H. N.: J. of Physiol. **70**, 182 (1930).

[16] MUKHERJEE, H. N.: Biochemic. J. **30**, 1583 (1936).

[17] GIBBS, C. G., and J. R. MURLIN: Proc. Soc. exper. Biol. a. Med. **20**, 198 (1922).

[18] MURLIN, J. R., H. D. CLOUGH, C. B. F. GIBBS ans A. M. STOKES: J. of biol. Chem. **56**, 253 (1923).

[19] MURLIN, J. R., and B. KRAMER: J. of biol. Chem. **27**, 517 (1916).

[20] FISHER, N. F.: Amer. J. Physiol. **67**, 65 (1923/24).

[21] EATON, A. G., and J. R. MURLIN: Amer. J. Physiol. **104**, 636 (1933).

[22] JOSLIN, E. P., H. GRAY and H. F. ROOT: J. metabol. Res. **2**, 651 (1922).

[23] MILLS, C. A., and D. S. HATCHEN: Amer. J. Physiol. **65**, 395 (1923).

[24] CAMMIDGE, P. J.: Brit. med. J. **2**, 1216 (1925).

[25] WOODYATT, R. T.: J. metabol. Res. **2**, 793 (1922).

[26] THATCHER, H. S.: Proc. Soc. exper. Biol. a. Med. **21**, 368 (1924).

[27] LAWRENCE, R. D.: Lancst **2**, 1179 (1930).

[28] MARTINI, E.: J. of Physiol. **72**, 199 (1931).

[29] VAN BRONKHORST, J., S. DE JONGH and E. LAQUEUR: Nederl. Tijdschr. Geneesk. **74**, 3270 (1930).

[30] BRUGER, M., and J. FLEXNER: Proc. Soc. exper. Biol. a. Med. **35**, 429 (1936).

[31] STEINITZ, H.: Klin. Wschr. **9**, 536 (1930).

[32] THIEL, K., A. RUHNAU and A. UNGER: Dtsch. med. Wschr. **60**, 975 (1934).

[33] WAHNCAU, E., and F. BERTRAM: Klin. Wschr. **10**, 486 (1931).

[34] GAIS, E. S.: Proc. Soc. exper. Biol. a. Med. **30**, 216 (1932).

[35] HARNED, B. K., and T. P. J. NASH: J. of biol. Chem. **97**, 443 (1932).

[36] DINGEMANSE, E., and E. LAQUEUR: Arch. f. exper. Path. **126**, 31 (1927).

[37] ELZAS, M.: Nederl. Tijdschr. Geneesk. **70**, 1650 (1926).

[38] SAMEK, G.: Z. exper. Med. **62**, 707 (1928).

[39] JENSEN, H., E. A. J. EVANS, W. D. PENNINGTON and E. D. SCHOCK: Dtsch. med. Wschr. **52**, 1222 (1926).

[40] SCOTT, D. A., A. F. CHARLES and E. T. WATERS: Trans. roy. Soc. Canada **36**, V, 287 (1932).

there does not exist a single insulin preparation which may be given satisfactorily by the oral route.

It has been reported[1—7] that the endonasal application of insulin, with and without other substances, produces a degree of hypoglycemia, but that extremely large doses are required for a small change in the blood-sugar level. Jacoby[8] claimed that the oxygen inhaled with the insulin must be taken into consideration, since he found that inhalation of oxygen alone will lower the blood sugar. Heubner[9], however, did not accept these objections.

Some investigators[10—14] claim to have found a decrease in blood sugar when insulin is administered as an inunction. Others[15], however, have been unable to confirm these assertions.

Other modes of administration for which varying degrees of success have been claimed are: intratracheal[16], intracutaneous[17,18], intraperitoneal[19], intra-spinal[18,20], intrathecal[21], vaginal and scrotal-sac[22] injection; introduction by means of the duodenal, jejunal or ileal tube[23]; by intestinal (rectal?) tube[22,24—29].

Insulin Modifications. Other experimenters, in an effort to make a single daily dose suffice and thus to eliminate a second major difficulty, have sought a substance which, when mixed with insulin, is capable of prolonging its effect without reducing the activity of the hormone. Among the substances for which this property has been claimed are: gum arabic[30,31], protein[17,30,32], serum[33], kinase and juice from pressed yeast[34], lecithin[35—38], various

[1] Gänsslen, M.: Klin. Wschr. **4**, 71 (1925).
[2] Heubner, W., S. E. de Jongh and E. Laqueur: Klin. Wschr. **3**, 2342 (1924).
[3] Horwitz, S.: Z. klin. Med. **116**, 622 (1931).
[4] Major, R. H.: J. Labor. a. clin. Med. **21**, 278 (1935).
[5] Mizutani, A.: Acta dermat. (Kioto) **27**, 47 (1936).
[6] Wassermeyer, H., and A. Schaefer: Med. Klin. **26**, 474 (1930).
[7] Wilkoewitz, K., and H. Scheibe: Z. exper. Med. **78**, 757 (1931).
[8] Jacoby, H.: Dtsch. med. Wschr. **52**, 1222 (1926).
[9] Heubner, W.: Dtsch. med. Wschr. **52**, 1508 (1926).
[10] Bruger, M., and J. Flexner: Proc. Soc. exper. Biol. a. Med. **35**, 429 (1936).
[11] Hermann, S., and H. Kassowitz: Arch. f. exper. Path. **179**, 524 (1935).
[12] Hermann, S., and H. Kassowitz: Dtsch. med. Wschr. **52**, 1508 (1926).
[13] Přibram, H.: Klin. Wschr. **14**, 1534 (1935).
[14] Telfer, S. V.: Brit. med. J. **1**, 7150 (1923).
[15] Harrison, G. A.: Quart. J. Med. **20**, 187 (1927).
[16] Mauriac, P., and A. Gandy: C. r. Soc. Biol. Paris **93**, 1524 (1925).
[17] Bertram, F.: Klin. Wschr. **5**, 2057 (1926).
[18] Supniewski, J. V., Y. Ishikawa and E. M. K. Geiling: J. of biol. Chem. **74**, 241 (1927).
[19] Sahyun, M., and N. R. Blatherwick: J. of biol. Chem. **77**, 459 (1928).
[20] Nitzescu, I. I.: C. r. Soc. Biol. Paris **92**, 1076 (1925).
[21] Kohl, H. von: Arch. f. exper. Path. **173**, 452 (1933).
[22] Fisher, N. F.: Amer. J. Physiol. **67**, 65 (1923/24).
[23] Bollman, J. L., and P. C. Mann: Amer. J. med. Sci. **183**, 23 (1932).
[24] Hachen, D. S., and C. A. Mills: Amer. J. Physiol. **65**, 395 (1923).
[25] Jongh, S. E. de, E. Laqueur and K. Nehring: Biochem. Z. **163**, 25 (1925).
[26] Kolta, E., and J. Pogany: Klin. Wschr. **8**, 937 (1929).
[27] Lasch, F., and E. Schonbrunner: Arch. f. exper. Path. **180**, 469 (1936).
[28] Peskind, S., J. M. Rogoff and G. N. Stewart: Amer. J. Physiol. **68**, 530 (1924).
[29] Salvioli, G., and G. Corbini: Pediatria **38**, 921 (1930).
[30] Jongh, S. E. de, and E. Laqueur: Biochem. Z. **163**, 371 (1925).
[31] Redisch, W., and B. M. Block: Endokrinol. **1**, 241 (1928).
[32] Bertram, F.: Klin. Wschr. **4**, 2285 (1925).
[33] Vogt, E.: Klin. Wschr. **7**, 1460 (1928).
[34] Glaser, E., and G. Halpern: Biochem. Z. **177**, 196 (1926); **207**, 377 (1929).
[35] Leyton, O.: Lancet **216**, 756 (1929).
[36] Skouge, E.: Acta med. scand. (Stockh.) Suppl. **50**, 232 (1932).
[37] Skouge, E., and A. Schrumpf: Z. klin. Med. **120**, 754 (1932).
[38] Suranyi, L., and F. Szalai: Klin. Wschr. **9**, 2159 (1930).

oils[1,2], gelatin[3,4], cholesterol[4,5], basic ferric chloride[6], tannic acid[7,8] and slightly alkaline safranin solution[9]. JENSEN and DE LAWDER[10] were unable to substantiate the claims for the effectiveness of serum, kinase, and yeast juice. CLAUSEN[11] considers it possible that prolonged insulin action may be effected by the simultaneous injection of vasoconstrictor substances (epinephrine and pituitrin). This has been investigated by various other workers[12,13]. WOLF[14] has recently discussed at length several such modifications, viz., Insulin Durant ("depot insulin"), insulin-tannate, iron insulinate ("insulin-novo"), and thymo-histone-insulin. None of these measures has proved to be clinically significant.

Protamine Insulin. A much more promising phase of this investigation was opened in 1936, when HAGEDORN and his associates[15,16], of Copenhagen, reported their findings with regard to *protamine insulin*. These investigators demonstrated that when a solution of protamine in sodium phosphate buffer is added to an insulin solution, an insulin protamine complex is formed at p_H 7.2 (approximately that of tissue fluid). On subcutaneous injection of a suspension of this complex, prolonged hypoglycemia is produced. These authors also reported successful results from the administration of protamine-insulin[17] to diabetic patients. The importance of this work was immediately recognized, and the preparation was promptly tested in several clinics[18—29] with results which sup-

[1] LEYTON, O.: Lancet **216**, 756 (1929).

[2] KATSCH, S., H. SCHOLDERER and K. KLATT: Z. klin. Med. **129**, 608 (1936).

[3] THIEL, K., A. RUHNAU and A. UNGER: Dtsch. med. Wschr. **60**, 975 (1934).

[4] LANGE, H., and R. SHOEN: Arch. f. exper. Path. **113**, 92 (1926).

[5] SURANYI, L., and F. SZALAI: Klin. Wschr. **9**, 2159 (1930).

[6] MAXWELL, L. C., and F. BISCHOFF: Amer. J. Physiol. **112**, 172 (1935).

[7] BISCHOFF, F.: Amer. J. Physiol. **116**, 239 (1936).

[8] GRAY, P. A.: Endocrinology **20**, 461 (1936).

[9] JACOBS, H. R., and H. T. RICKETTS: Proc. Soc. exper. Biol. a. Med. **35**, 473 (1936).

[10] JENSEN, H., and A. M. DE LAWDER: Biochem. Z. **225**, 140 (1930).

[11] CLAUSEN, V.: Klinische Undersagelser over Insulinresorptionens Paavirkelighed af Adrenalin, Pituitrin, of Ephetonin. Dissertation. Kopenhagen 1934.

[12] DONATH, F., and B. TANNE: Arch. f. exper. Path. **119**, 222 (1927).

[13] WERMER, P., and J. MONOGUIO: Klin. Wschr. **12**, 748 (1933).

[14] WOLFF, P.: Über Insulinpräparate mit verzögerter Wirkung. Schweiz. med. Jahrb. **1937**, 87.

[15] HAGEDORN, H. C., B. N. JENSEN, N. B. KRARUP and K. WODSTRUP: J. amer. med. Assoc. **106**, 177 (1936).

[16] KRARUP, N. B.: Clinical Investigations into the Action of Protamine Insulin. Copenhagen: G. E. C. Gad 1935.

[17] This term is preferable to "protamine insulinate" since it is not yet certain whether or not the insulin and the protamine form a true chemical compound.

[18] BENNETT, T. I., and A. M. GILL: Lancet **2**, 416 (1936).

[19] FREUND, H. A., and S. ADLER: J. amer. med. Assoc. **107**, 573 (1936).

[20] KERR, R. S., C. H. BEST, W. R. CAMPBELL and A. A. FLETCHER: Canad. med. Assoc. J. **34**, 400 (1936).

[21] KERR, R. S., C. H. BEST, W. R. CAMPBELL and A. A. FLETCHER: Canad. publ. Health J. **27**, 157. Toronto 1936.

[22] LAWRENCE, R. D., and N. ARCHER: Brit. med. J. **1**, 747 (1936).

[23] MOLLER, E., and A. M. THOMSEN: Acta med. scand. (Stockh.) **89**, 308 (1936).

[24] RABINOWITCH, I. M., J. S. FOSTER, A. P. FOWLER and A. C. CORCORAN: Canad. med. Assoc. J. **35**, 124 (1936).

[25] ROOT, H. F., P. WHITE, A. MARBLE and E. H. STOTZ: J. amer. med. Assoc. **106**, 180 (1936).

[26] SPRAGUE, R. G., B. B. BLUM, A. E. OSTERBERG, E. J. KEPLER and R. M. WILDER: J. amer. med. Assoc. **106**, 1701 (1936).

[27] WILDER, R. M.: Proc. Staff Meet. Mayo Clinic. **11**, 257 (1936).

[28] RICHARDSON, R., and M. A. BOWIE: Amer. J. med. Sci. **192**, 764 (1936).

[29] JOSLIN, E. P.: New England J. Med. **215**, 1166 (1936).

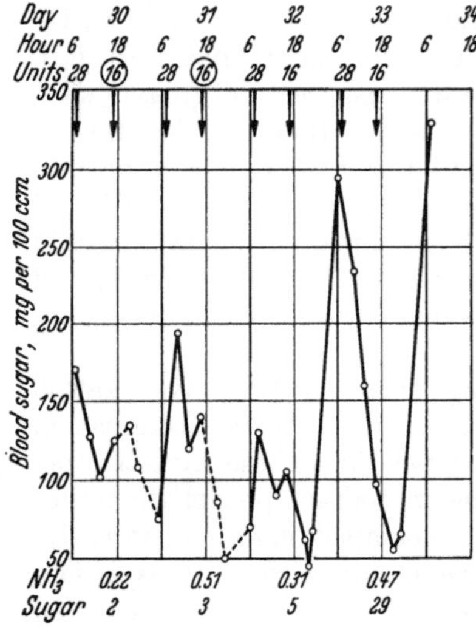

Fig. 4. Comparison of the blood sugar level during the day with the same number of units of protamine insulin on day 30 and 31 and standard insulin on day 32 und 33 for the night dose. The broken line (– – –) portion of the curve represents the periods of protamine insulin action. The total daily urinary ammonia and sugar excretion in grams is given at the bottom of the chart. (From Hagedorn, Jensen, Krarup and Wodstrup: Fig. 3. Courtesy of the American Medical Association[1].)

ported, on the whole, the claims of its originators. Its principal advantages appear to be:

(1) A gradual and more prolonged action (maximum effect in 12—24 hours) resulting in a more constant blood sugar level throughout the day, and consequent subjective improvement.

(2) The possibility of using fewer daily injections.

(3) Some authors suggest that elimination of the overstimulation—arising from a widely fluctuating blood sugar level—of an already inadequate insular (islet) mechanism decreases the likelihood of progression in the severity of the diabetes[2, 3].

Fig. 4, 5, and 6 illustrate several of these advantages of protamine insulin in the control of diabetes mellitus. Fig. 4 compares the blood sugar curves during the last two days of a long period of protamine-insulin therapy with the curves during two days of standard insulin, the diet remaining the same. With protamine insulin, the curve (made

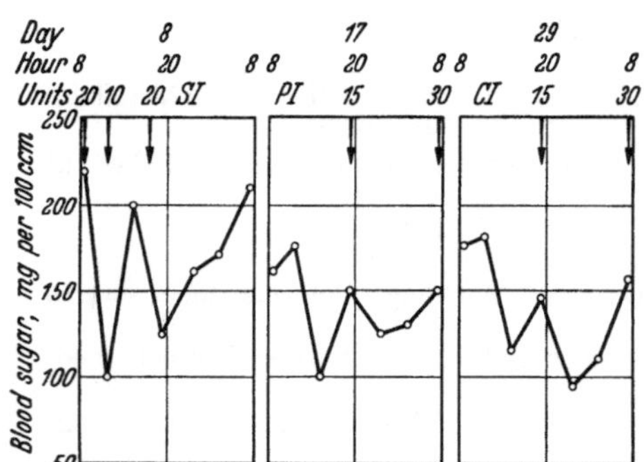

Fig. 5. Comparison of the blood sugar level in a diabetic with standard insulin, protamine insulin and "Crystallin Insulin Compound" (Stearns). (From Freund and Adler: Fig. 7. Courtesy of the American Medical Association[4].)

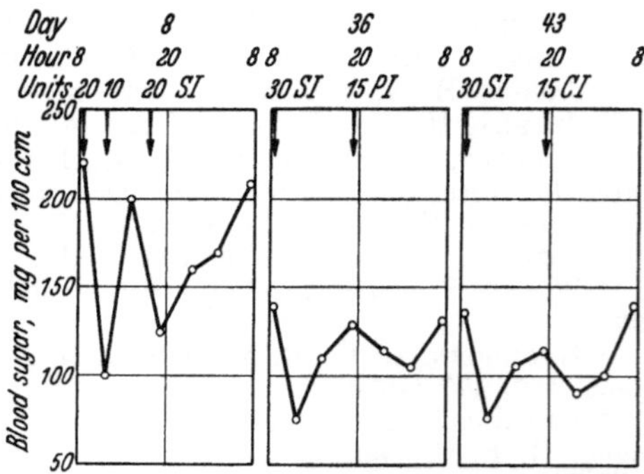

Fig. 6. Comparison of the blood sugar level in a diabetic (same case as fig. 5) with standard insulin in three divided doses, with a dose of standard insulin in the morning and protamine insulin in the evening, and with standard insulin in the morning and "Crystalline Insulin Compound" (Stearns) for the night dose. (From Freund and Adler: Fig. 7. Courtesy of the American Medical Association[4].)

from six determinations during the 24 hours) is entirely satisfactory. The low morning fasting blood sugar illustrates the prolonged action of the evening dose of protamine insulin, as contrasted with the high morning fasting sugar when standard insulin was used.

[1] Hagedorn, H. C., B. N. Jensen, N. B. Krarup and K. Wodstrup: J. amer. med. Assoc. **106**, 177 (1936).
[2] Campbell, W. R., A. A. Fletcher and R. B. Kerr: Amer. J. med. Sci. **192**, 589 (1936).
[3] Allen, F. N.: J. metabol. Res. **2**, 803 (1922).
[4] Freund, H. A., and S. Adler: J. amer. med. Assoc. **107**, 573 (1936).

Fig. 5 and 6 compare the actions of standard insulin, protamine insulin, and crystalline insulin. Each curve represents the last of many days on the management indicated in the chart. The wide fluctuations in the blood sugar level during the 24 hours upon standard insulin are characteristic of the rapid and temporary action of this form of insulin. In each of the other periods, the curve is much more regular. The prolonged and more gradual action is indicated not only by the lower morning fasting blood sugar levels, but also by the higher mid-day levels.

The principal disadvantages of protamine insulin are:

(1) The fact that it is inapplicable to cases in which rapid insulin action is required.

(2) The insidious onset of hypoglycemia, and its tendency to recur even after treatment.

(3) The greater susceptibility of the patient to slight variations in diet and in degree of muscular activity.

Certain Dutch workers[1,2] claim that protamine-insulin has no advantages over standard insulin.

FISHER and SCOTT[3] noted further that certain other tissue extracts, notably spermine from beef pancreas, and a substance derived from beef thymus, exert a protamine-like effect upon insulin activity. Undoubtedly there will be produced in the near future many more protamine-insulin-like preparations.

Protamine-Zinc-Insulin. Shortly after HAGEDORN's discovery, SCOTT and FISHER[4] reported that the addition of zinc to insulin prior to the addition of protamine, prolonged still further the hypoglycemic effect of the hormone. These workers had previously shown that zinc alone exerts a similar, though less pronounced effect upon insulin action[5]. They found, on the other hand, that if protamine and insulin, both of which ordinarily contain a small amount of zinc[4], were rendered zinc free before combination, the compound did not cause a sustained hypoglycemia. Apparently, therefore, zinc is essential for this response.

The mechanism whereby these compounds produce their effect is not fully understood. Insolubility of the compound at the p_H of the tissue fluid, though important, is not the sole factor, according to SCOTT and FISHER, who recall the fact[3,4] that the low ash (zinc-free) protamine-insulin which did not produce a sustained hypoglycemia, was nevertheless insoluble at this p_H. They postulate "in addition to the insoluble nature of the precipitate" "some chemical combination between the added base and insulin. In this combination zinc (and possibly other metals) plays an essential part"[6]. WRINCH[7], availing herself of SCOTT's data which indicate a definite stoicheometric relation between the content of insulin and of zinc in insulin crystals, concludes that crystalline insulin contains the metal in chemical combination and not as an impurity. Her findings also suggest an explanation for the fact that the best acidity for the crystallization of insulin in the presence of certain metals is p_H 6.0 to 6.2, on the alkaline side of the isoelectric point p_H 5.0—5.5. JENSEN and his

---

[1] HULST, L. A., and E. H. VOGELENZANG: Nederl. Tijdschr. Geneesk. **80**, 4128 (1936).

[2] JONGH, J. J. DE: Nederl. Tijdschr. Geneesk. **80**, 4293 (1936).

[3] FISHER, A. M., and D. A. SCOTT: J. of Pharmacol. **58**, 93 (1936).

[4] SCOTT, D. A., and A. M. FISHER: J. of Pharmacol. **58**, 78 (1936).

[5] SCOTT, D. A., and A. M. FISHER: J. of Pharmacol. **55**, 206 (1935).

[6] SCOTT, D. A., and A. M. FISHER: Unpublished data 1937.

[7] WRINCH, D. M.: Science (N. Y.) **85**, 566 (1937).

associates[1] consider that any combination of a heavy metal with a basic compound of comparatively large molecular size formed at or near p_H 7.2 can act as an adsorbent for insulin, and that such an insulin mixture will exert a prolonged effect. This effect is probably best explained as follows: Insulin is adsorbed on the basic substances employed (with or without added metal ions), at a p_H of about 7.2 and is gradually eluted in the tissues. The hormone is therefore transferred very slowly into the blood stream over a long period of time. This explanation is in harmony with the finding of Longwell and Ravin[2] and of Jensen[1] that the action of these insulin preparations after intravenous injection does not differ significantly from the action of unmodified insulin similarly injected.

The superiority of protamine-zinc-insulin to the unmodified protamine insulin has been confirmed by clinical tests[3,4]. The following table[4] compares the rate of action of a given quantity of protamine insulin (PI) with that of the same quantity of protamine insulin to which 1 mgm. of zinc per 500 units of insulin has been added (PZnI). It will be noted that the decrease in the blood sugar level is the same with both preparations; however, the preparation containing added zinc shows its lowest level at twenty hours, as contrasted with ten hours for the unmodified protamine insulin[4].

Table 2. The effect of protamine insulin (PI) and protamine zinc-insulin (PZnI) on the blood sugar level of a diabetic.

| PI. . . . | 180 | 172 | 90 | 70 | 240 | 400 mgm. sugar per 100 cc. blood |
| PZnI. . . | 256 | 270 | 260 | 190 | 150 | 300 „ „ „ 100 cc. „ |

Protamine-zinc-insulin, which is now on the market, has been accepted by the Council on Pharmacy and Chemistry of the American Medical Association for inclusion in New and Non-official Remedies (1937) in which publication its preparation, specific properties, dosage and mode of administration are adequately discussed[5,6].

Crystalline Insulin. Howard and De Lawder[7] consider crystalline insulin to be as satisfactory as commercial amorphous preparations for the therapy of diabetes mellitus. Several investigators[4,8—10] claim that a solution of crystalline insulin has a more prolonged effect than ordinary commercial insulin solutions. Sahyun[11] ascribes this prolonged action to the fact that crystalline insulin is more insoluble at p_H 6.4 and 6.6 than is amorphous insulin. Rabinowitch and his collaborators[4], however, believe this behaviour to be due to the presence of zinc in crystalline insulin. A comparison of the zinc content of a crystalline insulin preparation with that of representative brands of standard and protamine-zinc-insulin, is presented in the following Table 3.

---

[1] Jensen, H., J. E. Operman and J. S. Owings: Unpublished results.

[2] Longwell, B. B., and A. Ravin: Amer. J. Physiol. 117, 453 (1936).

[3] Lawrence, R. D.: Brit. med. J. 1937, March, 6.

[4] Rabinowitch, I. M., A. F. Fowler and A. C. Corcoran: Canad. med. Assoc. J. 35, 239 (1936); 36, 111 (1937).

[5] Protamine Zinc Insulin. N. N. R. (1937) also J. amer. med. Assoc. 108, 640 (1937).

[6] Editorial, "Protamine and Insulin Preparations." J. amer. med. Assoc. 108, 644 (1937).

[7] Howard, J. E., and A. de Lawder: Bull. Hopkins Hosp. 3, 173 (1933).

[8] Freund, H. A., and S. Adler: J. amer. med. Assoc. 107, 573 (1936).

[9] Altschuler, S. S., and R. Leiser: J. amer. med. Assoc. 107, 1626 (1936).

[10] Mains, M. P., and C. J. McMullen: J. amer. med. Assoc. 107, 959 (1936).

[11] Sahyun, M.: Private communication.

Further experimentation with zinc-free crystalline insulin will therefore be necessary to determine whether the crystalline product has specific properties entitling it to a place in the therapy of diabetes. That zinc-free crystalline insulin may eventually be obtained is suggested, despite the contrary opinion

Table 3. The zinc content of some insulin preparations.

Preparation	Zinc, mg. per 500 units of insulin
Commercial Insulin (Connaught) u40 (40 units per cc.)	0.0625
,, ,, ,, ,, ...	0.0125
,, ,, (Stearns) ,, ...	0.0087
,, ,, ,, ,, ...	0.0625
Crystalline ,, (Connaught) ,, ...	0.475
,, ,, ,, ,, ...	0.102
,, ,, (Stearns) ,, ...	0.437
,, ,, ,, ,, ...	1.150[1]
Protamine solution	0.0125
,, zinc Insulin (Connaught) u40	1.000[1]

of SCOTT and FISHER[2], by the fact that there are already highly purified amorphous insulins containing less zinc than the crystalline material (see above table). From the Bonner Clinic[3] have appeared a number of communications dealing with an intensive investigation of crystalline insulin, which includes experimental and clinical aspects and standardization. These papers comprise an excellent resume of this subject.

Relation of Metals to Insulin Action. The effect of inorganic ions, particularly those of the metals, upon insulin action has been repeatedly studied. Thus, BERTRAND and MACHEBOEUF[4—7] reported that small doses of cobalt and nickel salts intensified and prolonged insulin action in rabbits and in dogs. This finding was confirmed by LABBÉ and his associates[8,9] who were, however, unable to observe a similar action in normal or diabetic human subjects. BLATHERWICK and SAHYUN[10] and MAGENTA[11] could not substantiate these results. Sodium dihydrogen phosphate apparently increases insulin activity[12] as does the corresponding potassium salt[13]. Large amounts of aluminum and calcium[13] inhibit insulin activity. SCHNETZ[14—16] has recently reported that the oral administration of copper sulfate without insulin decreases the hyperglycemia and glycosuria of

[1] Note the comparable amounts of zinc present in the Stearn Crystalline Insulin Compound and in the protamine insulin preparation to which zinc has been added. (Courtesy of American Medical Association.)

[2] SCOTT, D. A.: Biochemic. J. **28**, 1592 (1934).

[3] BÜRGER, M., and Associates: Arch. f. exper. Path. Series of papers 1—9; from: **173**, 431, 439, 452 (1933); **174**, 118, 130 (1934); **178**, 269, 282 (1936); **182**, 550 (1936); **185**, 1 (1937).

[4] BERTRAND, G., and M. MACHEBOEUF: C. r. Acad. Sci. Paris **182**, 1305 (1926).

[5] BERTRAND, G., and M. MACHEBOEUF: C. r. Acad. Sci. Paris **182**, 1504 (1926).

[6] BERTRAND, G., and M. MACHEBOEUF: C. r. Acad. Sci. **183**, 5 (1926).

[7] BERTRAND, G., and M. MACHEBOEUF: C. r. Acad. Sci. Paris **183**, 257 (1926).

[8] LABBÉ, M., H. ROUBEAU and F. NEPVEUX: C. r. Acad. Sci. Paris **185**, 1532 (1927).

[9] LABBÉ, M., H. ROUBEAU and F. NEPVEUX: C. r. Acad. Sci. Paris **186**, 181 (1928).

[10] BLATHERWICK, N. R., and M. SAHYUN: Amer. J. Physiol. **81**, 560 (1927).

[11] MAGENTA, M. A.: C. r. Soc. Biol. Paris **98**, 169 (1928).

[12] ABELIN, J., and E. GOLDENER: Klin. Wschr. **4**, 2446 (1925).

[13] KYLIN, E. E.: Skand. Arch. Physiol. (Berl. u. Lpz.) **46**, 321 (1925).

[14] SCHNETZ, H.: Z. klin. Med. **129**, H. 5 and 6 (1936).

[15] SCHNETZ, H.: Klin. Wschr. **15**, 646 (1936).

[16] SCHNETZ, H.: Klin. Wschr. **16**, 664 (1937).

diabetic patients. He expressed the opinion that with the aid of this salt, the insulin requirement may be reduced by 50%, or even to zero in milder cases. The effect of zinc on insulin hypoglycemia appears to vary with the amount given. Large quantities (9% of the mixture[1]) apparently inhibit insulin hypoglycemia, while smaller doses (1%) prolong the effect of the hormone[2]. Schnetz[3] has observed that both copper and zinc salts inhibit epinephrine hyperglycemia in frogs and rabbits—a finding which may eventually aid in explaining the effect of these salts.

From time to time, since the introduction of protamine-zinc-insulin, clinicians have questioned the safety of long continued administration of zinc salts. Some investigators believe that the quantities of zinc thus introduced are too minute to be harmful; the possibility that the metal, being slowly eliminated, may accumulate in the tissues, must not, however, be ignored. The observation of Drinker[4] that the daily ingestion of large amounts of zinc may produce a selective fibrosis of the pancreas, should be noted in this connection.

The bearing of the discoveries relative to protamine-zinc- and crystalline insulin upon the normal mechanism of insulin action remains obscure. Possibilities may be briefly summarized as follows:

(1) The effect of protamine and similar bases upon insulin may eventually "shed light upon the storage or form of insulin in the pancreas."[5] It is significant in this connection that spermine, a base having a protamine-like action upon insulin has been found in considerable quantities in the pancreas as well as in samples of commercial insulin[5].

(2) The effect of zinc, considered in connection with its relatively high concentration in the pancreas[6,7], its presence in most commercial insulins[5,8], and its indispensibility for the crystallization of insulin[7,8], suggests a possible role for the metal in the "liberation and activity of insulin." Nothing more explicit than this has yet been proposed[7]. (See also[9].)

VII. Insulin Substitutes.

Insulin therapy in diabetes can in general be considered satisfactory and successful. The fact that insulin is ineffective when administered orally has led to efforts to obtain substitutes which have insulin-like action, are non-toxic, yet active when given by mouth. Since, at present, there are no insulin substitutes fulfilling these requirements, the vast amount of literature on the subject need not be dealt with in detail.

Collip[10—13], believing that glycogen and a principle similar to the pancreatic hormone must exist simultaneously in nature, prepared extracts from various natural sources (clam tissue, yeast, onion tips, barley roots and tips, green wheat leaves, sprouted grain, beet tops, and lettuce). He found them to produce hypoglycemia, but only after a variable latent period, and called the active principle *glucokinin*. Other sources which have been used by various workers

[1] Fezekas, J. F., and H. E. Himwich: J. of Pharmacol. **58**, 260 (1936).
[2] Scott, D. A., and A. M. Fisher: J. of Pharmacol. **55**, 206 (1935).
[3] Schnetz, H.: Arch. f. exper. Path. **178**, 420 (1935).
[4] Drinker, K., Thompson and Marsh: Amer. J. Physiol. **80**, 31 (1927).
[5] Fisher, A. M., and D. A. Scott: J. of Pharmacol. **58**, 93 (1936).
[6] Rabinowitch, I. M., A. F. Fowler and M. A. Corcoran: Canad. med. Assoc. J. **36**, 111 (1937).
[7] Fisher, A. M., and D. A. Scott: Biochemic. J. **29**, 1055 (1935).
[8] Scott, D. A., and A. M. Fisher: J. of Pharmacol. **58**, 78 (1936).
[9] Simpson, Virgil: Ky. med. J. **1937**, June, 287—297.
[10] Collip, J. B.: J. of biol. Chem. **55**, 39 (1923).
[11] Collip, J. B.: Nature (Lond.) **3**, 571 (1923).
[12] Collip, J. B.: J. of biol. Chem. **56**, 513 (1923).
[13] Collip, J. B.: J. of biol. Chem. **57**, 65 (1923).

are yeast[1—8], wheat and rye[9,10], beans and other seeds[11—14], beets and celery[9], oat bran[10], onion extract[9,15], germinated barley[16], fruits[17], bacteria[9,18], and egg yolk[19]. On the other hand, BEST and his associates[20] and JORGENSEN and LYNN[21] were unable to confirm these positive claims. LABBÉ has reviewed the use of vegetable insulin-like substances in diabetes[16]. MACLEOD[22] could not substantiate the claim of ALLEN[23] for the activity of an extract which ALLEN prepared from American blueberries and called *myrtillin*.

In the more recent literature the use of diastase, in the treatment of diabetes mellitus is based on the claim that it has an hypoglycemic effect when administered to normals. There are various types of diastase, the one most suitable being taka-diastase. It is still questionable whether the hypoglycemic effect can be ascribed to the enzyme itself, or to a separate principle associated with the enzyme[8].

BISCHOFF and his associates[24,25] tested a number of commercial products for which antidiabetic properties have been claimed, but found them devoid of any insulin-like action.

According to BLOTNER and MURPHY[26,27], the oral administration of liver or of special extracts of liver causes a decrease in diabetic hyperglycemia. However, this claim could not be substantiated by other investigators[1,28—31].

Various workers[32—38] have prepared extracts from the duodenum called incretin by LA BARRE and duodenin by HELLER. All who have worked with this extract

[1] BINET, L., R. FABRE and D. BARGETON: C. r. Soc. Biol. Paris **113**, 235 (1933).
[2] BOIVIN, A.: Bull. Soc. Chim. biol. Paris **12**, 244 (1930).
[3] BORUTTAU, H.: Biochem. Z. **88**, 420 (1918).
[4] EULER, U. VON: Biochem. Z. **194**, 197 (1928).
[5] FUNK, C., and H. B. CORBITT: Proc. Soc. exper. Biol. a. Med. **20**, 422 (1923).
[6] KAUFMANN, E.: Z. exper. Med. **62**, 739 (1928).
[7] WINTER, L. B., W. SMITH and H. B. HUTCHINSON: Biochemic. J. **17**, 683 (1923).
[8] DEICHMANN-GRUBLER, W., and V. C. MYERS: Biochem. Z. **288**, 149 (1936).
[9] BEST, C. H., and D. A. SCOTT: J. metabol. Res. **3**, 177 (1923).
[10] BODEN, E., P. NEUKIRCH and F. WANKELL: Klin. Wschr. **3**, 1396 (1924).
[11] EISLER, M., and L. PORTHEIM: Biochem. Z. **148**, 566 (1924).
[12] GESSNER, O., and K. SIEBERT: Münch. med. Wschr. **75**, 853 (1928).
[13] KAUFMANN, E.: Z. exper. Med. **55**, 1 (1927).
[14] KAUFMANN, E.: Z. exper. Med. **60**, 285 (1928).
[15] LALAND, F., and O. W. HAVREVOLD: Hoppe-Seylers Z. **221**, 180 (1933).
[16] LABBÉ, H.: Canad. med. Assoc. J. **34**, 141 (1936).
[17] FISHER, N. F., and E. B. McKINLEY: Proc. Soc. exper. Biol. a. Med. **21**, 248 (1923/24).
[18] WINTER, L. B., W. SMITH and H. B. HUTCHINSON: Biochemic. J. **17**, 764 (1923).
[19] HOLLAND, G., K. HINSBERG, G. KOHLS and V. NICKEL: Z. exper. Med. **93**, 62 (1934).
[20] BEST, C. H., C. M. JEPHCOTT and D. A. SCOTT: Amer. J. Physiol. **100**, 285 (1932).
[21] JORGENSEN, P. S., and E. V. LYNN: J. amer. pharmaceut. Assoc. **24**, 389 (1935).
[22] MACLEOD, J. J. R.: Lancet **219**, 512 (1930).
[23] ALLEN, F. M.: J. amer. med. Assoc. **89**, 1577 (1927).
[24] BISCHOFF, F., M. L. LONG and SAHYUN: J. of Pharmacol. **36**, 311 (1929).
[25] LONG, M. L., and F. BISCHOFF: J. of Pharmacol. **38**, 313 (1930).
[26] BLOTNER, H., and W. P. MURPHY: J. amer. med. Assoc. **94**, 1800 (1930).
[27] BLOTNER, H., and W. P. MURPHY: J. amer. med. Assoc. **92**, 1332 (1929).
[28] BOWEN, B. D.: J. amer. med. Assoc. **95**, 30 (1930).
[29] BRETT, P. C., W. A. BROOM and F. O. HOWITT: Lancet **1**, 20 (1931).
[30] LAWRENCE, R. D.: Lancet **2**, 1179 (1930).
[31] PENCIER, M. T. DE, S. SOSKIN and C. H. BEST: Amer. J. Physiol. **94**, 548 (1930).
[32] DIXON, W. E., and J. H. WIDIA: Brit. med. J. **1**, 820 (1926).
[33] IVY, A. C.: Glandular Physiology and Therapy. Chicago: Amer. Med. Assoc. 1935.
[34] HELLER, H.: Arch. f. exper. Path. **177**, 127 (1935).
[35] IVY, W. C., and N. F. FISHER: Amer. J. Physiol. **67**, 445 (1924).
[36] LA BARRE, J., and J. LEDRUT: C. r. Soc. Biol. Paris **115**, 1233 (1934).
[37] LA BARRE, J.: La Sécrétine. Bibliothèque Scientifique Belge. Paris: Masson & Cie. 1936.
[38] LAUGHTON, N. B., and A. B. MACALLUM: Proc. roy. Soc. s. B. **111**, 37 (1932).

report that its subcutaneous administration in normal animals produces hypoglycemia. They differ, however, as to its effect on depancreatized animals.
Duncan and his associates[1] used duodenal extracts clinically and concluded
that there are three types of diabetes: (a) from lack of activation of the pancreatic
islands by a duodenal factor, (b) from loss of the islands of Langerhans, and
(c) an insensitiveness of the organism toward insulin.

There has just appeared a monograph by La Barre[2] who has made extensive
studies on extracts from the duodenum. His preparation, called "Incretin",
is distinct and separable from secretin. Incretin may be obtained from crude
secretin extracts by precipitation with trichloro-acetic acid, and its subsequent
solution in ether. Another procedure gives better yields, namely, the hydrolysis
of secretin by pepsin which does not destroy the incretin or duodenin (Heller).

Incretin does not have any secretagogue action on the pancreas, that is on
the zymogenous tissue, nor does it have a depressor effect on the blood pressure.
It produces a hypoglycemic effect when given by mouth, as well as when injected.
The oral dose is about three times that of the one used for injection. For example,
the intravenous injection of 5 to 10 mgm. per kilo. of body into rabbits or dogs
weight causes a fall of blood sugar to the convulsive level in about two or three
hours. When given orally in doses of 15 to 30 mgm. per kilo. body weight a marked
fall in blood sugar results in about four hours. The hypoglycemic effect of incretin
is said to be produced in two ways: (1) the secretion of insulin is stimulated, as
was shown by the method of cross-circulation in two dogs, and (2) it has a direct
hypoglycemic effect. La Barre reports having kept depancreatized dogs in
good health for several weeks by giving them daily oral doses of 30 mgm. of
incretin per kilo. of body weight. The earlier work of Zunz and La Barre and
Laughton and MacCallum indicated that their extract did not act in the
depancreatized dog[3]. The differences reported by various authors may be due
to variations in the nature of the preparations used.

It is claimed that incretin, like insulin, increases the deposition of glycogen
in the liver and diminishes the glucose content of the venous blood of muscle.
It increases the motility of the stomach and the secretion of gastric juice. La Barre
has used his material clinically, but recommends that in severe diabetes it be
accompanied by insulin.

Ivy (1935)[4] reviews this subject somewhat more conservatively.

Heller's[5] findings are in essential agreement with those of La Barre and
his associates[2]. The literature on this topic is covered in the papers of Ivy[4] of
Heller[5], and of La Barre[2].

Watanabe's[7] finding that the administration of guanidine hydrochloride
causes hypoglycemia led to further investigations on various guanidine derivatives
as possible insulin substitutes. Methylguanidine was found to be the most potent
in reducing blood sugar and also the most toxic[8]. Frank, Nothmann, and
Wagner[9] noted that agmatine, 1-guanidino-4-amino-butane, causes hypoglycemia
and is somewhat less toxic than guanidine itself. Similarly, the alkaloid, galegine,

[1] Duncan, G. G., N. P. Shumway, T. L. Williams and F. Fetter: Amer. J. med. Sci. 189, 403 (1935).
[2] La Barre, J.: La Sécrétine. Bibliothèque Scientifique Belge. Paris: Masson & Cie. 1936.
[3] Laughton, N. B., and A. B. Macallum: Proc. roy. Soc. s. B. 111, 37 (1932).
[4] Ivy, A. C.: Glandular Physiology and Therapy. Chicago: Amer. med. Assoc. 1935.
[5] Heller, H.: Arch. f. exper. Path. 177, 127 (1935).
[6] Dixon, W. E., and J. H. Widia: Brit. med. J. 1, 820 (1926).
[7] Watenabe, C. K.: J. of biol. Chem. 33, 253 (1918).
[8] Dubin, H. R., and H. B. Corbitt: J. Labor. a. clin. Med. 10, 1023 (1925).
[9] Frank, E., M. Nothmann and A. Wagner: Klin. Wschr. 5, 2100 (1926).

present in the seeds of *Galega officinalis*[1—4], was found to lower the blood sugar but is very toxic[2,5].

On the basis of these observations, FRANK, NOTHMANN, and WAGNER[6—8] synthesized several diguanidines and studied their effects on the blood sugar. Synthalin, decamethylene diguanidine, was found to be the most active of these compounds and was advocated for a time as an insulin substitute. There have been many theories advanced as to its mode of action[9—36], but no definite conclusion has been reached. Some investigators[6,8,37—40] considered synthalin suitable for therapeutic use; while others[32,33,41—46] thought it too toxic. A little later, FRANK, NORTHMANN and WAGNER announced that neosynthalin or synthalin-B, dodeca-methylene diguanidine, is less toxic than synthalin, but has similar hypoglycemic properties. However, BISCHOFF and his coworkers[47,48] showed that this compound is less potent than synthalin and that, in general, the toxicity and the degree

[1] SIMONNET, H., and G. TANRET: Bull. Soc. Chim. biol. Paris **10**, 796 (1928).
[2] SIMONNET, H., and G. TANRET: C. r. Soc. Biol. Paris **184**, 1600 (1927).
[3] TANRET, G.: C. r. Acad. Sci. Paris **158**, 1182 (1914).
[4] TANRET, G., C. r. Acad. Sci. Paris **158**, 1426 (1914).
[5] MÜLLER, H.: Z. Biol. **83**, 239 (1925).
[6] FRANK, E., M. NOTHMANN and A. WAGNER: Klin. Wschr. **5**, 2100 (1926).
[7] FRANK, E.: Naturwiss. **15**, 213 (1927).
[8] FRANK, E., M. NOTHMANN and A. WAGNER: Klin. Wschr. **7**, 1996 (1928).
[9] ARNDT, H. J., E. MÜLLER and E. SCHEMANN: Klin. Wschr. **6**, 2283 (1927).
[10] BERTRAM, F.: Dtsch. Arch. klin. Med. **158**, 76 (1928).
[11] BISCHOFF, F., and M. L. LONG: J. Nutrit. **3**, 201 (1930).
[12] BODO, R., and H. P. MARKS: J. of Physiol. **65**, 83 (1928).
[13] BOEDECKER, A., and P. JUNKERSDORF: Arch. f. exper. Path. **129**, 354 (1928).
[14] CALVERT, E. G. B.: Lancet **2**, 649 (1927).
[15] FRANK, E., M. NOTHMANN and A. WAGNER: Arch. f. exper. Path. **115**, 55 (1926).
[16] GESSNER, O.: Arch. f. exper. Path. **147**, 366 (1930).
[17] GESSNER, O.: Arch. f. exper. Path. **165**, 177 (1932).
[18] HÉDON, L., and G. VERTZMAN: C. r. Soc. Biol. Paris **98**, 1093 (1928).
[19] HESSE, E., and G. TAUBMANN: Arch. f. exper. Path. **142**, 290 (1929).
[20] JUNKMANN, K.: Arch. f. exper. Path. **122**, 184 (1927).
[21] KLEIN, F., and R. WEISS: Endokrinol. **1**, 321 (1928).
[22] KUNG, O.: Z. exper. Med. **88**, 42 (1933).
[23] MATSUURA, K.: J. of Biochem. **17**, 441 (1933).
[24] MOSCHINI, A.: C. r. Soc. Biol. Paris **97**, 1199 (1927).
[25] RALLI, E. P., and A. M. TIBER: J. of Pharmacol. **37**, 451 (1929).
[26] RATHERY, F., R. KOURILSKY and S. GILBERT: C. r. Soc. Biol. Paris **99**, 284 (1928).
[27] RATHERY, F., R. KOURILSKY and S. GILBERT: C. r. Soc. Biol. Paris **99**, 282 (1928).
[28] RUBINO, P., J. A. COLLAZO and B. VARELA-FUENTES: C. r. Soc. Biol. Paris **99**, 178 (1928).
[29] RUBINO, P., B. VARELA-FUENTES and J. A. COLLAZO: Klin. Wschr. **7**, 2186 (1928).
[30] SIMOLA, P. E.: Klin. Wschr. **6**, 1895 (1927).
[31] SIMOLA, P. E.: Hoppe-Seylers Z. **168**, 274 (1927).
[32] STAUB, H.: Z. klin. Med. **107**, 607 (1928).
[33] STAUB, H., and O. KUNG: Klin. Wschr. **7**, 1365 (1928).
[34] VARELA-FUENTES, B., J. A. COLLAZO and P. RUBINO: C. r. Soc. Biol. Paris **99**, 1441 (1928).
[35] ZUNZ, E., and J. A. LA BARRE: Arch. internat. Pharmacodynamie **34**, 442 (1928).
[36] ZUNZ, E., and J. A. LA BARRE: C. r. Soc. Biol. Paris **101**, 141 (1929).
[37] DUNCAN, G. G.: Amer. J. med. Sci. **175**, 196 (1928).
[38] JOSLIN, E. P.: J. clin. Invest. **4**, 435 (1927).
[39] RALLI, E. P., and C. M. GUION: J. Labor. clin. Med. **14**, 699 (1929).
[40] RINGER, A. I., S. BILOON, M. M. HARRIS and A. LANDY: Arch. int. Med. **41**, 453 (1928).
[41] BISCHOFF, F., and M. L. LONG: J. of Pharmacol. **41**, 127 (1931).
[42] BLATHERWICK, N. R., M. SAHYUN and E. HILL: J. of biol. Chem. **75**, 671 (1927).
[43] CAMPBELL, L. K.: J. Labor. a. clin. Med. **19**, 1067 (1934).
[44] HORNUNG, S.: Klin. Wschr. **7**, 69 (1928).
[45] KARR, W. G., W. P. BECK and O. H. PETTY: J. of Pharmacol. **36**, 611 (1929).
[46] PRIESEL, R., and R. WAGNER: Klin. Wschr. **6**, 884 (1927).
[47] BISCHOFF, F.: J. of biol. Chem. **80**, 345 (1928).
[48] BISCHOFF, F., M. SAHYUN and M. L. LONG: J. of biol. Chem. **81**, 325 (1929).

of hypoglycemic activity of the various aliphatic guanidine derivatives are concurrent. Both synthalin and neosynthalin were used for a time in the treatment of diabetes; but is was soon found that they both exerted a harmful effect on the kidney and on the liver and have therefore been discontinued.

von Noorden[1] suggested *glukhorment*, a preparation which he obtained by autolysis of the pancreas, as a possible insulin substitute. Its effect has been studied by various workers[2—6]. It has been shown that the active principle in this preparation was either synthalin or a near homologue of it.

The aromatic guanidine derivatives studied revealed more toxicity and less potency than the aromatic derivatives[7—12]. Derivatives of thiourea have also been investigated and found to have an effect similar to the aliphatic guanidine derivatives[13]. Braun[14] has given a summary of the chemistry of these various guanidine compounds. The use of guanidine compounds in the therapy of diabetes has been abandoned.

It has been stated that a solution of colloidal sulfur on oral or parenteral administration or sulfur rubbed into the skin will lower the blood sugar[15—17].

The discovery of the protein nature of insulin induced several investigators to study the effect of administering various amino acids. Some of the acids produced hypoglycemic, and others hyperglycemic effects or no effect at all[18—21].

Since cystine evidently plays such an important role in the physiological action of the insulin molecule, various peptides of this amino acid have been synthesized and studied for their possible hypoglycemic effects. They were found, however, to have no effect on the blood sugar[22—24].

VIII. Physiology of Insulin.

Synopsis.

I. Known effects of insulin.

A. It reduces the blood sugar when administered to human diabetics and to normal and depancreatized dogs.

B. It produces in the diabetic:

(1) A rise in R. Q.

(2) A fall in the D:N ratio.

[1] Noorden, C. von: Klin. Wschr. **6**, 1041 (1927).

[2] Bischoff, F., N. R. Blatherwick and M. Sahyun: J. of biol. Chem. **77**, 467 (1928).

[3] Dale, H. H., and H. W. Dudley: Klin. Wschr. **7**, 161 (1928).

[4] Langecker, H.: Klin. Wschr. **7**, 159 (1928).

[5] Sandmeyer, B.: Klin. Wschr. **6**, 1856 (1927).

[6] Trincao, C.: C. r. Soc. Biol. Paris **98**, 1602 (1928).

[7] Bischoff, F., and M. L. Long: J. of Pharmacol. **41**, 127 (1931).

[8] Bischoff, F.: J. of biol. Chem. **80**, 345 (1928).

[9] Bischoff, F., M. Sahyun and M. L. Long: J. of biol. Chem. **81**, 325 (1929).

[10] Braun, C. E.: J. of biol. Chem. **89**, 97 (1930).

[11] Cannavo, L.: Arch. Farmacol. sper. **45**, 249 (1928).

[12] Parks, T. B., and C. E. Braun: J. of biol. Chem. **91**, 629 (1931).

[13] Shikinimi, Y., S. Yonechi, S. I. Kawai and T. Hosono: Tohoku J. exper. Med. **15**, 537 (1930).

[14] Braun, C. E.: J. chem. Educat. **8**, 2175 (1931).

[15] Bucciardi, G.: Arch. Farmacol. sper. **46**, 90 (1928).

[16] Campamacci, D., and R. Balducci: Klin. Wschr. **5**, 2166 (1926).

[17] Földes, E.: Z. exper. Med. **60**, 571 (1928).

[18] Ando, K.: Fol. jap. pharmacol. **14**, 29 (1932).

[19] Chikano, M.: Biochem. Z. **205**, 154 (1929).

[20] Pollak, L.: Biochem. Z. **127**, 120 (1922).

[21] Schenck, E. G.: Arch. f. exper. Path. **167**, 201 (1932).

[22] Brand, E., and M. Sandberg: J. of biol. Chem. **70**, 381 (1926).

[23] Harington, C. R., and T. H. Mead: Biochemic. J. **30**, 1598 (1936).

[24] Jensen, H., E. A. J. Evans, W. D. Pennington and E. D. Schock: J. of biol. Chem. **114**, 199 (1936).

(3) Protein-sparing effect of ingested carbohydrate.

(4) Cessation of ketosis; improvement of fat metabolism.

(5) Storage of carbohydrate in liver and muscles.

C. In the normal individual its effect on the glycogen depots is variable and complex; this subject will be discussed more in detail later.

D. It causes increase in blood and urine calcium and a fall in inorganic phosphates.

E. It antagonizes the hyperglycemic action of anesthesia, epinephrine, asphyxia, anterior pituitary extract (diabetogenic principle), posterior pituitary extract, and fractions derived therefrom—pitressin and pitocin.

II. Brief resume of known facts regarding carbohydrate sources, storage and metabolism without reference to specific role of insulin. See Best's textbook for a short summary.

A. Carbohydrate sources.

B. Carbohydrate storage.

(1) The liver in the regulation of the blood sugar level; role of kidney. (WIGGERS' diagram.)

(2) Other glycogen depots: availability of their stores. Muscle glycogen after breakdown to lactic acid—HIMWICH's cycle of reformation of glycogen.

C. How does carbohydrate oxidation proceed?

D. Hyperglycemia, hypoglycemia—definitions and symptoms.

III. How is insulin secretion controlled?

A. By the glycemic level? Evidence in favor of regulation by glycemic level.

B. If the degree of gylcemia does affect the rate of insulin secretion, does it do so:

(1) By a humoral mechanism?

(2) Via either local or central nerve plexuses? Evidence for and against controlling and regulating effect of vagus. Nervous control may not be *essential*, but necessary for fine adjustment.

C. Question of relationship between external and internal secretion.

IV. Factors influencing insulin action.

1. Route of administration. 2. Presence of infection. 3. Anesthesia. 4. Acidosis. 5. Muscular exercise. 6. Temperature.

V. Physiological effects of insulin.

Diabetes and fat metabolism-lipocaic-(DRAGSTEDT).

VI. Mechanism of insulin action in normal and in diabetic organism.

A. The nonutilization theory of diabetes, and explanation of normal insulin action according to this view.

(1) Diabetes defined as inability of peripheral tissues to metabolize glucose due to deficiency of insulin.

(2) Evidence:

(a) Low R.Q. and failure to rise after carbohydrate ingestion.

(b) High D:N ratio.

(c) Studies on phlorhizinized animals indicating inability to oxidize carbohydrate.

(d) Ketosis taken as failure to metabolize fat properly because of imperfect carbohydrate metabolism.

(e) Insulin improves all these symptoms.

(3) Normal mechanism of insulin action according to nonutilization.

(a) Variable rate of secretion, stimulated by glycemic level.

(b) Glycogen depots believed to act either by glycogenesis or glycogenolysis according to need.

(c) Insulin acts by increasing peripheral carbohydrate oxidation and storage of glycogen in muscle.

(4) Summarize theories regarding precise part played by insulin in the process of carbohydrate oxidation-catalytic action, etc.

B. The overproduction theory.

(1) Theory: Diabetes results from overproduction of glucose by liver from non-carbohydrate precursors.

(a) The rate of production of glucose may be accelerated by abnormalities of endocrine regulators which control liver activity or by abnormalities in liver itself (toxic states).

(b) Ketone bodies taken as intermediary metabolites in conversion of fat to sugar.

(2) Evidence:

(a) That diabetic organism can oxidize carbohydrate.

(*1*) From hepatectomy-fall in blood sugar of diabetic dog (MANN and MAGATH).

(*2*) Utilization of carbohydrate on undernutrition protein diet without insulin (SOSKIN).

(*3*) Hypophysectomized animals become less diabetic.

(*4*) Other lines of evidence.

(*5*) Discredits value of R.Q. as evidence for non-utilization—(SOSKIN, accepted by BEST).

(b) That gluconeogenesis can occur.
(*1*) Generally accepted for protein (evidence).
(*2*) Not well established for fat. This is the weakest point in the whole theory. Work done by Soskin, Chaikoff, and others.
(c) That responsibility for regulation of blood-sugar level rests with liver.
(*1*) Liver sole source of blood sugar in absence of food (Soskin).
(*2*) Indispensibility of liver to normal dextrose tolerance test.
(*3*) Blood-sugar level in liver cirrhosis and toxemias (clin. evidence, beginning with Claude Bernard).
(*4*) Site of ketone body formation: liver.
(*5*) Effect of anterior pituitary diabetogenic hormone.
(d) Theory for regulation of fat and calcium phosphorus metabolism.
(3) Hypothesis for normal action of insulin, held by advocates of overproduction.
C. Mirsky's view.
D. Insulin activity as influenced by other endocrine glands.
(1) Adrenal.
(a) Artificially administered epinephrine.
(b) Probable normal relationship, between pancreas and adrenal medulla.—Impracticability of adrenal surgery in diabetes (Rogoff).
(c) Cortex.
(1) Hypoglycemia following decortication.
(2) Does cortex contain a carbohydrate metabolism hormone distinct from cortin?
(2) Pituitary.
(a) Anterior lobe.
(*1*) Diabetogenic-evidence for, Houssay *et al.*
(*2*) Ketogenic-evidence for.
(b) Posterior lobe.
(*1*) Oxytocic fraction.
(*2*) Vasopressor fraction. Relative importance.
(3) Thyroid.
(a) Nature of effect.
(b) Theory.

VII. Mechanism of insulin convulsions.

Universally recognized as a specific therapeutic agent in diabetes mellitus, insulin has attained even greater significance as a hormone indispensible for normal carbohydrate metabolism. That this important role has been with adequate reason assigned to insulin becomes at once apparent from a review of the principal physiological effects of the hormone.

I. When administered to the diabetic patient or depancreatized animal, insulin alleviates in a remarkable manner the symptoms of the disease, producing:
(1) Relief of hyperglycemia and glycosuria.
(2) Rise in the R. Q.
(3) Fall in the dextrose-nitrogen ratio.
(4) Restoration of the protein-sparing action of ingested carbohydrate.
(5) Relief of ketonemia and ketonuria, likewise, improvement of diabetic lipemia and other manifestations of a disturbed fat metabolism.
(6) Replenishment of depleted glycogen stores of liver, muscle, and other tissues when administered together with glucose.

II. Insulin also affects specifically the metabolism of the normal organism:
(1) It reduces the blood sugar, to a greater degree in the fasting than in the fed animal.

(2) In contrast to its action upon the diabetic, insulin usually decreases the glycogen stores of the normal fed or starved animal. Its effect upon the liver and other glycogen depots is, however, a complex matter, difficult to interpret in the light of our present imperfect knowledge concerning the mechanism of insulin action. This subject will be more fully discussed in a later section.

III. Common to both normal and diabetic animals are certain additional effects of the hormone, namely:

(1) Insulin causes an increase in blood and urine calcium and a fall in inorganic phosphates[1—3].

(2) Insulin antagonizes the hyperglycemic action of anesthesia, epinephrine, asphyxia, anterior pituitary extract (the diabetogenic principle), and the oxytocic and vasopressor fractions of the posterior pituitary.

For further particulars see BEST[4] and HILL and HOWETT[5].

Carbohydrate Metabolism. Because of the confusion regarding major phases of carbohydrate metabolism which persists despite extensive experimentation, it seems advisable to simplify the setting in which the physiological effects of insulin must be considered by outlining briefly the established facts in this field.

Carbohydrate sources may be conveniently classified as exogenous and endogenous. The former comprise: (1) the sugars and starches of the diet; (2) carbohydrate components of protein molecules; (3) carbohydrate elements in certain fats. All the sugars and possibly the substances referred to in (2) and (3) are converted in the course of digestion to monosaccharides which are absorbed at characteristic rates from the small intestine and pass directly to the liver. It is probable that glucose is the only monosaccharide in the tissues (it alone will prolong life in the absence of the liver), and that the others, galactose and fructose, are converted to glucose by the liver. These last named sugars are useful in proportion to the ease with which they are absorbed and changed to glucose.

The endogenous sources of carbohydrate are: (1) the glycogen of the liver; (2) probably muscle glycogen via lactic acid; (3) protein, the conversion of which to glucose in the liver is well established; (4) possibly also, the glycerol fraction of fat according to the findings of BURN and LING and others[6—8]. The formation of carbohydrate from the fatty acid radicle has not been generally accepted, although those supporting the overproduction theory of diabetes (q. v.) postulate this conversion, and advance evidence for its occurrence in the liver.

The liver is the organ of major importance in the regulation of the blood sugar level. In its absence the blood sugar rapidly falls and death is postponed only by the constant administration of glucose. The following diagram summarizes the processes responsible for blood sugar regulation[9]. It is therefore evident that "the blood sugar level represents the resultant of oxidation, storage, and excretion on the one hand, and formation and absorption on the other"[4]. Hyperglycemia may result from: (1) excessive carbohydrate intake; (2) inadequate carbohydrate utilization; (3) carbohydrate overproduction.

Conversely, hypoglycemia may be due to (1) starvation, (2) excessive carbohydrate utilization (severe exercise), (3) inadequate carbohydrate formation. These extremes of glycemia act as stimuli to the regulatory mechanisms which in turn, tend to reestablish the normal blood sugar level. The efficiency with, which these regulatory mechanisms can counteract the extremes of glycemia, depends in a large part on the normal endocrine balance. Any relative or absolute

[1] HARROP, G. A., and E. M. BENEDICT: J. of biol. Chem. **59**, 683 (1924).

[2] HAÜSLER, H., and O. HEESCH: Pflügers Arch. **210**, 545 (1925).

[3] ELLSWORTH, R., and A. WEINSTEIN: Bull. Hopkins Hosp. **53**, 21 (1933).

[4] BEST, C. H.: The Physiological Basis of Medical Practice. Baltimore: William Wood and Company 1937.

[5] HILL, D. W., and F. O. HOWITT: Insulin. London: Hutchinsons 1936.

[6] BURN, J. H., and H. W. LING: J. of Physiol. **65**, 191 (1928)— Quart. J. Pharmacy **2**, 1 (1929).

[7] FERBER, J., and S. RABINOWITCH: Amer. J. med. Sci. **177**, 827 (1929).

[8] CATRON, L. F., and H. B. LEWIS: J. of biol. Chem. **84**, 553 (1929).

[9] WIGGERS, C. J.: Physiology in Health and Disease. Philadelphia: Lea and Febiger 1936.

deficiency or preponderance of certain of these hormones may, therefore, predispose to either hyper- or hypoglycemia.

Blood glucose is transformed to muscle glycogen which is subsequently oxidized to lactic acid, thus furnishing the energy for muscular activity. Lactic acid is then reformed to glycogen in the liver. Himwich[1] has represented the glycogen cycle thus:

$$\text{Liver glycogen} \quad \nearrow \text{Blood glucose} \searrow \quad \text{Muscle glycogen}$$
$$\searrow \text{Blood lactic acid} \swarrow$$

It is probable that no sugar other than glucose can be thus utilized. Direct oxidation of fat by the muscles seems a possibility[2], although the evidence, based on R. Q. determinations is not accepted by some investigators and the direct evidence based on fat analyses in muscle is not convincing[3—5].

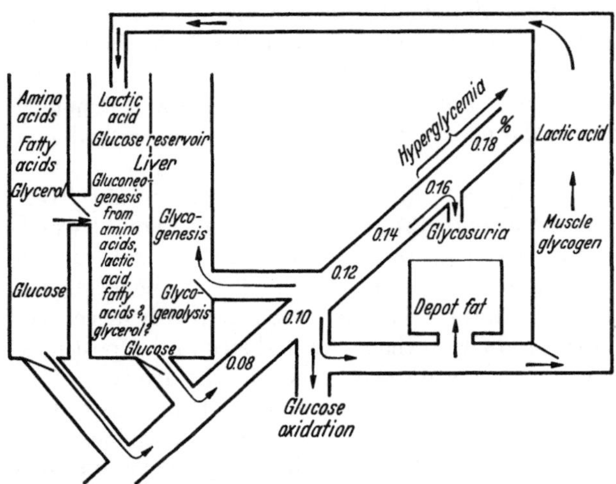

Fig. 7. Hydrodynamic diagram showing origins of blood sugar, maintenance of normal levels and factors concerned in glycosuria and hyperglycemia. (Modernized version of similar diagram by Ringer and Baumann.) From Wiggers (1936).

Carbohydrate oxidation in liver and muscles also supplies heat and has a specific protein-sparing action. The course of carbohydrate oxidation is complex and incompletely understood. Efforts to establish for insulin a specific chemical role in this process have thus far proved unsuccessful[6]. Evidence presented in support of a co-enzyme function is hardly more convincing[7—9].

Regulation of Insulin Secretion. It is well recognized that the blood sugar of the normal organism, both human and animal, remains constant within remarkably close limits. In an earlier paragraph we have reviewed the processes through which this equilization is effected, the organs principally involved, and the sources of blood sugar. The importance of insulin among the factors which facilitate a prompt response of the blood sugar level in a given situation is attested by the serious impairment of this function in the depancreatized animal.

Although it now appears probable that the precise role of insulin in carbohydrate metabolism will ultimately become clear, there remain unsolved certain major problems which may be stated as follows:

[1] Himwich, H. E., Y. D. Koskoff and L. M. Nahum: J. of biol. Chem. **85**, 571 (1930).
[2] Drury, D. R., and P. D. McMaster: J. of exper. Med. **49**, 765 (1929).
[3] Poulton: Proc. roy. Soc. Med. **26**, 1591 (1933).
[4] Krogh, A., and J. Lindhard: Biochemic. J. **14**, 290 (1920).
[5] Carpenter, T. M.: J. Nutrit. **4**, 281 (1931).
[6] Hill, D. W., and F. O. Howitt: Insulin. London: Hutchinson's 1936.
[7] Brugsch, T., and H. Horsters: Hoppe-Seylers Z. **157**, 186 (1926).
[8] Euler, H. von, and K. Myrback: Hoppe-Seylers Z. **150**, 1 (1925).
[9] Kendall, A. I., and M. Ishikawa: J. inf. Dis. **37**, 329 (1925).

(1) How is insulin secretion controlled?

(2) What is the mechanism of insulin action with regard to carbohydrate metabolism?

(3) What is the position of insulin relative to other factors involved in the regulation of the blood sugar level?

The precise way in which the secretion of insulin is regulated remains obscure. According to the older and more generally accepted view, insulin is liberated intermittently in larger or smaller quantities according to need. However, there may or may not be a constant minimal secretion upon which such responses are superimposed[1—3]. More specifically, to quote HOUSSAY: "The maintenance of a normal blood sugar level depends directly upon the activity of the insulin secreting cells. These cells in turn vary their output in response to changes in the blood sugar level"[4]. There is considerable evidence, as detailed in the following paragraphs, that the output of insulin varies with the blood sugar level. But, as will be discussed later, the work of SOSKIN[5] indicates that this variation in insulin output is not essential for the maintenance of the normal blood sugar level, and may act in some other capacity.

The regulation of insulin secretion by the glycemic level (secretion in response to need) is supported by considerable experimental evidence. BANG[6] in 1913 observed that recently fed rabbits were less hyperglycemic than starved animals after administration of a large dose of sugar. STAUB[7] and TRAUGOTT[8] reported a favorable effect of carbohydrate feeding upon insulin efficiency. STAUB further demonstrated, by clinical experiments, a stimulating effect of carbohydrate feeding upon insulin secretion. He transfused diabetic patients with blood from normal donors who had within a few hours eaten a carbohydrate meal, and obtained a greater reduction of blood sugar than when the donors had fasted. PORGES and ADLERSBERG[9, 10] and HIMSWORTH[11] demonstrated that a high carbohydrate diet may increase glucose tolerance in diabetic patients. ZUNZ and LA BARRE[12, 13], using the technique of pancreatico-jugular anastomosis, demonstrated that intravenous injection of glucose into the donor led to reduction of blood sugar in the recipient. HOUSLER and WEEBER[14] observed an increased insulin output in animals during alimentary hyperglycemia, and report an increase of insulin in the blood of normal men after oral administration of glucose.

If it be agreed that the blood sugar level regulates the insulin output, there still remains the necessity for choosing between a predominantly nervous and a predominantly humoral mechanism as the immediate stimulus to the pancreas.

The theory of a nervous insulin regulatory mechanism postulates that hyperglycemia, acting upon a glycosensitive center in the brain, initiates insulin

[1] LA BARRE, J.: Arch. internat. Physiol. **29**, 227 (1927).

[2] LA BARRE, J.: C. r. Soc. Biol. Paris **96**, 196 (1927).

[3] WIGGERS, C. J.: Physiology in Health and Disease. Philadelphia: Lea and Febiger 1936.

[4] HOUSSAY, B. A., J. T. LEWIS and W. G. FOGLIA: Rev. Soc. argent. Biol. **5**, 15 (1929).

[5] SOSKIN, S., M. D. ALLWEISS and D. J. COHN: Amer. J. Physiol. **109**, 155 (1934).

[6] BANG, I.: Der Blutzucker, p. 57. Wiesbaden 1913.

[7] STAUB, H.: Z. klin. Med. **104**, 587 (1926).

[8] TRAUGOTT, K.: Klin. Wschr. **1**, 892 (1922).

[9] PORGES, O., and D. ADLERSBERG: Die Behandlung der Zuckerkrankheit mit Fett. Berlin 1929.

[10] PORGES, O., and D. ADLERSBERG: Klin. Wschr. **5**, 559 (1926); **5**, 142 (1926); **5**, 1451, 1508 (1926); **6**, 2371 (1927).

[11] HIMSWORTH, H. P.: Brit. med. J. **2**, 57 (1934).

[12] ZUNZ, E., and J. LA BARRE: Arch. internat. Physiol. **29**, 265 (1928).

[13] ZUNZ, E., and J. LA BARRE: C. r. Soc. Biol. Paris **96**, 421 (1927).

[14] HOUSLER, H., and R. WEEBER: Klin. Wschr. **6**, 1521 (1927).

secretory impulses which are carried by the vagi to the pancreas. Some investigators contend that the vagus carries in addition to insulin-secretory impulses insulin-inhibitory impulses which arise in the center in response to hypoglycemia. Thus the center guards against both extremes of glycemia. While this hypothesis has not been worked out in detail, much evidence has been presented to support certain of its provision. This evidence will be reviewed in the following paragraphs.

Many experiments have been performed in an attempt to establish for the vagus this important role in the control of insulin secretion. By histological studies, several investigators have shown that both myelinated and non-myelinated nerve fibres are present within the islands[1,2]. Moreover, these fibres appear to be in anatomical relationship with the right vagus nerve[3]. Britton, in 1926, obtained by electrical stimulation of the right vagus a hypoglycemia which did not occur if the vessels and nerves to the pancreas were tied[4]. Dietrich[5] observed increased secretion of insulin into the pancreatico-duodenal vein after vagus stimulation. Hausler and Loewi[6] reported that increased secretion of insulin following alimentary hyperglycemia did not occur if the vagi had been cut. Zunz and La Barre[7], using the pancreatico-jugular anastomosis, obtained marked hypoglycemia in the recipient on stimulating the donor's right vagus. After paralysis of the donor's vagus by section or by atropin injection, administration of glucose to the donor did not cause hypoglycemia in the recipient[8,9]. Other experimenters have offered confirmatory evidence[10—12].

Evidence has also been offered for the presence of insulin inhibitory fibres in the vagus. Zunz and La Barre[13—15] have observed, using the anastomosis technique, that hypoglycemia due to injected insulin reduces the output of endogenous insulin. Clark[16] noted that cutting the right vagus produced a fall in blood sugar. From the foregoing summary, it would seem that the vagus plays an important role in the control of insulin secretion.

The question of a cerebral blood sugar regulatory center has been under consideration since Claude Bernard in 1855 demonstrated that puncturing the floor of the fourth ventricle produced glycosuria in the unanesthetized rabbit[17]. Later attempts at production of piqûre diabetes apparently indicated that involvement of the pons was essential for the establishment of hyperglycemia by this method. Injury to the brain above the pons did not elevate the blood sugar[18]. Donhoffer and Macleod[19,20] have reviewed this problem of localization.

[1] Castro, F. de: Rech. biol. l'Univ. Madrid **21**, 422 (1923).
[2] Gentes, L., and A. Pensa: Arch. ital. Biol. **44**, 1 (1905).
[3] McCrea, E. D.: J. of Anat. **59**, 18 (1925).
[4] Britton, S. W.: Amer. J. Physiol. **74**, 291 (1925).
[5] Dietrich, S.: Arch. f. exper. Path. **125**, 336 (1927).
[6] Hausler, H., and O. Loewi: Klin. Wschr. **6**, 856 (1927).
[7] La Barre, J.: Arch. internat. Physiol. **29**, 238 (1927).
[8] La Barre, J.: Arch. internat. Physiol. **29**, 257 (1927).
[9] Zunz, E., and J. La Barre: C. r. Soc. Biol. Paris **96**, 708 (1927).
[10] Ahlgren, G.: Skand. Arch. Physiol. (Berl. u. Lpz.) **48**, 1 (1926).
[11] Kepinov, L., and M. Guillaumie: C. r. Soc. Biol. Paris **119**, 149 (1935).
[12] Lehmann, J.: Skand. Arch. Physiol. (Berl. u. Lpz.) **52**, 169 (1927).
[13] La Barre, J.: C. r. Soc. Biol. Paris **96**, 193 (1927).
[14] Zunz, E., and J. La Barre: C. r. Soc. Biol. Paris **96**, 1045 (1927).
[15] Zunz, E., and J. La Barre: Arch. internat. Physiol. **31**, 162 (1929).
[16] Clark, G. A.: J. of Physiol. **64**, 229 (1927).
[17] Bernard, C.: Leçons sur le Diabète, p. 355, 377. Paris 1877.
[18] Best, C. H.: The Physiological Basis of Medical Practice. Baltimore: William Wood and Company 1937.
[19] Donhoffer, C., and J. J. R. Macleod: Proc. roy. Soc. B. **110**, 125 (1932).
[20] Macleod, J. J. R., and C. Donhoffer: Klin. Wschr. **12**, 728 (1933).

The sugar regulatory center has been variously located in the fourth ventricle, hypothalamus, and midbrain[1]. The experiments of ZUNZ and LA BARRE[2—4] furnish the most convincing evidence for the existence of a sugar center as the source of insulin-regulating impulses mediated through the vagus. These workers locate the center tentatively, in the thalamus. They employed for these experiments the pancreatico-jugular anastomosis plus a modification of HEYMANS' isolated-head technique. This technique requires three dogs. Dog A (a diabetic animal, or a normal dog injected with glucose) is connected by a double carotid-jugular anastomosis with the head of dog B, which communicates with the body of B only through the vagi. Dogs B and C are connected by a pancreatico-jugular anastomosis. Hyperglycemic blood from A is thus transfused through the head of B. Under these conditions, hypoglycemia occurred in C. Removal of both cerebral hemispheres did not alter the effect of hyperglycemia upon C; however, following extirpation of the thalamic region, no hypoglycemia occurred in C. They concluded that hyperglycemia stimulated a sugar center in B—probably in the thalamic region—and that the vagi carried an insulin-secretory impulse to the pancreas of B; also that the secretion of insulin thus stimulated, reduced the blood sugar of C. From a similar experiment, these authors concluded that the higher centers respond also to *hypoglycemia*, by initiating insulin-inhibitory impulses which are likewise carried by the vagi.

Theory of Humoral Mechanism. In direct contrast with this hypothesis, GAYET and GUILLAUMIE[5] conclude from their work with isolated pancreas grafts, that nervous connections are unnecessary for normal insulin secretion. They postulate that the elevated blood sugar affects the pancreatic cells directly. Theirs is therefore a humoral hypothesis. These investigators transplanted a pancreas into the neck of a depancreatized dog. The vascular connections were left intact; the nervous connections were destroyed. In this preparation, the blood sugar reactions were normal. BANTING and GAIRNS[6] and others[7—9] have presented additional evidence in support of a humoral mechanism. (See, however, GEIGER[10].) The trend of recent experimental evidence has been to favor this interpretation. Thus, FOGLIA and FERNANDEZ[11] obtained no diabetic manifestations on section of both vagi. DAMBROSI[12] reports similar results. GAYET and GUILLAUMIE[13] were unable to confirm ZUNZ and LA BARRE's results upon the stimulation of the vagus of the donor in a pancreatico-jugular anastomosis[13]. They further demonstrated that stimulation of the vagus nerve leading to a pancreas transplant in the neck of a depancreatized dog had no effect upon the blood sugar level, while injection of hyperglycemic blood into its artery caused a marked drop[13].

[1] HILL, D. W., and F. O. HOWITT: Insulin. London: Hutchinson's 1936.
[2] LA BARRE, J.: Amer. J. Physiol. **94**, 136 (1930).
[3] LA BARRE, J.: C. r. Soc. Biol. Paris **99**, 1053 (1928).
[4] ZUNZ, E., and J. LA BARRE: C. r. Soc. Biol. Paris **99**, 631 (1928).
[5] GAYET, R., and M. GUILLAUMIE: C. r. Soc. Biol. Paris **98**, 676 (1928).
[6] BANTING, F. G., and S. GAIRNS: Amer. J. Physiol. **68**, 24 (1924).
[7] HOUSSAY, B. A., J. T. LEWIS and V. G. FOGLIA: C. r. Soc. Biol. Paris **100**, 140, 142, 144 (1929).
[8] KOSAKA, T.: J. of Physiol. **79**, 416 (1933).
[9] GRAFE, E., and F. MEYTHALER: Klin. Wschr. **7**, 358 (1928).
[10] GEIGER, E.: Klin. Wschr. **6**, 2000 (1927).
[11] FOGLIA, V. G., and R. FERNANDEZ: C. r. Soc. Biol. Paris **115**, 330, 333 (1934).
[12] DAMBROSI, R. G., and L. F. LELOIR: Rev. Soc. argent. Biol. **9**, 408 (1933) — C. r. Soc. Biol. Paris **114**, 1224, 1228, 1230 (1933); **115**, 344 (1934).
[13] GAYET, R., and M. GUILLAUMIE: C. r. Soc. Biol. Paris **112**, 1194, 1197, 1327, 1331 (1933).

An intermediate point of view is suggested by the observation of Houssay[1,2] that the blood sugar returned to normal more slowly after insulin hypoglycemia in the depancreatized animals with cervical grafts, than in normal animals, though its rate of fall was the same. He suggests that the central nervous system connections are inhibitory to insulin secretion, though a humoral mechanism may initiate this process.

From the above evidence it seems difficult to avoid the conclusion that insulin secretion is affected by the blood sugar level, whether by a direct (humoral) or via a nervous communication. Nevertheless, there are obstacles to the complete acceptance of this view. No satisfactory direct method for detecting an increase in insulin output has yet been perfected (see Best[3] for an evaluation of the present chemical methods), and the results of the indirect methods are always subject to misinterpretation.

A new approach to the question of the control of insulin secretion is represented by the view of Soskin and his coworkers[4] who consider that the output of insulin is continuous and relatively unresponsive to temporary changes in the blood sugar level. According to this hypothesis, restoration of the blood sugar level after an excess of carbohydrate, depends upon readjustment of the activities of the liver. The functional activity of this organ is determined by the balanced action of several endocrine glands. Changes in the rate of insulin secretion are relatively rare, according to this view, and occur in response to two factors:

(1) "The antagonistic action of the other glands which together with the pancreas maintain the endocrine balance."

(2) "The carbohydrate environment, i. e., the habitual carbohydrate intake rather than the momentary variation[5]."

This view is a part of the conception of insulin activity held by those who sponsor the overproduction theory of diabetes.

Experiments undertaken to demonstrate a connection between the internal and external pancreatic secretions have proved suggestive, but are not, as yet, conclusive. Many clinicians have reported a decreased enzymatic activity of pancreatic juice in diabetes[6,7]. La Barre[8,9] transfused blood through the head of a dog connected with the body only through the vagi, and demonstrated that hyperglycemia in the donor stimulated the secretion of an enzyme-rich pancreatic juice. Babkin reported a similar experiment[10]. La Barre[11] further demonstrated hypoglycemia in the recipient of a pancreatico-jugular anastomosis, following the injection of acid into the duodenum of the donor. La Barre and Destree[8] showed that "hyperglycemia of superior nerve centers increases the quantity of pancreatic juice secreted, while hypoglycemia decreases the secretion". These authors conclude that exocrine and endocrine activities of the pancreas are

---

[1] Houssay, B. A., J. T. Lewis and V. G. Foglia: Physiol. Abstr. 14, 446 (1929).

[2] Houssay, B. A., J. T. Lewis and V. G. Foglia: C. r. Soc. Biol. Paris 101, 239 (1929).

[3] Best, C. H., D. A. Scott and A. F. Charles: Amer. J. Physiol. 100, 291 (1931).

[4] Soskin, S., M. D. Allweiss and D. J. Cohn: Amer. J. Physiol. 109, 155 (1934).

[5] Soskin, S.: Personal Communication.

[6] Labbé, M., F. Nepveux and L. Adlersberg: Arch. des Mal. Appar. digest. 15, 871 (1925).

[7] Jones, C. M., W. B. Castle, H. B. Mulholland and F. Barley: Arch. int. Med. 35, 315 (1925).

[8] La Barre, J., and P. Destree: C. r. Soc. Biol. Paris 99, 1056 (1928).

[9] La Barre, J.: Amer. J. Physiol. 94, 17 (1930).

[10] Babkin, B. P.: J. amer. med. Assoc. 105, 1659 (1935).

[11] Zunz, E., and J. La Barre: C. r. Soc. Biol. Paris 104, 790 (1930).

parallel, but do not necessarily have the same cause. COLLAZO and DOBREFF[1] observed a positive excito-secretory action of insulin upon the pancreas.

Recent experiments by DRAGSTEDT and his coworkers[2] indicate that there is no tendency for diabetes to result from loss of external pancreatic secretion. Conversely, administration of pancreatic juice to diabetic dogs did not render them hypoglycemic. These experimenters do not, however, contest the findings of LA BARRE that hyperglycemia may increase the volume of pancreatic secretion. In conclusion it may be said that while the function of such a relationship is not clear, it is possible that the internal and external secretions of the pancreas are to an extent interdependent.

Factors Influencing Insulin Action. Insulin, when parenterally introduced under ordinary conditions, elicits the responses outlined in the opening paragraphs of this chapter. However, these are subject to modifying influences, among the more important of which are: (1) the route of administration; (2) the presence of infection; (3) anesthesia; (4) acidosis; (5) muscular activity; (6) external temperature.

The inconvenient injection methods of clinical practise are rendered necessary by the ineffectiveness of insulin when given by mouth. Ample evidence places the responsibility for destruction or inactivation when thus administered upon certain digestive enzymes, notably the proteolytic pepsin and trypsin. The technique of BANTING and BEST which first yielded an active blood sugar reducing extract differed from the unsuccessful methods of their predecessors in the care with which these investigators protected their material from the action of the pancreatic juice[3,4]. More direct evidence for the specific insulin-inhibiting action of these enzymes was subsequently furnished by SCOTT[5], EPSTEIN[6], EPSTEIN and ROSENTHAL[7], and others[8—11] who obtained an irreversible inactivation of insulin by mixing it with trypsin or pepsin at a suitable p_H, prior to subcutaneous injection. Attempts to protect the hormone from the digestive enzymes have been essentially unsuccessful. Among the methods tried have been: administration in combination with other substances, as saponin[12] and blood-serum[13]; administration by tube directly into duodenum or rectum[4,14—16]. For further information on this subject see "Administration of Insulin".

Of the parenteral modes of administration, subcutaneous injection is the most practical. The hormone when administered by this route exerts its maximal action in 3 to 5 hours, but shows a measurable effect at least in the human organism for 24 hours. Although insulin when intravenously injected acts more promptly, its effect is transitory, the hormone disappearing from the blood

[1] COLLAZO, J. A., and M. DOBREFF: Biochem. Z. **165**, 352 (1925).

[2] HARMS, H. P., J. VAN PROHASKA and L. R. DRAGSTEDT: Amer. J. Physiol. **117**, 160 (1936).

[3] BANTING, F. G., and C. H. BEST: J. Labor. a. clin. Med. **8**, 464 (1922).

[4] BANTING, F. G., and C. H. BEST: J. Labor. a. clin. Med. **7**, 251 (1921).

[5] SCOTT, D. A.: J. of biol. Chem. **63**, 641 (1925).

[6] EPSTEIN, A. A., N. ROSENTHAL et. al.: Amer. J. Physiol. **70**, 225 (1924).

[7] EPSTEIN, A. A., N. ROSENTHAL et. al.: Amer. J. Physiol. **71**, 316 (1925).

[8] EPSTEIN, A. A.: Proc. Soc. exper. Biol. a. Med. **22**, 9 (1924).

[9] EPSTEIN, A. A., and L. ROSENTHAL: Amer. J. Physiol. **69**, 225 (1924).

[10] FELIX, K., and E. WALDSCHMIDT-LEITZ: Ber. Physiol. **59**, 2367 (1926).

[11] FREUDENBERG, K., W. DIRSCHERL, H. EYER and E. WEISS: Hoppe-Seylers Z. **202**, 159 (1931).

[12] LASCH, F., and S. BRÜGEL: Biochem. Z. **181**, 109 (1927).

[13] MURLIN, J. R., and E. E. HAWLEY: Amer. J. Physiol. **83**, 147 (1927/28).

[14] PESKIND, J., J. M. ROGOFF and G. N. STEWART: Amer. J. Physiol. **68**, 531 (1924).

[15] GIBBS, C. B., and MURLIN: Proc. Soc. exper. Biol. a. Med. **20**, 198 (1922).

[16] WOODYATT, R. T.: J. metabol. Res. **2**, 793 (1922).

within 2 hours[1,2]. It is the opinion of Horsters[3] and Kepinov[4] that insulin
is subsequently deposited in liver and muscles and perhaps inactivated there.
The latter suggestion is supported by the reports of several investigators who
have observed a more marked reaction from a given amount of intravenously
injected insulin when it is administered continuously or in divided doses[5—8].
Insulin introduced directly into the cerebrospinal fluid reaches the blood stream
very slowly, hence there is a delayed hypoglycemic response[9]. A definite though
variable effect has been obtained from intratracheal and intranasal introduction[10,11] and introduction into the pleural, peritoneal and articular spaces[12].

Effect of Infection on Insulin Action. The decreased efficiency of insulin
in the presence of infection is clinically so well recognized that diabetic patients
are as a matter of routine instructed in the readjustment of dosage which may
be necessary to offset this complication[13]. Allen, as early as 1914, noted the
disturbance in blood sugar produced in his partially depancreatized dogs by
infection[14]. Dick and Williams in a more recent paper which includes a review
of this subject, report their experience with abnormal dextrose-tolerance tests
in non-diabetic patients with acute infections[15]. Sweeney[16,17], Buckley[18], and
others[19,20] have likewise obtained abnormal curves after inducing toxemia in
otherwise normal animals.

Among the mechanisms which have from time to time been suggested in
explanation of this phenomenon are (1) interference with insulin production[21];
(2) increased production of hormonal antagonists[18,22,23]; (3) disturbance of glycogenolysis and glyconeogenesis[16,24]. Considerable evidence favors the hypothesis
that toxins or other products of infection, probably of an enzymatic nature,
acting through one or more of the above mechanisms, are responsible for insulin
resistance. Following the injection of trypsin into normal rabbits, Buckley[26]
observed (1) a rise in blood sugar and (2) resistance to the hypoglycemic action
of insulin which persisted several days; injection of inactivated trypsin, on the
contrary, was without effect. Direct inactivation of insulin as the simplest of
these mechanisms is especially favored[27]. The power of certain proteolytic enzymes

[1] Kepinov, L., and S. Petit-Dutaillis: Arch. internat. Physiol. **31**, 310 (1929).
[2] Brugsch, H., and H. Horsters: Arch. f. exper. Path. **148**, 295 (1930).
[3] Horsters, H.: Arch. f. exper. Path. **153**, 214 (1930).
[4] Kepinov, L., et al.: C. r. Soc. Biol. Paris **97**, 25 (1927).
[5] Holm, K.: Klin. Wschr. **5**, 2157 (1926).
[6] Clark, B. B., R. B. Gibson and W. D. Paul: Arch. int. Med. **56**, 360 (1935).
[7] Schmidt, A. A.: Z. exper. Med. **73**, 599 (1930).
[8] Ingolf, K.: Acta med. scand. (Stockh.) Suppl. **50**, 217 (1932).
[9] Supniewski, J. V., Y. Ishikawa and E. M. K. Geiling: J. of biol. Chem. **74**, 241 (1927).
[10] Mauriac, P., and A. Gandy: C. r. Soc. Biol. Paris **93**, 1524 (1925).
[11] Major, R. H.: J. Labor. a. clin. Med. **21**, 278 (1935) — Amer. J. med. Sci. **192**, 257 (1936).
[12] Ogawa, M.: Fol. jap. pharmacol. **8**, No. 3, 157; No. 4, 254; **9**, No. 1, 38 (1929).
[13] Joslin, E. P.: Treatment of Diabetes Mellitus. Philadelphia: Lea and Febiger 1937.
[14] Allen, F.: Glycosuria and Diabetes. Cambridge: Funk & Wagnalls 1914.
[15] Williams, J. L., and G. F. Dick: Arch. int. Med. **50**, 801 (1932).
[16] Sweeney, J. S., and R. W. Lackey: Arch. int. Med. **41**, 257 (1928).
[17] Sweeney, J. S.: Arch. int. Med. **41**, 420 (1928).
[18] Lawrence, R. D., and M. B. Buckley: J. of exper. Path. **8**, 58 (1927).
[19] Macleod, J. J. R.: The Fuel of Life. Princeton 1928.
[20] Soskin, S., M. D. Allweiss and I. A. Mirsky: Arch. int. Med. **56**, 927 (1935).
[21] Murray, G. W. G., and E. T. Waters: Trans. roy. Soc. Canada, Sect. V, **26**, 169 (1932).
[22] Lawrence, R. D.: Brit. med. J. **2**, 983 (1926).
[23] Lawrence, R. D., and R. A. McCance: Brit. med. J. **1**, 749 (1931).
[24] Sweeney, J. S., and R. W. Lackey: Arch. int. Med. **41**, 257 (1928).
[25] Fetzer, H. C.: Arch. f. Hyg. **107**, 255 (1932).
[26] Buckley, O. B.: Brit. J. exper. Path. **12**, 13 (1931); **14**, 63 (1933).
[27] Rabinowitch, I. M.: Canad. med. Assoc. J. **26**, 551 (1932).

to inactivate insulin directly has been established, as indicated in the experiments reviewed above. Best states, "there is apparently an enzyme system in blood which is capable of inactivating insulin"[1]. This suggestion finds additional support in the work of Black[2], Schmidt[3], and others[4—7] which apparently demonstrates the ability of blood, particularly that of leukemic patients, to inactivate insulin *in vitro* under certain conditions. A decrease in the phagocytic power of the leukocytes in the diabetic animal was observed by Horsters[8] who suggested decreased phagocytosis as the cause of the increased susceptibility of the diabetic to infections. According to Richardson[9], immune bodies are formed less readily and less completely in the diabetic.

Soskin[10] also obtained abnormal dextrose-tolerance tests in experimental toxemia. His interpretation, however, differs radically from that of others, and is in accord with his theories concerning the mechanism of insulin action, which will be discussed later. He first demonstrated that normal dextrose-tolerance curves could be obtained in completely depancreatized dogs receiving a constant injection of insulin plus dextrose just sufficient to maintain the blood sugar at a constant level. The fact that toxin administration had its usual "diabetic" effect on the dextrose-tolerance curve in these animals indicated that toxemia does not exert its influence through the pancreas[10]. Then, using normal animals subjected to a progressively increasing toxemic liver damage, this investigator observed diabetic curves in the earlier stages of toxemia, with a later return toward normal as the toxemia progressed. He concluded from this evidence that toxemia acts neither upon the pancreas nor directly upon insulin, but upon the liver cells, altering their normal response to exogenous sugar[10].

It must be admitted, however, that even when the diabetic dextrose-tolerance curve is explained as above, existing evidence offers no final solution for this problem of insulin action in the presence of infection, which will in all probability remain unsettled so long as the fundamental nature of insulin action is in dispute, and the nature of infectious processes remains obscure.

The efficiency of insulin is decreased by all anesthetics, though to a lesser degree by chloralose and amytal[1]. This effect is probably due largely to production of asphyxia with its attendant acidosis which is known to interfere with insulin activity[1]. It is also possible that epinephrine is liberated during asphyxia[11].

Insulin is less effective in the presence of a low blood p_H[12] as evidenced by the large amount of the hormone required to relieve symptoms in clinical diabetic acidosis of a severe grade[13]. Conversely, investigators have obtained an intensified insulin effect in animals by the use of a base-forming diet[14] and by the oral

[1] Best, C. H.: Glandular Physiology and Therapy. Chicago: American Medical Association 1935.

[2] Black, P. T.: Brit. J. exper. Path. **14**, 318 (1933).

[3] Schmidt, A. A.: Klin. Wschr. **9**, 1021 (1930).

[4] Bürger, M., and H. Kohl: Arch. exper. Path. **174**, 130 (1933).

[5] Rosenthal, F., I. Friedheim and R. Nagel: Klin. Wschr. **13**, 1121 (1934).

[6] Schmidt, A. A.: Z. exper. Med. **73**, 599 (1930).

[7] Rosenthal, F., and I. Friedheim: Klin. Wschr. **14**, 603 (1935).

[8] Horster, H.: Dtsch. Arch. klin. Med. **176**, 502 (1934).

[9] Richardson, R.: J. clin. Invest. **12**, 1143 (1933).

[10] Soskin, S., M. D. Allweiss and I. A. Mirsky: Arch. int. Med. **56**, 927 (1935).

[11] Hill, D. W., and F. O. Howitt: Insulin. London: Hutchinson's 1936.

[12] Peters, J. P., and D. D. van Slyke: Quantitative Clinical Chemistry. Baltimore: Williams and Wilkins 1931.

[13] Joslin, E. P.: Treatment of Diabetes Mellitus. Philadelphia: Lea and Febiger 1937.

[14] Blatherwick, N. R., M. L. Lang, M. Bell, L. C. Maxwell and E. Hill: Amer. J. Physiol. **69**, 155 (1924).

administration of alkaline salts[1,2]. The observation that alkali alone will reduce the blood sugar of the diabetic is of interest here[3]. These effects have been attributed to the altered activity, in the presence of a changed acid-base equilibrium, on the part of the tissues where insulin is believed to exert its action[4]. Rats on a diet deficient in the vitamin-B complex show a decreased sensitivity to insulin[5—7]. The explanation of this effect is not yet apparent, though a correlation with the fact that the livers of such animals show a low glycogen content has been suggested. Control diets low in vitamins A and D but adequate in B did not produce decreased insulin sensitivity.

A diminished insulin requirement after muscular exercise, both in the diabetic patient and in the depancreatized animal has been repeatedly observed. This phenomenon has been explained on the basis of an accelerated utilization of carbohydrate in exercise[8] with resulting depletion of blood glucose and of the carbohydrate stores[9—13].

Changes in external temperature, possibly through their effect on the basal metabolic rate, may affect the speed of insulin action[14]. Thus, insulin convulsions appear earlier in normal rats at high temperature[15—17]. On the other hand, insulin convulsions have been inhibited by lowering the body temperature[18—20].

Physiological Effects of Insulin. A brief discussion of certain physiological effects of insulin will simplify our later consideration of the mode of action of the hormone.

The effect of insulin upon liver glycogen apparently varies with several factors among which are: the experimental animal used, the condition of the animal, the size of the dose, and the route of administration.

It is generally agreed that the depleted liver glycogen of the depancreatized animal increases upon administration of insulin. This effect is more marked when the animal receives carbohydrate than during fasting[21]. The action of the hormone upon the liver glycogen of the normal animal is less uniform. Although the majority of normal adult animals, fed or fasting, show a decrease of liver glycogen under the influence of insulin, the age and nutritional state of the animal may influence the outcome. Goldblatt[22] observed a rise after insulin was administrated to fasted young rabbits. He postulated as a source of the

[1] Battie, M. A., and R. J. S. McDowall: J. of Physiol. **62**, 33 (1927).

[2] Hetenyi, G.: Klin. Wschr. **5**, 800 (1926).

[3] Hetenyi, G.: Z. exper. Med. **57**, 409 (1927).

[4] Best, C. H.: Glandular Physiology and Therapy. Chicago: American Medical Association 1935.

[5] Sure, B., and M. C. Smith: J. of biol. Chem. **82**, 307 (1929).

[6] Wilder, R. M., and D. L. Wilber: Arch. int. Med. **57**, 422 (1936).

[7] Wien, R.: Quart. J. Pharmacy **9**, 268 (1936).

[8] Bürger, M., and H. Kramer: Klin. Wschr. **7**, 745 (1928).

[9] Lawrence, D. R.: Quart. J. med. **20**, 69 (1926) — Brit. med. J. **1**, 648 (1926).

[10] Gerl, A., and A. Hoffmann: Klin. Wschr. **7**, 59 (1928).

[11] Richardson, R.: J. clin. Invest. **13**, 699 (1934).

[12] Joslin, E. P.: Treatment of Diabetes Mellitus. Philadelphia: Lea and Febiger 1937.

[13] Brand, T., and A. Krogh: Skand. Arch. Physiol. (Berl. u. Lpz.) **72**, 1 (1935).

[14] Hill, D. W., and F. O. Howitt: Insulin. London: Hutchinson's 1936.

[15] Bainbridge, H. W.: J. of Physiol. **60**, 293 (1925).

[16] Hemmingsen, A. M., and A. Krogh: Health Organiz. League of Nations, Document CH 398, III, **7**, 40 (1926).

[17] Macleod, J. J. R.: Brit. med. J. **2**, 168 (1923).

[18] Cassidy, G. J., S. Dworkin and W. H. Finney: Amer. J. Physiol. **73**, 417 (1925).

[19] Olmstead, J. M.: Amer. J. Physiol. **76**, 200 (1926).

[20] Huxley, J. S., and J. F. Fulton: Nature (Lond.) **113**, 234 (1924).

[21] Cori, C. F., and G. Cori: J. of biol. Chem. **70**, 577 (1926).

[22] Goldblatt, M. W.: Biochemic. J. **23**, 83, 243 (1929).

increased liver glycogen an accelerated gluconeogenesis from fat and protein[1]. CORKILL[2], who confirmed GOLDBLATT's results, obtained a decrease in muscle glycogen in these animals and therefore concluded that the increased liver supply came from the muscles. FRANK[3], in contrast to other workers, noted increased liver glycogen formation under insulin administration in fasted normal adult rabbits. The source of the carbohydrate is difficult to determine. RATHERY has reviewed the various effects upon liver glycogen which have been reported for insulin[4].

The size of the dose has been found to influence the effect of insulin on liver glycogen. BARBOUR, CHAIKOFF et al.[5] observed that the fall of liver glycogen in the normal animal was more pronounced and prolonged following larger doses of insulin.

It was observed that the route of administration may influence the degree of glycogen storage. Continuous administration of insulin with glucose merely prevented further glycogen storage, while a single large dose of the hormone served to decrease the store laid down by a preceding glucose infusion[6].

Effect upon Muscle Glycogen. The effect of insulin upon *muscle* glycogen likewise varies with experimental conditions. Storage of glycogen in the muscles of depancreatized dogs was found by MARKOWITZ[7] to be very slight in the absence of insulin; this was the case even when glucose was administered. Insulin injection, however, caused rapid glycogen deposition in such animals[8, 9]. In the light of recent findings, it seems preferable to regard this action of insulin in the diabetic animal as affecting the rate rather than as being essential to the process, since both DAMBROSI[10] and LUKENS[11] have shown that muscle glycogen is just as completely restored after exercise, though at a slower rate, in the absence of insulin. In the fasted young normal rabbits studied by CORKILL, a fall in muscle glycogen coincident with the rise in liver glycogen was observed[2]. Starving normal animals show in general a decrease in muscle glycogen after insulin[12]. Animals furnished with adequate carbohydrate, however, show a rapid deposition[12]. Nevertheless, the fall after pancreatectomy in dogs is not as rapid as might be expected[13]. In the absence of the liver, storage of glycogen in muscle may occur[14]. The muscles are not, however, available sources of blood glucose when the liver is absent[15]. The muscle glycogen of untreated diabetic animals is low[12].

Effect upon Blood Constituents. It has been repeatedly observed that the blood phosphorus is lowered by insulin injection in normal as well as in depancreatized animals[16—18]. Special attention has been given to the behavior of the

[1] GOLDBLATT, M. W.: Biochemic. J. **23**, 83, 243 (1929).

[2] CORKILL, A. B.: Biochemic. J. **24**, 779 (1930).

[3] FRANK, E., M. NOTHMANN and E. HARTMANN: Arch. f. exper. Path. **127**, 35 (1927).

[4] RATHERY, F., S. GIBERT and Y. LAURENT: Ann. de Physiol. **8**, 492 (1932).

[5] BARBOUR, H. G., I. L. CHAIKOFF, J. J. R. MACLEOD and M. D. ORR: Amer. J. Physiol. **80**, 243 (1927).

[6] BODO, R. C., and I. NEUWIRTH: Amer. J. Physiol. **103**, 5 (1933).

[7] MARKOWITZ, J., F. C. MANN and J. L. BOLLMAN: Amer. J. Physiol. **87**, 566 (1929).

[8] CHOI, Y. O.: Amer. J. Physiol. **88**, 406 (1928).

[9] BEST, C. H., H. H. DALE, J. P. HOET and H. P. MARKS: Proc. roy. Soc. B. **110**, 55 (1926).

[10] DAMBROSI, R. G.: Dissertation. Buenos Aires 1933.

[11] LUKENS, F. D. W.: Ann. int. Med. **8**, 727 (1934).

[12] CORI, C. F.: Carbohydrate metabolism. Physiologic. Rev. **11**, 143 (1931).

[13] CHAIKOFF, I. L.: J. of biol. Chem. **74**, 203 (1927).

[14] MANN, F. C., and J. L. BOLLMAN: Amer. J. Physiol. **93**, 671 (1930).

[15] SOSKIN, S.: Amer. J. Physiol. **81**, 382 (1927); **108**, 107 (1934).

[16] HAÜSLER, H., and O. HEESCH: Pflügers Arch. **210**, 545 (1925).

[17] ELSWORTH, R., and A. WEINSTEIN: Bull. Hopkins Hosp. **53**, 21 (1933).

[18] HARROP, G. A., and E. M. BENEDICT: J. of biol. Chem. **59**, 683 (1924).

inorganic phosphate because of the theory held by some workers[1,2] that it is concerned in the mechanism of insulin action, but how this occurs is not at present known. A decrease of inorganic phosphate following insulin injection has been observed by several investigators. Retention of phosphate in the muscles has been reported by some workers, whereas others have observed an increased excretion[3,4]. Ellsworth[5] discusses this subject more fully.

An alteration in the blood-potassium level occurs after insulin injection. The direction of this change as well as its significance is in dispute[6,7].

Increase in the serum calcium has frequently been noted, both in the normal animal and in the human subject[5,8].

The influence of insulin upon blood lactic acid is variable. Best[9] noted no change while Kuhn et al.[10] reported a decided increase. Convulsions produce a rise, but this effect is not specific for insulin convulsions[11]. It is probable that the intramuscular equilibrium between glycogen and lactic acid is not impaired in the absence of insulin[12]. The blood lactic acid of depancreatized dogs increases after strychnine convulsions[13], indicating that lactic acid formation can continue in the absence of insulin even during exercise.

Effect upon Gastric Motility. Increase in gastric motility and in acidity of the gastric contents has been demonstrated on normal human subjects[14,15].

Insulin Hyperglycemia. An initial hyperglycemia has been described by Bürger and Kramer[16] and other workers, following the intravenous injection of commercial insulin into human subjects, dogs, and rabbits. This initial rise, which is promptly succeeded by the usual hypoglycemia, was thought by these workers to be due to the direct action of insulin upon the liver in a glycogenolytic sense. Later experiments demonstrated that crystalline or highly purified samples of insulin do not cause an initial hyperglycemia[17—19]. These experiments show clearly that this transitory rise is due to impurities and not to insulin.

Diabetes and Fat Metabolism. In view of the important part played by the pancreas in fat metabolism, it is not surprising to find this process occasionally disturbed in pancreatic diabetes. The literature contains a fair number of references to abnormalities of fat assimilation in depancreatized dogs and in human diabetics. These abnormalities have been ascribed to interference with the external secretion. Nothmann[20] in 1928 and again in 1932 reported his observations on the poor resorption of both fat and protein in depancreatized

[1] Embden, G.: Klin. Wschr. **6**, 628 (1927).
[2] Harrop, G. A., and E. M. Benedict: J. of biol. Chem. **59**, 683 (1924).
[3] Audova, A., and R. Wagner: Klin. Wschr. **3**, 231 (1924).
[4] Sokhey, S. S., and F. M. Allen: Biochemic. J. **18**, 1170 (1924).
[5] Ellsworth, R.: J. clin. Invest. **8**, 139 (1930).
[6] Haüsler, H., and O. Heesch: Pflügers Arch. **210**, 545 (1925).
[7] Staub, H., F. Gunther and R. Frohlich: Klin. Wschr. **2**, 2337 (1923).
[8] Cabitto, A.: Riv. Clin. pediatr. **31**, 1343 (1933).
[9] Best, C. H., and J. J. Ridout: J. of biol. Chem. **63**, 197 (1925).
[10] Kuhn, R., H. Baur and R. Heckscher: Hoppe-Seylers Z. **141**, 68 (1924).
[11] Cori, C. F.: J. of biol. Chem. **63**, 253 (1925).
[12] Cori, C. F.: Carbohydrate metabolism. Physiologic. Rev. **11**, 143 (1931).
[13] Doisy, E. A., A. P. Briggs, C. H. Weber and I. Koechig: J. of biol. Chem. **63**, 48 (1925).
[14] Bustamante, L. G.: Archivos Endocrin. **6**, 295 (1928).
[15] Quigley, J. P., and R. D. Templeton: Amer. J. Physiol. **91**, 475 (1930).
[16] Bürger, M., and H. Kramer: Klin. Wschr. **9**, 104 (1930).
[17] Geiling, E. M. K., and A. De Lawder: J. of Pharmacol. **39**, 369 (1930).
[18] Neuwirth, I., Co Tui and G. B. Wallace: Proc. Soc. exper. Biol. a. Med. **27**, 194 (1929).
[19] Bürger, M., and H. Kramer: Arch. f. exper. Path. **156**, 1 (1930).
[20] Nothmann, M.: Klin. Wschr. **7**, May, 6 (1928); **11**, Dec., 24 (1932).

dogs as evidenced by the presence of these materials in the feces. BARGEN and others[1] have recently reported the successful use of pancreatic juice orally for relieving steatorrhea and the accompanying symptoms of weakness and weight loss in cases of diabetes. The most common finding, however, both in diabetic patients and in depancreatized dogs is lipemia. This comprises an increase in the total fat, together with a rise in the phospholipins and cholesterol esters[2]. Insulin has repeatedly been shown to reduce this lipemia[3, 4]. The recent studies of CHAIKOFF[5] on this subject are significant. This author finds that upon institution of insulin therapy, the abnormally high blood lipid of the depancreatized dog falls, while liver lipid rises. However, if raw pancreas be subsequently added to the diet, the reverse process occurs. It will be recalled that fatty liver is nearly always present in the insulin-treated depancreatized dog, unless raw pancreas be fed[6]. A similar diminution of liver fat was observed by DRAGSTEDT and his associates[7, 8] upon administration of a fat-free alcoholic extract of the pancreas. This finding led them to postulate that the pancreas contains a distinct fat-metabolism hormone ("lipocaic"). Although the relation of this principle to insulin is not established, a summary of its properties will be of interest here.

This principle is considered to be a specific substance, destinct from lecithin and choline. It is found solely in the pancreas, yet is absent from the pancreatic juice. When administered orally in doses of from 1 to 1.5 grams daily, it prevents the development of fatty changes in the liver and clears up such infiltration as is already present. It is therefore believed to have some relation to the transport and utilization of fat.

DRAGSTEDT and associates review in detail the literature dealing with this topic[8].

Another fat-metabolism disturbance which, like lipemia, is relieved by insulin, is diabetic ketosis. This condition differs from lipemia in being an abnormality of intermediary fat metabolism[9].

Mechanism of Insulin Action. Most of the physiological effects of insulin have been generally accepted. These effects are best demonstrated in the response of the diabetic organism to treatment with insulin. It is probable, therefore, that the mode of action of the hormone will eventually be explained through a correct interpretation of the cause of diabetes. Efforts to account for diabetic phenomena and the effects of insulin therapy upon them, have until very recently followed two distinct and apparently irreconcilable trends of thought. In view of the close connection between the cause of diabetes and the mechanism of insulin action, these two questions will be considered together in the following paragraphs.

I. The *nonutilization* theory of diabetes supported by the LUSK school[10] postulates that, due to a deficiency of insulin, the capacity of the peripheral tissues to metabolize glucose is nearly or completely lost. Ingested carbohydrate therefore accumulates in the circulating blood to be excreted in the urine when the blood sugar level exceeds the renal threshold. Faulty metabolism of carbohydrates leads to incomplete oxidation of fat in the peripheral tissues with the production of ketone bodies, and eventual acidosis. Administration of insulin restores normal glucose oxidation thereby relieving the associated disturbances.

---

[1] BARGEN, J. A., J. L. BOLLMAN and E. J. KEPLER: Proc. Meet. Mayo Clin. **11**, 737 (1936).

[2] BEST, C. H.: The Physiological Basis of Medical Practice. Baltimore: William Wood and Company 1937.

[3] RABINOWITCH, I. M., and E. S. MILLS: J. metabol. Res. **7—8**, 87 (1925/26).

[4] BLOOR, W. R., E. M. GILLETTE and M. JAMES: J. of biol. Chem. **75**, 61 (1927).

[5] CHAIKOFF, I. L., and A. KAPLAN: J. of biol. Chem. **112**, 155; **106**, 267; **108**, 201 (1934/35).

[6] FISHER, N. F.: Amer. J. Physiol. **67**, 634 (1924). — HERSHEY, J. M.: Amer. J. Physiol. **93**, 657 (1930).

[7] VAN PROHASKA, J., L. R. DRAGSTEDT and H. P. HARMS: Amer. J. Physiol. **117**, 166 (1936).

[8] DRAGSTEDT, L. R., J. VAN PROHASKA and H. P. HARMS: Amer. J. Physiol. **117**, 175 (1936).

[9] JOSLIN, E. P.: Treatment of Diabetes Mellitus. Philadelphia: Lea and Febiger 1937.

[10] LUSK, G.: Science of Nutrition. New York: W. B. Saunders 1928.

Support for this theory rests upon three lines of evidence, namely:

(1) The low respiratory quotient in diabetes[1—5] led to the conclusion that energy is derived from oxidation of fat alone, carbohydrate oxidation being impossible[6,7].

(2) The failure of the R.Q. to rise on ingestion of carbohydrate, taken together with its elevation on insulin injection, is interpreted as evidence that insulin restores the ability of the tissues to burn carbohydrate[7].

(3) Observations on phlorhizinized animals which show some of the manifestations of diabetes suggest that these animals could not oxidize glucose[7].

The theory for the mechanism of insulin action in the normal organism supported by those who favor nonutilization is as follows:

Insulin is secreted in the normal organism at a rate dependent upon the concentration of glucose in the blood, for the purpose of regulating the oxidation and deposition of glucose. The details of this process are unsettled. The principal problem is the behavior of the liver glycogen which, contrary to its reaction in the diabetic, is usually lowered by insulin in the normal animal. These effects are explained under the above theory as due to the apparent ability of the glycogen depots to function "according to the needs of the body, either in a glycogenic or glycogenolytic sense." Several suggestions have been offered with regard to the exact way in which insulin exerts its effect:

(1) Insulin may play a part in the intermediary metabolism of glucose. Considerable evidence favors dihydroxyacetone as an intermediary in glucose oxidation[6]. It is burned more rapidly and completely in the normal organism than is glucose, and excreted quantitatively as glucose in the diabetic. It was postulated that an equilibrium exists between glucose and dihydroxyacetone which in the absence of insulin fails to proceed in the direction of the latter to complete oxidation. A similar theory suggests that insulin may act to catalyze the formation of a glucosone from glucose—also considered a step in glucose oxidation.

(2) From *in vitro* experiments in which the physical properties of glucose were studied after incubation with insulin, the alteration of the sugar to a more active form (such as gamma glucose) was postulated. "Neoglucose" and hexosephosphoric acid are other modifications which have been suggested[8—12].

(3) Insulin was believed by other investigators to act as a coenzyme promoting the action of certain carbohydrate-metabolising enzymes. Evidence for such a function has not been confirmed. The "insulin-kinase" theory of Himsworth[13] (which postulates that insulin is secreted in an inactive form requiring activation, perhaps by a liver factor) was contested by Jensen and de Lawder[14], and rendered untenable by Soskin[15].

(4) There is ample evidence that insulin acts to further the conversion of blood sugar to muscle glycogen[16—18].

II. The *overproduction* theory of diabetes, on the other hand, postulates that peripheral oxidation of glucose is still possible, and that the ultimate responsibility for diabetic phenomena rests upon the liver. The primary disturbance may be in the endocrine regulators (pancreatic diabetes, acromegaly [pituitary]) or in the liver itself (toxic states). In either event, this organ is the site of uncontrolled *gluconeogenesis*, which is defined by advocates of this theory as new formation of glucose from non-carbohydrate precursors, namely, protein and fat. Glucose is thus formed in amounts far exceeding peripheral tissue requirements. It cannot be stored in the liver as glycogen, but instead, piles up in the blood, thereby pro-

[1] Geiger, E.: Klin. Wschr. **6**, 2000 (1927).

[2] Houssay, B. A., J. T. Lewis and V. G. Foglia: Physiol. Abstr. **14**, 446 (1929).

[3] Houssay, B. A., J. T. Lewis and V. G. Foglia: C. r. Soc. Biol. Paris **101**, 239 (1929).

[4] Best, C. H., D. A. Scott and A. F. Charles: Amer. J. Physiol. **100**, 291 (1931).

[5] Soskin, S.: Personal Communication.

[6] Hill, D. W., and F. O. Howitt: Insulin. London: Hutchinson's 1936.

[7] Lusk, G.: Science of Nutrition. New York: W. B. Saunders 1928.

[8] Levene, P. A.: Chem. Rev. **5**, 1 (1928).

[9] Lundsgaard, C., C. L. J. Gram, S. A. Holboll and E. Rud: Biochem. Z. **201**, 341 (1928).

[10] Howitt, F. O., and E. B. R. Prideaux: Proc. roy. Soc. **112**, 13 (1932).

[11] Brugsch, T., and H. Horsters: Biochem. Z. **175**, 115 (1926).

[12] Chaikoff, I. L.: Trans. roy. Soc. Canada III, 20, V, 27.

[13] Himsworth, H. P.: J. of Physiol. **81**, 29 (1934) — Lancet **2**, 935 (1932).

[14] Jensen, H., and A. M. De Lawder: Biochem. Z. **225**, 141 (1930).

[15] Soskin, S., I. A. Mirsky, L. M. Zimmermann and P. C. Heller: Amer. J. Physiol. **114**, 648 (1936).

[16] Cori, C. F.: Carbohydrate metabolism. Physiologic. Rev. **11**, 143 (1931).

[17] Best, C. H., V. P. Hoet and H. P. Marks: Proc. roy. Soc. B. **100**, 32 (1926).

[18] Best, C. H., H. H. Dale, V. P. Hoet and H. P. Marks: Proc. roy. Soc. B. **110**, 55 (1926).

ducing hyperglycemia and glycosuria. Ketone bodies are intermediary metabolites produced in excess by the liver during gluconeogenesis from fat.

The overproduction theory, first brought into favor in Europe by the experiments of GEELMUYDEN[1] and VON NOORDEN[2] has of late been gaining increasing support through the work of the MACLEOD school in Canada and of SOSKIN and his associates in the United States. Efforts have been directed toward establishing its major premises, namely:

(1) The diabetic organism is capable of oxidizing carbohydrate.

(a) Hepatectomy is followed by a steady fall of blood sugar in the depancreatized as well as in the normal animal. The administration of dextrose is just as necessary for the survival of the animal in the one case as in the other. Diabetic tissue, therefore, does not differ from the normal in removing and utilizing carbohydrate from the blood stream[3].

(b) Depancreatized dogs on an undernutrition protein diet were shown able, without insulin, to utilize carbohydrate according to all the generally accepted criteria. It was concluded, therefore, that the low R.Q. of diabetes does not necessarily indicate a failure of carbohydrate oxidation[4].

(c) After hypophysectomy, the depancreatized dogs exhibit a steadily falling blood sugar during starvation. Administered sugar is utilized, as evidenced by its disappearance and the revival of the animal[5].

(d) Dogs which are phlorhizinized, starved or given prolonged injections of epinephrin, all show many of the manifestations of diabetes. All have been shown to utilize carbohydrate[6].

(2) Carbohydrate may be derived from fat in the diabetic organism. This is a corollary of the overproduction theory, but the chief point of attack by those who oppose it. The objections take two forms:

(1) The process is chemically improbable or impossible.

(2) Even if possible it does not occur. More recent evidence in favor of this transformation is as follows:

(a) It has been shown that carbohydrate is derived from fat in the germinating castor-bean[7-9] and in the pupating insect[10, 11].

(b) There is evidence that odd-carbon-atom fatty acids yield carbohydrate when ingested[12, 13]. There is also evidence that odd-carbon-atom fatty acids may arise from the degradation of naturally occurring fatty acids by alpha and gamma oxidation[14].

(c) GEMMILL and HALMER[15] claim to have observed carbohydrate synthesis during incubation of isolated liver slices. See also KREBS'[16] suggestions regarding mechanism serving as a link between carbohydrate breakdown and ketone bodies.

(d) SOSKIN[17], also CHAIKOFF and WEBER[18], obtained from fasting depancreatized animals a glucose excretion greater than could be accounted for by including all possible carbohydrate sources other than fat.

(3) Chief responsibility for the regulation of the blood sugar level rests with the liver, and not with the muscles.

(a) The liver is the sole source of blood sugar in the absence of food, glycogen from muscle not being available for this purpose in the hepatectomized animal[19].

[1] GEELMUYDEN, H.: Erg. Physiol. **21**, 1, 274; **22**, 51 (1923/24).

[2] NOORDEN, C. VON, and S. ISAAC: Die Zuckerkrankheit und ihre Behandlung. Berlin 1927.

[3] MANN, F. C., and T. B. MAGATH: Arch. int. Med. **31**, 797 (1923).

[4] SOSKIN, S.: J. Nutrit. **3**, 99 (1930).

[5] SOSKIN, S., I. A. MIRSKY, L. M. ZIMMERMANN and N. CROHN: Amer. J. Physiol. **114**, 110 (1935).

[6] SOSKIN, S., and I. A. MIRSKY: Amer. J. Physiol. **114**, 106 (1935).

[7] MURLIN, J. R.: J. gen. Physiol. **17**, 283 (1933).

[8] PIERCE, H. B., D. E. SHELDON and J. R. MURLIN: J. gen. Physiol. **17**, 311 (1933).

[9] DAGGS, R. G., and WARDLOW H. S. HALCROW: J. gen. Physiol. **17**, 303 (1933).

[10] HITCHCOCK, F. A.: J. Nutrit. Suppl. **13**, 21 (1937).

[11] TAYLOR, I. R., and H. B. STEINBACH: Physiologic. Zool. **4**, 604 (1931).

[12] DEUEL, H. J., J. S. BUTTS, L. HALLMAN and C. H. CUTLER: Proc. Soc. exper. Biol. a. Med. **33**, 1351 (1935) — J. of biol. Chem. **112**, 15 (1935).

[13] KROGH, A.: The Respiratory Exchange of Animals and Man, p. 8, 127. London: Longmans, Green and Co. 1916.

[14] WITZEMANN, E. J.: J. of biol. Chem. **95**, 219, 247 (1932).

[15] GEMMILL, C. L., and E. G. HOLMES: Biochemic. J. **29**, 338 (1935).

[16] KREBS, H. A.: Nature (Lond.) **138**, 288 (1936).

[17] MIRSKY, I. A., and S. SOSKIN: Proc. Soc. exper. Biol. a. Med. **32**, 1273 (1935).

[18] CHAIKOFF, I. L., and G. G. WEBER: J. Biol. Chem. **76**, 813 (1928).

[19] SOSKIN, S., W. S. PRIEST and W. J. SCHUTZ: Amer. J. Physiol. **108**, 107 (1934).

(*b*) Completely depancreatized dogs, receiving a constant intravenous supply of insulin just sufficient to maintain a constant level of blood sugar (i. e., animal has enough, but cannot mobilize any more insulin), gave normal dextrose tolerance tests. When normal dogs were hepatectomized and the blood sugar level maintained by a constant intravenous sugar supply (i. e., the animal can vary its insulin supply, but not the supply of blood sugar), markedly "diabetic" dextrose-tolerance tests were obtained. Thus, a regulatory mechanism in the liver is essential to a normal tolerance test; an increased supply of insulin is not. The diabetic dextrose-tolerance test obtained when insulin is deficient is, therefore, an expression of disturbed hepatic regulation of the blood sugar, and is not due to cessation of peripheral utilization[1].

Advocates of the overproduction theory of diabetes necessarily hold a new view of the mechanism of insulin action in the *normal* organism. It is as follows: The normal blood sugar is maintained by a homeostatic mechanism of the liver whereby this organ decreases its supply of sugar to the blood when the glycemic level rises above the normal liver threshold, just as a thermostat shuts off a furnace when the room temperature rises above the setting of the thermostat. The height of the liver threshold is determined by a balance of endocrine factors acting upon the liver. These factors are, for practical purposes, the opposing influences of the hypophysis and the pancreas[1]. In the case of actual or relative insulin deficiency, the threshold becomes very high; when insulin is supplied, the threshold is lowered, and sugar output by the liver is readjusted accordingly. In the insulin resistance of toxemic conditions, the mechanism may be wholly or partially disordered so that blood sugar regulation does not occur despite a proper endocrine balance. The activities of the liver which are controlled by this balance are: glycogenesis, gluconeogenesis, and glycogenolysis.

This theory makes it possible to explain the paradoxical decrease in liver glycogen on administration of insulin to normal animals, without resort to teleological reasoning. The insulin lowers the liver threshold and renders the sugar all ready present in the blood stream an adequate stimulus for inhibition of hepatic glycogenolysis and gluconeogenesis. At the same time there is an increased withdrawal of blood sugar for deposition as muscle glycogen. These two processes result in a rapid fall in the blood sugar level, which in turn causes a release of liver glycogen stores (epinephrin mechanism). Thus liver glycogen is decreased during that interval of time which elapses before hepatic gluconeogenesis is able to restore the lost glycogen. An increase in liver glycogen is seen after insulin administration to the diabetic animal because the high initial blood sugar level delays hypoglycemia and because the higher initial rate of gluconeogenesis favors a rise in liver glycogen, as the rate of glycogenolysis is diminishing.

The overproduction theory also offers explanations for certain other experimental and clinical observations, which emphasize the importance of the liver in carbohydrate metabolism. The improvement of diabetic patients with the development of hepatic cirrhosis, first observed by Claude Bernard[2], has been repeatedly confirmed[3,4]. An increased sensitivity to insulin is encountered during the later stages of toxemia, or after the development of a very fatty liver. According to the overproduction theory, these phenomena have a single explanation, namely, reduction in the capacity of the damaged liver cells to form sugar. The symptomatic improvement in diabetes, frequently observed after the institution of a high carbohydrate diet, is attributed to the compensatory action of a greater inhibitory stimulus to the liver in causing even a relatively insensitive liver to reduce its sugar output.

Many investigators are convinced that neither the overproduction nor the nonutilization theory completely explains diabetes[5—10]. It is a hopeful sign of progress that evidence is now forthcoming to indicate that the two opposing views of diabetes are not necessarily mutually exclusive, but that each, to a

[1] Soskin, S., M. D. Allweiss and D. J. Cohn: Amer. J. Physiol. **109**, 155 (1934).
[2] Bernard, C.: Leçons sur le Diabète, pp. 355, 377. Paris 1877.
[3] Sprague, R.: Amer. J. Physiol. **110**, 488 (1934).
[4] Bordley, J.: Bull. Hopkins Hosp. **47**, 113 (1930).
[5] Young, F. G.: Lancet **1936 II**, 237, 297.
[6] Mirsky, I. A.: Amer. J. Physiol. **116**, 323 (1936).
[7] Mirsky, I. A.: Amer. J. Physiol. **115**, 424 (1936).
[8] Macleod, J. J. R.: Carbohydrate Metabolism and Insulin, p. 101 ff. London: Longmans, Green and Co. 1926.
[9] Best, C. H.: The Physiological Basis of Medical Practice. Baltimore: William Wood and Company 1937.
[10] Best, C. H.: Glandular Physiology and Therapy. Chicago: American Medical Association 1935.

lesser or greater degree, may constitute one aspect of a more comprehensive understanding. This is exemplified by the recent work of MIRSKY and associates[1,2] on ketogenesis in the liver, and that of SOSKIN and collaborators (personal communication) on sugar utilization by the muscles. According to the former investigators the production of ketone bodies is associated with a decreased oxidation of carbohydrate, but this decreased oxidation is confined to the liver and is due to a lack of carbohydrate material for oxidation rather than to a failure in the capacity to oxidize. In brief:

"... the production of acetone bodies is the result of an increased catabolism of non-carbohydrate foodstuffs (gluconeogenesis) in the presence of a relative decrease in the carbohydrate available for oxidation by the cells of the *liver*. The latter condition may result from ... a persistently accelerated hepatic glycogenolysis (as in pancreatic diabetes) ... This hypothesis is in accord with the conception that the oxidation of glucose is essential to the complete catabolism of fatty acid, but relegates these processes to the liver and obviates the erroneous assumption that there is a diminution in the utilization of carbohydrate by the extrahepatic tissues in all conditions in which acetone bodies are produced[2]."

MIRSKY and co-workers have prepared a diagram which illustrates the possible causes for a diminished supply of liver glycogen and is here reproduced:

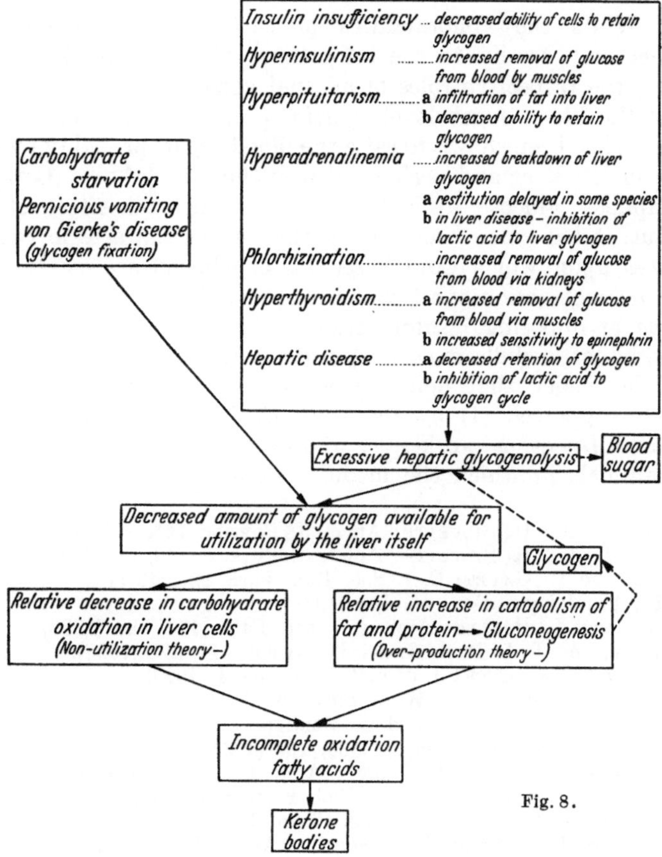

Fig. 8.

The diabetic muscle differs from the normal only in that it utilizes less sugar *at any given blood sugar level*[2]. However, in both types of animal the rate of sugar

[1] MIRSKY, I. A.: Amer. J. Physiol. **116**, 323 (1936).
[2] MIRSKY, I. A.: Amer. J. Physiol. **115**, 424 (1936).

utilization varies directly with the height of the blood sugar level. Hence, while the nonutilization theory contains an element of truth, nevertheless the diabetic animal, at its characteristically high blood sugar levels, uses as much or more sugar than the normal animal at its usual normal blood sugar level. The glycosuria and other clinical and experimental manifestation of diabetes, therefore, cannot be ascribed to a decreased sugar utilization but must be due to the overproduction of sugar by the liver.

Endocrine Interrelationships. The newer theories summarized in the foregoing paragraphs attest the growing inclination of present day investigators to place responsibility for the control of carbohydrate metabolism upon the balanced action of several endocrine principles. While a significant relationship to carbohydrate metabolism has been attributed to most of the glands of internal secretion, the exact role of each one in this process has not yet been conclusively determined. The endocrine balance concept, and the current findings which emphasize the growing significance of the hypophysis in this interrelationship are two recent developments which should aid in eliminating the present confusion. A brief review of the relation of insulin to other internal secretions, especially those of the adrenal, thyroid, and hypophysis will serve to illustrate this new approach.

Adrenals. While the abnormalities of carbohydrate metabolism which follow adrenalectomy testify to the importance of the gland in carbohydrate metabolism[1-3], the respective roles of adrenal cortex and medulla in relation to insulin and the blood sugar level remain undecided. Epinephrine in pharmacological doses has been shown to raise the blood sugar, probably by promoting glycogenolysis in the liver and perhaps also in the muscle[4-10]. (Cori postulates decreased peripheral glucose utilization as an additional effect of adrenalin injection[11]. But, it has since been shown that when the arterio-venous blood sugar differences upon which Cori based his conclusion are corrected for rate of blood flow, no such action of adrenalin is observed[12, 13]. Injected epinephrine is thus capable of opposing insulin action. With regard to the physiological function of the intact medulla in carbohydrate metabolism, there are two schools of thought. The belief that epinephrine is reflexly secreted in response to hypoglycemia is supported (1) by the work of Britton and associates[14], by Crandell[15], and by other workers[11], who demonstrated increased sensitivity to insulin in animals in which the medulla alone had been destroyed; (2) by

[1] Britton, S. W., and H. Silvette: Amer. J. Physiol. **100**, 701 (1932).

[2] Britton, S. W., and H. Silvette: Amer. J. Physiol. **118**, 594 (1937).

[3] Hallion, L., and R. Gayet: C. r. Soc. Biol. Paris **92**, 945 (1925).

[4] Cori, C. F.: Physiologic. Rev. **11**, 143 (1931).

[5] Molitor, H., and L. Pollak: Arch. f. exper. Path. **154**, 280 (1930).

[6] Chidsey, J. L., and J. A. Dye: Amer. J. Physiol. **111**, 223 (1935).

[7] Sahyun, M., and J. M. Luck: J. of biol. Chem. **85**, 1 (1929).

[8] Cori, G. T., C. F. Cori and K. W. Buchwald: J. of biol. Chem. **86**, 365 (1930).

[9] Lucke, H., E. R. Heydemann and O. Berger: Z. exper. Med. **92**, 711 (1934). — Cope, O., and H. P. Marks: J. of Physiol. **83**, 157 (1934).

[10] Fluch, M., H. Greiner and O. Loewi: Arch. f. exper. Path. **177**, 167 (1935). — Houssay, B. A., and L. Guisti: C. r. Soc. Biol. Paris **104**, 407 (1930).

[11] Cori, C. F., and G. T. Cori: J. of biol. Chem. **79**, 309 (1928).

[12] Soskin, S., W. S. Priest and W. J. Schutz: Amer. J. Physiol. **108**, 107 (1934).

[13] Soskin, S., H. E. Essex, J. F. Herrick and F. C. Mann: Amer. J. Physiol. **118**, 328 (1937).

[14] Britton, S. W., E. M. K. Geiling and H. O. Calvery: Amer. J. Physiol. **84**, 141 (1928) — J. of Pharmacol. **36**, 235 (1929).

[15] Crandell, L. A. J., and I. S. Cherry: Proc. Amer. J. Physiol. 49th Annual Meeting, Memphis, Tenn. **35** (1937).

Cannon's[1] conclusion that epinephrine discharge occurs at a certain level of hypoglycemia if the adrenals are normal; (3) by Meythaler's[2] observation that the blood sugar fall after insulin injections in normal men is irregular. Since the variations may be correlated with changes in the pulse rate, he postulated an intermittent rather than a "critical point" liberation of epinephrine[2]. Pijoan[3] and Rabinowitch[4] claim to have demonstrated these latter effects in patients. Other investigators have furnished additional evidence for the secretion of insulin in response to hypoglycemia[5—7].

Stewart and Rogoff, on the contrary, maintain that no conclusive evidence for this or any function of the medulla has yet been advanced, and that epinephrine hypersecretion has not been established by existing evidence, as an etiological factor in diabetes[8]. These investigators have succeeded in completely suppressing adrenalin secretion without apparent injury to the animal[9]. They have further shown: (1) that complete suppression of epinephrine secretion does not prevent the production of experimental diabetes in dogs by total pancreatectomy[10]; (2) that the reaction to insulin of animals with suppressed epinephrine secretion is the same as that of normal animals[11]; and (3) that adrenal surgery is not as yet of proven value in the therapy of diabetes. In support of the latter statement, a case is cited[8, 12] of bilateral adrenal denervation, performed in an effort to cure diabetes. Symptoms of cortical insufficiency developed (due to circulatory disturbances following operative trauma to the gland) with subsequent death in an Addisonian crisis. This author was able to reproduce both symptoms and autopsy findings in experimental animals, by ligation of the adrenal blood vessels[13]. He therefore concludes that adrenal surgery in diabetes is not only physiologically unsound, and hence valueless, but also extremely dangerous and distinctly contra-indicated[8]. This case lends emphasis to the clinical impression that the deliberate production of a glandular deficiency in an effort to control an existing one is at present, at least, not justifiable.

There is, however, considerable evidence that the adrenal cortex plays an important role in carbohydrate metabolism. The hypoglycemia following adrenalectomy has been mentioned. Long[14, 15] has observed relief of diabetes as well as increased insulin sensitivity following total adrenalectomy. He suggests that the cortex is in some way concerned with sugar formation from protein. Others have observed increased insulin sensitivity following adrenalectomy[16, 17].

[1] Cannon, W. B., M. A. McIver and S. W. Bliss: Amer. J. Physiol. **69**, 46 (1924).
[2] Meythaler, F., and E. Kleineidam: Arch. f. exper. Path. **178**, 315 (1935); 320, 330.
[3] Pijoan, M.: Proc. Soc. exper. Biol. a. Med. **34**, 37 (1936).
[4] Rabinowitch, I. M., A. F. Fowler and A. C. Corcoran: Canad. med. Assoc. J. **36**, 111 (1937).
[5] La Barre, J., and P. Houssay: Ann. de Physiol. **8**, 340 (1932) — C. r. Soc. Biol. Paris **109**, 967 (1932).
[6] Brems, A., and C. Holten: Acta med. scand. (Stockh.) **72**, 571 (1929).
[7] Houssay, B. A., J. T. Lewis and V. G. Foglia: C. r. Soc. Biol. Paris **100**, 140, 142, 144 (1929); **101**, 239 (1929).
[8] Rogoff, J. M.: Glandular Physiology and Therapy. Chicago: American Medical Association 1935.
[9] Stewart, G. N., and J. M. Rogoff: Amer. J. Physiol. **48**, 397 (1919).
[10] Stewart, G. N., and J. M. Rogoff: Amer. J. Physiol. **65**, 319 (1923).
[11] Stewart, G. N., and J. M. Rogoff: Amer. J. Physiol. **65**, 319, 331, 342 (1923).
[12] Snell, A. M., R. M. Wilder and R. W. Cragg: J. of Path. **43**, 473 (1936).
[13] Rogoff, J. M.: Proc. Soc. exper. Biol. a. Med. **29**, 1240 (1931/32).
[14] Long, C. H. N.: Ann. int. Med. **9**, 166 (1935).
[15] Long, C. H. N., and F. D. W. Lukens: J. of exper. Med. **63**, 465 (1936).
[16] Hallion, L., and R. Gayet: C. r. Soc. Biol. Paris **92**, 945 (1925).
[17] Harrop, G. A., and A. Weinstein: J. of exper. Med. **57**, 305 (1933).

Hartman and Brownell[1] concluded from their studies on pancreatectomized adrenalectomized dogs maintained with cortin that the cortex is necessary to the production of diabetes. Long and Lukens[2] have reviewed the literature on this subject, and from their experiments present evidence that adrenalectomy has essentially the same effect as hypophysectomy on the blood sugar and insulin sensitivity[3]. Rogoff[4] has succeeded in producing selective injury to the cortex in the dog, verified by autopsy findings in which the symptoms resembled those of Addison's disease.

Thyroid. The secretion of the thyroid gland opposes insulin, presumably by accelerating glycogenolysis[5—8]. Thyroidectomy relieves diabetic symptoms and increases insulin sensitivity in the depancreatized animal[9,10]. Furthermore, thyroidectomy has been reported to relieve clinical diabetes, while thyroid treatment aggravated a preexisting diabetes in a patient with myxedema[11,12]. These effects are probably not due in any significant degree to the action of the thyroid on the basal metabolic rate[13].

Hypophysis. One of the first investigators to demonstrate experimentally an antagonism between the hormones of the pancreas and hypophysis was Burn[9,14], who in 1923, shortly after the discovery of insulin, observed that pituitrin when injected subcutaneously into normal rabbits, elevated the blood sugar and inhibited insulin convulsions. Burn's findings, which he attributed to the effect of posterior pituitary principles, were promptly confirmed[15—19]. Shortly thereafter, Geiling and his associates[20] observed that section of the hypophyseal stalk in dogs was followed by hypersensitivity to insulin analogous to that which they subsequently observed in completely hypophysectomized animals. These experiments, repeated many times on animals which were kept alive over several months, extended and confirmed similar earlier findings by Houssay[21,22] and Olmstead[23]. These investigations served to initiate a series of experiments which have resulted in general the acceptance of the hypophysis as an important factor in the regulation of carbohydrate metabolism.

These discoveries were not entirely unexpected. Abberations of sugar tolerance have for many years been reported in connection with hypophyseal disturbances,

---

[1] Hartmann, F. A., and K. A. Brownell: Proc. Soc. exper. Biol. a. Med. **31**, 834 (1933/34)

[2] Long, C. H. N., and F. D. W. Lukens: J. of exper. Med. **63**, 465 (1936).

[3] Long, C. H. N.: Ann. int. Med. **9**, 166 (1935).

[4] Rogoff, J. M.: Proc. Soc. exper. Biol. a. Med. **29**, 1240 (1931/32).

[5] Goldblatt, M. W.: J. of Physiol. **86**, 46 (1935).

[6] Burn, J. H., and H. P. Marks: J. of Physiol. **60**, 131 (1925).

[7] Burn, J. H., and H. P. Marks: J. of Physiol. **59**, VIII (1924).

[8] Falta, W.: Med. Klin. **6**, 40 (1910).

[9] Burn, J. H.: J. of Physiol. **57**, 318 (1923).

[10] Houssay, B. A., and R. R. Busso: C. r. Soc. Biol. Paris **91**, 1037 (1924).

[11] Wilder, R. M., R. F. Foster and J. Pemberton: Endocrinology **18**, 455 (1934).

[12] Shepardson, H. C., and G. K. Wever: Internat. Clin. **4**, 132 (1934).

[13] Lucke, H.: Z. exper. Med. **91**, 106 (1933).

[14] Burn, J. H.: Quart. J. Pharmacy **1**, 509 (1928).

[15] Joachimoglu, G., and A. Metz: Dtsch. med. Wschr. **50**, 1787 (1924).

[16] Heymans, C., and H. Prepco: C. r. Soc. Biol. Paris **94**, 1253 (1926).

[17] Voegtlin, C., E. R. Dunn and J. W. Thompson: J. of Pharmacol. **25**, 137 (1925).

[18] Lawrence, R. D., and R. F. L. Hewlett: Brit. med. J. **1**, 998 (1925).

[19] Coope, R.: J. of Physiol. **60**, 69 (1925). — Coope, R., and E. N. Chamberlain: J. of Physiol. **60**, 92 (1925).

[20] Geiling, E. M. K., D. Campbell and Y. Ishikawa: J. of Pharmacol. **31**, 247 (1927).

[21] Houssay, B. A., and M. A. Magenta: Rev. Assoc. méd. argent. **37**, 389 (1924).

[22] Houssay, B. A., and A. Biasotti: Endocrinology **15**, 511 (1931).

[23] Olmsted, J. M. D., and H. D. Logan: Amer. J. Physiol. **66**, 437 (1923).

e. g., acromegaly, hypopituitary dwarfism[1—3]. PIERRE MARIE[4] (1886), BORCHARDT[5], GOETSCH, CUSHING and JACOBSON[6], and others[3,7—9] have noted a high incidence of glycosuria and of true diabetes in cases of acromegaly. Recent, more extended studies confirm this earlier work. In DAVIDOFF and CUSHING's group of 100 acromegalics, glycosuria was observed in 25%, true diabetes in 12%. Partial hypophysectomy decreased the severity of this diabetes, reduced the insulin resistance which accompanied it, and improved glucose tolerance in these patients[10].

The findings obtained by many investigators working on different aspects of this subject are characterized by their essential agreement with regard to the mutual antagonism between the hormones of the hypophysis and pancreas. Principal evidence for this antagonism obtained from hypophysectomy in the normal animal comprises: (1) Increased sensitivity to insulin. The early experiments summarized above demonstrated that as little as .5 to 1 unit of insulin per kilogram may cause death or a severe hypoglycemia in the hypophysectomized animal. These findings were subsequently confirmed by BARNES and REGAN[11,12], LUCKE and others[13]. (2) The occurrence of marked hypoglycemia following fasting, and of spontaneous hypoglycemia. While the blood sugar level of the fed hypophysectomized animal is usually normal, fasting has a pronounced blood sugar lowering effect[14,15]. Hypophysectomized animals are, moreover, subject to unpredictable "hypoglycemic crises" in which severe convulsive symptoms appear following a moderate drop in blood sugar. Such attacks may not yield to carbohydrate, especially if treatment be delayed, and are frequently fatal[14—16]. Recent reports[17,18] to the effect that hypophysectomy interferes with "liberation of liver" (and perhaps of muscle) glycogen are of interest in this connection.

Additional evidence with regard to insulin antagonism is supplied by the effects of hypophysectomy on the depancreatized animal. HOUSSAY observed that in the absence of the pituitary, pancreatectomy failed to produce hyperglycemia and glycosuria in toads; this he and others later confirmed for the dog[11,12,16,17,19—22]. In more detail, the effects of hypophysectomy upon the

[1] KENYON, J. H.: Arch. of Neur. **26**, 656 (1930).
[2] WILDER, J.: Dtsch. Z. Nervenheilk. **112**, 192 (1930).
[3] LUCKE, H.: Z. klin. Med. **122**, 23 (1932).
[4] MARIE, P.: Rev. Méd. **6**. 297 (1886) — Brain **12**, 59 (1889).
[5] BORCHARDT, L.: Z. klin. Med. **66**, 332 (1908).
[6] GOETSCH, E., H. CUSHING and C. JACOBSON: Bull. Hopkins Hosp. **22**, 165 (1911).
[7] BRENNING, R.: Z. exper. Med. **90**, 28 (1933).
[8] DAVIDOFF, L. M.: Endocrinology **10**, 461 (1926).
[9] ARNOLD, J.: Arch. f. path. Anat. **135**, 1 (1894).
[10] DAVIDOFF, L. M., and H. CUSHING: Arch. int. Med. **39**, 751 (1927).
[11] BARNES, B. O., and J. F. REGAN: Endocrinology **17**, 522 (1933).
[12] REGAN, J. F., and B. O. BARNES: Amer. J. Physiol. **105**, 83 (1933).
[13] LUCKE, H., E. R. HEYDEMANN and R. HECHLER: Z. exper. Med. **87**, 103 (1933).
[14] HOUSSAY, B. A.: Rev. franç. Endocrin. **9**, 423 (1931).
[15] LUCKE, H., E. R. HEYDEMANN and O. BERGER: Z. exper. Med. **92**, 711 (1934). — COPE, O., and H. P. MARKS: J. of Physiol. **83**, 157 (1934).
[16] HOUSSAY, B. A., and A. BIASOTTI: Endocrinology **15**, 511 (1931).
[17] FLUCH, M., H. GREINER and O. LOEWI: Arch. f. exper. Path. **177**, 167 (1935). — HOUSSAY, B. A., and L. GUISTI: C. r. Soc. Biol. Paris **104**, 407 (1930).
[18] CHAIKOFF, I. L., G. F. HOLTOM and F. L. REICHERT: Amer. J. Physiol. **114**, 468 (1936).
[19] HOUSSAY, B. A., and A. BIASOTTI: C. r. Soc. Biol. Paris **105**, 121 (1930); **105**, 124 (1930).
[20] KUTZ, R. L., H. SELYE, O. DENSTEDT, C. BACHMAN, D. L. THOMSON and J. B. COLLIP: Amer. J. Physiol. **109**, 66 (1934).
[21] HOUSSAY, B. A.: Endocrinology **5**, 103 (1929).
[22] LUCKE, H., E. R. HEYDEMANN and R. HECHLER: Verh. dtsch. Ges. inn. Med. **45**, 164 (1933).

diabetic animal include: amelioration of hyperglycemia and glycosuria, relief of acidosis, reduction of D:N ratio, and increased sensitivity to fasting and to insulin. This latter effect, which is even more pronounced than in the non-depancreatized animal, renders the hypophysectomized-depancreatized (HOUSSAY) dog a very useful test object for anterior pituitary preparations. HOUSSAY has summarized the evidence for the mutual antagonism between the hypophyseal principles and insulin in review articles which include extensive bibliographies[1,2].

The respective roles of the anterior and posterior pituitary lobes in the mutual antagonism between insulin and the hypophysis require further clarification. Early experimental studies on this subject led to the belief that the blood sugar raising and insulin inhibitory factors were confined to the posterior lobe. Although posterior lobe extracts were shown to be hyperglycemic[3], no anterior pituitary extract capable of raising blood sugar or of protecting against insulin was at first available; furthermore, several investigators had extirpated the anterior lobe without producing insulin sensivity[4,5], cf. [6]. While later findings made necessary the modification of this view, the presence in the posterior hypophysis of active hyperglycemic and insulin-inhibitory factors has nevertheless recently been confirmed by ELLSWORTH and HOLMAN[7—9]. These investigators consider the active factors to be associated with the oxytocic rather than with the pressor fraction, since much smaller doses of the former are necessary for the production of a hyperglycemic effect. They suggest that the action of the pressor fraction may be due to contamination with the oxytocic, or possibly to secondary (circulatory) phenomena.

The bulk of recent experimental evidence, however, tends to emphasize the importance of the anterior lobe in carbohydrate metabolism[10]. Anterior lobe extracts were observed by HOUSSAY and others to cause hyperglycemia and glycosuria in normal depancreatized and in HOUSSAY animals[11—13]. They counteract insulin hypoglycemia in normal, hypophysectomized and depancreatized animals[14—16]. The insulin sensitivity of the HOUSSAY dog is said to be reduced by their administration[10,17]. It is a curious fact that fasting causes glycogen storage and relief of symptoms in the diabetic condition produced by the continued use of anterior pituitary extract[18]. Estrogenic substances (which are believed to

[1] HOUSSAY, B. A., and A. BIASOTTI: Endocrinology **15**, 511 (1931).

[2] HOUSSAY, B. A.: Endocrinology **5**, 103 (1929).

[3] GEILING, E. M. K., and C. A. EDDY: Proc. Soc. exper. Biol. a. Med. **26**, 146 (1928).

[4] GEILING, E. M. K., D. CAMPBELL and Y. ISHIKAWA: J. of Pharmacol. **31**, 247 (1927).

[5] WIGGERS, C. J.: Physiology in Health and Disease. Philadelphia: Lea and Febiger 1936.

[6] PENCHARZ, R. I., C. F. CORI and J. A. RUSSELL: Proc. Soc. exper. Biol. a. Med. **35**, 32 (1936).

[7] ELLSWORTH, H. C.: J. of Pharmacol. **56**, 417 (1936).

[8] ELLSWORTH, H. C.: J. of Pharmacol. **55**, 435 (1935).

[9] HOLMAN, D. V., and H. C. ELLSWORTH: J. of Pharmacol. **53**, 377 (1935).

[10] COLLIP, J. B.: The Anterior Hypophysis *in* Glandular Physiology and Therapy. Chicago: American Medical Association 1935.

[11] HOUSSAY, B. A., A. BIASOTTI and C. T. RIETTI: C. r. Soc. Biol. Paris **111**, 479 (1932); **112**, 494 (1933). — HOUSSAY, B. A., and L. F. LELOIR: ibidem **120**, 670 (1935).

[12] HOUSSAY, B. A., and A. BIASOTTI: Rev. Soc. argent. Biol. **7**, 3 (1931).

[13] EVANS, H. M., K. MEYER, M. E. SIMPSON and F. L. REICHERT: Proc. Soc. exper. Biol. a. Med. **29**, 857 (1932).

[14] LUCKE, H., E. R. HEYDEMANN and R. HECHLER: Z. exper. Med. **88**, 65 (1933).

[15] ANSELMINO, K. J., and F. HOFFMAN: Arch. f. exper. Path. **179**, 273 (1935).

[16] LUCKE, H., E. R. HEYDEMANN and R. HECHLER: Verh. dtsch. Ges. inn. Med. **45**, 164 (1933).

[17] BENEDETTO, E. DI: Rev. Soc. argent. Biol. **8**, 578 (1932).

[18] YOUNG, F. G.: Lancet **1936 II**.

suppress the anterior pituitary secretion) were shown by BARNES and REGAN[1] to relieve diabetes in the depancreatized animal. It has been demonstrated that the anterior pituitary diabetogenic principle will act in the absence of all of the endocrine glands[2] (although Long and others[3,4] contend that the adrenal medulla is necessary and consider[5] that this principle acts via the thyroid). It is, however, ineffective in the absence of the liver[2,6,7]. In view of these findings, it seems probable that the diabetogenic factor exerts its effect directly upon the liver. Its mode of action is as yet uncertain. HOUSSAY suggests that it serves to promote gluconeogenesis from protein[8]; SOSKIN[9] believes that this principle is concerned with the mobilization and transformation of fat to sugar, with ketone bodies as intermediary products[10]. The possibility of a less direct action must not, however, be ignored.

Fractionation of anterior lobe extracts suggests that their diabetogenic power depends upon two or more separate principles. The production of ketosis in the depancreatized animal by the injection of anterior pituitary extracts has been mentioned. These extracts may also cause ketonemia in the normal animal[11,12]; likewise ketonuria if the diet is high in fat[13—15]. These results suggest the presence of a specific fat metabolism (ketogenic) principle in the anterior lobe. A fraction of the extract has been obtained which, while increasing blood lipoid, did not affect blood sugar and is independent of the growth hormone with which the blood sugar-raising principle appears to be associated[6,16,17]. It is also distinct from the thyrotropic factor[18]. In addition to the fairly well differentiated blood sugar raising and ketogenic principles, at least two others have been postulated: (1) YOUNG[19,20] and MARKS[21] report the isolation of a separate insulin-resistant or glycotropic factor which they believe capable of inhibiting peripheral oxidation. It is apparently independent of the thyrotropic hormone[19]. (2) ANSELMINO and HOFFMAN[22] consider that a glycogenolytic substance is also secreted; they claim to have demonstrated such a principle in the blood serum after carbohydrate

---

[1] BARNES, B. O., J. F. REGAN and W. O. NELSON: J. amer. med. Assoc. **101**, 926 (1933).

[2] HOUSSAY, B. A., and A. BIASOTTI: C. r. Soc. Biol. Paris **113**, 469 (1933).

[3] LONG, C. H. N.: Ann. int. Med. **9**, 166 (1935).

[4] LUCKE, H., E. R. HEYDEMANN and H. HAHNDEL: Z. exper. Med. **91**, 483, 492 (1933).

[5] BARNES, B. O., and J. F. REGAN: Endocrinology **17**, 522 (1933).

[6] COLLIP, J. B.: The Anterior Hypophysis in Glandular Physiology and Therapy. Chicago: American Medical Association 1935.

[7] CAMPOS, C. A., J. L. CURUTCHET and A. LANARI: Rev. Soc. argent. Biol. **9**, 11 (1933).

[8] BIASOTI, A., and B. A. HOUSSAY: J. of Physiol. **77**, 81 (1932). — HOUSSAY, B. A., A. BIASOTTI, E. DI BENEDETTO and C. T. RIETTI: C. r. Soc. Biol. Paris **112**, 497 (1933).

[9] SOSKIN, S., I. A. MIRSKY, L. M. ZIMMERMANN and N. CROHN: Amer. J. Physiol. **114**, 110 (1935).

[10] SOSKIN, S.: J. Nutrit. **3**, 99 (1930).

[11] HOFFMANN, F., and K. J. ANSELMINO: Klin. Wschr. **10**, 2383 (1931).

[12] MAGISTRIS, H.: Wien. klin. Wschr. **46**, 908 (1933).

[13] BURN, J. H., and H. W. LING: Proc. physiol. Soc. J. Physiol. **64**, 22 (1927).

[14] BURN, J. H., and H. W. LING: J. of Physiol. **65**, 191 (1928).

[15] BURN, J. H., and H. W. LING: Quart. J. Pharmacy **2**, 1 (1929) — J. of Physiol. **69**, 19 (1930).

[16] COLLIP, J. B.: Glandular Physiology and Therapy. Chicago: American Medical Association 1935.

[17] MAGISTRIS, H.: Rev. Soc. argent. Biol. **8**, 297 (1932).

[18] BLACK, P. T., J. B. COLLIP and D. L. THOMSON: J. of Physiol. **82**, 385 (1934).

[19] YOUNG, F. G.: J. of Physiol. **87**, 13P (1936).

[20] YOUNG, F. G.: Lancet **1936 II**.

[21] MARKS, H. P.: J. of Physiol. **87**, 15P (1936).

[22] ANSELMINO, K. J., and F. HOFFMAN: Z. klin. Med. **129**, 24 (1935).

[23] ANSELMINO, K. J., and F. HOFFMAN: Klin. Wschr. **12**, 1435; **13**, 99, 1048, 1052, 1471 (1934).

feeding. (3) According to Houssay and others[1,2], the anterior pituitary produces a glycogenic substance. Young[3] suggests that this fraction may affect carbohydrate formation from fat, and cites in this connection the suggestive finding reported by Hertz[4] of increased liver glycogen associated with ketonuria in a case of von Gierke's disease. Although, at least two of these factors have been quite definitely differentiated, many investigators are still of the opinion that the effect of the hypophysis upon blood sugar depends upon a single principle.

Despite extensive experimentation, the precise relation of the anterior pituitary to normal carbohydrate metabolism, aside from its probable share in maintaining the endocrine balance, remains obscure. With regard to its pathological physiology, recent findings suggest that there may be a distinct type of diabetes secondary to anterior pituitary over-activity—perhaps responsible for the "insulin-insensitive" type of diabetes described by Himsworth[5,6] and attributed by him to a lack of insulin-sensitizing agent. Anselmino and Hoffman[7] have recently reviewed the carbohydrate and fat regulating functions of the hypophysis.

A final estimate of the relative importance of the two lobes of the hypophysis in the production of insulin-antagonizing principles is not yet possible. Opinion is divided concerning the effects of extirpating the anterior or posterior lobe alone, probably because of the difficulty attending complete removal of either without damage to the remaining lobe. Furthermore, it is not certain that anterior and posterior lobe principles are completely separated by present methods of extraction. It would appear that the use of extracts obtained from an animal such as the whale in which the lobes are anatomically separate[8—10] might aid in the solution of this problem.

Houssay has discussed in a recent article the relation of endocrine disturbances to diabetes mellitus[11].

Etiology of Insulin Convulsions. Convulsions do not occur in the absence of a peripheral nerve supply[12], in decapitated[13] or dehydrated[14] animals, but do occur in decerebrate preparations[13].

There is evidence to show that hypoglycemia *per se* does not necessarily determine the onset and severity of insulin convulsions. It has been observed[15] that convulsions may follow a *sudden* lowering of the blood sugar from a high level to one which is still well above the accepted convulsive level. Conversely, it has been found that the blood sugars of patients under treatment with protamine- and protamine-zinc-insulin preparations (which characteristically produce a *gradual* rate of blood sugar lowering) may reach a dangerously low level without

[1] Magistris, H.: C. r. Soc. Biol. Paris **111**, 397 (1932).

[2] Chianca, L.: Fol. med. (Napoli) **18**, 161 (1932).

[3] Young, F. G.: Lancet **1936 II**.

[4] Hertz, W.: Klin. Wschr. **12**, 1144 (1933).

[5] Himsworth, H. P.: Lancet **1932 II**, 935.

[6] Himsworth, H. P.: Lancet **1936 I**, 127.

[7] Anselmino, K. J., and F. Hoffmann: Z. klin. Med. **129**, 24 (1935).

[8] Geiling, E. M. K.: Bull. Hopkins Hosp. **57**, No. 3, 123—142 (1935).

[9] Wislocki, G. B., and E. M. K. Geiling: Anat. Rec. **66**, 17 (1936).

[10] Valsö, J.: Klin. Wschr. **1934 II**, 1819; **1935 II**, 1183; **1936 II**, 1803 — Z. Anat. **105**, 715 (1936).

[11] Houssay, P. A.: Amer. J. med. Sci. **193**, 581 (1936).

[12] Rudy, A.: Med. J. a. Rec. **137**, 463 (1933).

[13] Olmsted, J. M. D., and H. D. Logan: Amer. J. Physiol. **66**, 437 (1923).

[14] Dubner, H., and R. W. Gerard: Trans. amer. neur. Assoc. **1936**.

[15] Joslin, E. P.: Treatment of Diabetes Mellitus. Philadelphia: Lea and Febiger 1937.

the occurrence of convulsions or of any readily recognizable hypoglycemic symptoms[1].

Experimental evidence in the same direction is presented by DRABKIN and his co-workers[2,3] who found: (1) that dehydration inhibited convulsions in severely hypoglycemic dogs; (2) that the cerebrospinal fluid pressure failed to rise in dehydrated hypoglycemic animals as compared with the hydrated controls. Correlating their findings, these authors concluded that dehydration inhibited convulsions by interfering with the rise of cerebrospinal fluid pressure, and postulated the following mechanism to explain the production of convulsions:

Hypoglycemia (plus hypophosphatemia and low CO_2 capacity),
$\downarrow$
Anhydremia,
$\downarrow$
Rise in cerebrospinal fluid pressure,
$\downarrow$
(Unknown mediating factors, possibly nervous),
$\downarrow$
Convulsions.

The recent work of DOTTI[4,5], however, tends to emphasize the importance of hypoglycemia in the etiology of convulsions. This investigator applied improved methods to the determination of blood sugar levels, and concluded from his findings that there is no sugar in the blood when convulsions occur. He suggests that the earlier figures for blood sugar levels, which were higher than those now available, represented total reducing substances including both glucose and non-glucose. RABINOWITCH and his colleagues[6] present additional evidence for a direct relationship between insulin convulsions and hypoglycemia. These authors studied the respiratory exchange following the ingestion of carbohydrates in patients with hyperinsulinism. Their observations indicated that symptoms were correlated with the blood sugar level and occurred regardless of the amount of glycogen stored in the body.

Effects of Insulin on Brain and Nerve. The literature dealing with the effects of insulin on brain and nerve has recently been reviewed by GERARD[7]. This author postulates[8] that convulsions produced by insulin depend upon the non-availability of the carbohydrate fuel essential for the occurrence of normal brain oxidations. He, therefore, relates insulin convulsions to anoxia, and regards them in the same light as convulsions produced by cyanide poisoning and other conditions which interfere with normal oxidations in the brain. He bases his argument partly upon the work of GERARD and SCHACHTER[9] who found the sugar content of the blood from the sagittal sinus under the action of insulin to be below 30 mgm%. Since non-glucose reducing substances were included, it is possible that, in view of the work of DOTTI and HRUBETZ[4,5], the true glucose value at this time was zero.

[1] RABINOWITCH, I. M., J. S. FOSTER, A. F. FOWLER and A. C. CORCORAN: Canad. med. Assoc. J. **35**, 239 (1936).
[2] DRABKIN, D. L., and H. SHELKRET: Amer. J. Physiol. **83**, 141 (1927).
[3] DRABKIN, D. L., and I. S. RAVDIN: Am. J. Physiol. **118**, 174 (1937).
[4] DOTTI, B.: J. of biol. Chem. **104**, 535 (1934).
[5] DOTTI, B., and M. C. HRUBETZ: J. of biol. Chem. **113**, 141 (1936).
[6] RABINOVITCH, I. M., and A. F. FOWLER: J. Nutrit. **9**, 205 (1935).
[7] GERARD, R. W.: Personal Communication. Article will probably appear in Arch. of Neur. **1937**.
[8] GERARD, R.W.: Chap. in Annual Review of Biochemistry. Stanford University Press 1937.
[9] GERARD, R. W., and R. J. SCHACHTER: Proc. Soc. exper. Biol. a. Med. **29**, 525 (1932).

Gerard also cites the work of Kerr and Ghantus[1] who measured the glycogen content of the cortex of mammalian brains and found it to be 80 to 100 mgm.% as compared with a value of 300 mgm.% for the turtle brain. The glycogen content was not altered by excess food, starvation, or small doses of insulin. However, overdosage with insulin caused a marked fall. Dameshek and Myerson[2] showed that blood samples taken simultaneously from the brachial artery, jugular and basilic veins, following a dose of insulin, indicated: (1) a decrease in the amount of dextrose taken up by the brain; (2) an increase in the amount of dextrose lost while passing through the muscles; (3) a decrease in the oxygen taken up by both brain and muscles. The cerebrospinal fluid pressure increased even before the onset of the symptoms. These workers likewise believe that abnormal carbohydrate oxidation in the brain explains the neurological symptoms of insulin hypoglycemia.

Some information regarding the possible mechanism of convulsions as explained on this basis is furnished by the work of Dubner and Gerard[3] who show that brain cells deprived of carbohydrate fuel are abnormal and discharge excessively. Their findings are borne out by the direct study of brain potentials in the cat under insulin, and by the ability of insulin to decrease the rheobase and chronaxie of nerve, as shown by Reiners[4].

IX. The Therapeutic Application of Insulin.

As soon as insulin became available it was adopted for the treatment of diabetes mellitus. The prognosis in this disease has in consequence been profoundly altered. The starving severely diabetic patient, the emaciated and stunted diabetic child, and the patient in intractable coma are now rarely encountered. Insulin has changed the problem of the diabetic from acidosis and coma to arteriosclerosis[5]. The twofold aim of insulin therapy is: (1) to promote a more nearly normal carbohydrate metabolism, as measured by reduction of hyperglycemia and glycosuria; and (2) by the accompanying improvement in the oxidation of fat, to relieve acidosis. The severity of the disease determines in each case the relative importance of these two goals: in the milder stage, insulin plus dietary regulation reduces hyperglycemia; in more severe phases, insulin-dextrose therapy combats acidosis.

Relation to Diet. Diet plays a significant role in insulin therapy[5—12]. In cases of diabetes so severe that the patient is unable to utilize[13] the carbohydrate of a diet which is adjusted to maintain normal nutrition and activity, insulin becomes essential. In the preliminary adjustment of diet certain nutritional

[1] Kerr, S. E., and J. Ghantus: J. of biol. Chem. **116**, 1, 9 (1936).

[2] Dameshek, W., and A. Myerson: Arch. of Neur. **33**, 1 (1935).

[3] Dubner, H., and R. W. Gerard: Trans. amer. neur. Assoc. **1936.**

[4] Reiners, H.: Klin. Wschr. **1936 I**, 199.

[5] Joslin, E. P., H. F. Root, P. White and A. Marble: The Treatment of Diabetes Mellitus. 6th Ed. Philadelphia: Lea and Febiger 1937.

[6] von Noorden, C.: Die Zuckerkrankheit und ihre Behandlung. Berlin: Julius Springer 1927.

[7] Newburgh, L. H., and F. Mackinnon: The Practice of Dietetics. New York: Macmillan 1934.

[8] Conybeare, J. J.: Manual of Diabetes. Oxford, New York and London 1935.

[9] Rabinowitch, V. M.: Canad. med. Assoc. J. **26**, 141 (1932).

[10] Gray, P. A., and W. D. Sansum: J. amer. med. Assoc. **100**, 1580 (1933).

[11] Adlersberg, D., and O. Porges: Klin. Wschr. **7**, 1503 (1928). — Adlersberg, D.: Bull. gén. Thérap. **186**, 58 (1935).

[12] Geyelin, H. R.: J. amer. med. Assoc. **104**, 1203 (1935).

[13] MacBride, C. M.: J. clin. Invest. **15**, 577 (1936).

requirements must be satisfied: (1) the diet must supply the caloric requirement of the individual; (2) it must provide an adequate protein intake: about 2/3 gram per kilo. is a minimum necessity for the adult, 2 to 4 grams for the child; (3) the vitamin and mineral intake must be sufficient. In mild cases, dietary readjustment alone may control the diabetes. Should glycosuria persist many clinicians make a further attempt at control without insulin by decreasing the carbohydrate allowance; if this fails, the carbohydrate is increased and insulin therapy instituted.

Insulin Dosage. The total daily insulin requirement is determined by the severity of the disease and by the type of dietary regulation. Advocates of a liberal carbohydrate allowance (SANSUM[1], SOSKIN[2]) use correspondingly large doses of insulin, while the more conservative clinicians who maintain the carbohydrate at a lower level (JOSLIN[3], WOODYATT[4], HARROP[5]) prescribe smaller amounts of insulin. On the other hand, according to NEWBURGH's experience[6] about three out of four diabetics can be maintained in adequate nutrition by a high fat diet without the nuisance and expense of insulin injections and the associated problems of insulin reactions. WILDER[7], WOODYATT[4], and FALTA[8] concur in this observation.

The impression that the diabetic requires less insulin on a high carbohydrate than on a high fat diet often can be explained by the nature of insulin action rather than by the nature of the diet. If a high carbohydrate diet is low in calories a high fat metabolic mixture results[9]. EASON and LYON[10] report that the replacement of fat by carbohydrate gram for gram in the diet can be done without the necessity of increasing the amount of insulin. This procedure decreases the number of calories. If the total calories of the diet are kept the same during the replacement of fat with carbohydrate, it is necessary to increase the dose of insulin to maintain an aglycosuric urine. NEWBURGH and WALLER[11, 12] compared the level of daily available glucose intake at which the same diabetic patient developed glycosuria on a high fat and a high carbohydrate diet. No difference was observed.

Both dietary carbohydrate and urinary excretion of glucose have been used as criteria for the determination of insulin dosage. It is well to remember that these are no absolute criteria. Experiments show that an increase in carbohydrate intake does not call for a proportionate increase in insulin; up to a certain high point the efficiency of insulin appears to improve with added carbohydrate. Again if the insulin requirement is to be estimated by the degree of glycosuria, it is best to start with a dose well below the theoretical equivalent of one unit for each 2—3 grams of excreted glucose, later increasing if necessary.

[1] SANSUM, W. D., N. R. BLATHERWICK and R. BOWDEN: J. amer. med. Assoc. **86**, 178 (1930).
[2] SOSKIN, S.: Personal Communication.
[3] JOSLIN, E. P., H. F. ROOT, P. WHITE and A. MARBLE: The Treatment of Diabetes Mellitus. 6th Ed. Philadelphia: Lea and Febiger 1937.
[4] WOODYATT, R. T.: The Present Status of Insulin Therapy. Billings, Forcheimer's Therapeusis of Internal Diseases. New York: D. Appleton and Co. 1929.
[5] HARROP JR., G. A.: Management of Diabetes Treatment by Dietary Regulation and the Use of Insulin. New York: P. F. HOEBER, Inc. 1924.
[6] NEWBURGH, L. H.: Ann. int. Med. **2**, 645 (1929).
[7] WILDER, R. M., and D. L. WILBUR: Arch. int. Med. **55**, 304 (1935).
[8] FALTA, W.: Med. Klin. **31**, 10 (1935).
[9] NEWBURGH, L. H., and F. MACKINNON: The Practice of Dietetics. New York: Macmillan 1934.
[10] EASON, J., and D. M. LYON: Lancet **1933 I**, 743.
[11] NEWBURGH, L. H., and D. S. WALLER: J. clin. Invest. **11**, 995 (1932).
[12] WALLER, D. S.: J. amer. dietet. Assoc. **8**, 119 (1932).

The Relationship between Muscular Exercise and Insulin Action. The use of insulin in the treatment of uncomplicated diabetes cannot be left without mentioning the effect of exercise on the diabetic. The value of exercise in decreasing glycosuria has long been recognized. Richardson[1] has recently shown that the insulin requirement is definitely reduced on days when the patient is unusually active[2]. Exercise is thus a common cause of insulin reactions[3]. Marble and Smith[4] advise that insulin be given before exercise, if the exercise is taken shortly before a meal.

Route of Introduction. Subcutaneous injection is the route of choice for administration of insulin. Subcutaneous fibrosis is rarely a serious handicap, even though injections be continued over many years. It is true that local changes in the subcutaneous tissue—insulin lumps and fat atrophies—resulting from repeated injections at the same site, occasionally produce areas in which absorption is poor so that insulin requirement is apparently increased. The use of an injection map, however, serves to prevent the occurrence of these changes[2]. For further details see section on administration of insulin.

Principal Uses of Insulin. *Use in Diabetic Coma.* True diabetic coma is a state of severe ketone acidosis in which an exceedingly low blood CO_2—commonly below 20 volumes per cent—is accompanied by certain typical symptoms among which are nausea and vomiting, abdominal pain, Kussmaul breathing, and not infrequently fever, and visual disturbances. The blood sugar is high and the urine contains ketones. While the pathogenesis of coma is by no means clear, experimental findings[5] indicate that the severity of the symptoms depends more upon the degree of ketosis than upon the height of the blood sugar *per se*. Diabetic coma may be precipitated by infection, surgical procedures, anesthesia, food indiscretion, insulin omission, and physical exhaustion. To control coma, insulin is given in large doses (20 to 60 units) at intervals of 1/2 to 1 hour with or without glucose. This is continued until the urine begins to clear of ketones and sugar—the indication for the reduction of insulin dosage, and the frequency of administration, or both. In severe coma where circulatory collapse is imminent, insulin may be given by the intravenous route. Since its effect when thus administered is transient though rapid, subcutaneous doses must be given simultaneously. Parenteral fluids such as normal saline, are very important. Fluid is given by mouth when it can be tolerated. Heat is a valuable aid. Gastric lavage relieves nausea, vomiting, and dilatation of the stomach.

Sodium Chloride Balance in Diabetic Coma. Engel[6] has recently suggested the use of sodium chloride as a supplementary therapeutic measure in diabetic coma, as a result of his observation that the sodium chloride balance is disturbed in this condition. It is of interest in this connection that diabetic patients are often inclined to eat much salt, and that they gain weight and feel better if allowed to do so[2,7]. Other investigators[8—10] report the reduction of blood sugar

[1] Richardson, R.: J. clin. Invest. **13**, 949 (1934).

[2] Joslin, E. P., H. F. Root, P. White and A. Marble: The Treatment of Diabetes Mellitus. 6th Ed. Philadelphia: Lea and Febiger 1937.

[3] Brauch, F.: Dtsch. Arch. klin. Med. **174**, 352 (1932).

[4] Marble, A., and R. M. Smith: Arch. int. Med. **58**, 577 (1936).

[5] Soskin, S.: Personal Communication.

[6] Engel, R.: Klin. Wschr. **16**, 775 (1937).

[7] Peters, J. P., and D. D. van Slyke: Quantitative Clinical Chemistry. Baltimore: Williams and Wilkens 1931.

[8] McQuarrie, I., et al.: J. Nutrit. **11**, 77 (1936) — Proc. Staff Meet. Mayo Clin. **10**, 239 (1935).

[9] Glass, J., and I. Beilers: Z. exper. Med. **73**, 801 (1930).

[10] Wilder, R. M., and D. L. Wilbur: Arch. int. Med. **57**, 422 (1936).

and relief of glycosuria in diabetic patients, by the intravenous or oral administration of large quantities of salt. ENGEL postulates a possible involvement of the adrenal cortex in diabetes to explain the disturbed sodium chloride metabolism. KYDD[1] also discusses the theoretical implications of this symptom.

Insulin in Diabetic Surgery. Infection, accident, and gangrene are the usual indications for surgery in diabetic patients. The advent of insulin, in addition to rendering more hopeful the prognosis in these emergency operations, has enabled diabetics to undergo elective operations as well, without undue hazard. The chief aims in preoperative preparation and postoperative care are to maintain nutrition and to prevent dehydration[2, 3].

Use in Diabetes of Childhood[4]. Diabetes of childhood presents the most difficult, yet the most successful phase of insulin therapy. In pre-insulin days, the diabetic child suffered from incurable malnutrition and intermittent coma, terminating fatally in a relatively short time (2 to 3 years). Today the use of insulin insures more nearly normal nutrition, growth, and development. The general principles of insulin treatment are the same in the childhood as in the adult disease. Children differ from adults in requiring a diet higher in protein and in total calories; insulin is therefore almost universally necessary in the diabetes of childhood. Inasmuch as the diabetic child is more sensitive to insulin than the adult, dosage must be cautiously regulated. Protamine insulin which will be discussed later may prove particularly suitable in the treatment of diabetic children[5].

The Diabetic Woman during Pregnancy. Insulin has improved the prognosis for a live, healthy baby in pregnant diabetic women and has made possible the elimination of most of the special dangers of pregnancy for the diabetic mother. The therapy of diabetes in pregnancy offers a few special considerations. Uncontrolled diabetes results in a high fetal mortality (WHITE[6]). The maintenance of carbohydrate intake to avoid insulin reactions during hyperemesis gravidarum is difficult; frequent small feedings and small doses of insulin are advisable. The nutritive requirements are high during pregnancy; WHITE[6] estimates the fetal glucose requirement during the last trimester at 50 grams daily. Insulin is usually necessary to meet these dietary needs and unfortunately the pregnant organism seems especially susceptible to insulin reactions. (See also [7—9].)

Insulin in Heart Disease. Caution is necessary in treating with insulin those cases in which diabetes is complicated by heart disease. Hypoglycemia is particularly to be avoided because of the accompanying reduction of the sugar supply to the already weak heart muscle. Further, there is danger of predisposition to coronary thrombosis if reactions occur in patients with coronary disease.

[1] KYDD, D. M.: J. clin. Invest. **12**, 1169 (1933).

[2] WALTERS, W., H. W. MEYERDING, E. S. JUDD and R. M. WILDER: Minnesota Med. **17**, 517 (1934).

[3] FOWLER, A. F., E. H. BENSLEY and I. M. RABINOWITCH: Canad. med. Assoc. J. **36**, 56 (1937).

[4] WHITE, P.: J. amer. med. Assoc. **95**, 1160 (1930).

[5] HAGEDORN, H. C., B. N. JENSEN, N. B. KRARUP and I. WODSTRUP: J. amer. med. Assoc. **106**, 177 (1936).

[6] JOSLIN, E. P., H. F. ROOT, P. WHITE and A. MARBLE: The Treatment of Diabetes Mellitus. 6th Ed. Philadelphia: Lea and Febiger 1937.

[7] CUTHBERT, F. P., A. C. IVY, B. L. ISAACS and J. GRAY: Amer. J. Physiol. **115**, 480 (1936).

[8] WOODYATT, R. T.: *in* ADAIR, F. L., and E. J. STIEGLITZ: Obstetric Medicine. Philadelphia: Lea and Febiger 1934.

[9] WILDER, R. M., and E. PARSONS: Colorado Med. **25**, 372 (1928).

Experienced clinicians[1] nevertheless advocate the cautious use of small doses in these conditions[2]. According to Barrie[3], the so-called specific injurious effect of insulin on the heart is due not to insulin but to preservatives.

Insulin in Non-diabetic States. Insulin has been adopted as a therapeutic agent in certain non-diabetic conditions, particularly in poor nutrition, and various types of acidosis.

Use in Impaired Nutrition. The nonspecific use of insulin for the purpose of improving nutrition, particularly after debilitating diseases began in 1923. Soon thereafter, insulin was adopted as an adjunct to the treatment of tuberculosis as an aid in improving appetite, hence causing an increase in weight and strength. The dosage must be carefully regulated for each case, and adequate carbohydrate supplied. Not all workers, however, are agreed that insulin is effective in this regard[4].

Use in Non-diabetic Acidosis. Insulin-glucose therapy is likewise used in various types of non-diabetic acidosis among which are: post-operative acidosis, hyperemesis gravidarum, eclampsia and pre-eclampsia, acute alimentary intoxication, and cyclic vomiting of infancy. The literature on this subject has recently been reviewed by Blotner[5].

Miscellaneous Applications of Insulin. Among the variety of conditions in which insulin has been used with success may be mentioned the withdrawal of morphine in cases of addiction[6,7], the prevention of Roentgen illness[8], hyperinsulinism[9], eclampsia[10], bronchial asthma[11], cyclic vomiting[12], menorrhagia, metrorrhagia[13], and primary dysmenorrhea[14].

Insulin Therapy in Schizophrenia. The wide, though not as yet generally established use of insulin shock in the treatment of catatonics and other depressed schizophrenics[15—17] may derive a rational basis in terms of the findings discussed by Gerard (see section mechanism of insulin convulsions). Some authorities, however, consider the effect of insulin in these conditions to be non-specific and comparable to other forms of shock therapy[18].

Sakel[19] suggested that insulin shock might be utilized in the therapy of schizophrenia. Dussik and Sakel[20] have reported satisfactory social readjustment in 88% of patients whose symptoms were of less than six months duration. This subject, regarding which a considerable literature has already appeared, is reviewed in a recent editorial in the Journal of the American Medical Association[21].

[1] Joslin, E. P., H. F. Root, P. White and A. Marble: The Treatment of Diabetes Mellitus. 6th Ed. Philadelphia: Lea and Febiger 1937.
[2] Reinwein, H.: Dtsch. med. Wschr. **55**, 951 (1929).
[3] Barrie, M. M. O.: Quart. J. Pharmacy **9**, 485 (1936).
[4] Freyberg, R. H.: Amer. J. med. Sci. **190**, 28 (1936).
[5] Blotner, H.: J. amer. med. Assoc. **100**, 88 (1933).
[6] Anton, G.: Arch. f. exper. Path. **161**, 646 (1931).
[7] Howard, M. Q.: Trans. amer. therapeut. Soc. **33**, 103 (1933).
[8] Altschul, W., and V. Schiller: Med. Klin. **30**, 1458 (1934).
[9] John, H. J.: Endocrinology **19**, 689 (1935).
[10] Stander, H. J., and E. E. Duncan: Amer. J. Obstetr. **10**, 823 (1925).
[11] Wegierko, S.: Presse méd. **44**, 731 (1936).
[12] Lelong, M.: Paris méd. **2**, 341 (1936).
[13] Altschul, A.: J. amer. med. Assoc. **106**, 1380 (1936).
[14] Klaften, E.: Zbl. Gynäk. **59**, 1512 (1935).
[15] Sternfeld: J. amer. med. Assoc. **108**, 91 (1937).
[16] J. amer. med. Assoc. **108**, 560.
[17] Hoff, H.: Wien. klin. Wschr. **49**, 917 (1936).
[18] Slight, D.: Personal Communication.
[19] Sakel, M.: Neue Behandlung der Schizophrenie. Vienna: M. Perles 1935.
[20] Dussik, K. T., and M. Sakel: Z. Neur. **155**, 351 (1936).
[21] (1) J. amer. med. Assoc. **108**, 640 (1937); (2) **108**, 644 (1937).

Therapeutic Uses of Insulin[1].

Recent Text Books. The following books on insulin and its therapeutic use in diabetes mellitus are listed in the Quarterly Cumulative Index Medicus (Amer. Medical Association) from January 1935 to March 1937.

From Quarterly Cumulative Index Medicus (Vol. 17), Jan.—June, 1935:
BENEDEK, L.: Insulin-Schock-Wirkung auf die Wahrnehmung. Berlin: S. Karger 1935.
DUNCAN, G. G.: Diabetes Mellitus and Obesity. Philadelphia: Lea and Febiger 1935.
HUDDLESTON, M. P.: Food for the Diabetic. 3rd ed. New York: Macmillan Co. 1935.

From Quarterly Cumulative Index Medicus (Vol. 18), July—Dec., 1935:
CONYBEARE, J. J.: Self Care for the Diabetic. 3rd ed. London: Oxford Univ. Press 1935.
FUCCI, N.: Diabète mellito. Bologna: L. Capelli 1935.
MAURIAC, P., and others: Le diabete sucre. Paris: Masson & Cie. 1935.
OEHM, F.: Dem Zuckerkranken. Prague: Calve 1935.
OLIVER, T. H.: Diabetes Mellitus. London: John Bale, Sons and Danielsson, Ltd., 1935.
RATHERY, F.: Le coma diabétique. Paris: J. B. Baillière & Fils 1935.

From Quarterly Cumulative Index Medicus (Vol. 19), Jan.—June, 1936:
CHABANIER, H., C. LOBO-ONELL and E. LELU: Diabète et chirurgie. Paris: Masson & Cie. 1936.
COLEMAN, E. M., and A. E. FISCHER: A Diabetic Primer for Children. New York: The authors (N. D.).
CREUSOT, J.: Étude critique du régime pauvre en graisses et riche en hydrates de carbone dans le traitement du diabète sucré. Paris: Vigot Freres 1936.
FALTA, W.: Die Zuckerkrankheit. Berlin: Urban & Schwarzenberg 1936.
MOURIQUAND, G., and G. CHARLEUX: Le diabète infantile: Sémétologie, diétetique, insulinothérapie. Paris: Gaston Dorn & Cie. 1936.
SILVESTRI LAPENNA, M.: Come si deve alimentare il diabètico. Note pratiche di dietetica e di cucina. Paris: Gaston Dorn & Cie. 1936.

From Quarterly Cumulative Index Medicus (Vol. 20), July—Dec., 1936:
BORTZ, E. L.: A Diabetic Manual for Practioners and Patients. Philadelphia: F. A. Davis Co. 1936.
COWEN, M.: Erblichkeits- und Konstitutionsstudien an 54 Zuckerkranken. Arch. d. Julius Klaus-Stiftung **11**, H. 3/4 (1936).
GNECCO MOZO, F.: La diabetes en la practica. Bogota: Editorial Cromos 1936.
KOPELOVICH, M. A.: Pamyatka diabetika. (Handbook for Diabetics.) 3rd ed. Kharkov 1936.
KRARUP, N. B.: Clinical Investigations into the Action of Protamine Insulinate. Copenhagen: G. E. C. Gard 1935.
LAWRENCE, R. D.: The Diabetic ABC. 4th ed. London: H. K. Lewis and Co. Ltd. 1936.
LAWRENCE, R. D.: The Diabetic Life: Its Control by Diet and Insulin. 9th ed. Philadelphia: P. Blakiston Son and Co. 1936.
LE FEVRE, W. M.: A Pamphlet of Instructions for the Diabetic Patient. Muskegon, Mich.: Dana Print. Co. 1936.
MELLINGHOFF, K.: Wegweiser für Zuckerkranke. München: J. F. Lehmanns Verl. 1936.
PORGES, O., and D. ADLERSBERG: Die praktische Durchführung der Ernährung des Zuckerkranken mit fettarmen Kostformen nebst Anweisungen für die Diätküche. 4th ed. Berlin: Urban & Schwarzenberg 1936.
RATHERY, F.: Le diabète sucré. Paris: J. B. Baillière et Fils 1936.
WILDER, J.: Klinik und Therapie der Zuckermangelkrankheit. Leipzig: Verl. f. Med., Weidmann, 1936.

From Quarterly Cumulative Index Medicus (Vol. 21), Jan.—Mar., 1937:
AUBERTIN, M. E.: Le traitement du diabète infantile par l'insuline. Bordeaux: Imprimerie M. Durand 1936.
CANNAVÒ, L.: Il diabete ipofisario. Contributo allo studio delle sindromi ipofisarie ed ipotalamo-ipofisarie con diabete mellito. Rome: Cultura Medica (Itea Ind. Tip. ed. affini) 1936.
CASTAGNOU, R.: Action hypoglycémiante de l'insuline chez le chien sous l'influence de la pancréatectomie, de la dégenerescence exocrine de pancréas après ligature des canaux et du jeune prolongé. Bordeaux: Imprimerie M. Durand 1936.

---

[1] The therapeutic applications of insulin is a topic which requires only a skeletal treatment in this book. The literature, however, on this subject is enormous. Evidence in support of this is furnished by the long list of books which have been published in recent times. The references cited in the text are given after the list of books cited from the Quarterly Cumulative Index Medicus.

Depisch, F.: Die Diät- und Insulinbehandlung der Zuckerkrankheit für Studierende und Ärzte. Berlin: Julius Springer 1936.

Leyton, O.: Diabetes Mellitus. London: John Bale, Sons and Danielsson Ltd. 1936.

Saric, R.: L'exploration fonctionelle du pancréas interne. A. L'état normal, dans le le diabète sucré, dans le diabète du jeune, et après insulinisation prolongée. Bordeaux: Les éditions Delmas (N. D.).

The Symptoms of Hypoglycemia. *Overdosage of Insulin.* The symptomatology of insulin hypoglycemia may be classified according to the systems involved or the progressive stages of the reaction. J. Wilder[1] has analyzed and discussed the phenomena carefully, Harris[2] has considered the differential diagnosis and therapy, and the many manifestations of the hypoglycemic reaction are reviewed in detail by Wauchope[3]. Hypoglycemia has presented diagnostic problems in almost all systems of the body. Some of the more common manifestations may be outlined as follows:

(1) Nervous

(a) Autonomic: Sweating, pallor flushing, salivation, tachycardia.

(b) Psychic: Anxiety, confusion, irritability, negativism, dullness, excitement, violence.

(c) Bulbo-pontine: Stammering and other speech disorders, diplopia, nystagmus, aniscoria.

(d) Cortico-spinal: Tremor, transient paralysis, positive Babinsky sign, sphasia, incoordination, twitching, convulsions, epilepsy-like condition.

Gray and Burtness[4] believe that hypoglycemia is one cause of chronic headache. Neurological manifestations are the most common hypoglycemic symptoms[5].

(2) Gastro-intestinal—Epigastric sinking sensations, hunger, increase in hunger contractions at blood sugar levels down to 75 mg. per 100 cubic centimeters, gastric atony below that level[6], occasionally vomiting. Harris has[7] recently reported his experience with the gastrointestinal manifestations of hyperinsulinism. Some of the vague gastrointestinal neuroses have mild grades of hypoglycemia.

(3) Cardio-vascular: Tachycardia and extrasystoles, slight rise in blood pressure, anginal attacks in patients with damaged myocardiums. Hypoglycemia through increased epinephrine secretion results in tachycardia[8]. An increase in circulatory minute volume also occurs[9]. Bradycardia with gastrointestinal symptoms has also been observed[10].

The Diagnosis of Hypoglycemia. The symptoms may be grouped roughly into the stages of the reaction as follows:

First stage (premonitory)—Fatigue, lassitude, restlessness.

Second stage—Sweating, tremor, hunger, anxiety, palpitation.

Third stage—Confusion (resembles alcoholic intoxication), speech difficulties, dimness of vision, diplopia, adults—sullen or hilarious, children—perverse and naughty or unusually quiet.

Fourth stage—twitching, paralyses, convulsions.

Fifth stage—coma.

---

[1] Wilder, J.: Dtsch. Z. Nervenheilk. **112**, 192 (1930).

[2] Harris, S.: Ann. int. Med. **10**, 514 (1936).

[3] Wauchope, G. M.: Quart. J. Med. **2**, 117 (1933).

[4] Gray, P. A., and H. I. Burtness: Endocrinology **19**, 549 (1935).

[5] Rynearson, E. H., and F. P. Moersch: J. amer. med. Assoc. **103**, 1196 (1934).

[6] La Barre, J., and P. Destrée: C. r. Soc. Biol. Paris **103**, 532; **104**, 112 (1930).

[7] Harris, S.: Amer. J. digest. Dis. a. Nutrit. **2**, 557 (1935).

[8] Cannon, W. B., M. A. McIver and S. W. Bliss: Amer. J. Physiol. **69**, 46 (1924).

[9] Ernstene, A. C., and M. D. Altschul: J. clin. Invest. **10**, 521 (1931).

[10] Ormond, A. P.: J. amer. med. Assoc. **106**, 1726 (1936).

Joslin[1] has contrasted diabetic coma and the insulin hypoglycemic reaction in the following table:

Table 4. Diabetic coma and insulin hypoglycemia.

	Diabetic Coma	Hypoglycemic Shock
Onset.	Several days	Rapid, few hours
Symptoms and Signs	Indigestion, nausea, vomiting, abdominal pain, constipation. Respiration, deep air hunger type Pulse, rapid and thin. Ocular tension, low Skin, dry. No convulsions. Breath sweet (acetone)	Hunger. Respiration, shallow. Pulse, normal. Ocular tension, normal. Skin, moist and cold. Tremor and convulsions.
Urine.	Sugar positive. Ketone bodies positive. Albumin positive or negative. Casts positive or negative.	Sugar slight amount or negative. Ketone bodies negative. Albumin negative. Casts negative.
Blood.	Sugar greater than 350 mg.% Urea increased.	Sugar less than 60 mg.% Urea normal.
Therapy	Insulin effective.	Glucose (intravenously) immediately effective.

Pathologic Histology of Insulin Overdosage. The morbid anatomy of lethal or sub-lethal hypoglycemic states arising from hyperinsulinism contributes very little to an understanding of this condition. Wohlwill[2] studied two patients (ages 62 and 29 years) who died following the insulin treatment of diabetic coma. The central nervous system showed ameboid changes in the glia cells, Nissl's degeneration of the ganglion cells and irregular swelling of the axis cylinders but these changes cannot be with certainty ascribed to the insulin. One autopsy report together with a survey of 20 cases of insulin fatality reported in the literature were given by Bowen and Beck[3]. In their sixteen year old diabetic patient, insulin shock was mistakenly diagnosed diabetic coma and treated with large amounts of insulin. There were many convulsions. The brain was swollen with obliteration of the sulci of the cerebrum and compression of the ventricles. The vessels of the leptomeninges were dilated and the spinal cord showed pachymeningeal hemorrhage and edema. Four of the six autopsy studies in the literature showed a similar edematous condition of the brain. Rabbits given repeated doses of insulin that did not result in convulsions showed no alterations in the central nervous system in Grayzel's experiments[4], but after one convulsion and especially after numerous convulsions due to insulin injections brain sections showed shrunken hyperchromatic cells with corkscrew shaped processes as well as zones of necrobiosis. These changes were most advanced in the pyramidal cells of the third and fifth cortical layers. Even more extensive changes were produced by Dunner and his associates[5].

Hyperinsulinism. This recently recognized condition has attracted widespread attention because (1) of its theoretical importance and (2) because it affords

---

[1] Joslin, E. P., H. F. Root, P. White and A. Marble: The Treatment of Diabetes Mellitus. 6th Ed. Philadelphia: Lea and Febiger 1937.

[2] Wohlwill, P.: Klin. Wschr. 7, 344 (1928).

[3] Bowen, B. D., and G. M. Beck: Ann. int. Med. 6, 1412 (1933).

[4] Grayzel, D. M.: Arch. int. Med. 54, 694 (1934).

[5] Dünner, L., B. Ostertag and S. Thannhauser: Klin. Wschr. 12, 1054 (1933).

an explanation for a variety of conditions which previously had a vague etiology[1]. The effects of the injection of excessive amounts of insulin such as hunger, thirst, excitement, fear, and convulsions[2] were first described in rabbits and similar effects in patients were reported shortly after the introduction of insulin into therapeutics[3]. With this definite clinical picture in mind spontaneous cases of this type were reported by Harris[4] in 1923. The now classical case of hyperinsulinism was reported by Wilder and his associates[5]. In this patient the symptoms were associated with hypoglycemia and were relieved by frequent carbohydrate feedings. Operation and later autopsy revealed a pancreatic tumor consisting of cells resembling the cells of the islets of Langerhans with metastases in the liver from which insulin was extracted. Howland *et al.*[6] reported a successful operative cure of a similar case. Partial pancreatic resection in patients in whom no pancreatic tumor has been found have usually resulted in only questionable amelioration of the symptoms or the hypoglycemia[7]. Other phases of carbohydrate metabolism are subject to disturbances leading to hypoglycemic states[8]. Examples are: the glycogen-storage, absorption and utilization abnormalities found in connection with liver diseases (hemochromatosis, cirrhosis, carcinoma), muscular dystrophies, undernutrition, and endocrine disturbances (Addison's disease, thyroid and pituitary diseases). Hyperinsulinism must be strictly defined as the secretion of more insulin than is necessary for the normal requirements of the particular case. A few cases of proved hyperinsulinism have been reported and many other types of anomalies of carbohydrate metabolism with hypoglycemia are recognizable, but many cases, at present loosely termed hyperinsulinism, should more accurately be designated as hypoglycemia of unknown etiology.

Etiology of Hyperinsulinism. The definite cases of islet carcinoma[5, 6, 9] of the spontaneous or endogenous variety of hyperinsulinism and adenoma have been reviewed (21 cases) by Whipple and Frantz[10]. There are numerous reports of neoplastic growths composed of cells resembling the B cells of the islands of Langerhans associated with severe hypoglycemic symptoms. Insulin has been obtained from some of the metastatic nodules in the liver. The possibility of non-neoplastic hypertrophy of the islands of Langerhans awaits further proof and so-called functional hyperinsulinism must be distinguished from a variety of poorly defined disorders of carbohydrate metabolism in which hyperinsulinism, per se, is often extremely questionable[11]. The importance of the pituitary in this hypoglycemic symptom complex has been stressed by Wilder[12].

Diagnosis of Hyperinsulinism. Except in the certain patients whose symptoms resemble the common insulin reaction as observed in the diabetic, the recognition

[1] Segwald, J. L.: J. méd. franç. **21**, 231—264 (1932).

[2] Banting, F. G., C. H. Best, J. B. Collip, J. J. R. Macleod and E. C. Noble: Am. J. Physiol. **62**, 162 (1922).

[3] Banting, F. G., W. R. Campbell and A. A. Fletcher: Brit. med. J. **1**, 8 (1923).

[4] Harris, S.: J. amer. med. Assoc. **83**, 729 (1924).

[5] Wilder, R. M., F. M. Allan, M. H. Power and H. E. Robertson: J. amer. med. Assoc. **89**, 348 (1927).

[6] Howland, G., W. R. Campbell, E. J. Maltby and W. L. Robinson: J. amer. med. Assoc. **93**, 674 (1929).

[7] Finney, J. M. T., and J. M. T. Finney: Ann. Surg. **98**, 584 (1928).

[8] Wauchope, G. M.: Quart. J. Med. **2**, 117 (1933).

[9] Bast, T. H., E. K. Schmidt and E. L. Sevringhaus: Acta chir. scand. (Stockh.) **71**, 82 (1932).

[10] Whipple, A. O., and V. K. Frantz: Ann. Surg. **101**, 1299 (1935).

[11] Wauchope, G. M.: Quart. J. Med. **2**, 117 (1933).

[12] Wilder, J.: Dtsch. Z. Nervenheilk. **112**, 192 (1930).

of hyperinsulinism is difficult and the diagnosis in these cases rests finally on the fasting blood sugar level and the glucose tolerance test. HARRIS[1] carried out these tests on all patients in the same routine manner as the serological tests for syphilis. In his recent summary, HARRIS emphasizes the following symptomatic groups: "spells" of various kinds, over-indulgence in sweets and caffeine beverages, gastro-intestinal manifestations especially of the neurosis types but all with abdominal pain simulating the common lesions such as appendicitis and gall-bladder disease, attacks of convulsions and unconsciousness, hysterical and psychotic symptoms. Due to the frequency of fluctuations in the severity of hyperinsulinism, a single normal blood sugar finding does not eliminate the possibility of this disease. HARRIS therefore emphasizes the necessity of a six-hour glucose-tolerance test rather than the usual four-hour test used for the diagnosis of diabetes mellitus, and CONN[2] has further shown that hourly blood sugar determinations may miss the hypoglycemic point on the curve.

Obviously other conditions may exist along with hyperinsulinism; such conditions as a brain tumor must not be neglected[3]. Only a small portion of epileptics show hypoglycemia[4,5]. The various other recognized cases of hypoglycemia must be eliminated. Among the conditions to be differentiated are:

(1) Interference with normal glycogenesis in the liver by infections and intoxications such as with arsenic and phosphorus poisoning or by massive primary or metastatic tumors.

(2) Adrenal insufficiency.

(3) Pituitary dysfunction.

(4) Thyroid dysfunction.

No adequate criteria for the diagnosis of insulomas have been developed. GAMMON and TENNERY[6] conclude:

"All that can be said is that there is perhaps a tendency for the disease (hyperinsulinism) to be more rapid in its development, more severe in its manifestations, more erratic in behavior and more likely to cause death when tumor is present than in functional hypertrophy of the islands."

The Treatment of Hyperinsulinism. JOHN[7] has used insulin, in 20-unit doses subcutaneously, three times a day, about 30 minutes after meals in association with the high fat—low carbohydrate regimen in the hope that exogenous insulin will take care of the post-prandial rise in the blood sugar level and thus prevent pancreatic islet stimulation (see also WEIL[8]). CONN[9] has used a high protein diet to make glucose slowly available to the body.

Dysinsulinism. Dysinsulinism in the sense of an abnormal quality of the insulin secretion is unknown. Quantitative dysinsulinism is perhaps more common than recognized. The term has been used by HARRIS[10] to designate those patients who at one time are clinically diabetic only to present at a later date the signs and symptoms of a hypoglycemic condition (perhaps hyperinsulinism) and also those hypoglycemic conditions in which there is a diabetic glucose-tolerance

[1] HARRIS, S.: Ann. int. Med. **10**, 514 (1936).
[2] CONN, J. W.: J. clin. Invest. **15**, 673 (1936).
[3] GRAY, P. A., and H. I. BURTNESS: Endocrinology **19**, 549 (1935).
[4] ZISKIND, E., and R. BOLTON: Arch. of Neur. **36**, 331 (1936). — ZISKIND, E., B. S. HOLLOMBE and R. O. BOLTON: Amer. J. med. Sci. **192**, 600 (1936).
[5] MAINZER, F.: Schweiz. med. Wschr. **66**, 546 (1936).
[6] GAMMON, G. D., and W. C. TENNERY: Arch. int. Med. **47**, 829 (1933).
[7] JOHN, H. J.: Endocrinology **19**, 689 (1935).
[8] WEIL, C. K.: Internat. Clin. **4**, 33 (1932).
[9] CONN, J. W.: J. clin. Invest. **15**, 673 (1936).
[10] HARRIS, S.: Ann. int. Med. **7**, 1084 (1934).

curve. Zeckwer reports a case in which diabetes changed to hypoglycemia; autopsy revealed calculi obstructing the pancreatic duct[1].

Relative Sensitivity and Resistance to Insulin. Falta and Boller[2] recognized a difference among diabetics in the amount of insulin required to attain aglycosuria.

Insulin sensitivity and resistance has been defined by Wilder[3] as follows:

I. Sensitivity—(1) The daily insulin requirement is small.

(2) Hypoglycemic shock occurs if more insulin is given or if insulin is administered without food.

(3) Without insulin a high degree of glycosuria occurs.

II. Resistance—(1) The daily insulin requirement is large (600—700 units[4]).

(2) Excess insulin does not lead readily to hypoglycemic shock.

(3) Without insulin only a slight degree of glycosuria exists.

MacBryde[5] analyzed from this point of view two hundred cases of diabetes kept on the same diet. Diabetic patients dying with glycosuria and hyperglycemia in spite of tremendous doses of insulin are reported (such as the case with a calcareous pancreas described by Mason[6] who received 2075 units of insulin in one day without effect). Wayburn[7] and Root[8] have reported cases resistant to similar doses of insulin. Multiple causes of such insulin resistance exist[9, 10] such as:

(1) Destruction of the pancreas as by calculi, cancer, and hemochromatosis.

(2) Pluriglandular conditions.

(3) Liver diseases[11, 12].

(4) Skin and muscle diseases.

(5) Infections.

(6) Acidosis both diabetic and uremic[13].

These fatal situations are rare; nearly all diabetics may be classified into the sensitive or resistant groups as defined by Wilder. The resistant patient is apt to be the middle-aged, asthenic constitutional type, in whom acidosis and coma are rare while the sensitive patient is usually the young, thin, hypotensive asthenic type who is very susceptible to acidosis and whose diabetes resembles that of the depancreatized animal.

Collip and his associates have postulated the formation of anti-hormones[14]. Whether this is applicable to cases of insulin resistance remains to be proven.

MacBryde[15] utilizes the insulin-tolerance test as a practical means of distinguishing insulin sensitive from insulin-resistant cases of diabetes mellitus. Two examples taken from MacBryde's studies illustrate the difference between the types.

[1] Zeckwer, I. T.: Arch. int. Med. **54**, 330 (1934).

[2] Falta, W., and R. Boller: Klin. Wschr. **10**, 438 (1931).

[3] Wilder, R. M., and D. L. Wilber: Arch. int. Med. **55**, 304 (1935).

[4] Karr, W. G., W. A. Kreidler, C. W. Scull and O. H. Petty: Amer. J. med. Sci. **186**, 293 (1931).

[5] MacBryde, C. M.: Arch. int. Med. **52**, 932 (1933).

[6] Mason: Quoted by Joslin.

[7] Wayburn, E.: Amer. J. med. Sci. **190**, 157 (1935).

[8] Root, H. F.: New England J. Med. **201**, 201 (1929).

[9] Joslin, E. P., H. F. Root, P. White and A. Marble: The Treatment of Diabetes Mellitus. 6th Ed. Philadelphia: Lea and Febiger 1937.

[10] Pollack, H.: Proc. Staff Meeting Mayo Clin. **8**, 453 (1933).

[11] Labbé, M., R. Bonlin and Balmus: Presse méd. **43**, 1105 (1935).

[12] Soskin, S., M. D. Allweiss and I. A. Mirsky: Proc. centr. Soc. clin. Res. J. amer. med. Assoc. **108**, 504 (1937).

[13] Conn, J. W.: Amer. J. med. Sci. **192**, 23 (1936).

[14] Collip: J. B.: Ann. int. Med. **9**, 150 (1935).

[15] MacBryde, C. M.: J. clin. Invest. **15**, 577 (1936).

Table 5. Insulin Tolerance Test (1 unit of insulin subcutaneous per 10 pounds of body weight[1]).

		Fasting	1 hr.	2 hr.	3 hr.	4 hr.	Percentage Fall
Blood sugar mg. per 100 cc.	Sensitive type Case 1	156	124	71	41	41	74
	Resistant type Case 15	173	155	115	102	111	40

The studies of FALTA and his associates[2] of the blood-insulin content in the normal person, as well as in the sensitive and resistant diabetics, after carbohydrate meals and after insulin injections coupled with the insulin-inactivating properties of blood in vitro[3], may help to explain some therapeutic difficulties in the use of insulin.

Recent developments have emphasized the importance of the role played by the liver, by other endocrine organs, and probably by the nervous system as well, in insulin activity and disturbances thereof. A few of these newer trends are: the contra-insular hormone[4], perhaps of posterior pituitary origin[5]; the carbohydrate and fat metabolism hormones[5,6], arising in the anterior hypophysis, which cause a decrease in liver glycogen and an increase in the blood ketones, respectively; the alleviation of the effects of pancreatectomy in animals by hypophysectomy[7]; the production of a temporary diabetic state by the injection of anterior hypophyseal extracts; the effects of potassium and sodium intake on the blood sugar level and the insulin requirement[8]; the effect of copper on carbohydrate metabolism[9]; the daily alternating glycogen-retaining and -releasing activity of the liver[10]; the results of hepatic and adrenal denervation[11]; and the concept of an insulin kinase (activator) arising in the liver[12]. While these findings hold great promise for future improvement in diabetic therapy, it must be admitted that they have thus far served to complicate rather than to simplify the therapeutic problem. An application of the newer ideas to the treatment of hyperinsulinism is illustrated in a case recently reported by MASON and SLYE[13] in which the hyperinsulinism yielded to an alteration in the carbohydrate of the diet. The authors present a possible explanation for resistance of this type.

Insulin Hypersensitiveness. By insulin hypersensitiveness is meant not the unusual hypoglycemic responses to insulin but the local reactions described as "allergic". These reactions may vary from a mild local erythema or small hives to a general constitutional reaction characterized by sudden shock, or in less severe cases by giant hives, angioneurotic edema, or asthma. While this type of reaction has at times been shown to be due to a specific type of insulin (hog, beef, etc.) there is also evidence that the sensitivity is due to insulin itself.

---

[1] MACBRYDE, C. M.: J. clin. Invest. **15**, 577 (1936).
[2] BALLER, R., K. UEBERRAK and W. FALTA: Wien. Arch. inn. Med. **25**, 1, 25 (1934).
[3] BÜRGER, M., and H. KAHL: Arch. f. exper. Path. **174**, 130 (1933).
[4] LUCKE, H., and H. HAHNDEL: Z. exper. Med. **91**, 704 (1933).
[5] ANSELMINO, K. J., and F. HOFFMAN: Z. klin. Med. **129**, 24 (1935).
[6] STEPPREN, O.: Wien. Arch. inn. Med. **26**, 87.
[7] HOUSSAY, B. A., and A. BIASOTTI: Endocrinology **15**, 511 (1931).
[8] McQUARRIE, I.: Proc. Staff Meeting Mayo Clin. **10**, 239 (1935) — Ann. J. Nutrit. **11**, 77 (1936).
[9] SCHWETZ, H.: Z. klin. Med. **129**, 739 (1936).
[10] MÖLLERSTÖM, J.: Acta med. scand. (Stockh.) Suppl. **50**, 250 (1932) — Arch. int. Med. **52**, 649 (1933).
[11] TAKATS, G. DE, and G. K. FENN: Ann. int. Med. **7**, 422 (1933).
[12] HIMSWORTH, H. P.: Clin. Sci. **1**, 1 (1933).
[13] MASON, H. H., and G. E. SLYE: J. amer. med. Assoc. **108**, 2016 (1937).

In the former case, by changing the type of insulin, all untoward symptoms are sometimes avoided. However, in those cases which are hypersensitive to crystalline insulin the problem is not so simple[1]. Tuft[2] and Karr and his associates[3] have reported cases which were relieved following injections of sera from rabbits which had been immunized against the patients' sera. In other instances histamine[4,5] and desensitization by administration of minute doses of insulin, (1/1000 unit) subcutaneously or intracutaneously at frequent intervals, have been used. It cannot, as yet, be said how permanent such desensitization may be[6].

Bernstein, Kirsner, and Turner[7] have shown that guinea pigs can be fairly readily sensitized to various insulins, and particularly so by intravenous injections. This raises the question of the unwitting intravenous injection of insulin as a factor in human hypersensitiveness. Lewis[8] showed that insulin protein is an active antigen and has succeeded in sensitizing guinea pigs as demonstrated by the Dale guinea-pig-uterine-strip technique. He also showed lack of species specificity. Bernstein and coworkers[7] are investigating the role of antigen-antibody union in the fixation of insulin as a possible factor in this problem. In the light of their work, it would appear that the beneficial results secured by Karr and his associates[3] may be explained as well on the basis of a non-specific desensitization with the rabbit serum as on the hypothesis that "antiantibodies" specific for insulin were formed.

Available Insulin Preparations. Insulin of high purity is now dispensed in ampoules of sterile solution containing 10, 20, 40, 80 and 100 units per cubic centimetre. *Dry powdered preparations*, though more stable, have in general found less favor because of practical inconvenience.

Crystalline Insulin. Experimental and a few clinical studies with crystalline insulin indicate that this preparation gives the same therapeutic effects as an equivalent dosage of a commercial preparation[9]; it has been shown, also, to have a slightly delayed hypoglycemic action[10] not, however, comparable with that of protamine-zinc-insulin preparations.

Protamine-Zinc-Insulin. A problem attending the clinical use of insulin is the marked fluctuation of the blood sugar level from hyperglycemia at the one extreme to insulin reaction at the other, so frequently encountered in the treatment of severe diabetics, especially insulin-sensitive individuals. This effect may be simply explained as resulting from the rapid absorption into the blood of relatively large amounts of insulin followed by prompt but temporary hypoglycemic action. Such fluctuation might therefore be eliminated by a method of insulin administration which would supply the hormone to the blood stream at a rate and in a concentration more nearly physiological. This requirement is met in part by protamine-insulin and protamine-zinc-insulin preparations. The specific advantages of protamine-zinc-insulin preparations are discussed elsewhere (*see Administration of Insulin*).

[1] Collip, J. B.: Ann. int. Med. 9, 150 (1935).

[2] Tuft, L.: Amer. J. med. Sci. 176, 707 (1928).

[3] Karr, W. G., W. A. Kreidler, C. W. Scull and O. H. Petty: Amer. J. med. Sci. 186, 293 (1931).

[4] Bayer, L.: J. amer. med. Assoc. 102, 1934 (1934).

[5] Collens, W. S.: Amer. J. med. Sci. 188, 528 (1934).

[6] Kaufmann, E.: Dtsch. med. Wschr. 45, 1955 (1930).

[7] Bernstein, C. J., J. B. Kersner and W. J. Turner: In press.

[8] Lewis, J. H.: J. amer. med. Assoc. 108, 1336 (1937).

[9] Howard, J. E., and A. de Lawder: Bull. Hopkins Hosp. 52, 173 (1933).

[10] Freund, H. A., and S. J. Adler: J. amer. med. Assoc. 107, 573 (1936). — (See also discussion under Administration of Insulin.)

These new insulin preparations are still in the experimental stage. They have been endorsed by experienced and conservative clinicians, and are being generally introduced. Protamine-zinc-insulin has been approved by the American Medical Association for listing in New and Nonofficial Remedies; its preparation, properties, and uses are well reviewed in a recent article in the Journal of the American Medical Association[1]. RICHARDSON[2] also considers these questions, and emphasizes the importance, during a change from standard to protamine-zinc-insulin, of continuing the former in gradually decreasing doses for the first three days, or until the slower acting protamine preparation becomes effective. Great interest attends the future development of these preparations.

X. Morbid Anatomy.

Hypoinsulinism. The volume of data favoring the islet tissue as the site of insulin formation renders somewhat paradoxical the absence of pathognomonic island changes in the diabetic pancreas; furthermore, the non-specific lesions—hyalinization, fibrosis, hydropic degeneration—which unquestionably occur in a majority of cases, are not infrequently found in the non-diabetic patient as well. On this account, the role of the islands in the etiology of diabetes was for many years unrecognized, and the exact mechanism whereby insulin deficiency is produced still remains obscure.

The observations in WARREN's study[3] of the condition of the islets in 259 cases of diabetes mellitus from infancy to the ninth decade of life and also in 200 non-diabetic cases are recorded in Table 6. Of the 259 diabetics, 24 per cent showed no islet abnormalities with current histological methods including the technics of LANE[4] and BENSLEY[5]. Two hundred sixty-one other diabetic cases collected by WARREN from the recent literature showed a similar incidence of islet pathology. Non-diabetic autopsies revealed no abnormalities in 83.5 per cent. These non-diabetic cases covered the same age range and were consecutive autopsies in a general hospital.

Table 6. The morphological changes in the islets of LANGERHANS in patients with diabets mellitus compared with a similar series of non-diabetics.

Morphological Changes	Diabetics 259 cases %	Non-Diabetics 200 cases %
Fibrosis	24.4	7.5
Hyalinization	31.5	2.0
Hypertrophy	7.0	2.5
Hydropic Degeneration . .	5.4	1.0
Lymphocytic Infiltration .	3.2	0.0
Pyknotic Nuclei	2.2	1.0
Mitotic Figures	—	1.5
Adenoma	0.35	0.5
Hemorrhage	0.7	0.5
No Changes	24.4	83.5

Hyalin Islets. The hyalinization of the islets described by OPIE[6] in 1901 is present in only a small percentage of diabetic cases. Furthermore, among WARREN's[3] 89 cases of hyalinization 96.6 per cent were in patients over 40 years of age, i. e. at an age when such changes are prevalent and are particularly evident in the spleen, which lies in the same vascular circuit as the pancreas. Because of its presence in non-diabetics such insular destruction is hardly the result of insulin deficiency, though it may play an etiological role in insulin deficiency through

[1] J. amer. med. Assoc. **108**, 640, 644 (1937).
[2] RICHARDSON, R.: Amer. J. med. Sci. **193**, 606 (1937).
[3] WARREN, S.: The Pathology of Diabetes Mellitus. Philadelphia: Lea and Febiger 1931.
[4] LANE, M. A.: Amer. J. Anat. **7**, 409 (1907).
[5] BENSLEY, R. R.: Amer. J. Anat. **12**, 297 (1911/12).
[6] OPIE, E. L.: J. of exper. Med. **5**, 397, 527 (1901).

destruction of islet cells or separation of the islets from the blood stream. The expected correlation of this lesion with generalized arteriosclerosis in both diabetics and non-diabetics exists. Occasionally such a case seems to be part of a generalized amyloidosis[1].

Fibrosis of the Islands of LANGERHANS. This is the next most frequent lesion. No capsule is visible around a normal islet of LANGERHANS[2]. Like hyalinization, fibrosis is usually found in the elderly patient, with or without diabetes mellitus, along with arteriosclerosis of the pancreatic vessels and interacinar and interlobar pancreatic fibrosis. WARREN[1] has not observed fibrosis in the pancreas of patients with diabetes of less than two years duration.

Lymphocytic infiltration along with fibroblasts and clasmatocytes is reported in young patients with severe diabetes of short duration.

Hydropic Degeneration of Islet Tissue. Hydropic degeneration of the cells of the islets has attracted a great deal of attention since this lesion was described by WEICHSELBAUM[3]. The granules of the cells disappear and are replaced by vacuoles which increase in size and coalesce until the cell consists of a watery material containing a nucleus. ALLEN[4] considers this lesion significant for several reasons: (1) it is a destructive morphological lesion present in both clinical and experimental diabetes; (2) it supports the islet theory of diabetes; (3) it explains the temporary impairment of tolerance arising during periods of inadequate control of diabetes; (4) it is an endocrine example of morphological breakdown due to over-stimulation. This lesion was found also by HOMANS[5] in the islets remaining in the diabetic cat following sub-total pancreatectomy. Although ALLEN cautioned against misinterpretation of the rapid postmortem changes which occur in the pancreas, WARREN[1] finds that hydropic degeneration is exceedingly rare in pancreatic tissue obtained less than three hours post-mortem, but is common after that time. He furthermore reports that if a fresh pancreas which shows no hydropic changes is allowed to stand at room temperature for eight hours before being placed in fixative, the islands then show this hydropic degeneration. As WARREN also points out, the existence of this lesion in the pancreas for a long period of time is not consistent with what is known of cellular pathology. Continuous regeneration of islet tissue associated with simultaneous destruction by hydropic degeneration terminating in the disappearance of the islet must be assumed. Sufficient signs of regeneration to justify this assumption are not recognized in these pancreatic sections. Like the other pancreatic islet lesions of diabetes, hydropic degeneration has been recorded in non-diabetics.

Hydropic degeneration is common in sub-totally depancreatized animals subjected to functional overstrain of the remnant of islet tissue. In view of this fact, the relative infrequency with which this lesion is being encountered during the present era of insulin therapy, appears significant.

Islet Hypertrophy. Hypertrophic changes of two types have been observed in the islets. Columnar shaped cells with a central nucleus instead of the cuboidal polyhedral islet cells are reported in a variable per cent of diabetic autopsies by several observers (CECIL[6]; WEICHSELBAUM[7]). Increase in the size of the islets without any change in the cell characteristics is also observed. In association with

---

[1] WARREN, S.: The Pathology of Diabetes Mellitus. Philadelphia: Lea and Febiger 1931.
[2] OTANI, S.: Amer. J. Path. **3**, 123 (1927).
[3] WEICHSELBAUM, A.: Wien. klin. Wschr. **24**, 153 (1911).
[4] ALLEN, F. M.: J. metabol. Res. **1**, 5 (1922).
[5] HOMANS, J.: J. med. Res. **30**, 49 (1914).
[6] CECIL R. L.: J. of exper. Med. **11**, 266 (1909).
[7] WEICHSELBAUM, A.: Sitzungsber. **117**, 211 (1908).

hyalin changes, extension of islet tissue between adjacent acini resulting finally in very large hyalin masses is observed. WARREN stresses the presence of mitotic figures in the islets. These were also seen along with necrosis of islet tissue in non-diabetics dying of severe infections such as lobar pneumonia and diphtheria.

BOYD and ROBINSON[1] described the autopsy of a diabetic child killed accidentally who had during a year's treatment shown an increase in carbohydrate tolerance from 15 to 45 gram of carbohydrate daily (insulin from 90 units to 0 units daily). The islet appeared normal and there was obvious regeneration of islets and acini. Some of the islets were small in size consisting of only 6—8 beta cells without alpha cells which lay in close proximity to the pancreatic ducts. According to BENSLEY[2] this is the appearance of regenerating islet tissue in the experimental animal.

Infrequent Histological Changes. The occurrence of pyknotic nuclei with acidophilic cytoplasm unassociated with other islet lesion is an occasional accompaniment of insulin deficiency. Post mortem changes could be eliminated in each instance[3,4]. Hemorrhage into the islets was observed in diabetics with congestive heart failure. Adenomas occurred more frequently in non-diabetics. Fatty infiltration is of questionable etiological significance[5]. The pathological evidence for the etiology of diabetes in the islets of LANGERHANS is inconclusive, and its inconstancy and variability may even cast doubt on the etiological role of many of the lesions that have been observed in diabetic patients.

General Pancreatic Pathology. Changes in the entire pancreas involving primarily the acinous tissue may destroy sufficient islet tissue to produce the diabetic state. Pancreatitis, not acutely fatal, has been reported accompanying diabetes mellitus[6]. Pancreatic abscess, calculi obstructing the pancreatic ducts associated with infection, amyloidosis, and artereosclerosis have occasionally been reported in patients with physiological deficiency in insulin action. Fibrosis, interacinar and interlobar, has long been stressed and is often accompanied by the other islet lesions already mentioned. In general, carcinoma is rare among diabetic patients. However, the incidence of carcinoma of the pancreas among diabetics far exceeds that of a non-diabetic group. Islet carcinoma is a known cause of hyperinsulinism. In hemochromatosis the pancreas as well as the liver is involved in the progressive pigmentation and fibrosis.

Quantitative Changes in the Islets of LANGERHANS. In view of the contradictory evidence obtained from studies of island lesions, several investigators have sought to explain insulin insufficiency on the basis of a decrease in the number of islands[3].

The highly vascular nature of the pancreatic islets suggests an analogy with the glomeruli of the kidney in alternating periods of rest and function—periods of active circulation and periods of rest without circulation. Such opening and closing of the blood circulation of the islets has been observed in mammals by both COVELL[7] and BERG[8]. A spastic condition localized in these vessels such as is postulated in the generalized arterioler system in malignant hypertension (nephrosclerosis) is an attractive hypothesis to explain the insulin deficiency in these cases with normal-appearing islet tissue at autopsy.

[1] BOYD, G. L., and W. L. ROBINSON: Amer. J. Path. **1**, 135 (1925).
[2] BENSLEY, R. R.: Amer. J. Anat. **12**, 297 (1911/12).
[3] WARREN, S.: The Pathology of Diabetes Mellitus. Philadelphia: Lea and Febiger 1931.
[4] GIBB, W. F. J., and V. W. LOGAN: Arch. int. Med. **43**, 376 (1929).
[5] WILDER, R. M.: South. med. J. **19**, 241 (1926).
[6] WARFIELD, L. M.: J. amer. med. Assoc. **89**, 654 (1927).
[7] COVELL, W. P.: Anat. Rec. **40**, 213 (1928).
[8] BERG, B. N.: Amer. J. Physiol. **95**, 186 (1930).

Warren[1] has summarized as follows the morphological changes in the pancreas which may lead to insulin insufficiency:

I. Destruction of Pancreatic Tissue (both insular and acinar).

(1) Pancreatitis: (a) Acute. (b) Chronic. (c) Calculous.

(2) Malignant Disease: (a) Primary. (b) Metastatic.

(3) Hemochromatosis.

(4) Toxic Injury.

II. Selective Destruction of Insular Tissue.

(1) Hyalin—Amyloid.

(2) Fibrosis.

(3) Toxic Injury (Lymphocytic Infiltration).

(4) Hydropic Degeneration.

III. Inadequate Insular Tissue (Congenital).

IV. Inadequate Blood Supply—Artereosclerosis.

This author[1] stresses the chronicity of diabetes and believes that the action of an initial injurious agent has become masked by long years of damage and repair. The great variability in the appearance of the islets in association with any of these lesions may be explained only by postulating simultaneous processes of damage and regeneration. With this process of regeneration going on, cure of diabetes should occur unless the injurious agent continues to act at a rate equal to the rate of renewal of islet tissue. If this mechanism be accepted, the recent suggestions regarding an extrapancreatic cause for the insulin deficiency for at least some cases of diabetes gains considerable plausibility. Conditions resulting from interference with other phases of carbohydrate metabolism such as hemochromatosis, and the glycogen storage diseases have definite clinical, metabolic and pathological characteristics.

Extra-Pancreatic Pathology—Endocrine. Pluriglandular aberrations have long been associated with the diabetic state, such as the diabetes of some acromegalics. The change in carbohydrate tolerance and insulin sensitivity in hypophysectomized animals points to a role of the pituitary in carbohydrate metabolism[2]. Anselmino and Hoffman[3] claim to have isolated from the blood and urine of diabetic patients ketogenic and liver-glycogen-decreasing principles which are found in normal individuals only after fasting or following a carbohydrate meal. They suggest that these factors may be of pituitary origin, and review the literature on the relation of the pituitary to carbohydrate and fat metabolism.

Morphological changes in the anterior lobe of the hypophysis in diabetic necropsies were described as long as twenty years ago by Fry[4] and later by Kraus[5] and Glen[6]. Glen describes a clinical type of diabetes occurring in the first decade of life showing a low blood sugar level with a high degree of glycosuria, marked changes in carbohydrate tolerance, and often striking improvement in the diabetes after the age of puberty. No morphological lesions were observed in the pancreatic islet tissue but the pituitary was shrunken and fibrotic with an excess' of apparently empty eosinophilic cells. Neither Warren[1] nor Labbé and Petresco[7] found any hypophyseal alterations in diabetic autopsies. How-

---

[1] Warren, S.: The Pathology of Diabetes Mellitus. Philadelphia: Lea and Febiger 1931.

[2] Houssay, B. A., and A. Biasotti: Endocrinology **15**, 511 (1931).

[3] Anselmino, K. J., and F. Hoffmann: Z. klin. Med. **129** (1935).

[4] Fry, H. J. B.: Quart. J. med. **8**, 277 (1915).

[5] Kraus, E. J.: Virchow's Arch. **228**, 68 (1920).

[6] Glen, A.: Glasgow med. J. **122**, 194 (1934).

[7] Labbé, M., and M. Petresco: Ann. d'Anat. path. **11**, 761 (1934).

ever, eosinophilic cell changes have been described[1] as the result of daily doses of insulin in the guinea pig. A case of sinus cavernosis thrombosis with necrosis of the anterior lobe of the hypophysis, glycosuria, normal-appearing islets of LANGERHANS, and luteinization of the ovaries was reported by KOLLER[2]. MACBRYDE's studies of the dietary management[3] of diabetes mellitus on the basis of the insulin-tolerance test points the way to a practical etiological differentiation of the pancreatic and the extra-pancreatic types[4] of diabetes.

Arteriosclerosis. Arteriosclerosis is perhaps the most frequently encountered pathological lesion in diabetes, especially among the older age groups. WARREN[5] points out morphological differences in the arteriosclerosis of diabetics and non-diabetics, but a casual relationship between diabetes and arteriosclerosis has not been demonstrated. Diabetic arteriosclerosis differs in no way from the arteriosclerosis of non-diabetics but occurs more frequently and earlier in life. Obesity and gall bladder disease may be considered in the same category although the latter, through the extension of infection to the pancreas, may also play an etiological role in diabetes.

Glycogen Deposition. Diabetic tissues are subject to disturbances in glycogen deposition. Examples are: the deposition of glycogen in the epithelial cells of HENLE's loop and the proximal convoluted tubules in the kidney, the diminution of glycogen in liver, skin, and muscles, and the increase of glycogen in the heart. Control of the diabetic state with insulin results in a normal distribution of stainable glycogen[6]. Chemical analysis has been compared with the glycogen stain in histological sections[7]. OTTENSTEIN[8] demonstrated a correlation between the skin glycogen and the skin-diastase content in diabetes.

Lipoid Storage. Increased deposits of lipoid material in the cells of the reticuloendothelial system, notably in the spleen, have been observed in autopsies on diabetic patients. The normal spleen shows no gross fat. Xanthoma diabeticorum may occur with the lipemia of uncontrolled diabetes[9]. The yellow intimal placques on the aorta may be xanthomas. An increase in liver fat and a decrease in the fat content of the skin[10] have been reported. BLOOR and his associates[11] have observed changes in the lipid content of the peripheral nerves in diabetes.

---

[1] COLLIN, R., P. DROUET, J. WATRIN and P. FLORENTIN: Rev. franc. Endocrin. **10**, 271 (1932).

[2] KOLLER, F.: Endokrinologie **12**, 401 (1933).

[3] MACBRYDE, C. M.: J. clin. Invert. **15**, 577 (1936).

[4] MAINZER, F.: Schweiz. med. Wschr. **66**, 546 (1936).

[5] WARREN, S.: The Pathology of Diabetes Mellitus. Philadelphia: Lea and Febiger 1931.

[6] WARREN, S.: Amer. J. med. Sci. **179**, 482 (1930).

[7] POPPER, H., and O. WOZASEK: Virchow's Arch. **279**, 819 (1931).

[8] OTTENSTEIN, B.: Biochem. Z. **240**, 328 (1931).

[9] CURTIS, A. C., J. M. SHELDON and H. C. ECKSTEIN: Amer. J. med. Sci. **186**, 548 (1933).

[10] MATTHEWS, V. J., J. K. NEWTON and W. R. BLOOR: J. of biol. Chem. **108**, 145 (1935) — HANSSEN, P.: J. amer. med. Assoc. **106**, 913 (1936).

[11] JORDAN, W. R., L. O. RANDALL and W. R. BLOOR: Arch. int. Med. **55**, 26 (1935).

Namenverzeichnis.

Abbatucci, S. 56.
Abderhalden, E., u. E. Wertheimer 219.
Abel, J. J. 208.
— u. E. M. K. Geiling 207, 209.
—, E. M. K. Geiling, C. A. Rouiller, F. K. Bell u. O. Wintersteiner 208, 210, 212.
Abelin, J., u. E. Goldener 229.
Ableson, M. 66, 104.
Abramson, H. A. 211.
Acree 210.
Adair, F. L., u. E. J. Stieglitz 265.
Adam, D. 166.
Adams 42, 212.
—, Roger 11.
—, R. 14, 18, 30, 33, 34, 35, 41, 43, 44, 45, 65, 66, 67, 68, 69, 70, 71, 122, 124.
—, R., u. Mitarbeiter 64, 66, 72, 117, 124.
—, W. M. Stanley, S. G. Ford u. W. R. Peterson 43.
—, W. M. Stanley u. H. A. Stearns 43.
—, S. F. 222.
Addison 256.
Adelheim, R. 91.
Adler, S. 225, 226, 228.
—, S. J. 274.
Adlersberg, D. 239, 267.
— u. O. Porges 262.
—, L. 242.
Adriens 24.
—, L. 15, 19.
Advier u. Peirier 66, 67, 68.
de Aguiar Pupo 56, 93, 122.
—, J. 20, 22, 54, 114.
Ahlfeld, J. 106.
Ahlgren, G. 240.
Ainslie, W. 7.
Aiyar, G. K. 14, 17, 18, 24, 26.
Akers 26.
—, N. Ch. 36, 37.
Albus, G. 129, 130, 136, 153, 154, 163, 164.
Alers, N. Th. 22.
Alexis u. Menaut 24.

Alexis, M. L., u. B. Menaut 6, 15, 18, 56, 101.
Alfonso, M. F. 3, 51.
—, J. M. 59, 112.
Alfred, E. S. R. 53, 109.
Allan u. Gunn 191.
—, F. M. 270.
Allen, F. 244.
—, F. M. 198, 201, 203, 231, 248, 276.
—, F. N. 221, 226.
—, R. S. 206, 207, 220, 223.
—, H. A. Piper, C. P. Kimball u. J. R. Murlin 206.
Alloway, F. L., u. J. E. Lebensohn 118.
Allweiss, M. D. 239, 242, 244, 245, 252, 272.
Alonso, J. M. 63.
Altschul, A. 266.
—, M. D. 268.
—, W., u. V. Schiller 266.
Altschuler, S. S., u. R. Leiser 228.
—, S. S., u. S. C. Werch 208.
Alwens, W. 61, 73, 91, 118.
Do Amaral, E., u. U. Paranhos 9, 10, 51, 53, 77.
Ambrogio, A. 59.
Ambrosiani 197.
Amies, C. R. 52.
Anderson, A. B. 205.
—, H. H. 53, 64, 66, 74, 85, 87, 93, 105.
— u. J. van D. Anderson 91, 92.
—, P. Cerqueira, J. van D. Anderson u. H. Portugal 91.
—, G. A. Emerson u. C. D. Leake 35, 64, 66, 74, 76, 81, 82, 84, 85, 86, 87, 105, 123.
van D. Anderson, J. 91, 92.
Ando, K. 234.
André 17, 24, 26.
—, E. 11, 14, 15, 18, 20, 22, 28, 29, 36, 37.
— u. D. Jouatte 20, 22, 35, 37, 38, 39, 42.
—, Z. 50, 51, 118.
— u. V. Labernadie 51, 118.
Anselmino, K. J. 259.

Anselmino, K., J. u. F. Hoffmann 258, 259, 260, 273, 278.
Anton, G. 266.
Aoki, T., u. Y. Aoki 14, 15, 18, 24, 58.
—, M. Kawamura, Y. Kamikawa u. T. Fukumachi 52, 53, 57, 58, 81, 82, 83, 85, 95, 96, 108.
—, Y. 92, 93.
—, Yoshio 1.
Archer, N. 225.
Arcos, G. 20, 22, 56, 107.
Armendt, B. F., u. R. Adams 44.
Arndt, H. J., E. Müller u. E. Schemann 233.
Arnold, H. 36, 45, 64.
—, J. 257.
Aronstam, N. 119.
Arvin 45.
—, J. A., u. R. Adams 43, 44.
Asahi, K. 53, 54, 59.
Ascher, L. 15, 19, 77, 78, 80, 85.
Astanin, P. P. 116.
Attwood, A. M. P. 15, 19, 20, 22, 24, 26, 33, 36, 38, 40, 50, 56, 76.
—, M. P. 54.
Aubertin, M. E. 267.
Audibert 56, 113.
Audova, A., u. R. Wagner 248.
Ausset 199.
Austin, C. J. 108, 110, 112.
Axmacher, Fr. 129, 134, 139, 153, 163, 166, 167.
de Azua, J. 10, 46, 47, 51, 54, 77, 79.

Babkin, B. P. 242.
Bablet, J. 109.
Bachmann, C. 257.
Badenoch, A. G., u. E. S. R. Alfred 53.
— u. F. E. Byron 93, 94.
Badger, L. F. 61, 77, 87, 96.
Bahn, C., u. V. M. Tomaševič 47, 118.
Baillon, H. 4.
Bainbridge, H. W. 219, 246.
Balbi, E. 52, 91, 92.

Sachverzeichnis.

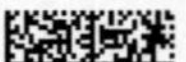